Carl-Auer

Die Reihe »Beratung, Coaching, Supervision«

Die Bücher der petrolfarbenen Reihe *Beratung, Coaching, Supervision* haben etwas gemeinsam: Sie beschreiben das weite Feld des »Counselling«. Sie fokussieren zwar unterschiedliche Kontexte – lebensweltliche wie arbeitsweltliche –, deren Trennung uns aber z. B. bei dem Begriff »Work-Life-Balance« schon irritieren muss. Es gibt gemeinsame Haltungen, Prinzipien und Grundlagen, Theorien und Modelle, ähnliche Interventionen und Methoden – und eben unterschiedliche Kontexte, Aufträge und Ziele. Der Sinn dieser Reihe besteht darin, innovative bis irritierende Schriften zu veröffentlichen: neue oder vertiefende Modelle von – teils internationalen – erfahrenen Autor:innen, aber auch von Erstautor:innen.

In den Kontexten von Beratung, Coaching und auch Supervision hat sich der systemische Ansatz inzwischen durchgesetzt. Drei Viertel der Weiterbildungen haben eine systemische Orientierung. Zum Dogma darf der Ansatz nicht werden. Die Reihe verfolgt deshalb eine systemisch-integrative Profilierung von Beratung, Coaching und Supervision: Humanistische Grundhaltungen (z. B. eine klare Werte-, Gefühls- und Beziehungsorientierung), analytisch-tiefenpsychologisches Verstehen (das z. B. der Bedeutung unserer Kindheit sowie der Bewusstheit von Übertragungen und Gegenübertragungen im Hier und Jetzt Rechnung trägt) wie auch die »dritte Welle« des verhaltenstherapeutischen Konzeptes (mit Stichworten wie Achtsamkeit, Akzeptanz, Metakognition und Schemata) sollen in den systemischen Ansatz integriert werden.

Wenn Counselling in der Gesellschaft etabliert werden soll, bedarf es dreierlei: der Emanzipierung von Therapie(-Schulen), der Beschreibung von konkreten Kompetenzen der Profession und der Erarbeitung von Qualitätsstandards. Psychosoziale Beratung muss in das Gesundheits- und Bildungssystem integriert werden. Vom Unternehmen finanziertes Coaching muss ebenso wie Team- und Fallsupervisionen zum Arbeitnehmerrecht werden (wie Urlaub und Krankengeld). Das ist die Vision – und die politische Seite dieser Reihe.

Wie Counselling die Zufriedenheit vergrößern kann, das steht in diesen Büchern; das heißt, die Bücher werden praxistauglich und praxisrelevant sein. Im Sinne der systemischen Grundhaltung des Nicht-Wissens bzw. des Nicht-Besserwissens sind sie nur zum Teil »Beratungsratgeber«. Sie sind hilfreich für die Selbstreflexion, und sie helfen Berater:innen, Coachs und Supervisor:innen dabei, hilfreich zu sein. Und nicht zuletzt laden sie alle *Counsellor* zum Dialog und zum Experimentieren ein.

Dr. Dirk Rohr

Herausgeber der Reihe »Beratung, Coaching, Supervision«

Monika Zimmermann / Janine Wunder (Hrsg.)

Du bist die Methode

Professionell coachen durch Interdisziplinarität und Perspektivenreichtum

Mit Beiträgen von Volkmar Aderhold • Hans-Jürgen Balz • Daniela Blickhan • Simon Denda • Ilona Holtschmidt • Helmut Jansen • Ulrike Kahmann • Valentin Kannicht • Elli Kobela • Wolfgang Krahé • Claus E. Krüger • Gabriele Luka • Eva Bettina Messer • Stefanie Normann • Sabine Rettinger • Stefanie Rödel • Dietmar Steinbach • Maja Storch • Marc Trojahn • Thorsten Veith • Anke Vermeulen • Julia Weber • Solveig Wehking • Heinz-Jürgen Weigt • Henrik Weitzel • Janine Wunder • Monika Zimmermann

2026

Themenreihe »Beratung, Coaching, Supervision«
hrsg. von Dirk Rohr
Reihengestaltung: Uwe Göbel
Umschlaggestaltung: B. Charlotte Ulrich
Umschlagmotiv: © Afsana – stock.adobe.com
Redaktion: Markus Pohlmann
Satz: Verlagsservice Hegele, Heiligkreuzsteinach
Printed in Germany

Erste Auflage, 2026
ISBN 978-3-8497-0628-9 (Printausgabe)
ISBN 978-3-8497-8592-5 (ePUB)

Bibliografische Information der Deutschen Nationalbibliothek:
Die Deutsche Nationalbibliothek verzeichnet diese Publikation
in der Deutschen Nationalbibliografie; detaillierte bibliografische
Daten sind im Internet über http://dnb.d-nb.de abrufbar.

Informationen zu unserem gesamten Programm, unseren Autoren
und zum Verlag finden Sie unter: **https://www.carl-auer.de/**.

Inhalt

Einleitung: Zum Wozu und Wie dieses Bandes

Monika Zimmermann & Janine Wunder

Coaching als interdisziplinäre Suchbewegung – Perspektivenvielfalt, Professionalität und systemisches Denken im Dialog

Coaching steht heute gleichermaßen als Profession, Praxisfeld und Forschungsgegenstand im Zentrum gesellschaftlicher Aufmerksamkeit. Was Coaching im Kern jedoch prägt, ist nicht das Streben nach einer einzigen Wahrheit, sondern die Fähigkeit, Vielfalt und unterschiedliche Perspektiven zu erkennen, zu tolerieren sowie produktiv und handlungsleitend zu nutzen. In einer solchen Offenheit liegt eine große Stärke – und zugleich eine Herausforderung für Theorie wie Praxis.

Das vorliegende interdisziplinäre Beitragswerk *Du bist die Methode* versammelt Beiträge, die Coaching als dialogischen, vielschichtigen und systemisch verorteten Entwicklungsraum begreifen. In einer Zeit wachsender Komplexität stellt Coaching kein geschlossenes Wissenssystem dar, sondern ein offenes Handlungsfeld, das sich durch Perspektivenvielfalt und ethische Reflexion auszeichnet.

Als symbolisches Leitmotiv dient das *buddhistische Elefantengleichnis*[1]: Mehrere Blinde ertasten je nur einen Teil des Elefanten und beharren darauf, die ganze Wahrheit erkannt zu haben. Ihre Teilwahrheiten geraten in Konflikt und verdeutlichen eine grundlegende Begrenzung menschlicher Erkenntnis (Brahm 2006, S. 168; Zimmermann 2024, S. 15):

> »Jeder von uns kann immer nur ein Teil jenes Ganzen nennen, das die Wahrheit darstellt. Wenn wir unser begrenztes Wissen als absolute Wahrheit ausgeben, gleichen wir den blinden Männern […].«

Statt an eigenen Wahrheiten festzuhalten, fordert das Gleichnis zum Dialog auf – ein Appell an jene dialogische Grundhaltung, auf der auch dieser Band gründet.

Coaching wird hier als dynamisches Feld verstanden, das sich aus unterschiedlichen disziplinären, methodischen und kulturellen Blickwinkeln speist. Genau wie im Elefantengleichnis ist es die Integration und wechselseitige Kontextuali-

1 Der Elefant als großes Ganzes und was er mit einer interdisziplinären Coachingausbildung zu tun hat. Verfügbar unter: https://coaching-zentrum-zimmermann.de/der-elefant-und-die-coaching-ausbildung/ [13.10.2025].

sierung dieser Perspektiven, die ein vollständigeres, wenngleich nie vollständiges Bild ermöglicht. Auch Coaching zeigt sich je nach theoretischem Bezug, praktischer Erfahrung und methodischem Zugang in vielen Facetten, ohne dass eine einzelne Perspektive allein das Ganze erfassen könnte.

In diesem Sinne steht das Beitragswerk für ein systemisch-interdisziplinäres Coachingverständnis, das multiperspektivische Erkenntnisprozesse ermöglicht – und damit eine Haltung fördert, die deutlich über reines Methodenwissen hinausgeht. Diese Haltung umfasst den bewussten Umgang mit Komplexität, den verantwortungsvollen Bezug auf Werte und Ethik sowie die Fähigkeit, sich kritisch wie schöpferisch auf unterschiedliche Schulen, Traditionen und Nachbardisziplinen einzulassen – reflektiert, interdisziplinär und systemisch.

Die Beiträge renommierter Autorinnen und Autoren eröffnen einen solchen mehrdimensionalen Resonanzraum:

- Haltung entwickeln – Professionalität als bewusster Umgang mit Komplexität
- Standards und Verantwortung – von Ethik und Rollenklarheit bis zu Fragen der Digitalität
- Methoden im Kontext – differenzierte Auseinandersetzung mit Schulen und Traditionen, kritisch dialogisch verknüpft
- Impulse – fruchtbare Begegnungen mit Nachbardisziplinen, gesellschaftlichen Dynamiken und ungewohnten Blickwinkeln

Einige Beiträge vertiefen bestimmte methodische Traditionen, andere öffnen Coaching für Impulse aus benachbarten Disziplinen. So entsteht ein Bild, das komplex, fragmentarisch und facettenreich bleibt – und für uns gerade deshalb anschlussfähig ist. So schlägt der Band unterschiedliche Brücken zwischen Theorie und Praxis, zwischen etablierten Schulen und innovativen Zugängen, zwischen Perspektive und Haltung. Er zeigt, dass Coaching Standards braucht, aber keine Vereinheitlichung, Orientierung, aber keine Dogmatik. Sein Mehrwert liegt in der Offenheit – nicht als Beliebigkeit, sondern als Stärke einer Profession, die im 21. Jahrhundert Orientierung, Reflexion und Verantwortung gleichermaßen verlangt.

Die Beiträge sind vielfältig und bewusst dialogisch angelegt. Themen überschneiden sich, Begriffe werden unterschiedlich gefasst, Methoden kritisch miteinander in Beziehung gesetzt: Coaching wird nicht als monolithische Wahrheit, sondern als vielstimmige Profession sichtbar.

Das Buch *Du bist die Methode* lädt dazu ein, diesen Resonanzraum zu betreten: querzudenken, Widersprüche auszuhalten und die eigenen Haltungen im Spiegel neuer Impulse zu schärfen. Der Band richtet sich an alle, die Coaching im 21. Jahrhundert als verantwortungsvolle, interdisziplinäre und systemisch verankerte Profession mitgestalten und neue Perspektiven entdecken wollen – eine Haltung, die heute relevanter ist denn je.

Wir verstehen die Kapitelstruktur als navigierende Rahmung, nicht als normative Ordnung. Sie lädt dazu ein, auch außerhalb der Kapitelgrenzen zu lesen – entlang thematischer Resonanzen, methodischer Verwandtschaften oder begrifflicher Differenzen.

Die interdisziplinäre Offenheit des Bandes spiegelt sich nicht nur in den Inhalten, sondern auch in seiner systemischen Rahmung. Als Buch eines renommierten systemischen Fachverlags, des Carl-Auer Verlags, ist er einem Denken verpflichtet, das Differenz nicht reduziert, sondern kontextualisiert. Es gilt somit nicht nur nach dem »Was« der jeweiligen disziplinären Perspektive zu fragen, sondern auch nach dem »Wozu« und dem Kontext, in Anerkennung, dass jedes Handeln in unterschiedlichen Systemen situiert ist – und Veränderung nicht Steuerung bedeutet, sondern dialogischer Prozess.

Mit diesem Band möchten wir einen Beitrag leisten zur Weiterentwicklung eines reflektierten, wissenschaftlich basierten und verantwortungsvollen Coachings. Wir verstehen Coaching als lernende Profession, die sich in der Auseinandersetzung mit anderen Disziplinen, mit neuen Anforderungen und mit sich selbst immer wieder neu positioniert.

Wir laden Sie dazu ein, sich nicht nur einzelne Beiträge zu erschließen, sondern – ganz im Sinne des Elefantengleichnisses – auch den Dialog zwischen ihnen – und dabei ihren eigenen Standpunkt im weiten Feld des Coachings weiterzuentwickeln.

Wir wünschen allen Leserinnen und Lesern eine spannende Lektüre und viele gute Gespräche über diese und weitere Perspektiven im Coaching. Für eine kurze Orientierung über die Inhalte der 23 Beiträge lesen Sie im Folgenden deren kurze Zusammenfassungen.

1 Coaching im digitalen Zeitalter – Interdisziplinarität als notwendige Grundhaltung zur Ausbildung im Coaching?

Henrik Weitzel & Marc Trojahn

Coaching steht im digitalen Zeitalter vor neuen Herausforderungen, die über einzelne Disziplinen hinausweisen. Der Beitrag zeigt, dass Interdisziplinarität nicht nur methodische Vielfalt bedeutet, sondern zur Grundhaltung für professionelle Coaches werden muss. Digitalisierung und KI eröffnen Chancen, verlangen jedoch zugleich breitere Kompetenzen und ein offenes Denken über Fachgrenzen hinweg. Besonders relevant ist dieser Ansatz für Ausbildung und Praxis, da er Coaches[2] befähigt, komplexe Entwicklungen ganzheitlich zu begleiten. Durch die Verbindung von Perspektiven aus Psychologie, Pädagogik, Soziologie und Technik wird Coaching als lern- und zukunftsfähiger Prozess erfahrbar.

2 Wir bemühen uns in diesem Beitrag um geschlechtsneutrale Formulierungen oder gendern (mit dem Doppelpunkt). Wo das Gendern der Lesbarkeit abträglich ist, verwenden wir das generische Maskulinum.

2 Wertschätzung, Empathie und Kongruenz als Kernbedingungen und kommunikative Grundlagen eines wachstumsfördernden Klimas – Leichter gesagt als getan!

Monika Zimmermann & Dietmar Steinbach

Im Zentrum dieses Kapitels stehen die von Carl Rogers beschriebenen Kernhaltungen: Wertschätzung, Empathie und Kongruenz (WEK). Die Autor:innen verdeutlichen, dass diese nicht als Techniken verstanden werden dürfen, sondern als innere Haltung, die Vertrauen und Entwicklung ermöglicht. Der Beitrag zeigt praxisnah, wie Coaches durch aktives Zuhören und Übungen wie »Empathy Labs« ein Klima schaffen, in dem Selbstverantwortung und Veränderung wachsen können. Besonders eindrücklich wird der WEK-Ruf als Fundament für Coaching, Führung und Bildung beschrieben. So wird deutlich, dass diese Haltungen nicht nur theoretisch zentral sind, sondern für nachhaltiges Wachstum praktisch unverzichtbar.

3 Fragen im Coachingprozess – Stupser für Perspektivenwechsel

Monika Zimmermann

Fragen sind das Herzstück jeder Coachingsitzung – sie eröffnen neue Sichtweisen, regen Reflexion an und setzen Veränderungsprozesse in Gang. Dieses Kapitel zeigt, wie präzise gestellte Fragen Coachees dabei unterstützen, Ziele zu klären, Muster zu hinterfragen und Ressourcen sichtbar zu machen. Im Mittelpunkt steht die Idee, Fragen nicht als Technik, sondern als Haltung des neugierigen, respektvollen Forschens zu verstehen. Die Autorin verbindet theoretische Grundlagen mit vielfältigen Praxisbeispielen und verweist auf ein umfangreiches Zusatzmaterial mit über 300 nützlichen Fragen. Damit erhalten Coaches ein praxistaugliches Instrumentarium, das in Ausbildung und Alltag gleichermaßen wertvoll ist und Perspektivenwechsel nachhaltig anstößt.

4 Wie Coaches Rollenklarheit und Haltung für das Coaching entwickeln können – Eine Annäherung

Stefanie Normann

Dieses Kapitel widmet sich der Frage, wie Coaches ihre Rollen und Haltungen reflektieren und professionell gestalten können. Die Autorin zeigt, dass Rollenklarheit entscheidend ist, um Aufträge transparent zu gestalten, Erwartungen zu klären und in ethischen Grauzonen handlungsfähig zu bleiben. Haltung wird als innere Orientierung beschrieben, die über Methoden hinausgeht und den Kern professionellen Handelns bildet. Anhand von Modellen wie der »Rollenlandkarte« oder dem »Dilemma-Zirkel« werden praxisnahe Instrumente vorgestellt, mit denen Coaches ihre Position bestimmen und komplexe Situationen meistern können. Der Beitrag macht deutlich, dass Professionalität im Coaching auf reflektierter Haltung, ethischen Standards und lebenslangem Lernen beruht.

5 Reflexionskompetenz als Basis der professionellen Haltung von Coaches

Ilona Holtschmidt

Reflexionskompetenz gilt als Schlüssel für die professionelle Entwicklung von Coaches. Das Kapitel zeigt, dass Reflexion weit mehr ist als Nachdenken: Sie verbindet Theorie und Praxis, fördert Selbstwahrnehmung und eröffnet neue Perspektiven auf eigenes Handeln. Im Fokus stehen Modelle und Methoden, mit denen Coaches ihre Fähigkeit zur Selbst- und Prozessreflexion systematisch aufbauen und vertiefen können – von biografischen Zugängen bis hin zu innovativen Ansätzen wie dem »Fototelling«. Die Autorin macht deutlich, dass Reflexion nicht nur die Qualität des Coachings steigert, sondern auch Rollenklarheit, Professionalität und ethische Orientierung unterstützt. Damit wird Reflexionskompetenz zu einer unverzichtbaren Grundlage in Ausbildung und Praxis.

6 Was ehrbare Coaches auszeichnet – Über seriöses Coaching in Abgrenzung zu Scharlatanerie und Pseudowissenschaft

Monika Zimmermann & Daniela Blickhan

Dieses Kapitel geht der Frage nach, wie professionelle Coaches sich von Scharlatanerie und pseudowissenschaftlichen Angeboten abgrenzen können. Im Zentrum steht das Leitbild des »ehrbaren Coachs«, das Integrität, Transparenz und eine fundierte methodische Praxis betont. Die Autorinnen zeigen, wie Qualitätskriterien, ethische Standards und klare Abgrenzungen zu Therapie oder Beratung Orientierung auf einem unübersichtlichen Markt schaffen. Besondere Aufmerksamkeit gilt der kontrovers diskutierten Methode NLP, die sowohl Potenzial hat als auch problematische Aspekte aufweist. Der Beitrag plädiert für einen herrschaftsfreien Diskurs nach Habermas und macht deutlich: Professionalität im Coaching erfordert Wertebewusstsein, kritische Reflexion und einen offenen, faktenbasierten Dialog.

7 Ethikgrundsätze im Coaching – Orientierung für ehrbare Coaches

Bettina Messer, Monika Zimmermann, Claus Krüger, Gabriele Luka & Hans-Jürgen Balz

Was heißt »richtig« handeln im Coachingalltag? Dieses Kapitel ordnet die wichtigsten Ethikkodizes der Profession und übersetzt sie in handhabbare Leitlinien für Praxis und Ausbildung. Im Mittelpunkt stehen Kernprinzipien wie Transparenz, Vertraulichkeit, Rollen- und Auftragsklarheit, Grenzen der eigenen Kompetenz sowie der Umgang mit Interessenkonflikten. Die Autor:innen zeigen, wie Ethik Entscheidungen in heiklen Situationen strukturiert – vom Erstkontakt über den Vertrag und Datenschutz bis hin zu Abbruchkriterien. Checkfragen und Beispiele machen deutlich, wie Coaches stimmige, Entscheidungen treffen, die sich an den Klient:innen orientieren. So bietet der Beitrag einen schnell nutzbaren Rahmen, der Qualität sichert, Vertrauen stärkt und die Profession gegenüber Scharlatanerie abgrenzt.

8 Coachingprozesse professionell gestalten – Qualität entwickeln, Entwicklung begleiten

Monika Zimmermann

Coaching ist kein loses Gespräch, sondern ein bewusst gestalteter Entwicklungsprozess. Dieses Kapitel zeigt, wie sich Coachingprozesse strukturiert planen, flexibel begleiten und durch Qualitätsmanagement nachhaltig sichern lassen. Theoretische Modelle wie COACH-Modell, bbb-Modell und PDCA-Zyklus bieten dafür praxistaugliche Orientierung. Ergänzend liefert das Zusatzmaterial konkrete Tools – von Auftragsklärung und Kontraktgestaltung über Sitzungsprotokolle bis zu Evaluationsinstrumenten. Damit wird deutlich: Gute Prozessarchitektur verbindet Struktur und Offenheit, Klarheit und Beziehungsgestaltung. Coaches erhalten hier eine fundierte Landkarte, die sowohl ihre tägliche Praxis als auch die Ausbildung künftiger Coaches professionalisiert und anschlussfähig macht.

9 Werte-Arbeit im Coaching – Grundlegend und kraftvoll

Monika Zimmermann & Janine Wunder

Werte geben Orientierung, prägen Identität und wirken als Kompass für Entscheidungen – im Leben wie im Coaching. Dieses Kapitel zeigt, wie Werte als innere Leitsterne wirksam werden, wenn sie bewusst reflektiert und in Entwicklungsprozesse integriert werden. Die Autorinnen verbinden theoretische Grundlagen aus Psychologie, Soziologie und Organisationsberatung mit praxisnahen Methoden wie dem Werte- und Entwicklungsquadrat oder der Tetralemma-Arbeit. Das ergänzende Übungskapitel macht Werte-Arbeit erlebbar – von Selbstreflexion über biografische Zugänge bis zu ACT-basierten Methoden zur Werteklärung. So wird deutlich: Wer Werte reflektiert und aktiv lebt, gewinnt Klarheit, stärkt Motivation und schafft eine tragfähige Basis für nachhaltiges Coaching und Führung.

10 Positionierung als Coach mit dem Positionierungskompass

Anke Vermeulen

Sich als Coach im Markt zu positionieren, erfordert mehr als Marketing – es geht um die stimmige Verbindung von Persönlichkeit, Kompetenz und Angebot. Die

Autorin stellt dazu den Positionierungskompass vor, ein Modell, das innere Faktoren wie Vision, Werte, Stärken und Erfahrungen mit äußeren Dimensionen wie Zielgruppen, Nutzenversprechen, Preisgestaltung und Kommunikation verknüpft. Im Vergleich zu bekannten Ansätzen wie Business Model Canvas, Ikigai oder Effectuation zeigt sich, dass der Kompass speziell auf die Anforderungen von Coaching zugeschnitten ist. Er hilft, die eigene Einzigartigkeit herauszuarbeiten, Vertrauen aufzubauen und Angebote sichtbar zu machen. Besonders wertvoll ist seine praxisnahe Struktur, die Coaches eine klare Orientierung gibt und gleichzeitig Raum für Individualität lässt. Damit wird der Positionierungskompass zu einem Werkzeug, das sowohl für den Start ins Coachingbusiness als auch für die Weiterentwicklung etablierter Coaches nutzbar ist.

11 Onlinecoaching bleibt Coaching – Professionalität auch im virtuellen Kontext

Monika Zimmermann & Stefanie Rödel

Das Kapitel zeigt, dass Coaching auch online denselben professionellen Standards folgt wie im persönlichen Kontakt. Die Autorinnen verdeutlichen, wie digitale Formate genutzt werden können, ohne an Tiefe oder Wirksamkeit zu verlieren. Sie beschreiben Chancen und Herausforderungen virtueller Settings, von der technischen bis hin zur Beziehungsgestaltung und zu ethischen Fragen. Besondere Aufmerksamkeit gilt der Frage, wie sich Haltung, Präsenz und Methoden in den digitalen Raum übertragen lassen. Der Beitrag macht deutlich: Onlinecoaching ist nicht Ersatz, sondern gleichwertige Weiterentwicklung – und eröffnet Coaches wie Klient:innen neue Flexibilität, Reichweite und Gestaltungsspielräume.

12 Was die Logotherapie und Existenzanalyse Viktor Frankls im Coaching kann – Das Motto »Du bist die Methode!« sinnzentriert betrachtet

Sabine Rettinger & Elli Kobela

Die Logotherapie und Existenzanalyse Viktor Frankls eröffnet neue Perspektiven für Coaching, indem sie Sinn und Werte ins Zentrum rückt. Der Beitrag zeigt, dass Menschen nicht primär von Lust oder Macht getrieben sind, sondern von der Suche nach Sinn, und dass diese Haltung auch für Coachingprozesse wegweisend ist. Sinnzentriertes Coaching macht die existenzielle Dimension des Menschseins erfahrbar und erweitert den methodischen Werkzeugkasten um Konzepte wie Freiheit, Verantwortung und Selbsttranszendenz. Besonders betont wird, dass Coaches selbst »die Methode« sind, indem sie eine sinnorientierte Haltung verkörpern und im Dialog erfahrbar machen. Damit bietet das Kapitel sowohl theoretische Fundierung als auch konkrete Anregungen, wie Coaching in unsicheren Zeiten Orientierung, Tiefe und nachhaltige Wirkung entfalten kann.

13 Empathie als Wegweiserin – Einsatz der Gewaltfreien Kommunikation in der Coachingpraxis

Ulrike Kahmann

Die Gewaltfreie Kommunikation (GFK) nach Marshall B. Rosenberg eröffnet Coaches einen klar strukturierten Weg, um Beziehungen empathisch, respektvoll und lösungsorientiert zu gestalten. Das Kapitel zeigt, wie die vier Schritte der GFK – Beobachtung, Gefühl, Bedürfnis und Bitte – Coachees dabei unterstützen, Klarheit über sich selbst zu gewinnen, Konflikte konstruktiv anzugehen und Verantwortung für die eigenen Gefühle und Handlungen zu übernehmen. Ulrike Kahmann macht deutlich, dass GFK nicht nur Technik, sondern auch Haltung ist – und eine Sprache, die Verbindung schafft und Perspektivenwechsel ermöglicht. Besonders hervorzuheben sind praxisnahe Instrumente wie der 17-Schritte-Prozess, der Coaches als Orientierungsraster dient. Damit liefert die GFK einen fundierten und zugleich einfach zugänglichen Ansatz, um Coachingprozesse zu vertiefen und nachhaltige Veränderungen im Denken und Handeln anzustoßen.

14 Dialog mit der Körperwahrnehmung als Kompass im Coachinggespräch

Valentin Kannicht

Dieses Kapitel zeigt, wie die bewusste Einbeziehung von Körperwahrnehmung Coachinggespräche vertiefen und steuern kann. Der Autor verdeutlicht, dass Embodiment nicht nur eine Ergänzung kognitiver Reflexion ist, sondern unmittelbare Zugänge zu Selbststeuerung, emotionaler Klärung und neuen Handlungsmöglichkeiten eröffnet. Der Dialog mit der eigenen Körperwahrnehmung dient Coaches als Kompass, um stimmige Impulse zu erkennen, Blockaden zu lösen und Coachees in verkörperter Präsenz zu begleiten. Besonders hervorzuheben ist die Praxisrelevanz: Selbst- und Co-Regulation werden durch kleine Übungen erfahrbar und lassen sich auch erfolgreich im Onlinecoaching nutzen. Damit liefert das Kapitel eine fundierte und alltagstaugliche Methode, um Veränderungsprozesse lebendig, wirksam und nachhaltig zu gestalten.

15 Positive Gefühle mithilfe des Zürcher Ressourcen Modells und künstlicher Intelligenz aktivieren – ZRM-Coaching

Julia Weber & Maja Storch

Positive Gefühle sind ein entscheidender Motor für Veränderung – sie stärken Motivation, Resilienz und Selbstwirksamkeit. Die Autorinnen stellen in diesem Kapitel das Zürcher Ressourcen Modell (ZRM) als fundierten Ansatz vor, mit dem Coaches die Kraft positiver Emotionen gezielt aktivieren können. Sie erläutern zentrale Konzepte wie den Rubikonzirkel, die Arbeit mit Bildern und Mottozielen und zeigen, wie Ressourcenaufbau im Coaching nachhaltig gelingt. Besonders innovativ ist der Einsatz von KI-generierten Bildern, die Wunschelemente visualisieren und so unbewusste Prozesse ansprechbar machen. Anhand eines Praxisbeispiels wird deutlich, wie Klient:innen durch Embodiment, Erinnerungshilfen und Wenn-dann-Pläne neue Haltungen festigen. Das Kapitel verbindet neurowissenschaftliche Erkenntnisse mit praxiserprobten Methoden und bietet Coaches einen klaren Weg, Freude und Kraftquellen systematisch in Veränderungsprozesse einzubinden.

16 Die lösungsfokussierte Perspektive im Coaching – Grundannahmen, Menschenbild und Methodik

Hans-Jürgen Balz

Der lösungsfokussierte Ansatz stellt einen radikalen Perspektivenwechsel dar: Statt Probleme zu analysieren, richtet er die Aufmerksamkeit auf Ressourcen, Ausnahmen und mögliche nächste Schritte. Der Autor zeichnet die Entstehungsgeschichte um Steve de Shazer und Insoo Kim Berg nach und zeigt, wie deren Haltung bis heute das Coaching prägt. Zentrale Grundannahmen sind die Kompetenz der Klient:innen, kleine Schritte als Motor für große Veränderungen und die kooperative Beziehung auf Augenhöhe. Der Beitrag beschreibt konkrete Methoden wie Wunderfrage, Skalierungen, Ausnahme- und Fortschrittsfragen und ordnet deren Wirksamkeit durch aktuelle Forschungsergebnisse ein. Damit wird deutlich: Lösungsfokussiertes Coaching stärkt Eigenverantwortung, Selbstwirksamkeit und Zuversicht – und bietet Coaches ein klar strukturiertes und zugleich flexibel einsetzbares Instrumentarium.

17 Bedeutung und Risiko psychiatrischer Diagnosen in Coachingprozessen

Volkmar Aderhold & Monika Zimmermann

Das Kapitel beleuchtet kritisch, inwiefern psychiatrische Diagnosen von Klient:innen für das Coaching hilfreich oder hinderlich sein können. Volkmar Aderhold und Monika Zimmermann vergleichen die Bedeutung von Diagnostik in Psychiatrie, Sozialer Arbeit und Coaching und zeigen die Unterschiede in Zielsetzung, Methoden und Wirkung. Während psychiatrische Klassifikationen Orientierung schaffen, bergen sie zugleich Risiken der Stigmatisierung, Reduktion und Entfremdung. Im Coaching hingegen geht es darum, Ressourcen zu aktivieren, Kontexte zu verstehen und Klient:innen zu selbstbestimmtem Handeln zu befähigen. Statt pathologisierender Zuschreibungen plädieren die Autor:innen für Metakommunikation, Selbstreflexion und eine Haltung, die Beziehungsmuster und individuelle Lebensgeschichten ernst nimmt. Das Kapitel liefert damit eine fundierte Orientierung, wie Coaches diagnostische Sensibilität entwickeln können, ohne in therapeutische Zuschreibungen zu verfallen.

18 Wenn die Wunderfrage Sinn ergibt – Eine Ortsbestimmung von Spiritualität, Seelsorge und systemischer Beratung

Helmut Jansen

Die sogenannte Wunderfrage aus der lösungsfokussierten Kurzzeittherapie eröffnet nicht nur neue Perspektiven im Coaching, sondern auch Brücken zu Seelsorge und Spiritualität. Der Autor fragt, wie religiöse und spirituelle Dimensionen als Ressource in Beratungskontexten wirksam werden können, ohne in Bevormundung oder Machtmissbrauch zu kippen. Anhand biblischer Wundergeschichten zeigt er, dass die Förderung von Autonomie, Hoffnung und Selbstwirksamkeit zentrale Gemeinsamkeiten von systemischer Beratung und seelsorgerlicher Praxis sind. Der Beitrag plädiert für eine »systemischere« Seelsorge, die auf Vertrauen, Offenheit und Unabgeschlossenheit setzt und spirituelle Erfahrungen konstruktiv in Coaching und Beratung integriert. Damit wird Spiritualität nicht als Gegensatz, sondern als Erweiterung professioneller Praxis sichtbar, die Sinn stiftet und Ressourcen aktiviert.

19 Coaching trifft Design – Perspektiven eines interdisziplinären Dialogs

Janine Wunder

Design und Coaching scheinen auf den ersten Blick unterschiedlichen Logiken zu folgen: Design beschäftigt sich mit der Gestaltung von Produkten, Services und Prozessen, Coaching mit der Begleitung von Menschen in Veränderungs- und Entwicklungsprozessen. Die Autorin zeigt in diesem Kapitel, dass beide Disziplinen überraschend viele Schnittstellen haben. Gemeinsam ist ihnen der Fokus auf den Menschen, auf Empathie, Kreativität und iterative Prozesse, die Lernen und Entwicklung ermöglichen. Während Design userzentrierte Lösungen für komplexe Herausforderungen schafft, stärkt Coaching die Selbstreflexion, Entscheidungsfähigkeit und Handlungskompetenz der Coachees. In der Synthese entsteht »coachee centricity«: ein Konzept, das die Stärken beider Felder verbindet und Coaching als gestaltenden Möglichkeitsraum versteht. Damit eröffnet der Beitrag neue Perspektiven für die Professionalisierung von Coaching – durch kreative Methoden, interdisziplinäre Kooperation und die bewusste Erweiterung des Blicks über die eigenen Fachgrenzen hinaus.

20 Lernen und Coachen in Organisationen – Mit oder ohne, wegen oder gegen KI

Thorsten Veith

Künstliche Intelligenz verändert die Lern- und Coachinglandschaft grundlegend. Der Autor zeigt in diesem Kapitel, wie KI in Organisationen als Lernpartnerin und

Impulsgeberin genutzt werden kann – und wo ihre Grenzen liegen. Er unterscheidet zwischen Designkompetenz, mit der KI wertvolle Unterstützung die Entwicklung von Interventionen bietet, und Regiekompetenz, die nur durch menschliche Intuition, Erfahrung und Verantwortung gesichert werden kann. Anhand praktischer Beispiele verdeutlicht er, wie Prototyping und KI-gestützte Experimente Lernräume schaffen, die Innovation und Transformation fördern. Der Beitrag macht deutlich: Die Zukunft des Coachings liegt nicht im Ersetzen menschlicher Fähigkeiten durch Technik, sondern in der bewussten Integration von KI – als Ergänzung menschlicher Kompetenz und als Katalysator für Lernen, Kulturwandel und professionelle Weiterentwicklung.

21 Alles Coaching ist Bridging

Wolfgang Krahé & Heinz-Jürgen Weigt

Coaching bedeutet immer auch, blockierte Lebensenergie ins Fließen zu bringen – davon sind die Autoren überzeugt. Das Kapitel führt in das von ihnen entwickelte Konzept des »Bridging« ein, das drei Brücken beschreibt: zum eigenen Selbst, zum Du und zum größeren Kontext. Anhand psychologischer und therapeutischer Traditionen – von Freud und Reich bis hin zu systemischen Ansätzen – wird verdeutlicht, dass Coaching immer Energiearbeit ist, unabhängig von Methode oder Schule. Die Autoren zeigen, wie Resonanz, Präsenz und die Arbeit mit inneren Bildern dazu beitragen, neue Lebenskraft freizusetzen und Burn-out-Symptomen vorzubeugen. Eine besondere Stärke des Beitrags ist die Verbindung von theoretischem Fundament und Erfahrungswissen aus Gruppen- und Einzelarbeit. Damit wird Bridging als universelles und hochpraktisches Modell sichtbar, das Coachingprozesse vertieft und nachhaltige Veränderung ermöglicht.

22 Synergie von Verstand und Intuition – Schlüssel zu klugen Entscheidungen und erfüllendem Leben

Solveig Wehking

Intuition und analytisches Denken ergänzen sich – genau hier setzt dieses Kapitel an. Solveig Wehking zeigt, warum rein kognitive Strategien im Coaching an ihre Grenzen stoßen und wie unbewusste Prozesse, Körperempfindungen und Emotionen entscheidend zur Qualität von Entscheidungen beitragen. Der hypnosystemische Ansatz bietet dabei ein praxisbewährtes Fundament, das Intuition und rationale Reflexion produktiv verbindet. Wehking erweitert klassische Konzepte wie das »Innere Team« um kreative, haptische und musikalische Interventionen, die einen tieferen Zugang zu unbewussten Anteilen ermöglichen. So wird Coaching zu einem Erfahrungsraum, in dem Verstand und Intuition gleichermaßen genutzt werden, um stimmige Entscheidungen, Selbstwirksamkeit und nachhaltige Veränderung zu fördern.

23 Regie und Coaching – Ein Perspektivenwechsel

Simon Denda

Was haben Filmregie und Coaching gemeinsam? Der Autor zeigt in diesem Kapitel, dass Regiearbeit und Coaching überraschend ähnliche Methoden nutzen – von Fragetechniken über Biografiearbeit bis hin zu Systemaufstellungen. Anhand des »Method Acting« verdeutlicht er, wie Schauspielende mit ihrem affektiven Gedächtnis arbeiten, während Coaches vergleichbare Prozesse zur Selbstreflexion und zur Entwicklung von Klient:innen einsetzen. Der Beitrag beleuchtet Parallelen und Unterschiede zwischen beiden Rollen: Während Regie die Figur zum Leben erweckt, begleitet Coaching reale Veränderungsprozesse. Besondere Aufmerksamkeit gilt Chancen und Risiken intensiver Methodenarbeit, etwa dem Verwischen von Grenzen zwischen Rolle und Identität. Das Kapitel lädt ein, die wechselseitige Inspiration zwischen Theater und Coaching als kreativen Impuls für Haltung, Prozessbegleitung und Persönlichkeitsentwicklung zu nutzen.

Literatur

Brahm, A. (2006): Die Kuh, die weinte. Buddhistische Geschichten über den Weg zum Glück. München (Lotos), 42. Aufl.

Zimmermann, M. (2024): Einleitung. In: dies. (Hrsg.): Coaching – zum Wachstum inspirieren. Ein interdisziplinäres, integratives Handbuch. Heidelberg (Carl-Auer), S. 9–34.

I Haltung im Coaching

1 Coaching im digitalen Zeitalter – Interdisziplinarität als notwendige Grundhaltung zur Ausbildung im Coaching?

Henrik Weitzel & Marc Trojahn

1.1 Interdisziplinarität und Coaching – Begriffsvielfalt und Bedeutungswandel im digitalen Zeitalter

In verschiedenen wissenschaftlichen und gesellschaftlichen, politischen und wirtschaftlichen Bereichen sowie in beruflichen und privaten Kontexten werden die Begriffe Coaching und Interdisziplinarität nahezu inflationär verwendet. Zudem wird meist als bekannt vorausgesetzt, was hinter den Begriffen verborgen ist. Dies führt dazu, dass Coaching und Interdisziplinarität in vielfältiger Weise Bestandteil des alltäglichen Handelns sind. Im Rahmen des Coachings können Personen sowohl professionell als auch informell als Coach oder Coachee agieren, während interdisziplinäres Arbeiten häufig sowohl bewusst als auch unbewusst stattfindet (Lerch u. Weitzel 2024a, S. 79). Welchen Mehrwert bietet Coaching für Professionelle in der Erwachsenenbildung, die sich in einem bereits vielfältigen und schwer abzugrenzenden Tätigkeitsfeld bewegen? Mit Blick auf die notwendige Qualifizierung für die Ausübung von Coaching stellt sich die Frage: Wie zeigt sich Interdisziplinarität in der Coachingausbildung und welche verschiedenen Ausbildungswege existieren? Der Zusammenschluss mehrerer vager Begriffe, wie Coaching, Beratung und Psychotherapie, führt zu einer wachsenden Unschärfe in der Abgrenzung dieser Bereiche (Migge 2005, S. 22). Die digitale Transformation hat diese Grenzen weiter verwischt. So findet Coaching mitunter online statt und bringt neue, technologiegestützte Ansätze hervor. In diesem Zusammenhang ist zu untersuchen, ob Inter- und Transdisziplinarität als verbindendes Element für unterschiedliche Verständnisweisen von verschiedenen Beratungs-, Coaching- und Therapieformen dienen können. Digitale Transformationsprozesse spielen beim Verständnis eine zentrale Rolle, indem sich neue Methoden und Zugangswege öffnen, die über traditionelle Disziplinen hinausgehen. Der vorliegende Beitrag soll dazu anregen, Coaching als interdisziplinären Prozess zu verstehen. Besonders betont wird die Notwendigkeit von inter- und transdisziplinären Ansätzen, um ein umfassendes und schulenübergreifendes Verständnis von Coaching zu ermöglichen. Im Zeitalter der digitalen Transformation werden diese Ansätze durch neue Technologien erweitert, die den Zugang zu interdisziplinären Ressourcen erleichtern und den Austausch losgelöst von Disziplinen fördern. Um diese komplexe Thematik möglichst ganzheitlich betrachten zu können, werden zunächst grundlegende Begriffsverständnisse dargelegt. Der Einfluss digitaler Transformation ist in vielen Lebensbereichen spürbar und somit auch für Coachingprozesse erkennbar, weshalb als Erstes digitale Transformationsprozesse und deren Auswirkungen auf das Coaching erörtert werden (Abschn. 1.4). Zum einen wird Coaching gegenüber Beratung und anderen Therapieformen abgegrenzt und zum anderen das Verständnis von Interdisziplinarität und Haltung (Abschn. 1.3) dargelegt. Zum Abschluss beschäftigt sich der Beitrag mit der Notwendigkeit einer interdisziplinären Haltung im Coaching unter Berücksichtigung digitaler Einflüsse und verschiedener Coachingansätze und analysiert, welche Relevanz Interdisziplinarität in einer schulenübergreifenden Coachingausbildung haben kann (Abschn. 1.4). Es wird angeregt, den Fokus auf das Zusammenspiel von Coach, Coachee und Gegenstand zu legen und dieses Verhältnis kontinuierlich für eine erfolgreiche Coachingpraxis und eine menschenzentrierte Haltung zu reflektieren.

1.2 Coaching im digitalen Zeitalter – Auswirkungen & Anforderungen

Alle Bereiche des gesellschaftlichen Lebens werden von digitalen Transformationsprozessen beeinflusst, wodurch komplexe und vielschichtige Umfelder entstehen. Zum einen werden neue Anforderungen (z. B. Konfrontation mit neuen Technologien, Bewältigung von Krisen oder Mithalten in einer globalen Beschleunigung) an jede Person gestellt, zum anderen ermöglichen vielseitige Veränderungen individuelle Entscheidungen, welche durch (zum Teil professionelle) Unterstützung begleitet werden müssen (Lerch u. Weitzel 2024b). Coaching bietet die Möglichkeit, diese Veränderungsprozesse zu begleiten, muss sich jedoch auch selbst den Auswirkungen digitaler Transformationsprozesse stellen. Gesellschaftliche und insbesondere digitale Transformationsprozesse zeichnen sich durch die Entstehung neuer sozial-technischer Prozesse aus, welche wiederum langfristig gesellschaftliche Strukturen verändern (Rohs et al. 2023, S. 16 f.). Die rasante Entwicklung digitaler Programme, Tools und Anwendungen wirkt sich auf sämtliche gesellschaftliche Bereiche aus, so auch auf Beratung und Coaching. Zukünftig werden sich die notwendigen Kompetenzen von Beratenden und Coachenden hinsichtlich digitaler Kommunikationsmöglichkeiten weiter verändern (Rott u. Stanik 2023, S. 127 ff.). Eine Untersuchung von Beratenden in Onlinesettings hat diese Kompetenzverschiebung hin zur Digital- und Medienkompetenz aufgezeigt. Gleichzeitig hat sie verdeutlicht, dass bisherige Kompetenzen aus unterschiedlichsten Bereichen weiterhin eine zentrale Rolle einnehmen (ebd., S. 135 f.). Folglich zeigt sich in der heutigen digitalen Zeit bereits der hohe Stellenwert interdisziplinären Denkens in beratenden Settings.

Aus unterschiedlichen, berechtigten Gründen standen manche Coaches in Deutschland der Digitalisierung lange skeptisch gegenüber und betrachteten Onlinecoaching als ineffektiv, obwohl ähnliche Formate, etwa die Telefonseelsorge, seit vielen Jahren erfolgreich genutzt werden. Diese Zurückhaltung lässt sich teils durch die exklusive Marktpositionierung von Coaching erklären, das als hochwertiges, persönliches Dienstleistungsangebot wahrgenommen wird. Erst die pandemiebedingten Lockdowns führten zu einem deutlichen Umdenken: Coaching findet seither zunehmend online oder in hybriden Formaten statt, unter Nutzung verschiedener digitaler Methoden und Kommunikationskanäle (Kotte u. Webers 2023, S. 1). Eine isolierte Betrachtung der Digitalisierung im Feld der Beratung und insbesondere des Coachings entlang von Formaten oder Kommunikationsmedien greift zu kurz. Die Digitalisierung bringt umfassende Veränderungen auf gesellschaftlicher, organisationaler und kommunikativer Ebene mit sich, die das Beratungssystem in seiner Gesamtheit beeinflussen. Das *systemische Kontextmodell arbeitsweltbezogener Beratung* bietet hierfür eine Heuristik auf drei Ebenen (Stanik u. Maier-Gutheil 2020, S. 56):

- Die erste Ebene fokussiert das Beratungssystem selbst, das durch die Interaktion der beteiligten psychischen Systeme – Beratende und Ratsuchende – gestaltet wird. Sie bedient sich psychologischer und systemtheoretischer Konzepte, um die Dynamik der Kommunikation und die Rolle individueller psychischer Systeme im Beratungsprozess zu erfassen.
- Die zweite Ebene nimmt organisationale Rahmenbedingungen wie Zielgruppen und Beratungszeiten in den Fokus und greift auf organisationswissenschaftliche Ansätze zurück. Damit wird untersucht, wie institutionelle Strukturen und interne Abläufe das Beratungssystem beeinflussen.
- Die dritte Ebene integriert soziologische und bildungswissenschaftliche Perspektiven, indem gesellschaftliche Faktoren wie das Bildungs- und Berufssystem sowie Finanzierungsmechanismen betrachtet werden, welche wiederum die Strukturen und Möglichkeiten der Beratung beeinflussen.

Dieses systemische Kontextmodell eröffnet eine interdisziplinäre Perspektive auf die Digitalisierung in Beratung und Coaching. Diese Herangehensweise ermöglicht eine ganzheitliche Analyse von Digitalisierungsprozessen im Beratungskontext und unterstreicht die Vielschichtigkeit des Transformationsprozesses.

Durch den technologischen Fortschritt gewinnt der Einsatz künstlicher Intelligenz auch im Coaching zunehmend an Bedeutung. Grundsätzlich ermöglicht KI eine (Teil-)Automatisierung von Tätigkeiten, die traditionell von Menschen ausgeführt werden, und simuliert dabei intelligentes Problemlösungsverhalten. In der Praxis setzen Unternehmen KI bereits in verschiedenen Bereichen ein, etwa in der Personalauswahl, der Finanz- und Versicherungsberatung, der Planung komplexer Logistikaufgaben und sogar in der medizinischen Diagnose. Auch für Coachinganwendungen rückt KI zunehmend in den Fokus. Ein vollständiger Ersatz menschlicher Coaches durch eine »general/strong AI«, die etwa Empathie nachbilden kann, ist jedoch auf absehbare Zeit unwahrscheinlich. Stattdessen übernimmt »narrow/weak AI« bereits spezifische Aufgaben im Coaching (Kotte u. Webers 2023, S. 2).

Um den Herausforderungen der Digitalisierung und des KI-Einsatzes im Coaching begegnen zu können, bedarf es einer interdisziplinären Haltung, welche unterschiedliche Fachrichtungen zusammenführt. Die technologischen Entwicklungen verlangen dabei auch in der Coaching- und Supervisionsforschung neue Ansätze. Der bisherige Fokus auf etablierte Theorien und Konzepte aus Psychologie, Soziologie und verwandten Disziplinen reicht nicht aus, um komplexe Fragestellungen digitaler und KI-gestützter Beratung umfassend zu erfassen. Vielmehr ist eine Erweiterung um Perspektiven aus Forschungsfeldern wie Medienpsychologie, Mensch-Maschine-Interaktion, aber auch Erwachsenen- und Medienbildung erforderlich. So lassen sich aktuelle Entwicklungen besser verstehen und fundierte Theorien entwickeln. Die bisherigen Studien zu digitalem und KI-gestütztem Coaching zeigen deutlich, dass sowohl theoretische Fundierungen als auch empirische Untersuchungen des organisationalen Kontextes oft noch fehlen (ebd., S. 3 f.). Eine interdisziplinäre Ausrichtung kann hier helfen, die nötigen Erkenntnisse zu gewinnen und ein umfassendes Verständnis des Einflusses von KI im Beratungskontext zu schaffen.

Angesichts der digitalen Transformation und KI wird eine interdisziplinäre, schulenübergreifende Grundhaltung als essenzielle Antwort auf die steigenden Anforderungen in Coaching und Beratung identifiziert und für die Ausbildung empfohlen.

1.3 Coaching, Haltung, Interdisziplinarität – Ein Überblick

Von zentraler Bedeutung ist die Betrachtung der für diesen Beitrag relevanten Begrifflichkeiten und deren Einordnung in einen gesellschaftlichen Gesamtzusammenhang. Coaching unterscheidet sich nicht immer klar von anderen (pädagogischen) Handlungsformen. Gerade deshalb ist es eine elementare Aufgabe, es zu definieren und die besonderen Merkmale dieser »Intervention« zu beschreiben (Greif, Möller u. Scholl 2018, S. 2). Insbesondere im Kontext anderer Interventionsformen wie Beratung und verschiedener Therapieformen zeigen sich häufig unklare Abgrenzungen der Begrifflichkeiten (Migge 2005, S. 22 f.).

Der inflationäre Umgang mit diesen Begriffen im wissenschaftlichen, öffentlichen oder politischen Kontext begründet die Schaffung eines folglich grundlegend gemeinsamen Verständnisses der Begrifflichkeit.

1.3.1 Coaching: Begriffliche Abgrenzungen und Überschneidungen

Eine historische Betrachtung der Coachingbegrifflichkeit verdeutlicht dessen Entwicklung und Bedeutungswandel. Demnach war bereits 1861 in ersten literarischen Publikationen in der Disziplin des Sports von Coaching die Rede. Ab 1911 wurde die Verwendung dieses Begriffes auch in anderen Disziplinen nachgewiesen und war eine Veränderung und Weiterentwicklung des Verständnisses von Coaching über die Zeit festzustellen (Drath 2021, S. 18 f.). Die frühe Erwähnung im englischsprachigen Raum ist mit der Bedeutung des englischen Wortes »coach« für Kutsche zu begründen (Webers 2015, S. 2). Jene Übersetzung gibt Raum, eine Verbindungslinie von der historisch-begrifflichen Skizzierung hin zum erwachsenenpädagogischen Denken und Handeln zu ziehen. Demnach muss in einem ersten Schritt beantwortet werden, was eine Kutschfahrt auszeichnet: Webers (ebd., S. 1) zufolge werden Personen durch ein »Gefährt«, das ihnen einen geschützten Raum bietet, von einem Start- zu einem Zielpunkt gebracht. Von der lenkenden Person (bzw. Kutscher:in) ist anzunehmen, dass diese eine gewisse Ortskunde besitzt, sodass Reisende zügig und unfallfrei am Zielort ankommen. Hieraus lassen sich drei Annahmen entwickeln (Lerch u. Weitzel 2024a):

- Coachees haben ein Ziel.
- Sie werden in einem sicheren Raum begleitet.
- Coaches bringen relevante Inhalte und Kontexte ein.

Die Coachingrolle ähnelt der einer lenkenden Person: Coaches besitzen Wissen über den Zielweg und unterstützen Coachees bei dessen Erreichung. Dies erklärt, warum heute noch in verschiedenen Disziplinen Personen als »Coach« bezeichnet werden, die zielorientierte Expertise einbringen (Drath 2021, S. 18). Wie bereits erwähnt, fand der Begriff im 19. Jahrhundert zunächst im sportlichen Bereich Verwendung. Das dahinterstehende Leistungsverständnis, dass Coaches Sportler:innen dabei helfen, deren bestmögliche Leistung abzurufen, übertrug sich später auf den ökonomischen Bereich. Insbesondere in Großbritannien entwickelte sich hieraus die Idee des Coachings zur Steigerung der Leistung, woraufhin sich erste Coachingunternehmen mit dem Fokus auf »performance consulting« gründeten. In Deutschland wurden schon sehr früh Herausforderungen im wirtschaftlichen Kontext durch Coaching als »Beratung für Manager« begegnet und vereinzelt Führungskräfte beraten (ebd., S. 25). Auch in den USA war diese Entwicklung zu beobachten. Dort entstand die Idee der »Führungskraft als Coach«, womit sich der

Coachingbegriff im Bereich der Führungskräfteentwicklung etablierte (Webers 2015, S. 3). Parallel entwickelte sich Coaching in den Vereinigten Staaten aus dem »life coaching« heraus, das den Fokus weniger auf berufliche Themen als auf den gesamten Menschen und die Verwirklichung seiner Visionen legte. Als Antwort auf das populäre Angebot des professionellen Life Coachings wurde in den 1990er-Jahren die International Coach Federation (ICF) gegründet (Drath 2021, S. 24).

Trotz der Relevanz von Coaching gibt es bisher nur wenige wissenschaftlich fundierte Veröffentlichungen. Entsprechend variieren die Definitionen in Lehrbüchern stark. Im psychologischen und soziologischen Kontext wird Coaching als *individuelle, kontextbezogene Beratung verstanden, die Probleme, Ziele und Ressourcen klärt sowie Strategien entwickelt*. Dabei umfasst Coaching verschiedene Ebenen, indem es Verhalten, Wahrnehmung und Werte bewusst macht und die Anforderungen unterschiedlicher Lebensbereiche und sozialer Systeme berücksichtigt (Migge 2005, S. 28).

Daher müssen zur Schärfung des Coachingbegriffs verschiedene Definitionen und inhaltliche Zugänge zu Coaching aufgezeigt und anschließend die unterschiedlichen Arbeitsfelder einander gegenübergestellt werden. Eine breit gefasste Definition, die als grundlegende Haltung im Coaching angesehen werden kann, liefert die eben erwähnte ICF: Coaching setzt demnach ein partnerschaftliches Verhältnis von Coach und Coachee voraus und soll persönliche *und* professionelle Potenziale verbessern. Zudem sehen Coaches alle Personen als Expert:innen ihres eigenen Lebens sowie als kreativ, einfallsreich und unversehrt an (Webers 2015, S. 2). Diese Definition verdeutlicht, dass durch die komplexen Prozesse zur Verbesserung der persönlichen und professionellen Potenziale Interdisziplinarität bereits eine grundlegende Komponente von Coaching darstellt.

Auch andere Definitionen teilen dieses Verständnis, ob direkt formuliert oder beiläufig aufgenommen. Zwei Perspektiven sollen hier besonders betrachtet werden:

- Der Deutsche Bundesverband Coaching (DBVC) legt den Fokus auf Führungskräfte und definiert Coaching als *professionelle Beratung und Unterstützung für Personen mit Führungs- und Steuerungsaufgaben*.
- Eine weitere Definition hebt Wirkfaktoren hervor und versteht Coaching als *Förderung ergebnisorientierter Problem- und Selbstreflexion* (Webers 2015, S. 2). Coaching wird häufig als individuelle Beratung zu beruflichen sowie psychologisch-soziodynamischen Themen verstanden, schließt jedoch auch private Anliegen ein. Der Begriff wird disziplinübergreifend mit unterschiedlichen Zielen verknüpft, wobei der Schwerpunkt auf individueller Prozessberatung ohne vorgefertigte Ratschläge liegt. Es gilt dabei, die eigenen Potenziale und Ressourcen der Coachees zu aktivieren, wodurch sich Coaching von anderen Formaten wie Supervision und Mentoring abgrenzt (Greif, Möller u. Scholl 2018, S. 3). Professionelle Begleitung und Anregung durch Coaches bleiben jedoch zentral.

Modernes Coaching vereint verschiedene Ansätze und unterscheidet sich deutlich von anderen Beratungsformen wie Psychotherapie, da es keine psychische Behandlung anstrebt und eine partnerschaftliche Zusammenarbeit fördert. Auch zum Mentoring und Training gibt es klare Abgrenzungen, da Coaching statt auf Anleitungen durch Expertenwissen auf die eigenständige Entwicklung von Haltung und Werten fokussiert. Ebenso ist es kein problemlösendes Fachberatungskonzept, sondern ein reflektierender Perspektivöffner (Webers 2015, S. 5 ff.).

Im Gegensatz zu anderen Beratungsformen gibt es für Coaching keine gesetzlichen Standards oder festgelegten Ausbildungsanforderungen. So weisen Coaches häufig verschiedene Ausbildungswege auf, da es keine spezifische Qualifikation oder Regelungen für den Beruf gibt (Kretschmar u. Hamburger 2019, S. 45 f.). Wie eine DBVC-Studie zeigte, hatten rund 90 % der registrierten Coaches ein Studium absolviert, am häufigsten der Wirtschaft, Psychologie und Medizin (Kretschmar u. Hamburger 2019, S. 48 ff.).

Da es keinen einheitlichen Berufsstand gibt, haben sich die zehn führenden Coachingverbände zum »Roundtable der Coachingverbände« zusammengeschlossen und vertreten damit etwa 40.000 Coaches in Deutschland. Der Roundtable formulierte ein Positionspapier, in dem Coaching als Unterstützung zur Selbstorganisation und Förderung der Selbstreflexion, Entscheidungsfähigkeit und Handlungskompetenz im Berufs- und Arbeitsleben beschrieben wird (Roundtable der Coachingverbände 2014, S. 2). Festzuhalten ist: Coaching findet auf Augenhöhe statt und unterstützt Coachees darin, selbstständig an ihren persönlichen und beruflichen Fähigkeiten zu arbeiten. Vertrauen und Selbstvertrauen sind hierbei entscheidend. Der Prozess wird durch Empathie, Wertschätzung und Echtheit gefördert, damit er gewinnbringend weitergeführt werden kann (Weinberger 2013). In Ausnahmefällen können Coaches mit vorheriger Ankündigung als Expert:innen eingreifen, kehren aber so bald wie möglich auf Augenhöhe zurück (Webers 2015, S. 8).

Coaching stützt sich auf Theorien und Methoden aus Pädagogik, Psychologie, Soziologie, Wirtschaft und Philosophie und wird dadurch interdisziplinär verstanden und angewandt (Roundtable der Coachingverbände 2014, S. 2 f.). Demzufolge ist Coaching in verschiedenen wissenschaftlichen und beruflichen Feldern anwendbar und erfordert eine spezifische Haltung in der Arbeit mit Menschen (Abschn. 1.3.2.1 und 1.3.2.2).

1.3.2 Haltung & Interdisziplinarität im Coaching

1.3.2.1 Definitionen im Kontext von Coaching

Die unreflektierte Verwendung des Begriffs »Interdisziplinarität« erschwert dessen Definition, da eine Diskrepanz zwischen häufiger Nutzung und theoretischer Reflexion besteht. Der Begriff findet in verschiedenen Kontexten – wie Technik,

Sport, Naturwissenschaft, Kunst oder Pädagogik – jeweils mit unterschiedlichen Schwerpunkten Anwendung (Lerch 2017, S. 11 f.). Interdisziplinarität basiert auf der Wechselwirkung zwischen Disziplin und Person und deren Einfluss auf die Disziplininhalte. Sie wird zunehmend wichtiger, um bei komplexer werdenden Problemstellungen Lücken zu erkennen, durch neue Perspektiven zu schließen und durch vielfältige Ansätze zur Reflexion und Lösungsfindung beizutragen (ebd., S. 21; Fleck 1983). Vor dem Hintergrund der interdisziplinären Bildungswege im Coaching entstehen besondere Herausforderungen: Eine qualitativ hochwertige und ganzheitliche Coachingpersönlichkeit zu entwickeln, erfordert verschiedene Kompetenzen, die durch interdisziplinäres Lernen und Arbeiten gefördert werden.

Um die Bedeutung der Interdisziplinarität für das Coaching zu verdeutlichen, werden im Folgenden einige wesentliche Konzepte erörtert, die nach Jungert (2013, S. 2 ff.) im wissenschaftlichen Diskurs eine Rolle spielen. Neben *Multi- und Pluridisziplinarität*, die ergänzende Perspektiven aus anderen Disziplinen beisteuern, bildet die *Crossdisziplinarität* einen entscheidenden Kern der Interdisziplinarität im Coaching. Sie beschreibt das Übernehmen und Anwenden von Erkenntnissen, Methoden und Verfahren fremder Disziplinen. Für Coaches bedeutet dies, durch verschiedenste Fach- und Methodenhintergründe differenzierte Einblicke in Themen und Fragestellungen zu gewinnen und deren Bedeutung aus unterschiedlichen Perspektiven zu beleuchten. Die Wahrnehmung und Einbindung von Spezifika der eigenen und anderer Disziplinen ist ein Schlüsselelement des interdisziplinären Handelns, das in Ansätzen bereits in der Coachingpraxis existiert.

Eine bewusste Adaption fremder Erkenntnisse auf die eigene Disziplin unterstützt Coaches, Coachees und wissenschaftliche Praktiker:innen dabei, interdisziplinäre Denkweisen zu entwickeln. Interdisziplinäres Arbeiten im Coaching verlangt ein tiefes Verständnis für die Verknüpfung verschiedener Wissensbestände und Sichtweisen. Die Vielschichtigkeit von Coachingprozessen und die Diversität der Bildungs- und Berufshintergründe der Beteiligten schaffen eine Komplexität, die durch interdisziplinäre Herangehensweisen effektiver bearbeitet werden kann. Der »Roundtable der Coachingverbände« (2014, S. 2) beschreibt *Interdisziplinarität* als Fähigkeit, Informationen und Positionen aus verschiedenen Disziplinen zu integrieren und gemeinsam die Herausforderungen der modernen Arbeitswelt anzugehen. Durch den Austausch von Perspektiven, verbunden mit einer wertschätzenden Kommunikationskultur, entstehen Lösungen, die auf die Bedürfnisse unterschiedlicher Coachees zugeschnitten sind.

Ein zentraler Aspekt der Interdisziplinarität im Coaching ist das »Zusammenwirken«: Coaches arbeiten mit Fachleuten unterschiedlicher Disziplinen zusammen und bringen deren Ansätze in den Coachingprozess ein. Dies fördert nicht nur das tiefe Verstehen individueller Anliegen, sondern unterstützt auch die Bildung einer professionellen Haltung, die offen für unterschiedliche Denk- und Handlungsansätze ist. Interdisziplinarität legt den Fokus auf die *gemeinsame* Bearbeitung von Problemen und das *wechselseitige* Lernen – Voraussetzungen, die nicht nur fachlich-methodische, sondern auch soziale und personale Kompetenzen erfordern (Lerch 2017, S. 12). Sprache und Bereitschaft zur Auseinandersetzung mit neuen Ideen sind entscheidend, um effektive interdisziplinäre Kommunikation und Kooperation zu ermöglichen.

In einem Coachingkontext ist eine klare, reflektierte Haltung von zentraler Bedeutung. *Haltung* wird hier als »innere Grundeinstellung« beschrieben, die das Wahrnehmen, Denken und Handeln prägt (Wirtz 2021, S. 709). Eine Haltung, die auf Offenheit und Flexibilität basiert, ermöglicht Coaches, neue Perspektiven zuzulassen und damit komplexe Fragestellungen tiefer zu bearbeiten. Ein defensives Verhalten, das neue Denkweisen abwehrt, kann hingegen als Barriere im Coachingprozess wirken. Die professionelle Rolle von Coaches erfordert daher nicht nur Offenheit für Diversität, sondern auch die Bereitschaft zur eigenen Weiterentwicklung und Reflexion.

Die enge Verbindung zwischen Interdisziplinarität und professionellem Denken und Handeln zeigt sich besonders im Coaching, da Coaches fortlaufend mit unterschiedlichen Personen, Interessen und Haltungen arbeiten. Die Bereitschaft, eine offene und wertschätzende Grundhaltung zu bewahren, fördert die Fähigkeit, auf vielfältige Herausforderungen im Coachingprozess einzugehen. Haltung wird hier beschrieben als »der Ausdruck der seelisch-körperlichen Ganzheit, der Persönlichkeit, und […] Maßstab ihrer Kraft« (Schede 1969, S. 72). Sie bildet eine grundlegende Voraussetzung für die Arbeit mit Menschen und umfasst das Engagement, sich auf die individuellen Bedürfnisse des Gegenübers einzulassen, während gleichzeitig eine professionelle Distanz aufrechterhalten wird (Kreft u. Mielenz 2008, S. 411 ff.).

Zusammenfassend lässt sich sagen, dass die Interdisziplinarität im Coaching als eine Kombination aus verschiedenen Perspektiven, Denkansätzen und Methoden verstanden wird, die dem Coach helfen, komplexe Fragestellungen ganzheitlich anzugehen. Das gemeinsame interdisziplinäre Arbeiten fördert den Austausch von Wissen und Methoden, das zu innovativen Lösungsansätzen führt und den Coachingprozess bereichert. Durch eine reflektierte Haltung und interdisziplinäre Kompetenzen wird der Coach in die Lage versetzt, die Anliegen der Coachees in deren gesamtem Kontext zu verstehen und zu bearbeiten. So wird Interdisziplinarität zu einem zentralen Bestandteil der Professionalisierung im Coaching und dient der Entwicklung einer umfassenden, offenen und reflektierten Coachingpersönlichkeit.

Um beides zusammen zu bringen und danach zu fragen, inwieweit Coaching eine per se interdisziplinäre Haltung, ein interdisziplinärer Akt ist, soll im Folgenden beides in einem vorgestellt und diskutiert werden.

1.3.2.2 Interdisziplinäre Haltung in der Coachingausbildung

Coaching lässt sich gut mit einem Zehnkampf vergleichen: Es geht nicht darum, die besten Leistungen in nur einer Disziplin zu erbringen, sondern in möglichst vielen Disziplinen Höchstleistungen zu erzielen. Die Herausforderung besteht darin, eine möglichst vielfältige und interdisziplinäre Haltung auszubilden. Denn nur so können unterschiedliche Perspektiven auf Leben, Beruf, Organisation und Fragestellungen der zu coachenden Personen Berücksichtigung finden (Schmid 2009, S. 282). Auch der DBVC hat sich an einer Definition zur Haltung im Coaching versucht. Dabei werden ethische Grundsätze und ein Menschenbild postuliert mit Unabhängigkeit, Freiwilligkeit und Transparenz als zentralen Merkmalen (Kretschmar u. Hamburger 2019, S. 82 f.).

Die Interaktion im Coaching ist stark mit den vorhandenen Ressourcen verknüpft. Letztere werden ausgebaut, gestärkt und durch Kreativität mit neuen Lösungswegen kombiniert. Im Kern des Coachings werden die Entscheidungsfreiheit der Person, die Verantwortung über das eigene Leben sowie die Ziel- und Sinnorientierung des Individuums behandelt (Lerch u. Weitzel 2024a, S. 87). Dazu wird eine innere Haltung benötigt, die sich auf positive Werte und ein ressourcenorientiertes Menschenbild stützt. Hierbei geht es in erster Linie um eine authentische Begegnung von Person zu Person und nicht um Unterweisung oder Beurteilung (Röckelein u. Welge 2010, S. 19). So verdeutlicht beispielsweise eine Begriffsbestimmung von Heinz-Elmar Tenorth und Rudolf Tippelt (2012, S. 304) die Relevanz der Haltung für die Interaktion miteinander, wie sie im Coaching vorkommt: Haltung sei demzufolge eine »verinnerlichte Einstellung einer Person, die unter Einflussnahme von Persönlichkeit, (Selbst-)Reflexion, kulturellen, beruflichen, milieubedingten, erzieherischen und anderen Erfahrungen erworben wurde«. Diese findet sich in allen Lebensbereichen (z. B. in sozialem Handeln, Erziehungsstilen, normativen Grundprinzipien), motiviert Verhalten und Handeln, verändert sich aufgrund neuer Erfahrungen und Reflexionen (ebd., S. 304 f.). An und mit Haltungen und Deutungen zu arbeiten stellt sich alles andere als einfach dar, zeichnet den Prozess für alle Beteiligten aber geradezu aus. Die Teilnahme an Bildungsangeboten und einem Coaching kann sowohl durch intrinsische als auch durch extrinsische Motivation sowie durch freiwillige oder verpflichtende Teilnahme begründet sein; auch in einem fremdbestimmten Setting kann eine transparente und authentische Haltung der Coaches eine vertrauensvolle Atmosphäre erzeugen und mögliche Vorbehalte der Coachees abschwächen (Lerch u. Weitzel 2024a, S. 88).

Aus einer pädagogischen Betrachtungsperspektive auf die Haltung im Coaching stehen Teilnehmende, Klient:innen, Ratsuchende, Jugendliche, Erwachsene etc. im Mittelpunkt. Entscheidungen treffen sie eigenverantwortlich. In der pädagogischen Praxis vertraut die pädagogisch handelnde Person auf die Erfahrungen von Selbstwirksamkeit der Person. Pädagog:innen und damit auch Coaches bieten Verlässlichkeit und Kontinuität sowie Anerkennung, Vertrauen, Wertschätzung, Empathie und Akzeptanz. Die Beziehung zwischen der pädagogischen Person und dem Gegenüber impliziert auch die Möglichkeit zu Auseinandersetzung und Konfrontation (Lerch, Getto u. Schaub 2018, S. 600). Zum professionellen Umgang mit verschiedenen Positionen und um das Denken und Handeln weiterzuführen, bedarf es zudem konkreter Fähigkeiten: etwa der Fähigkeit zum Zusammenführen von Innen und Außen (Selbst und andere), die auf Aufmerksamkeit und Einfühlungsvermögen (Weinberger 2013) beruht und eine zentrale Rolle beim Einordnen von Situationen und Kontexten der Coachees spielt. Das Handlungsfeld des Coachings beinhaltet fast ausschließlich menschliche Interaktionen, weshalb Sprache, urteilsfreie Achtsamkeit, Transparenz und Offenheit bedeutungsvoll sind (Kuhl et al. 2014, S. 234). Diese Interaktionen können allerdings nicht immer bewusst gemacht werden und sind den Beteiligten nicht immer bewusst, was sie auch nicht zwingendermaßen müssen (Lerch u. Weitzel 2024a, S. 88).

Neben einer eher bewussten gibt es eine eher *unbewusste Form der Haltung*. Paul Watzlawick (2007) postuliert, dass Menschen immer kommunizieren, sei es durch verbale oder nonverbale Sprache, über Mimik und Gestik. Menschen, so Watzlawick, können nicht nicht kommunizieren. Dieser Ansatz, bezogen auf die Haltung im Coaching, lässt Folgendes vermuten: Durch die Körperhaltung einer Person wird automatisch eine gewisse Haltung gegenüber Themen und Menschen kommuniziert – ob man sich dieser bewusst ist oder nicht. Für Coaches bedeutet das zum einen, sich Haltungen zu vergegenwärtigen und diese offenzulegen, zum anderen ggf. auch, auf andere Haltungen direkt oder indirekt einzuwirken.[3]

Zum professionellen Handeln im Coaching gehört demzufolge eine offene Haltung. Denn sobald Teilnehmende als Akteur:innen den Ablauf mitgestalten, was durch die Interaktion im Coaching unabdingbar ist, wird der Prozess zum Ungewissen hin geöffnet. Vor diesem Hintergrund wird deutlich, dass eine offene und flexible Haltung den Berufsalltag im Coaching definiert. Diese Ungewissheit auszuhalten, sich ihr bewusst zu sein, sie einzuschätzen und handlungsfähig zu bleiben, gehört zu den Kernaufgaben von Pädagog:innen, und gerade diese offene und nicht erst dadurch komplexe Situation erfordert interdisziplinäre Zugänge, kontext- und gegenüber den Teilnehmenden sensitive Haltungen und eine hohe Professionalität (Lerch, Getto u. Schaub 2018).

All diese Aspekte müssen in der Ausbildung zum Coach berücksichtigt werden, weshalb innerhalb des Coachings häufig Methoden aus unterschiedlichen Disziplinen Anwendung finden. Die soeben beschriebenen Haltungsmerkmale lassen sich zudem allesamt in eher systemische, vor allem aber im Hinblick auf Personzentrierte Ansätze des Coachings finden. Eine achtsamkeitsbasierte, wertschätzende und vorurteilsfreie Grundhaltung stellen wichtige Eckpfeiler des

3 An dieser Stelle ist es wichtig, auf die Besonderheiten digitaler Coachingangebote einzugehen: Durch das teilweise Fehlen visueller oder auditiver Signale (z. B. durch das Ausschalten der Kamera oder das Stummschalten des Mikrofons) wird die bewusste Wahrnehmung der Haltung des Gegenübers erschwert, und Coaches können unter Umständen Haltungen fehldeuten.

Coachings dar. Ein ebenso wichtiger Haltungsaspekt ist eine Haltung auf Augenhöhe, die Respekt gegenüber jeglichen Personen erfordert. Allerdings wird gleichzeitig eine gewisse Respektlosigkeit gegenüber festgefahrenen und nicht mehr nützlichen Ideen gefordert, sodass neue Sichtweisen und Perspektiven, ganz im Sinne der Interdisziplinarität, geschaffen werden können (Kutz 2020, S. 13 ff.). Und um solche Sichtweisen, eingespielte Denk- und Handlungsmuster, Vorannahmen und Zugangsweisen zu irritieren, hilft die Vergegenwärtigung von Coaching als per se interdisziplinärer Prozess. Gleichzeitig können diese Sichtweisen und Haltungen als Ziel einer ganzheitlichen und schulenübergreifenden Ausbildung angesehen werden.

1.4 Fazit: Zur Notwendigkeit einer interdisziplinären Haltung beim Coaching im digitalen Zeitalter

Interdisziplinarität und Haltung sind wesentliche Bestandteile des Coachings und prägen sowohl den Coachingprozess als auch die Ausbildung von Coaches. Im Coachingprozess ist es wichtig, dass Coaches und Coachees auf einer Metaebene ihre Auffassungen von Interdisziplinarität reflektieren. Dies beeinflusst ihr Selbstverständnis und wirkt sich auf Erfolg, Chancen und Grenzen sowie die Methodenauswahl aus. Eine solche Reflexion fördert eine kreative Auseinandersetzung mit neuen Perspektiven und hilft den Beteiligten, ein eigenes interdisziplinäres Selbstverständnis zu entwickeln (Lerch u. Weitzel 2024a, S. 89).

Die Kombination disziplinärer und interdisziplinärer Methoden bildet eine Basis für die berufliche Praxis, etwa im Teamcoaching, wo Coaches verschiedene komplexe Themen bearbeiten und das Wissen und die Perspektiven unterschiedlicher Teammitglieder integrieren. Teamarbeit verlangt soziale Kompetenz, die sich durch die Fähigkeit zur interdisziplinären Wissensanwendung und Reflexionsfähigkeit auszeichnet (Kocka 1987, S. 10; Lerch 2017, S. 113).

Kommunikation spielt im interdisziplinären Coaching eine zentrale Rolle. Sprache wird dabei als »Übersetzungsmedium« betrachtet, das die Verständigung über disziplinäre Grenzen hinweg erleichtert. Insbesondere bei Begriffen wie »Gerechtigkeit« oder »Nachhaltigkeit« kann die Interpretation je nach Disziplin variieren. Coaches müssen daher die Bedeutung von Sprache und ihrer Nuancen verstehen, um eine verständnisvolle Kommunikation zwischen verschiedenen Fachkulturen zu ermöglichen (ebd., S. 51 ff.). Coaches aus unterschiedlichen Berufsfeldern orientieren sich oft an ihren jeweiligen Erfahrungen und müssen daher interdisziplinäre Ansätze flexibel anwenden und an die Bedürfnisse der Coachees anpassen (Schmid 2009, S. 283 f.).

Im interdisziplinären Coachingkonzept sind Offenheit und sprachliche Flexibilität entscheidend, um die Denk- und Kommunikationsstile der Coaches an den Coachingprozess anzupassen. Sprache macht nicht nur Gedanken kommunizierbar, sondern auch interdisziplinäre Chancen und Herausforderungen. Dabei kann sie Perspektivenwechsel und Methodenvielfalt fördern, aber auch zu Missverständnissen führen, wenn Begrifflichkeiten unterschiedlich verstanden und verwendet werden. Eine offene Haltung und die Förderung von Kommunikationskompetenzen sind daher grundlegend für den interdisziplinären Austausch (Lerch 2017, S. 31).

In einer zunehmend digitalisierten Welt wird Interdisziplinarität im Coaching unverzichtbar. Herausforderungen der Digitalisierung und der KI erfordern ein breites kooperatives Wissen. Die interdisziplinäre Kommunikation hilft dabei, Begriffe wie »Ethik« oder »Transparenz« zu definieren, die in verschiedenen Disziplinen unterschiedlich verwendet werden. Coaches stehen hier vor der Aufgabe, individuelle und fachspezifische Perspektiven zu integrieren und eine flexible Kommunikationsweise zu entwickeln. Ein solches Coachingkonzept fördert die sozialen und kommunikativen Kompetenzen der Coaches und hilft ihnen, die Anforderungen der digitalen Zeit zu meistern.

Mit Blick auf die zentrale Frage, ob eine interdisziplinäre Haltung im Coaching notwendig ist bzw. inwiefern eine Coachingausbildung interdisziplinär gestaltet werden sollte, stellen wir fest, dass im heutigen digitalen Zeitalter eine interdisziplinäre Herangehensweise wichtiger als je zuvor ist, um den Herausforderungen durch Digitalisierung und KI begegnen zu können. Neben der Anforderung an die beratende Person, umfangreiche Kompetenzen in unterschiedlichen Bereichen zu besitzen, müssen digitale und KI-basierte Veränderungen im Coaching auf interdisziplinären theoretischen Ebenen betrachtet werden, um ein ganzheitliches Verständnis zu entwickeln. Mit Blick auf die begriffliche Herkunft und Deutung wurde zunächst ersichtlich, dass unterschiedliche Definitionen und Auffassungen von Coaching existieren. Dennoch gilt Coaching im Kern als ein »Zwischenraum« zweier Akteur:innen auf Augenhöhe, welcher Selbstreflexion und ergebnisorientierte Problemlösung fördern soll. Dabei spielt der Begriff »Haltung« eine maßgebliche Rolle. Er kann als physische oder als innere Haltung gedeutet werden, die sich jeweils gegenseitig beeinflussen. Besonders bei interaktiv-methodischen Aktionen, wie beispielsweise einem Coaching, wird eine ganzheitliche, wertschätzende und professionell distanzierte Haltung als Grundlage für gelingende Beratungs- und Entwicklungsprozesse angesehen. Insbesondere in der gemeinsamen Interaktion im Coaching spielen interdisziplinäre Kompetenzen zur *Problemlösung durch Perspektivenwechsel* eine wesentliche Rolle. Um diesen wertschätzenden und auf Augenhöhe stattfinden Problemlösungsprozess erfolgreich bestreiten zu können, benötigen Akteur:innen im Coaching eine entsprechende Haltung.

Wie gleichzeitig deutlich geworden ist, stammen Coaches häufig aus ganz unterschiedlichen Professionen und Disziplinen und existiert zudem kein einheitlicher Ausbildungsweg zum Coaching. Insofern liegen der Tätigkeit als Coach interdisziplinäre Kompetenzen zugrunde. Wesentlich im Coaching ist demnach eine dem Gegenüber offene und vorurteilsfreie Haltung sowie das Bewusstmachen und Reflektieren der eigenen Haltung. Die Sicht auf Problem- und Fragestellungen und damit das Vorgehen im Coaching werden stark vom eigenen Denkstil und von der eigenen Haltung beeinflusst. Um lösungsorientiert, wertschätzend und auf Augenhöhe coachen zu können, benötigen Coaches ein entsprechendes Bewusstsein. Hierfür kann ein interdisziplinär ausgerichtetes Grundkonzept zur Qualifizierung von Coaches, wie es Zimmermann und Fischer (2024, S. 109 ff.) beschreiben, einen Beitrag leisten. Denn jede Person hat eine eigene Haltung und einen eigenen Denkstil, die alle durch unterschiedliche Faktoren und Vorannahmen bedingt sind. Diese gilt es, sich bewusst zu machen, um gemeinsam vorurteilsfrei und lösungsorientiert denken und handeln zu können.

Nicht zuletzt erfordern die Anforderungen der digitalen Gesellschaft und technologischen Entwicklungen, allen voran die KI, eine interdisziplinäre Herangehensweise. Zentrale Themen wie Kommunikation, Transparenz und Ethik müssen unabhängig von Disziplin und Fach diskutiert werden, und eine lösungsorientierte Antwort für die praktische Umsetzung muss gefunden werden. Andernfalls lassen sich die zunehmenden Herausforderungen und die sich eröffnenden Chancen der digitalen Transformation im Coaching nicht meistern.

Literatur

Drath, K. (2021): Die Geschichte des Coachings. In: C. Rauen (Hrsg.): Handbuch Coaching. Göttingen (Hogrefe), 4. Aufl., S. 17–36.

Fleck, L. (1983): Über die wissenschaftliche Beobachtung und die Wahrnehmung im allgemeinen. In: L. Schäfer u. T. Schnelle (Hrsg.): Erfahrung und Tatsache. Frankfurt a. M. (Suhrkamp), S. 59–83.

Greif, S., H. Möller u. W. Scholl (2018): Coachingdefinitionen und -konzepte. In: dies. (Hrsg.): Handbuch Schlüsselkonzepte im Coaching. Berlin (Springer), S. 1–10.

Jungert, M. (2013): Was zwischen wem und warum eigentlich? Grundsätzliche Fragen der Interdisziplinarität. In: M. Jungert, E. Romfeld, T. Sukopp u. U. Voigt (Hrsg.): Interdisziplinarität. Darmstadt (Wiss. Buchges.), S. 1–12.

Kocka, J. (1987): Einleitung. In: ders. (Hrsg.): Interdisziplinarität. Frankfurt a. M. (Suhrkamp), 2. Aufl., S. 7–16.

Kotte, S. u. T. Webers (2023): Digitalisierung in der Beratung. Online- und KI-unterstützte Beratungsformate. *Organisationsberatung, Supervision, Coaching* 30 (1): 1–6. DOI: org/10.1007/s11613-023-00803-9.

Kreft, D. u. I. Mielenz (Hrsg.) (2008): Wörterbuch soziale Arbeit. Aufgaben, Praxisfelder, Begriffe und Methoden der Sozialarbeit und Sozialpädagogik. Weinheim (Juventa), 6. Aufl.

Kretschmar, T. u. A. Hamburger (2019): Coaching und Supervision. Psychodynamische Beratung von Führungskräften. Stuttgart (Kohlhammer).

Kuhl, J., C. Schwer., C. Solzbacher, M. Lotze u. M. Sauerhering (2014): Die Bedeutung von Selbstkompetenz für eine professionelle pädagogische Haltung. In: C. Solzbacher, M. Lotze u. M. Sauerhering (Hrsg.): Selbst – Lernen – Können. Selbstkompetenzför-

derung in Theorie und Praxis. Baltmannsweiler (Schneider-Verlag Hohengehren), S. 225–238.
Kutz, A. (2020): Systemische Haltung in Beratung und Coaching. Wie lösungs- und ressourcenorientierte Arbeit gelingt. Wiesbaden (Springer).
Lerch, S. (2017): Interdisziplinäre Kompetenzen. Eine Einführung. Münster (Waxmann).
Lerch, S., M. Getto u. J. Schaub (2018): Haltung. Begriff, Bedeutung und (erwachsenen)pädagogische Implikationen. *Pädagogische Rundschau* 72 (5): 599–608.
Lerch, S. u. H. Weitzel (2024a): Interdisziplinarität als notwendige Grundhaltung im Coaching? In: M. Zimmermann (Hrsg.): Coaching – zum Wachstum inspirieren. Ein interdisziplinäres, integratives Handbuch. Heidelberg (Carl-Auer), S. 79–93.
Lerch, S. u. H. Weitzel (2024b): Beratung für lebensentfaltende Bildung. *Zeitschrift für Weiterbildungsforschung* 47 (1): 47–62. DOI: org/10.1007/s40955-024-00273-1.
Migge, B. (2005): Handbuch Coaching und Beratung: Wirkungsvolle Modelle, kommentierte Falldarstellungen, zahlreiche Übungen. Weinheim (Beltz).
Röckelein, C. u. K. Welge (2010): Haltung im Coaching. *Coaching Magazin* 2010 (2). Verfügbar unter: https://www.coaching-magazin.de/beruf-coach/haltung-im-coaching [12.11.2025].
Rohs, M., C. Bernhard-Skala, J. Bonnes u. J. Koller (2023): Digitalisierung in der Erwachsenen- und Weiterbildung. Bielefeld (wbv).
Rott, K. J. u. T. Stanik (2023): Online-Weiterbildungsberatung – Kompetenzempfinden von Berater*innen. In: M. Ebner von Eschenbach, B. Käpplinger, M. Kondratjuk, K. Kraus, M. Rohs, B. Niemeyer u. F. Bellinger (Hrsg.): Re-Konstruktionen. Opladen (Budrich), S. 127–137.
Roundtable der Coachingverbände. (2014): Profession: Coach – Ein Commitment des Roundtable der Coachingverbände. Verfügbar unter: roundtable-coaching.eu/wp-content/uploads/2015/03/RTC-Profession-Coach-2015-03-19-Positionspapier.pdf [10.03.2025].
Schede, F. (1969): Grundlagen der körperlichen Erziehung. Stuttgart (Enke), 5. Aufl.
Schmid, B. (2009): Pragmatische Konzepte im Coaching – am Beispiel von zwei Persönlichkeits- und zwei Kommunikationskonzepten sowie einer Spiegelungs-Übung. In: B. Birgmeier (Hrsg.): Coachingwissen: Denn sie wissen nicht, was sie tun? Wiesbaden (Springer VS), S. 285–299.
Stanik, T. u. C. Maier-Gutheil (2020): Bildungsberatung in Beschäftigung und Weiterbildung im Kontext der Digitalisierung. *Hessische Blätter für Volksbildung* 70: 55–64. DOI: org/10.3278/HBV2003W006.
Tenorth, H.-E. u. R. Tippelt (Hrsg.) (2012): Lexikon Pädagogik. Weinheim (Beltz).
Watzlawick, P. (2007): Menschliche Kommunikation. Formen, Störungen, Paradoxien. Göttingen (Hogrefe).
Webers, T. (Hrsg.) (2015): Systemisches Coaching. Psychologische Grundlagen. Wiesbaden (Springer). DOI: https://doi.org/10.1007/978-3-658-08479-0.
Weinberger, S. (2013): Klientenzentrierte Gesprächsführung. Lern- und Praxisanleitung für psychosoziale Berufe. Weinheim (Juventa), 14. Aufl.
Wirtz, M. A. (Hrsg.) (2021): Dorsch – Lexikon der Psychologie. Bern (Hogrefe), 20. Aufl.
Zimmermann, M. u. M. Fischer (2024): Aktueller Stand der Coachingforschung im Bereich Aus- und Weiterbildung. In: M. Zimmermann (Hrsg.): Coaching – zum Wachstum inspirieren. Ein interdisziplinäres, integratives Handbuch. Heidelberg (Carl-Auer), S. 109–125.

2 Wertschätzung, Empathie und Kongruenz als Kernbedingungen und kommunikative Grundlagen eines wachstumsfördernden Klimas – Leichter gesagt als getan!

Monika Zimmermann & Dietmar Steinbach

2.1 Der WEK-Ruf als Basis von Veränderung

Carl Rogers formuliert in seinem Beitrag von 1957 die sechs notwendigen und hinreichenden Bedingungen für konstruktive Persönlichkeitsveränderung – ein theoretischer Kern des Personzentrierten Ansatzes (PZA), dessen zentrale Haltungen in der Praxis gemäß Zimmermann (2011, S. 90 ff.) unter dem Kürzel *WEK* zusammengefasst werden kann (Abb. 2.1): (bedingungslose positive) Wertschätzung, Empathie, Kongruenz (orig.: »unconditional positive regard, empathy, congruency«). Dieses Kernwertetrio prägt viele Coaching- und Führungsverständnisse. Denn die drei Basisvariablen sind grundlegend und ausreichend, um ein wachstumsförderndes Klima zu schaffen. Rogers (1997, S. 178) betont: »Keine anderen Bedingungen sind notwendig. Wenn diese […] Bedingungen vorhanden sind und über eine Zeitspanne bestehen bleiben, so ist das hinreichend. Der Prozess der konstruktiven Persönlichkeitsveränderung wird folgen«.

Der WEK-Ruf als Hahnenschrei (Abb. 2.1) visualisiert die Idee, dass die »Aktualisierungstendenz« durch das Leben der drei therapeutischen Grundvariablen reaktiviert, sprich: geweckt wird. Rogers spricht von einer allen Lebewesen »inhärenten Tendenz zur Entfaltung aller Kräfte, die der Erhaltung oder dem Wachstum des Organismus dienen« (Rogers 2004, S. 41). Damit verbindet sich eine produktive Spannung zwischen Veränderung und Stabilität. Ordnung wirkt dabei nicht per se entwicklungshemmend, kann jedoch in rigide, überstabile Muster kippen, die Entfaltung begrenzen (Kriz 2024, S. 319 f.). So ist die Aktualisierungstendenz bei Klient:innen häufig eingeschlafen oder einseitig festgefahren, etwa weil sie sich in einer Problemtrance befinden. Wird sie durch den WEK-Ruf reaktiviert, »bewirkt sie beim Individuum verlässlich Wachstum, Reife und eine Bereicherung des Lebens« (Zimmermann 2011, S. 87).

Die Bedingung der *Kongruenz* beschreibt Rogers so, »dass der Therapeut […] eine kongruente, echte, integrierte Person sein sollte […], mit seinem aktuellen

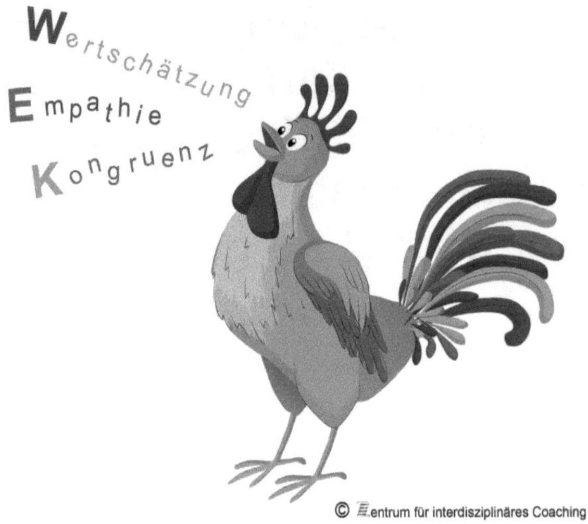

Abb. 2.1: WEK-Ruf

Erleben genau repräsentiert in seinem Gewahrsein von sich selbst« (ebd., S. 179). Diese Echtheit, frei von Fassade oder Rollenspiel, ist Voraussetzung dafür, dass die therapeutische Beziehung überhaupt Wirkung entfalten kann.

Die *unbedingte positive Wertschätzung* benennt Rogers als Haltung, in der der Therapeut bzw. in unserem Falle der Coach »in sich selbst ein warmherziges Akzeptieren jeden Aspekts der Erfahrung des Klienten als einen Teil dieses Klienten empfindet« (ebd.). Sie schließt insbesondere auch das Würdigen von vermeintlich negativen, widersprüchlichen oder unerwünschten Seiten der Klient:innen ein.

Rogers beschreibt *Empathie* als die Fähigkeit, »die private Welt des Klienten zu spüren, als ob sie deine eigene wäre, doch ohne jemals die ›als ob‹-Qualität zu verlieren« (ebd., S. 180). Diese Haltung ermögliche es Therapeut:innen bzw. Coaches, nicht nur klar benanntes, sondern auch implizites Erleben zu verstehen und zu spiegeln – was im therapeutischen Prozess ein zentrales Moment, sich weiter zu bewegen, darstelle (ebd.).

Kommen die drei Variablen Wertschätzung, Empathie, Kongruenz kombiniert zum Einsatz, wird die Aktualisierungstendenz des Lernenden auf besonders lernförderliche Weise »ge*wek*t« (Zimmermann 2011, S. 90 ff.) und unterstützt. Wie Rogers betont, reiche es nicht aus, diese Kernbedingungen als bloße Techniken zu betrachten und anzuwenden, vielmehr seien sie als Haltung des Coaches zu verinnerlichen. Erst dann könne ein sicheres Klima geschaffen werden, in dem durch offene und nicht an Bedingungen geknüpfte Kommunikation und Verhalten persönliches Wachstum ermöglicht wird. Die Grundhaltungen kovariieren und sind daher nicht als getrennte »Variablen« aufzufassen, sondern entfalten nur als Trio gebündelt ihre spürbare Wirksamkeit.

Der WEK-Ruf bildet damit den praktischen Ausdruck eines beziehungsorientierten Menschenbildes, das nicht auf Methoden, sondern auf einer Haltung basiert. Er wirkt nicht als Technik, sondern als personale Grundlage für Entwicklung, Wachstum und Veränderung.

Doch was ist nun das Besondere daran? Die erste Reaktion auf den WEK-Ruf lautet oft: »Ganz interessant, aber das mache ich ja schon lange!« Das Besondere lässt sich durch tieferes Eintauchen in diese Begriffe finden, die nur auf den ersten Blick eindeutig klingen. Das geschieht in den folgenden Abschnitten 2.2, 2.3 und 2.4.

2.2 Wertschätzung: Bedingungslose positive Zuwendung

Für Rogers (2021, S. 277) ist bedingungslose positive Zuwendung (»unconditional positive regard«) ein zentraler Punkt. Sie bedeutet, »eine Person zu schätzen, ungeachtet der verschiedenen Bewertungen, die man selbst ihren verschiedenen Verhaltensweisen gegenüber hat« (Rogers 2009, S. 41). Dieses bedingungslose Akzeptieren bedeutet zuerst eine Haltung des Respekts und der Achtung gegenüber der anderen Person: »Wenn ich eine Person auf der Stufe, wo sie zu sein meint, akzeptiere, gebe ich ihr offenbar die Möglichkeit, sich selbst tiefer zu erforschen« (Rogers 2004, S. 155). Es gelingt Coaches, diese Haltung einzunehmen, wenn sie die positiven Entwicklungsmöglichkeit ihrer Klient:innen zugrunde legen. Wertschätzung bedeutet ferner eine Bereitschaft zur engagierten Anteilnahme, genaues Zuhören und ein sich sorgendes Interesse für die Situation der Klient:innen: »Er [der Coach] begegnet ihm [dem Klienten; Anm. d. Verf.] mit einer warmen, entgegenkommenden, nicht besitzergreifenden Wertschätzung ohne Einschränkungen und Urteile« (ebd., S. 27).

Finke (2004) weist darauf hin, solch eine Haltung von einer Fachkraft zu fordern könne vielleicht seltsam moralisierend, ja sogar ein wenig sentimental erscheinen. Genau genommen handele es sich aber »um nichts anderes als eine Haltung besonderer Sachlichkeit«. Es gehe um die entschiedene Hinwendung zur Sache, hier zur Person des Klienten (ebd., S. 32):

> »Solche ›Sachlichkeit‹ erfordert das Absehen von sich selbst, von eigenen Vorlieben, Enttäuschungen und Kränkungen. Diese Sachlichkeit bedeutet auch eine besondere Art des Interesses und der ›Liebe zur Sache‹.«

Hauptziel dieser Wertschätzung ist, dass sie es Klient:innen ermöglicht, ihre positiven Eigenschaften und damit ihr Selbstvertrauen zu stärken, was einen konstruktiven Veränderungsprozess fördert. »Konstruktiv« bedeutet in diesem Zusammenhang, dass es den Klient:innen durch diese ihnen entgegengebrachte Haltung ermöglicht wird, »über das zu sprechen, was ihnen wirklich Probleme bereitet« (Rogers 2004, S. 155) und letztlich sich selbst entwicklungsfördernd zu explorieren. Eine bedeutsame Einstellung für die Schaffung eines Klimas der Veränderung ist Akzeptanz, Sorge oder Wertschätzung – nicht an Bedingungen geknüpfte, positive Aufmerksamkeit. Wenn Coaches eine positive, akzeptierende Einstellung gegenüber dem erleben, was immer Klient:innen zu diesem Zeitpunkt sind, dann ist Bewegung oder Veränderung wahrscheinlicher. Das beinhaltet das Bemühen der Coaches um die Klient:innen, welches Gefühl diese auch immer gerade erleben – Verwirrung, Ablehnung, Furcht, Ärger, Mut, Liebe oder Stolz. Dies ist eine nicht besitzergreifende Fürsorge. Coaches schätzen Klient:innen eher auf totale als auf bedingte Weise.

> »Eine neurowissenschaftliche Untersuchung zu aktivem Zuhören […] konnte feststellen, dass ›aktives Zuhören‹ mit einer Aktivierung von neuronalen Belohnungszentren bei Versuchspersonen einherging […]. Gleichzeitig bewirkte es, dass die von den Versuchspersonen geschilderten emotionalen Episoden anschließend positiver gesehen wurden« (Lux 2020, S. 10).

2.3 Empathie

Empathie ist die Fähigkeit, »die Erlebnisse und Gefühle des Klienten und deren persönliche Bedeutung präzise und sensibel zu erfassen« (Rogers 2004, S. 23). Rogers und Schmid (1991, S. 175) definieren Empathie als »Zustand der Einfühlung oder des Sich-Einfühlens«:

> »Empathisch zu sein bedeutet, den inneren Bezugsrahmen des anderen möglichst exakt wahrzunehmen, mit all seinen Komponenten und Bedeutungen, gerade so ›als ob‹ man die andere Person wäre, jedoch ohne jemals die ›Als-ob-Position‹ aufzugeben.«

In dieser Definition wird die Notwendigkeit betont, den eigenen Standpunkt klar vom Standpunkt des anderen getrennt zu halten. Rogers grenzt das empathische Verstehen von gängigen Verstehenskonzepten ab, bei denen durchschauende, erklärende, analysierende und bewertende Absichten im Vordergrund stehen. Der Coach soll »sich feinfühlig im Leben des anderen bewegen, ohne Vorurteile zu fällen«; Er hat »Bedeutungen zu spüren, aber nicht Gefühle aufzudecken« (ebd., S. 175). Der kommunikativ-intersubjektive Aspekt wird folgendermaßen erklärt: Empathie schließt ein, mit ungetrübtem Blick auf die Dinge zu schauen, vor denen sich eine Person fürchtet, und seine Wahrnehmung dann der anderen Person mitzuteilen. Empathie bedeutet in der Praxis häufig, die Genauigkeit der eigenen Wahrnehmung mit der anderen Person gemeinsam zu überprüfen und sich von den entsprechenden Reaktionen von dieser Person (weiter)leiten zu lassen (ebd.).

Der prozessuale Charakter und das qualitative Ausmaß an Empathie zeigen sich für Rogers darin, dass Coaches etwas berühren, was für die Klient:innen noch unter der Schwelle des Erkennens ist und ihnen in der Folge zugänglich wird. Empathie ist nicht zu verwechseln mit »verständnisvoll sein« im Sinne einer humanen Haltung. Empathie ist eine Art Brücke, die aus der Wirklichkeit des Coaches in die Wirklichkeit des Klienten hineinführt und ermöglicht, eine gemeinsame Wirklichkeit zu finden. Dadurch gelingt es, auch scheinbar inadäquate Verhaltensweisen und Reaktionen von Klient:innen als aus deren Sicht durchaus adäquat und folgerichtig zu verstehen. Coaches versuchen zu verstehen und anzuerkennen, was ihr Gegenüber aus seinem individuellen Erfahrungshorizont heraus zu bestimmten Erklärungsmustern, Handlungen oder Vermeidungsreaktionen bewegt, ohne diese zu bewerten.

Empathisches Verstehen bedeutet also, dass Coaches sehr genau die Gefühle und persönlichen Bedeutungen wahrnehmen, die der Klient oder die Klientin gerade erfährt, und dieses Verstehen ihrem Gegenüber kommunizieren. Wenn es gut läuft, befinden sich Coaches insoweit in der privaten Welt ihrer Klient:innen, sodass sie nicht nur die jeweiligen Bedeutungen erkennen, die den Klient:innen bewusst sind, sondern auch diejenigen, die gerade unterhalb der Schwelle des Bewusstseins liegen. Diese Art des sensiblen, aktiven Zuhörens wird in unserem Leben zunehmend seltener. Wir glauben, dass wir zuhören, aber sehr selten hören wir wirklich mit echtem Verstehen, mit wahrer Sympathie zu. Zuhören auf diese besondere Art ist eine der wirkungsvollsten Kräfte für Veränderung.

2.4 Kongruenz

Kongruenz ist nach Rogers (2004, S. 31) die grundlegendste unter den Haltungen des Coaches. Der Begriff besagt,

> »dass der Therapeut [bzw. Coach; Anm. d. Verf.] sich dessen, was er erlebt oder leibhaft empfindet, deutlich gewahr wird und dass ihm diese Empfindungen verfügbar sind, sodass er sie dem Klienten mitzuteilen vermag, wenn es angemessen ist.«

Dieses besondere Maß an Transparenz, das auch die Mitteilung von persönlichen Gefühlen (nie Wertungen) der Coaches miteinschließt, »ist gewiss nicht einfach auszufüllen« (ebd., S. 31). Dadurch werden Coaches gewissermaßen zum »gläsernen Vorbild« für ihre Klient:innen darin, bewusst und offen mit inneren Erwartungshaltungen, Gefühlen und Erlebenswelten umzugehen. Je mehr Coaches sie selbst sind, ohne eine persönliche Fassade oder professionelle Rolle aufzubauen, umso größer ist die Wahrscheinlichkeit, dass ihre Klient:innen sich in konstruktiver Weise verändern und/oder wachsen werden. Somit ist Kongruenz auch als Vorbedingung für Wertschätzung und Empathie zu sehen. Die Herausforderung für Coaches besteht darin, mit ihrem Gewahrsein beständig sowohl bei den jeweiligen Klient:innen als auch bei sich selbst zu sein.

2.5 Zielhorizont des WEK-Rufs: Eine »voll entwickelte Persönlichkeit«

Was versteht Rogers unter einer »voll entwickelten Persönlichkeit« (Rogers 2009, S. 70)? Und inwiefern ist das der Zielhorizont des WEK-Rufs? Rogers entwirft in seinem humanistischen Ansatz das Bild einer voll entwickelten Persönlichkeit als *Ideal menschlicher Entwicklung*. Diese sei nicht durch starre Selbstbilder begrenzt, sondern »zunehmend offen gegenüber Erfahrung« (Rogers 2021, S. 186), und zeige ein zunehmendes Vertrauen zum eigenen Organismus« (ebd., S. 189). Die Persönlichkeit, das Individuum, lebt nicht nach äußeren Erwartungen, sondern »erfährt sich selbst als den Ort seiner Bewertung« (Rogers 2009, S. 71). Es sei »offen gegenüber seinen eigenen Erfahrungen« (ebd.) und ermögliche dadurch kontinuierliches Wachstum und ein Leben in Übereinstimmung mit sich selbst. Im Zentrum steht das *Prinzip der Selbstaktualisierung*. Rogers beschreibt es als »die dem Organismus innewohnende Tendenz zur Entwicklung all seiner Möglichkeiten; und zwar so, dass sie der Erhaltung oder Förderung des Organismus dienen« (ebd., S. 23). Die voll entwickelte Persönlichkeit lebe damit ein Dasein, das sich als Prozess des Werdens versteht, nicht als statisches Ziel: Sie sei »eine Person-im-Prozess, eine sich ständig verändernde Person« (ebd., S. 72).

Diese Zielperspektive spiegelt sich im WEK-Ruf – Wertschätzung, Empathie und Kongruenz – wider. Rogers beschreibt diese Grundhaltungen als notwendige Bedingung für personale Entwicklung, da sie ein Klima schafft, »das dem Klienten die äußerste Freiheit ermöglicht, er selbst zu werden« (Rogers 2021, S. 184). In der pädagogischen oder therapeutischen Beziehung ermöglichen Wertschätzung, Empathie und Kongruenz die Förderung der Aktualisierungstendenz und begleiten den Menschen auf seinem Weg zur Selbstverwirklichung.

Der WEK-Ruf ist somit nicht nur methodisches Fundament, sondern Ausdruck eines anthropologischen Ideals: Solch ein Mensch »ist vollkommen in dem Prozess engagiert, er selbst zu sein und zu werden« (ebd., S. 191). Er befindet sich »ständig in einem Prozess der weiteren Selbstaktualisierung« (Rogers 2009, S. 72). Der Mensch wird als lernfähiges, wachstumsorientiertes und zutiefst soziales Wesen verstanden, das – unter günstigen Bedingungen – sein Potenzial zu einer voll entwickelten Persönlichkeit entfalten kann (Rogers 1962, p. 31; Übers. d. Verf.):

> »Ich sehe eine solche Person als einen Menschen, der sich im Fluss befindet, in einem Prozess, anstatt einen bestimmten Zustand erreicht zu haben. Der fließende Wandel steht im Mittelpunkt dieses Bildes.«

Michael Lux benennt in seinem Artikel »Wirkfaktoren personzentrierter Beziehungsgestaltung aus neurowissenschaftlicher Sicht« fünf zentrale Wirkfaktoren, die für die heilsame Wirkung des Personzentrierten Ansatzes verantwortlich sein können (Lux 2020) – Sicherheit, Vertrauen, interpersonelle Synchronisierung, Paraphrasierung und dialogische Erkundung des Erlebens:

- *Sicherheit* entsteht durch die drei Grundhaltungen Empathie, bedingungsfreie Wertschätzung und Kongruenz, die eine Deaktivierung des sympathischen Nervensystems und eine Aktivierung des ventralen Vaguskomplexes ermöglichen.

»In diesem Zusammenhang bieten sich Verbindungen zur Polyvagal-Theorie (Porges 2007, S. 116 ff.) an. Die Polyvagal-Theorie ist eine Theorie des vegetativen Nervensystems« (ebd., S. 7).

- *Vertrauen* wird durch die Haltung eines grundlegenden Zutrauens in die Selbstaktualisierungstendenz des Menschen gestärkt. Lux verweist auf die reziproke Wirkung von Vertrauen und die Rolle des Hormons Oxytocin als neurobiologische Grundlage.
- *Interpersonelle Synchronisierung* beschreibt die wechselseitige Abstimmung biologischer Prozesse (z. B. neuronale Koppelung, EEG- und Hautleitfähigkeitssynchronisation) zwischen Beziehungspartnern, die besonders bei empathischer Begegnung und Präsenz auftritt.
- *Paraphrasierung des Erlebens* gilt als sprachlicher Ausdruck empathischen Verstehens und wirkt sowohl beruhigend als auch affektregulierend. Sie aktiviert emotionsverarbeitende und belohnende Hirnregionen.
- *Dialogische Erkundung des Erlebens* fördert Selbstklärung, kongruentes Erleben und Integration durch ein dialogisch geführtes empathisches Verstehen, das sowohl interpersonell als auch intraindividuell (zwischen den Hirnhälften) wirkt.

»Diese Wirkfaktoren wurden gewählt, weil sie einerseits in der Literatur zum PZA [personzentrierten Ansatz; Anm. d. Verf.] zu finden sind und sich andererseits neurowissenschaftlichen Theorien und Befunden zuordnen lassen« (ebd., S. 6).

2.6 Anwendung – Wie der WEK-Ruf im Coachingprozess funktioniert

»Einfühlendes Verstehen ist im PZA also als dialogischer Prozess zwischen zwei Personen konzeptualisiert« (ebd., S. 13). Und wie können wir das nun lernen? Auf welche Weise gehen uns diese Grundprinzipien in Fleisch und Blut über? Lässt sich das üben? Ja und nein. Die drei Kernbedingungen Wertschätzung, Empathie und Kongruenz sind nicht als Eigenschaften oder als Methoden zu sehen, die ich bei Bedarf heranziehe. Vielmehr ergeben sie in Summe eine Haltung, die gelebt sein will und sich meist erst mit der Zeit verankert. Schon das tägliche Leben mit all seinen Begegnungen ist ein ergiebiges Übungsfeld. Spürbar wird das z. B. in der Art und Weise, wie man zuhört und kommuniziert. Und das kann erlernt werden.

Den Nutzen des aktiven Zuhörens für Selbstklärung und Emotionsregulation drückt Lux wie folgt aus (ebd., S. 10):

> »Einfühlendes Verstehen kann, durch die Rückmeldung dessen, was vom Erleben der anderen Person verstanden wurde, dieser dabei helfen, eigene emotionale Erfahrungen zu benennen.«

Im Folgenden werden Grundprinzipien, Impulse und Übungen vorgestellt, die bei wiederholter Anwendung dabei helfen können, den WEK-Ruf zu verinnerlichen und zu leben. Tabelle 2.1 gibt einen Überblick über die Arbeit mit dem Personzentrierten Ansatz. Welche Haltung nehme ich als Coach dabei ein?

- Ich baue eine Beziehung zu Ihnen auf, die von Wertschätzung und Klarheit geprägt ist.
- Ich bin offen für den Weg, den Sie gehen.
- Ich bin authentisch und verstecke mich nicht hinter einer Rolle.
- Ich nehme Ihnen gegenüber eine explorative Haltung ein.
- Ich glaube, dass Sie schon alle Entwicklungsfähigkeiten mitbringen, die Sie brauchen.
- Ich akzeptiere Sie so, wie Sie sind.

Was tue ich als Coach[4]?	**Welchen Effekt könnte es für Sie haben?**
Ich höre aktiv zu und melde zurück, was ich verstanden habe.	Sie reflektieren ihr Gesagtes und lernen, sich selbst wahrzunehmen und zu spüren.
Ich begegne ihnen auf Augenhöhe. Ich bin Expert:in für das Aufdröseln von komplexen Gefühlslagen und begleite Sie bei Ihrer individuellen Entwicklung.	Sie lernen, Ihren eigenen Gefühlen und ihrem intuitiven Urteil zu trauen.
Ich helfe Ihnen, in Beziehung zu treten mit Ihnen selbst.	Sie lernen, sich anzunehmen, wie Sie sind, sich selbst zu lieben und im Einklang mit sich selbst zu leben.
	Sie lernen, eine gute Beziehung zu sich und Ihrem Umfeld aufzubauen.
Ich schaffe einen Raum, der es ermöglicht, auch schwierigen Gefühlen Ausdruck zu geben.	Sie lernen, Ihre unangenehmen Seiten anzunehmen und wichtige Veränderungsprozesse in Gang zu setzen.
Ich vertraue in Ihre Fähigkeiten und unterstütze Sie, Ihr Problem anzugehen.	Sie lernen, Vertrauen in sich selbst zu haben, Ihre Ressourcen zu entdecken und Ihr eigenes Potenzial voll zu entfalten.
Ich versuche, den Sinn von Ihren Gefühlen zu verstehen.	Sie lernen, welche Geschichten Ihre Gefühle Ihnen erzählen und dass diese sinnvoll sind.

Tab. 2.1: Übersicht über den Personzentrierten Ansatz (aus Steinbach, Diepholz u. Lischke-Arzt 2022)

4 Im Original »Berater/Therapeut«.

2.6.1 Aktives Zuhören

Inwiefern ist aktives Zuhören im Sinne von Rogers und mit einer Prise Embodiment tatsächlich »aktiv«?

2.6.1.1 Wie verhält sich jemand, der aktiv zuhört?

Aktiv Zuhörende …

- … fokussieren sich auf das, was das Gegenüber sagt, ausdrückt und zeigt,
- … fühlen sich hingebungsvoll ein, ohne sich selbst zu verlieren,
- … spüren und zeigen echtes Interesse an den Konstruktionen des Gegenübers und versuchen sie proaktiv nachfragend zu verstehen, nachvollziehbar zu machen und
- … paraphrasieren im Sinne einer Rückversicherung, ob sie den Sachinhalt so verstanden haben, wie er gemeint war in all seinen Facetten der (Gefühls-)Semantik und individuellen Bedeutungszuschreibung.

2.6.1.2 Was kann sich beim aktiven Zuhören ereignen?

Im besten Fall stellt sich Resonanz ein und ermutigende Unterstützung im Raum, der durch das aktive Zuhören entsteht, wird wirksam. Dieses geteilte Verstehen, diese entstandene gleiche Ebene unterstützt das Individuum bei der eigenen Entwicklung bzw. bei der Klärung seiner Anliegen. Die real gelebte, wechselseitig resonante Beziehung zwischen Coach und Klient:in wirkt als wesentlicher »Heilungsfaktor« (Gordon 1982, S. 67).

Coach und Klient:in rekonstruieren gemeinsam das Nadelöhr der individuellen Bedeutungszuschreibung in seiner gesamten kognitiven, körperlichen und emotionalen Tragweite für die Klient:in. Das Bild des Nadelöhrs beschreibt hierbei, dass

> »die jeweiligen Anschlusshandlungen in den Interaktionen […] wesentlich davon mitbestimmt [sind], wie Bisheriges verstanden wurde, welche Bedeutung vorangegangenen Äußerungen gegeben wird, welche Intentionen vermutet werden oder welche Erwartungen der anderen man erwartet und meint, diese erfüllen oder sich davon abgrenzen zu sollen« (Kriz 2018, S. 29).

Jürgen Kriz verwendet dafür den Begriff »Nadelöhr der persönlichen Sinndeutungen« (ebd.).

Klient:innen übernehmen mehr und mehr die Verantwortung für Problemlösungen (ebd., S. 71). Wichtig beim aktiven Zuhören ist,

- mit der eigenen Aufmerksamkeit bestmöglich[5] beim Gegenüber zu sein,
- eigene Gedanken, Hypothesen, Assoziationen zuzulassen und wieder ziehen zu lassen,

5 Ein Teil der eigenen Aufmerksamkeit wird immer dafür gebraucht, sich selbst und das gesamte raumzeitliche Setting wahrzunehmen.

- offene Fragen zu stellen (auf die keine konkrete Antwort erwartet wird),
- selbst wenig zu sprechen,
- den Gefühlszustand des Gegenübers zu reflektieren, zu spiegeln (»Du bist verärgert«, »Das hat dich überrascht«, »Jetzt fühlst du dich verletzt« etc.),
- Wertungen, Spekulationen, Analysen oder Schlussfolgerungen zu vermeiden,
- Aufforderungen bzw. »Türöffner« anzubieten, z. B.:
  - »Möchtest du mehr darüber erzählen?«
  - »Möchtest du darüber sprechen?«
  - »Das klingt, als berühre es dich stark«,
- nonverbal rückzumelden, dass man zuhört: zugewandte Körperhaltung, Blickkontakt halten, nicken, bestätigende Äußerungen wie »hm«, »ja«, »aha«.

Lux bringt eine Wirkung empathischer Paraphrasierung folgendermaßen auf den Punkt (Lux 2020, S. 10):

> »In einer weiteren Untersuchung zeigte sich, dass durch Paraphrasieren ausgedrücktes empathisches Verständnis mit der Aktivierung eines frontoparietalen Netzwerks einherging […]. Zudem haben sich in dieser Untersuchung Versuchspersonen, die sich in höherem Ausmaß verstanden gefühlt haben, auch insgesamt besser gefühlt.«

Coaches erfassen Gefühle und Wünsche ihres Gegenübers beim aktiven Zuhören möglichst genau und geben diese aktiv wieder. Nichts Neues wird hinzugefügt und nichts Wichtiges wird weglassen. Gefühle und Einstellungen, die Gesprächspartner:innen (meist noch undeutlich oder sogar unbewusst) hervorgebracht haben, werden dabei neu formuliert und mit echtem Einfühlungsvermögen zurückgespiegelt, damit das Gegenüber sich in diesem Spiegel selbst sehen und eventuell noch Unbewusstes erkennen und sich bewusst machen kann. Die Coaches folgen den Klient:innen und machen ihnen Angebote.

2.6.1.3 Paraphrasieren und Verbalisieren – Zwei wesentliche und wirksame kommunikative Strategien des Spiegelns

Wesentlicher Bestandteil des Personzentrierten Coachings ist ein Verstehensprozess, der deutlich über reines Akzeptieren hinausgeht und eher mit Hingabe zu tun hat als mit Bewertung. Hauptziel des aktiven Zuhörens ist das Verstehen dessen, was Klient:innen beschäftigt. Auf dem Weg dorthin paraphrasieren Coaches und fassen Gesagtes in eigenen Worten zusammen, eventuell gespickt mit Zitaten des Senders. Immer so nah wie möglich an den Worten der Klient:innen. Oder sie verbalisieren Gefühle, Emotionen und Empfindungen der Klient:innen. Paraphrasieren und verbalisieren sind Formen des Spiegelns, bei denen sich Coaches auf die Perspektive der Klient:innen einlassen, indem sie das Wahrgenommene an diese zurückmelden. All das wird so lange abgeglichen, bis der Sender sich verstanden fühlt, Coach und Klient:in sozusagen ein im Wesentlichen gleiches Bild vor ihrem geistigen Auge sehen.

Unter *Paraphrasieren* wird die Wiedergabe des exakten Inhalts wichtiger Äußerungen der Klient:innen in eigenen Worten verstanden. Beim *Verbalisieren* werden nicht nur die Emotionen aufgegriffen, die Klient:innen direkt zugänglich, das heißt bewusst sind, sondern Coaches kommentieren auch Empfindungen aus der »nebligen Zone am Rande der Gewahrwerdung« der Klient:innen. Es sind diese Empfindungen, die Klient:innen spüren, die sie vielleicht andeuten, aber noch nicht in Worte fassen können.

Das *Spiegeln* ist eine Art Empfangsbestätigung dafür, dass man das von einer anderen Person Geäußerte in seiner emotionalen Bedeutung erkannt hat. Gefühle und Bedürfnisse der Klient:innen sollen möglichst genau erfasst und wiedergegeben werden. Man soll nichts Neues dazunehmen und nichts Wichtiges weglassen. Was Klient:innen (meist noch undeutlich oder sogar unbewusst) hervorgebracht haben, wird dabei neu formuliert und mit echtem Einfühlungsvermögen zurückgespiegelt, damit die Person gegenüber sich in diesem Spiegel selbst sehen und besser verstehen und erforschen kann.

2.6.2 Empathy Labs – Übung in Triaden

Empathielabore sind eine Methode, den WEK-Ruf (Abschn. 2.1) über das aktive Zuhören hinaus zu üben. Dazu werden idealerweise Übungsgruppe zu je drei Personen (Triaden) gebildet:

- eine Person erzählt etwas von sich,
- eine hört zu,
- eine dritte beobachtet die Interaktion, macht sich für eine Rückmeldung an die beiden anderen Personen Notizen und überwacht die vereinbarte Zeiteinhaltung (üblicherweise ca. 5–10 Minuten pro Runde). Sie leitet später auch die abschließende Feedbackrunde, in der alle drei Personen im Anschluss an die vereinbarte Übungszeit das Erlebte gemeinsam besprechen.

Nach einer abgeschlossenen Runde erfolgt jeweils ein Wechsel der Positionen, sodass nach drei Runden jede teilnehmende Person einmal jede der drei Positionen eingenommen hat.

In der anschließenden Reflexionsrunde in der Übungsgruppe können folgende Fragen gestellt werden:

Fragen an die sprechende Person:

- Wie ist es dir beim Erzählen ergangen?
- Wie hat die Aufmerksamkeit der zuhörenden Person auf dich gewirkt? Und wie hast du dich dabei gefühlt?
- Hattest du das Gefühl, dass die zuhörende Person ganz natürlich und sie selbst war? Woran machst du das fest? (Authentizitätsproblem)

Fragen an die zuhörende Person:

- Wie war es für dich, auf diese Art und Weise zuzuhören und zu spiegeln?
- Hast du eine Idee bekommen, auf was die sprechende Person hinauswollte? Hast du das Gefühl, dass du sie verstanden hast?
- War es schwierig, immer den rechten Punkt zu treffen, um sich in das Gespräch einzuklinken?

Fragen an die beobachtende Person:

- Was ist dir beim Beobachten besonders aufgefallen?
- Wie sind die sprechende und die zuhörende Person in Beziehung getreten?
- Wie war die Redezeit verteilt? Gleich oder eher ungleich (z. B. 30 zu 70 Prozent)? Wie hat das auf dich gewirkt?
- Wurden viele Fragen gestellt? Welche? Wie hat sich das angefühlt?

Mittels dieser Übungen wird die Relevanz von Wertschätzung, Empathie und Kongruenz anhand konkreter Situationen erlebbar und bewusst. Darüber hinaus kann der WEK-Ruf mit stetiger Übung verinnerlicht und zur Grundhaltung in kommunikativen Situationen werden.

2.6.3 Die innere Tür muss geöffnet werden – Bedeutung und Konsequenzen einer Schlüsselmetapher im Coaching

Ein facettenreiches, tiefes Verständnis des schulenübergreifenden Coachingprozesses zeigt sich in der Integration von Embodiment, in der Haltung des Nichtwissens, in der Beachtung der Bedeutung der Auftragsklärung sowie in der absoluten Anerkennung subjektiver Wirklichkeiten. Die »Heilkraft der Gruppe« vermag durch gemeinsames Erfahrungswissen einen Zugang zur Komplexität zu verschaffen. Die im Folgenden zusammengefassten handlungsleitenden Thesen dienen als praxisnahes Fundament des Coachingprozesses bzw. der Coachingausbildung. Das Ziel besteht darin, eine reflektierte, verkörperte und verantwortungsvolle Coachinghaltung zu entwickeln und zu kultivieren.

Zentrale Voraussetzung für wirksames Coaching ist, dass *Veränderung von innen heraus* erfolgt, aus dem Individuum oder aus der Gruppe. Dies bedeutet: Die Klient:innen müssen selbst die Bereitschaft entwickeln, sich zu öffnen. Für Coaches ist es essenziell, dafür einen vertrauensvollen, urteilsfreien Raum zu schaffen, ohne die Klient:innen zu einem bestimmten Denken, Fühlen und/oder Handeln in einer coachgeprägten Weise zu drängen.

Die »innere Tür« stellt eine zentrale Metapher im Coachingprozess dar und beschreibt auf prägnante Weise eine essenzielle Voraussetzung für Veränderung: Nur die Klient:innen selbst können den Zugang zu ihrer persönlichen Entwicklung öffnen. Diese Tür symbolisiert das Moment der Selbstverantwortung und freiwilligen Offenheit, ohne das nachhaltige Prozesse nicht in Gang gesetzt werden können. Sie steht damit auch für das Spannungsverhältnis zwischen äußeren Impulsen und innerer Bereitschaft – ein Spannungsfeld, das in der Coachingpraxis kontinuierlich zu reflektieren ist. Insbesondere in der systemischen Auseinandersetzung mit dem Wirklichkeitsverständnis wird deutlich: Erst wenn ich als Coach verstehe, wie die andere Person sich zum Beispiel ihr Scheitern erklärt, verstehe ich auch, was für sie bedeutsam und was ein Teil ihrer Realität ist. Der WEK-Ruf und hier insbesondere die unbedingte Wertschätzung – also eine tiefgehende, nicht wertende Annahme des Gegenübers (Abschn. 2.2) – wird daher für die Klient:innen zum »Türöffner«. Wird diese Tür nicht von den Klient:innen selbst, also von innen, geöffnet, bleibt das Coaching vergebens. *Die Unverfügbarkeit tiefer Veränderung durch äußeren Druck ist eine zentrale Erkenntnis hieraus.*

Hilfreich ist dabei eine »Haltung des Nichtwissens«, die Coaches davor bewahrt, sich über die Klient:innen zu stellen, und zugleich darauf hinwirkt, mit diesen im Dialog zu bleiben. Denn wenn ich zu wissen meine, was die andere Person wahrnimmt, leugne ich letztlich ihre Realität, entferne mich von unbedingter Wertschätzung und die Klient:innen von ihrer inneren Tür. Es ist entscheidend, dass Klient:innen in ihrem Tempo eigene Erkenntnisse entwickeln dürfen. Das Sich-selbst-Zurücknehmen der Coaches ist eine weitere Voraussetzung, damit die innere Tür sich öffnen *kann* – und nicht durch äußeren Zwang blockiert bleibt oder wird.

Embodimentorientierte Zugänge tragen zur *Aktivierung der inneren Bewegung* in den Klient:innen bei. Körperliche Resonanz, Bewegungs- und Wahrnehmungserfahrungen bieten Coachees die Möglichkeit, durch das eigene Erleben Zugang zu verdrängten oder unbewussten Inhalten zu finden. Der Körper als Teil unseres intrapsychischen Kommunikationssystems spielt dabei eine zentrale Rolle. Der Schlüssel zur inneren Tür liegt nicht allein im rationalen Erkennen, sondern oft im fühlenden Wahrnehmen. Aus dieser Perspektive ergibt sich ein klarer Coachinggrundsatz: Interventionen können nur dann wirksam sein, wenn sie an der Offenheit des Gegenübers anknüpfen. Zentrale Konsequenzen sind daher:

- *Freiwilligkeit und Eigenverantwortung als Grundlage:* Nur wenn Klient:innen selbst entscheiden, sich zu öffnen, können nachhaltige Veränderungsprozesse beginnen.
- *auf Tempo und Timing achten:* Entwicklungsprozesse sind nicht linear, sondern folgen individuellen Rhythmen. Die Kunst des Coachings liegt darin, diese Rhythmen zu respektieren.
- *Beziehungsqualität als Hebel:* Eine tragfähige, nicht wertende Beziehung ist *die* zentrale Voraussetzung dafür, dass sich innere Türen überhaupt öffnen.
- *Embodiment als Zugang zur Tiefe:* Der Körper kann Wege eröffnen, die der Verstand noch nicht kennt. Diese Prozesse gilt es sensibel zu begleiten.

Erfolgreiche Coachingarbeit ist vor allem eine *Einladung zur inneren Bewegung der Klient:innen* und keine Anleitung zur äußeren Veränderung. Die entscheidende Tür öffnet sich von innen. Fundamentale Voraussetzungen für erfolgreiches Coaching sind demgemäß:

- *Haltung des Nichtwissens wahren:* Coaches begegnen dem Prozess mit Offenheit, Neugier und ohne vorgefasste Deutungen. Diese Haltung ermöglicht, dass sich neue Perspektiven entfalten. Sie ist Voraussetzung für resonanzfähiges, ressourcenaktivierendes Arbeiten.
- *Embodiment gezielt nutzen:* Körperliche Wahrnehmung, Bewegung und räumliches Arbeiten werden als besonders wirksam erlebt. Durch Methoden wie Tetralemma oder das Arbeiten mit Positionierungen gewinnen Coachees tiefere Einsichten. Wichtig ist, den Körper als Kommunikationsraum ernst zu nehmen und alle Sinne einzubeziehen.
- *auf Tempo und Timing achten:* Wirksames Coaching orientiert sich am Tempo des Coachees. Gerade das Aushalten von Stille, das Erlauben von Pausen und das Zurücknehmen eigener Impulse sind entscheidende Coachingkompetenzen.
- *Beobachtungen im Feld bewusst wahrnehmen:* Körpersprache, Positionierung und unbewusste Muster sind handlungsleitend aussagekräftig. Diese Wahrnehmungen gilt es als Coach gezielt in Reflexionsprozesse einzubeziehen.
- *Beziehung als Wirkfaktor stärken:* Tiefe Prozesse können nur dann entstehen, wenn ein tragfähiger Kontakt zwischen Coach und Klient:in gegeben ist. Vertrauen, Zugewandtheit und ein sicherer Rahmen sind nicht bloße Rahmenbedingungen, sondern konstitutive Elemente gelingender Coachingprozesse.

Literatur

Finke, J. (2004): Gesprächspsychotherapie. Grundlagen und spezifische Anwendungen. Stuttgart (Thieme), 3. Aufl.

Gordon, T. (1982): Managerkonferenz. Effektives Führungstraining. Leipzig (Rowohlt).

Isau, R. (2003): Der silberne Sinn. Bergisch Gladbach (Ehrenwirth).

Kriz, J. (2018): Über das Unbewusste in der Systemischen Therapie. *Systeme* 32 (1): 28-52.

Kriz, J. (2024): Impulse aus der personzentrierten Systemtheorie – »Angemessene Verstörung« als Essential für Wandlungsprozesse im Coaching. In: M. Zimmermann (Hrsg.): Coaching – zum Wachstum inspirieren. Ein interdisziplinäres, integratives Handbuch. Heidelberg (Carl-Auer), S. 307–331.

Lux, M. (2020): Wirkfaktoren personzentrierter Beziehungsgestaltung aus neurowissenschaftlicher Sicht. *Person* 24 (1): 5–15.

Porges, S. W. (2007): The polyvagal perspective. *Biological Psychology* 74: 116–143.

Rogers, C. R. (1962): Toward becoming a fully functioning person. In: A. W. Combs (ed.): Perceiving, behaving, becoming. A new focus for education. Washington, D. C. (Association for Supervision and Curriculum Development), pp. 21–34.

Rogers, C. R. (1974). Lernen in Freiheit: zur Bildungsreform in Schule und Universität. München (Kösel).

Rogers, C. R. (1997/1957): Die notwendigen und hinreichenden Bedingungen therapeutischer Persönlichkeitsveränderung. *Psychotherapie-Wissenschaft* 5 (3): 177–184 [orig. (1957): The necessary and sufficient conditions of therapeutic personality change. *J Consult Psychol* 21 (3): 95–103.]

Rogers, C. R. (2004): Therapeut und Klient. Grundlagen der Gesprächspsychotherapie. Frankfurt a. M. (Fischer), 18. Aufl.

Rogers, C. R. (2009): Eine Theorie der Psychotherapie, der Persönlichkeit und der zwischenmenschlichen Beziehungen. München (Reinhardt).

Rogers, C. R. (2021): Entwicklung der Persönlichkeit. Psychotherapie aus der Sicht eines Therapeuten. Stuttgart (Klett-Cotta), 23. Aufl. [orig. (1961): On becoming a person. A therapist's view of psychotherapy. Boston, Mass. (Houghton Mifflin).]

Rogers, C. R. u. P. F. Schmid (1991): Person-zentriert. Grundlagen von Theorie und Praxis. Mainz (Grünewald).

Steil, L. K., J. Summerfield u. G. DeMare (1986): Aktives Zuhören. Anleitung zur erfolgreichen Kommunikation. Heidelberg (Sauer).

Steinbach A., A. Diepholz u. C. Lischke-Arzt (2022): Der Personzentrierte Ansatz in 3 Sätzen? *Gesprächspsychotherapie und Personzentrierte Beratung* 2/22: 18–19.

Zimmermann, M. (2011): Naturwissenschaftliche Bildung im Kindergarten. Eine integrative Längsschnittstudie zur Kompetenzentwicklung von Erzieherinnen. Berlin (Logos).

3 Fragen im Coachingprozess – Stupser für Perspektivenwechsel

Monika Zimmermann

3.1 Fragen als Impulse zum Perspektivenwechsel – Elementar im Coachingprozess

> »Als Sammelbegriff bezeichnet Coaching individuelle Formen von (personzentrierter) Beratung auf der Prozessebene. Coaching ist eine vertrauliche, auf Freiwilligkeit beruhende Einzelberatung [und Team-Coaching] von psychisch gesunden Menschen, die bewirken kann, dass Klient:innen eigenverantwortlich und aus sich heraus Lösungen für ihre Anliegen finden. Dabei bedient sich der Coach wissenschaftlich anerkannter Ansätze und Methoden mit philosophisch-psychotherapeutischen Wurzeln. Ziel des Coachings ist es, Klient:innen eine nachhaltige, dauerhafte Veränderung durch neue Perspektiven, Einsicht in die eigene Persönlichkeitsstruktur, das Aufspüren und Aktivieren von Ressourcen und das Lernen aus Erkenntnis und Erfahrung zu ermöglichen« (Zimmermann u. Niggemeyer 2024, S. 37).

Fragen sind für den gesamten Coachingprozess, von der Anliegenklärung über die einzelnen Sitzungen bis hin zur Evaluation, von essenzieller Bedeutung. Fragen sind das »elementare Werkzeug eines Coachs« (Plath 2023). »Werkzeug« wird hier nicht als »tool« verstanden, sondern als Indiz für eine offene, fragende Haltung, die Verstehen ermöglichen will, als versprachlichte Stupser im Sinne einer Hilfe zur Selbsthilfe. Gut formulierte Fragen, immer basierend auf Wertschätzung, verstanden als bedingungslose Akzeptanz gegenüber den Klient:innen, können (Selbst-)Reflexion anregen und so Veränderungsprozesse anstoßen (Graf, Künzli u. Spranz-Fogasy 2024, S. 50).

Fragen sind fester Bestandteil unserer Alltagskommunikation. Es handelt sich dabei um »sprachliche Ausdrücke […] die der Beschaffung von Informationen mithilfe der sprachlichen Kommunikation dienen« (Faulbaum u. Rexroth 2023, S. 8). Wenn wir eine Frage stellen, erwarten wir (meistens) eine Antwort von unserem Gegenüber. Durch diesen Wunsch nach Wissens- bzw. Verständnisgewinn unterscheiden sich Fragen von anderen Sprechhandlungen wie Behauptungen oder Aufforderungen. Aus anthropologischer Perspektive zeigt die Eigenart des Menschen, Fragen zu stellen, unsere Neugier (Helbling 2021) und unsere Reflexionsfähigkeit (Köller 2004, S. 662). Fragen zu stellen mag auf den ersten Blick einfach erscheinen, doch an der Bedingung »gut gestellt« lässt sich schon erkennen, dass Fragen nicht gleich Fragen sind. Wagner (2003, S. 217 f.) benennt folgende *Fragetypen*:

- begründete Fragen (zusätzlich Mitteilung des Grundes, warum eine Frage gestellt wird)
- geschlossene Fragen (lassen nur festgelegte Antworten oder Alternativen zu; Ja/nein-Fragen)
- offene Fragen (viele Antwortmöglichkeiten, keine einsilbigen Antworten möglich)
- Alternativfragen (Entscheidungen auf zwei Alternativen reduziert)
- Detaillierungsfragen (Frage nach Teilaspekten, v. a., wenn sich die eigentliche Frage nicht beantworten lässt)
- Kontrollfragen (klären, ob zuvor Gesagtes verstanden bzw. akzeptiert wird)
- Filterfragen (klären vorab, ob eigentliche Frage überhaupt sinnvoll ist)
- W-Fragen (wann, warum, was, wer, weshalb, wie, wo, wozu; offen oder geschlossen)
- Objektivierungsfragen (Frage allgemein nach möglichen Ansichten/Informationen, nicht nach Meinungen)

Das Fragenstellen – als grundlegende Interventionsform – erfolgt gerade zu Beginn der Coachingtätigkeit nicht intuitiv und ist selten einfach. Um diese für Coaches grundlegende Fähigkeit zu erlernen und irgendwann intuitiv anzuwenden, darf man damit beginnen, sich selbst über die eigene Art zu fragen bewusst zu werden und mindestens die folgenden fünf Fragen zu stellen:

- Welche Fragen stelle ich?
- Wann stelle ich diese oder jene Frage?
- Wozu stelle ich diese oder jene Frage?
- Und wieso nicht eine andere?
- Und was erwarte ich dabei konkret?

Diese Fragen können wir uns von Zeit zu Zeit immer wieder stellen. Es kann sinnvoll sein, sich vor, auf jeden Fall aber während jeder Sitzung mit ihnen zu beschäftigen. Gerade zu Beginn der Tätigkeit als Coach kann das orientierend wirken. Denn geht es den Coaches gut und fühlen diese sich selbst klar orientiert, können sie umso besser ihren Klient:innen Orientierung und Halt geben. Im Laufe der Professionalisierung wird das Fragen immer intuitiver. Doch auch dann ist es sinnvoll, auf der Stufe der bewussten Kompetenz, sich immer mal wieder selbst zu hinterfragen.

Welche Fähigkeiten und welche Haltung sollten Coaches im Umgang mit Fragen als Intervention haben? Zum grundsätzlichen Verständnis zitiere ich im Folgenden Stenzel (Stenzel u. Zimmermann 2024, S. 215):

> »Ich glaube, die Frage ist gefährlich, denn sie unterstellt, dass es die Fähigkeiten und den Mindset für den zukünftig erfolgreichen Coach gibt. Ich glaube, es geht eher darum, dass Coaches ihren Mindset bzw. ihre Wirkung auf andere kennen. Darum, im sys-

temischen Sinne zu wissen, welche neuen Ko-Kreationen (Gunther Schmidt, ›Realitätenkellner‹ → Metapher) aufgrund der eigenen Persönlichkeitsstruktur nach erfolgreicher Ankoppelung möglich sind – wie viele originelle ›Realitätsmenüs‹ den jeweiligen Klient:innen serviert werden können – oder mit einer anderen Metapher von Gunther Schmidt: welche Tänze man zusammen hinbekommt. Und da geht es eben eher darum zu wissen, welche Tänze einem liegen und was man technisch kann bzw. bevorzugt. Alles andere ergibt sich jedoch in der wechselseitigen Dynamik des Tanzes und in der einzelnen und gemeinsamen Reaktion auf die z. B. taktgebende Musik.«

Wie ist dieses Kapitel aufgebaut? Nach diesen einleitenden Erläuterungen zur Relevanz von Fragen im Coaching (Abschn. 3.1) wird zunächst der aktuelle Stand der Forschung zum Einsatz und zur Wirkung von Fragen in Coaching, Therapie und Bildung vorgestellt (Abschn. 3.2). Im Anschluss werden die Rolle von Fragen in vier (therapeutischen) Schulen sowie deren jeweils erwünschten Effekte erläutert (Abschn. 3.3). Im letzten Abschnitt werden exemplarisch 52 nützliche Fragen für Coaching geordnet nach Schritten im Coachingprozess aufgeführt und dem Leser zur Erprobung an die Hand gegeben (Abschn. 3.4).

3.1.1 Warum eine gute Frage meist einer Antwort vorzuziehen ist – im Coaching und in Bildungsprozessen

Wenn Kinder fragen, kommt teils Kurioses heraus, sehr oft Erstaunliches. Kinder haben einen neugierigen, unverdorbenen Blick auf die (Mit-)Welt und das, was um sie herum geschieht. Zudem sind sie stets bezogen auf die konkrete Umgebung. Kinder tragen den natürlichen Drang in sich, durch das Beobachten, Ausprobieren und häufige Wiederholen scheinbar gleichartiger Handlungen verstehen zu wollen, wie etwas funktioniert, wozu man etwas benutzen oder gebrauchen kann oder warum es so ist, wie es ist. Es geht um das Verstehen! Ähnlich den gemeinsamen Suchbewegungen im Coachingprozess werden Muster und wird Regelhaftes, Hilfreiches aufgespürt, ausprobiert und Verstehensprozesse (begleitet) in Gang gesetzt. Coaches können lernen, ihre Klient:innen bei der Entdeckung individueller Problemlagen/Phänomene gezielt zu begleiten und zu fördern. Dabei dürfen sie den Forschergeist bei sich (in ihrem inneren Team) und bei den Klient:innen wiedererwecken.

Ich betrachte lebenslanges Lernen konstruktivistisch als zirkulären Prozess, das Sammeln von Erfahrungen (auch im Erwachsenenalter), die in einen Kontext zum erlebten Alltag gestellt und in sozialen Systemen erfahren werden. Dieses Verständnis von individuell bedeutungsvollem Lernen umfasst somit nicht die bloße Aneignung von Faktenwissen, sondern die Erfahrung »erinnerbarer Gefühlszustände« (Nahrstedt et al. 2002, S. 107). Eine Aufgabe von Coaches kann darin gesehen werden, das Menschen innewohnende natürliche und eigenmotivierte Bemühen um das Verständnis ihrer (Um-)Welt zu unterstützen. Fragen können hierbei als Katalysator fungieren.

Wie Tschira (2024, S. 222) gehe ich davon aus, dass wir als Coaches nicht immer eine Lösung brauchen, sondern sogar eher selten:

> »Es braucht kein Lösungswissen für eine Situation (und es kann dieses gar nicht geben), sondern die Fähigkeit, den Eindruck auszuhalten, dass man im Nebel wandert und diesen Eindruck nicht als lästige Störung, sondern als Antrieb, um auf Sicht zu fahren, und als Wahrnehmung, die man in den Prozess einbringen kann. Genau genommen ist der Nebel der Normalfall. Auch der Gedanke, man wisse jetzt, worum es geht, ist letzten Endes eine Hypothese, die aber durchaus zu Lösungen führen kann. Des Weiteren hilft die Fähigkeit, sich dynamisch zwischen erkennbaren Erklärungen und neuen Hypothesen zu bewegen. Spielfähigkeit im Umgang mit Hypothesen und Erklärungen erhöht die Freiheitsgrade und erweitert die Autonomie, sowohl beim Coach als auch beim ko-kreierenden Gegenüber.«

Im Coaching gibt es aber nicht nur hilfreiche Fragen an die Klient:innen, sondern auch solche, die wir uns als Coaches selbst stellen können/müssen:

> »Ich möchte dazu einladen, sich in diesem besten Sinne Sorgen um sich selbst zu machen und dabei in der fragenden Bewegung zu bleiben« (Ohler 2024, S. 151).

> »Hypothesen werden wirksamer, wenn sie mit Demut infrage gestellt werden. Denn es könnte immer auch ganz anders sein. Eine solche infrage stellende Haltung fokussiert immer wieder auf die Anschlussfähigkeit an die Gesprächspartner:innen« (Tschira 2024, S. 229).

3.1.2 Fragetypen und Haltungen als Coach

Je nach Situation und Kommunikationskontext können bestimmte Fragetypen besser oder schlechter geeignet sein, um den individuell oder situativ gewünschten Effekt zu erzielen. Besonders im Coaching – wie auch im Therapiesetting – unterscheiden sich Fragen erheblich von jenen, die wir uns und anderen im Alltag stellen. So werden geschlossene Fragen hier tendenziell als eher unproduktiv eingeschätzt (Kindl-Beilfuß 2023, S. 15), wobei dies nicht grundsätzlich der Fall sein muss (Graf u. Spranz-Fogasy 2018, S. 25). Stattdessen werden offene Fragen bevorzugt, die naturgemäß mehr Erkenntnisse ermöglichen und Reflexion hervorrufen (Patrzek 2021, S. 16). Zudem stützen sich Coaches und Therapeut:innen in ihrer Art und Weise, Fragen zu stellen – bewusst und/oder unbewusst – auf die Grundannahmen, Theorien und Herangehensweisen verschiedener Schulen, etwa die der positiven Psychologie, des lösungsfokussierten oder des systemischen Ansatzes. Fragen sind also Ausdruck einer spezifischen Haltung, eine explizite Intervention, die ohne Verständnis des zugrunde liegenden, verinnerlichten Ansatzes nicht sinnvoll angewandt werden kann.

Besonders das systemische Fragen findet im Coaching häufig Anwendung und bietet einen breiten Katalog an Frageformen, die im Folgenden exemplarisch, mit je einem konkreten Beispiel, aufgeführt werden:

- *Hypothetische Fragen* sind Gedankenexperimente, bei denen verschiedene Zukunftsszenarien durchgespielt werden. So können Lösungsansätze und Veränderungen erprobt werden, um ihre Machbarkeit und ihre Attraktivität abzuschätzen (Simon u. Rech-Simon 2023, S. 273).

Bsp.: »Was wäre für Sie ein gutes Ergebnis unseres ersten Gesprächs?« (Kindl-Beilfuß 2023, S. 126)

- *Paradoxe Fragen* rufen Irritation hervor, da sie zunächst dem Ziel der Intervention entgegengesetzt zu sein scheinen. Doch durch diese Fragen, können Antwortende ihr eigenes Einflussvermögen und neue Lösungsansätze erkennen (Zepke 2005, S. 94).

Bsp.: »Wie könnten Sie die Situation schlimmer machen?« (ebd.)

- *Ressourcen- bzw. lösungsorientierte Fragen* verschieben die Aufmerksamkeit im Gespräch weg vom Problem und hin zur Lösung. Frühere Erfolge werden ebenso thematisiert wie die vorhandenen Ressourcen, welche die Lösung herbeiführen können (ebd., S. 3; Kabatnik u. Graf 2021, S. 104). (Weitere Informationen dazu finden sich in Abschnitt 16.4.3.)

Bsp.: »Welche Fähigkeiten haben Sie genutzt, um das [z. B. beruflichen Erfolg, in der Vergangenheit gelöstes Problem] zu erreichen?« (Kindl-Beilfuß 2023, S. 43)

- *Skalierungsfragen* dienen der Veranschaulichung von schwer messbaren Zuständen, wie etwa Zufriedenheit, Gefühlen gegenüber anderen etc. Durch das Arbeiten mit konkreten Skalenwerten können Unterschiede verglichen und Fortschritte gemessen werden (Patrzek 2021, S. 30).

Bsp.: »Wie zufrieden sind Sie aktuell (mit Ihrer Arbeitsstelle) auf einer Skala von 0 (minimal) bis 10 (maximal)?« (ebd., S. 31)

- Die *Wunderfrage* hilft dabei, die Problemtrance von Klient:innen zu durchbrechen, indem der Fokus auf die Lösung und den erwünschten Zielzustand gelenkt wird (Rödel 2020, S. 43).

Bsp.: »Stellen Sie sich vor, ein Wunder geschieht, und das Problem ist gelöst. Woran würden Sie dies zuerst merken … ?« (Patrzek 2021, S. 54)

- *Zirkuläre Fragen* ermöglichen den Perspektivenwechsel innerhalb eines Systems. So können Erkenntnisse über die Beziehungen, Prozesse und Spielregeln eines sozialen Systems erlangt werden (Reich 2008, S. 1; Simon u. Rech-Simon 2023, S. 8).

Bsp.: »Wie sieht die Interaktion und Kommunikation von A und B aus der Perspektive von C aus?« (Simon u. Rech-Simon 2023, S. 272)

Gleichzeitig »verraten [Fragen] in ihrer Konstruktion und ihrer Abfolge unsere Gedanken, unsere Zielstellung, unsere Haltung« (Kindl-Bleifuß 2023, S. 16). Dementsprechend kann das Gegenüber aus der Art und Weise, wie Fragen ausgewählt und formuliert werden, oft etwas über die Intentionen, Hypothesen und Einstellungen des Fragenstellenden erfahren. Umso wichtiger ist es, stets eine wertschätzende und empathische Grundhaltung beizubehalten und sich der Wirkung der eigenen Fragen bewusst zu sein.

3.1.3 Der Coachingprozess als Orientierung für den gezielten Einsatz von Coachingfragen

Im Coaching gibt es verschiedene Möglichkeiten, Fragen zu sortieren und einzuordnen. Simon und Rech-Simon (2023) gehen in ihrer Sortierung beispielsweise sehr kleinschrittig vor, was den Grad der Komplexität, vor allem für Novizen, deutlich erhöht. So unterscheiden sie in ihrer Beschreibung des idealtypischen Ablaufs einer Therapiesitzung (Simon u. Rech-Simon 2023, S. 265 ff.) zehn Schritte inklusive der zugehörigen Fragen, von der Klärung des Überweisungskontexts bis hin zur Vorbereitung des Schlusskommentars. Kindl-Beilfuß hingegen ordnet Fragen im Coaching nach den verschiedenen Themen und Anliegen der Klient:innen (Kindl-Beilfuß 2023; Beilfuß 2024).[6] In Bezug auf den Einsatz von Fragen im Coachingkontext betrachte ich es als zielführend, die Fülle an möglichen Fragen anhand des von Rauen und Steinhübel (2001) entwickelten COACH-Modells zu ordnen. Die Autoren haben den Coachingprozess in fünf Phasen unterteilt, die hier als Leitlinie dienen und kurz beschrieben werden sollen (ausführlicher in Abschn. 8.3.1 und Abb. 8.1):

- *Phase 1:* »Come together« – Kennenlern- und Kontaktphase. Sie beginnt mit der Kontaktaufnahme sowie der Selbstinstruktion als Coach mit dem Ziel, eine positive Beziehung aufzubauen.
- *Phase 2:* »Orientierung«. Coach und Klient:in lernen sich näher kennen, treffen Vereinbarungen und erstellen eine erste Zieldefinition.
- *Phase 3:* »Analyse« – Untersuchung des Anliegens und Umfelds der Klient:innen. Das präzise Herausarbeiten der Anliegen macht effektive Veränderungsarbeit erst möglich. Klient:innen wird so eine Klärung ihrer Themen und ihrer jeweiligen Situation ermöglicht (Prozessberatung).
- *Phase 4:* »Change/Veränderung« – Diese Phase gilt meist als eigentliche Coachingphase, weil hier sichtbare Veränderungen stattfinden, die vorab mit den Klient:innen geklärt werden.
- *Phase 5:* »Hafen/Harbour« – Zielerreichung und Abschluss. Das Coaching kommt zum Abschluss, der notwendiger Teil des Gesamtprozesses ist. Dies dient dazu, die Klient:innen langfristig bei der Umsetzung ihrer gewünschten Entwicklung zu unterstützen. Das heißt, der Abschluss muss so gestaltet

6 Die drei genannten Werke beziehen sich auf Fragen als Technik für die systemische Therapie und Beratung. Dennoch können die Erklärungen und die gesammelten Fragen auch auf das Coachingformat übertragen werden, da Fragenstellen in beiden Kontexten dieselbe Funktion erfüllt.

werden, dass eine nachhaltige Entwicklung für die Klient:innen auch nach dem Coaching möglich ist.

Bei der Sortierung und Einordnung von Fragen im Coaching gibt es kein »Richtig« und »Falsch«. Coaches entscheiden für sich, welche Kategorisierung sie präferieren, weil diese sie in ihrem Handeln bestmöglich unterstützt. Des Weiteren lassen sich einzelne Fragen oft nicht einer festen Kategorie oder Phase zuordnen. Eine Frage kann meist in verschiedenen Kategorien oder Phasen eine zielführende und gewinnbringende Anwendung finden.

3.1.4 Fragen zur Klärung von Bedürfnissen und Zielen im Coachingprozess

Beim Coaching geht es in der Regel um die Definition von Zielen, das Entwickeln von Visionen für die Zukunft unter Zuhilfenahme der Stärkung der Ressourcen und der Einnahme neuer Perspektiven. Der Zusammenhang zwischen Bedürfnissen und Zielen wird innerhalb des Coachingprozesses aufgedeckt und zielführend bearbeitet. Hier braucht es eine klare, professionelle Unterscheidungsfähigkeit der Coaches zwischen Ziel und Bedürfnis, damit sie mit den Klient:innen auf der Ebene ihrer noch offenen Bedürfnisse Ziele definieren können, die zur Erfüllung eben dieser beitragen. So kann Selbstwirksamkeit erlebt werden. Coaches steuern und begleiten den Prozess, indem sie Fragen stellen, aktiv zuhören, zusammenfassen, visualisieren, strukturieren und weitere Coachingwerkzeuge zur Verfügung stellen.

Die Ziele des Coachings liegen in der Entwicklung und Stärkung der Entscheidungs- und Handlungsfähigkeit der Klient:innen, in der Förderung von Selbstorganisation und Problemlösefähigkeit sowie in der Hilfe zur Selbsthilfe in Selbstverantwortung, indem Selbstwahrnehmung und -reflexion der Klient:innen durch entsprechende Interventionen gefördert werden.

> »In einer solchen Beratung wird der Klient angeregt, eigene Lösungen zu entwickeln. Coaching ermöglicht das Erkennen von Problemursachen und verhilft daher zur Klärung und Lösung der zum Problem führenden Prozesse. Der Klient lernt so im Idealfall, seine Probleme eigenständig zu lösen, sein Verhalten / seine Einstellungen weiterzuentwickeln und effektive Ergebnisse zu erreichen. Coaching-Prozesse können somit präventiv, Entwicklung fördernd, Orientierung gebend und/oder problemlösend orientiert sein« (Schreyögg 2019, S. 19).

Coaches gehen davon aus, dass die Klient:innen die beste Lösung bereits in sich tragen und stellen Gewohnheiten, Sichtweisen, Lebenseinstellung und bestehende Strukturen gekonnt infrage, um erwünschte Veränderungen zu ermöglichen. Coaching kann vor diesem Hintergrund als Entwicklungsinstrument zur Kompetenzerweiterung und Persönlichkeitsentwicklung verstanden werden. Coaches verstehen sich als Spezialist:innen für Prozess, Beziehung und Impulse.

3.2 Aktueller Stand der Forschung zur Bedeutung von Fragen im Coaching

Um die Bedeutung von Fragen im Kontext von Psychotherapie und/oder Coaching einordnen zu können, ist es zunächst zielführend, die grundsätzliche Frage zu beantworten, welche Faktoren therapeutische Arbeit und Coaching wirksam machen. Hier bietet Kosarz (2024, S. 337) folgende Antwort an:

> »Als Bedingung für eine wirksame therapeutische Arbeit und für positive Veränderungsprozesse haben sich vier von Grawe (2000) empirisch ermittelte, schulenunabhängige allgemeine *Wirkfaktoren* bewährt:
>
> 1) *Ressourcenaktivierung:* gemeint ist die Stärkung der Selbstheilungskräfte und der Ressourcen (›Welche Hilfsmittel stehen Ihnen für die Lösung dieses Problems zur Verfügung, haben Sie bereits früher ähnliche Probleme bewältigt, wer oder was könnte Ihnen helfen?‹)
> 2) *Problemaktualisierung:* direktes Fokussieren in der Therapie auf die Probleme des Patienten (›Worin genau besteht das Problem?‹)
> 3) *Problembewältigung:* konkrete Interventionen und Therapiebausteine für die Lösung konkretisierter Probleme
> 4) *motivationale Klärung:* Analyse und Klärung der zugrunde liegenden Verhaltensprobleme und Konflikte und deren biografische Einbettung.«

Diese vier Wirkfaktoren werden durch das Stellen von Fragen aktiviert und moderiert.

Theoretiker:innen und Praktiker:innen im Bereich Coaching scheinen sich einig zu sein, dass Fragen ein zentrales Element von Coaching sind, wie unter anderem die zahlreichen Praxishandbücher zu diesem Thema belegen (Graf u. Spranz-Fogasy 2018, S. 22). Vor dem Hintergrund, dass Coaching eine kommunikationsbasierte Intervention ist, die stark darauf bedacht ist, dass Coach und Klient:in sich auf Augenhöhe begegnen (Lerch u. Weitzel 2024, S. 83), und die somit direkte Empfehlungen oder Aufforderungen vermeidet, ist die Wichtigkeit des Fragenstellens durchaus nachvollziehbar. Fragen helfen einerseits Coaches dabei, sich ein Bild ihrer jeweiligen Klient:innen zu machen und zum Beispiel problematische bzw. Problem erzeugende Muster zu erkennen. Gleichzeitig unterstützen sie den Beziehungsaufbau zwischen Coach und Klient:in, indem sie Vertrauen und Offenheit schaffen (Kindl-Beilfuß 2023, S. 20). Andererseits können Coaches durch ihre Fragen den Fokus der Klient:innen vom Problem hin zur Lösung bzw. zu deren gemeinsamer Konstruktion lenken (Simon u. Rech-Simon 2023, S. 29).

Im Folgenden werden einige Studien zur Wirkung und Wirksamkeit von Fragen im Coaching (und in verwandten Disziplinen) angeführt. Diese bestätigen die Bedeutung des Fragenstellens auf Basis empirischer Daten. Dabei werde ich zunächst auf eine eigene Studie eingehen, bevor ich Ergebnisse anderer Forschenden als kurzes Forschungsdesiderat zusammenfasse (Abschn. 3.2.2).

3.2.1 Studienzusammenfassung: Entwicklung von Reflexionskompetenz in Abhängigkeit von Coachingimpulsen

Im Rahmen meiner Dissertation (Zimmermann 2011) führte ich eine Studie zur Entwicklung von Reflexionskompetenz in Abhängigkeit von spezifischen Coachingimpulsen durch. Sie war Teil des Forschungsprojekts »Mit Kindern die Welt entdecken« (2006–2008) an der Pädagogischen Hochschule Heidelberg, das darauf abzielte, interventionsbasierte Anregungen zur Ausgestaltung von Coachingprozessen zu gewinnen: »Zu diesem Zweck [wurden] verschiedene Treatments – Fortbildung, Fortbildung mit Coaching und keine Fortbildung – u.a. auf der Ebene des praktischen Handelns systematisch verglichen« (Kremer, Lohse-Bossenz u. Zimmermann 2015, S. 623). Es wurde untersucht, inwiefern ein Fortbildungskonzept mit Coachinganteilen pädagogische Fachkräfte in ihrer Kompetenzentwicklung unterstützt und ob diese neuen Kompetenzen sich »auch in optimierten Handlungsweisen im Kita-Alltag niederschlagen« (Zimmermann et al. 2015, S. 352). Meine Studie versuchte, theoriegeleitet und empirisch untermauert, spezifische Coachingimpulse, zumeist in Form von Fragen, zu identifizieren, die die Reflexionskompetenz fördern, und deren Effekte zu analysieren (Zimmermann 2011, S. 16 f.).

3.2.1.1 Theoretischer Rahmen: Reflexionskompetenz und Coaching

In meinem Struktur- und Entwicklungsmodell zur Reflexionskompetenz definiere ich diese wie folgt (ebd., S. 413):

> »Professionelle Reflexionskompetenz […] wird verstanden als eine kontextspezifische und erlernbare Leistungsdisposition, konkret als die Fähigkeit, das eigene Denken und Handeln selbstständig zu überdenken und stetig zu verbessern.«

Dazu gehören reflexionsförderliche Kompetenzen wie Selbst- und Fremdexploration, Praxis- und Transferreflexion sowie die Orientierung an optimistischen Erklärungsmustern beim Auftreten von hemmenden Faktoren oder Missgeschicken (ebd., S. 414 f.). Reflexionskompetenz zählt zu den Schlüsselqualifikationen für eine nachhaltige berufliche Praxis. Sie ermöglicht Arbeitnehmenden, ihr berufliches Handeln systematisch zu hinterfragen und anzupassen. Um komplexe berufliche Anforderungen zu bewältigen, kann Unterstützung in Form gezielter Coachingprogramme hilfreich sein.

Dementsprechend wird Coaching in der Studie verstanden als »Entwicklungsinstrument zur Kompetenzerweiterung« (ebd., S. 232). Coaching soll Veränderungen ermöglichen, indem Coaches »Gewohnheiten, Sichtweisen, Lebenseinstellung und bestehende Strukturen infrage [stellen]« (ebd.). Rogers (1974) hebt die Bedeutung von Selbstkongruenz, Empathie und Wertschätzung als Grundhaltungen von Coaches hervor (Zimmermann u. Welzel-Breuer 2010, S. 168). Diese Haltungen schaffen eine vertrauensvolle Atmosphäre, die tiefgreifende Reflexionen ermöglicht.

3.2.1.2 Gesprächsanalyse: Methodik und Analyseinstrumente

Anhand eines Interviewleitfadens wurden Coachinggespräche geführt, die auf der Basis von vollständigen Transkriptionen mittels qualitativer Inhaltsanalyse ausgewertet wurden (Zimmermann 2011, S. 409 ff.). Die Studie basiert auf der Analyse von 55 transkribierten Coachinggesprächen mit Erzieherinnen. Die Gespräche wurden mithilfe von drei eigens entwickelten *Kodierleitfäden* ausgewertet:

- Reflexionsinhalte
- Reflexionsstufen
- Coachingimpulse

Die Studie identifizierte *fünf Hauptkategorien von Coachingimpulsen* (Zimmermann u. Welzel-Breuer 2010, S. 168):

1) *»empathic check responses«:* unterstützende, spiegelnde Rückmeldungen, die die Selbstexploration der Erzieherinnen fördern
2) *zielgerichtete Impulse:* direkte Anregungen und konstruktive Kritik, die praxisbezogene Reflexionen auslösen
3) *bedingungslose positive Zuwendung* (»unconditional positive regard«): wertschätzende Rückmeldungen, die die Selbstwirksamkeit stärken und Berührungsängste abbauen
4) *psychologischer Kontakt:* Zustimmung und Konsensfindung zur Stärkung der Beziehungsebene
5) *Selbstkongruenz:* Authentizität und Transparenz der Coaches, die als Modell für Reflexion dienen (Zimmermann 2011, S. 462 f.)

Die Art, Häufigkeit und Qualität der eingesetzten Impulse wurden systematisch erfasst (Zimmermann u. Welzel-Breuer 2010, S. 168 f.).

3.2.1.3 Kernergebnisse und Diskussion

- *Reflexionsinhalte:* Wie die Ergebnisse zeigen, waren Praxisreflexion und die Implementierung förderlicher Faktoren die häufigsten Reflexionsinhalte. Zielgerichtete Impulse unterstützten die Verknüpfung von theoretischem Wissen mit praktischen Erfahrungen und führten zu konkreten Verbesserungsideen (Zimmermann 2011, S. 467 ff.).
- *Tiefe der Reflexion:* Die Reflexion vertiefte sich im Verlauf des Coachings von einfachen deskriptiven zu analytischen und transformativen Reflexionen. Gezielte Impulse ermöglichten den Erzieherinnen, über ihre bisherigen Handlungsansätze hinauszugehen und innovative Lösungen zu entwickeln (ebd., S. 469 ff.; Zimmermann u. Welzel-Breuer 2010, S. 169).
- *Professionalisierung durch Coaching(impulse):* Die Kombination aus Coaching und zielgerichteten Impulsen steigerte die Reflexionskompetenz. Die Impulskategorie »bedingungslose positive Zuwendung« trug dazu bei, optimistische Erklärungsmuster zu fördern. Die Erzieherinnen entwickelten

ein neues Selbstverständnis als mitentdeckende Begleiterinnen von Kindern (Zimmermann 2011, S. 471 ff.).

3.2.1.4 Fazit und Implikationen

Effekte des Coachings wurden qualitativ beschrieben, bewertet und für eine quantitative Messung erschlossen. Die Anwendung der drei komplementären Kodierleitfäden ermöglicht interindividuelle Vergleiche von Kompetenzentwicklungen und das Aufdecken von Zusammenhängen zwischen den Variablen Reflexionsinhalt, Reflexionsstufe und Coachingimpuls. Das entwickelte Instrumentarium zur Analyse von Coachinggesprächen schafft die Grundlage für eine detaillierte Analyse von Coachinggesprächen. Bisher habe ich die Kodierleitfäden an einer Stichprobe von 16 Erzieherinnen angewendet (Zimmermann 2011). Zukünftig können diese bei einer größeren Stichprobe kontrolliert eingesetzt werden. Die Studie belegt, dass Reflexionskompetenz durch gezielte Coachingimpulse effektiv fördern lässt. Besonders wirksam waren Impulse, die auf Selbstkongruenz und zielgerichtete Unterstützung setzten.

Eine (momentane) Erkenntnisgrenze betrifft den Nachweis von Langzeitwirkungen. Wann tritt die Wirkung spezieller Coachingimpulse ein? Lassen sich Impulse, die eher kurzfristig wirken, von solchen unterscheiden, deren Wirkung erst zu einem späteren Zeitpunkt eintritt? Wie lassen sich Spuren dieser Wirkungen nachweisen? Fragen dieser Art und Reichweite können mit der vorliegenden Methodik nicht beantwortet werden. Es ist wichtig, mehr zu erfahren über die spezifischen Wirkprinzipien, die ein erfolgreiches Coaching ausmachen. Die Komplexität des Beratungsprozesses wirft allerdings die Frage auf, ob es überhaupt gelingen kann, einzelne Faktoren zu isolieren, die die Wirksamkeit eines Beratungsgespräches beeinflussen.

3.2.2 Weitere Forschung zur Funktion und Wirksamkeit von Fragen in Therapie und Coaching

Auch in anderen gesprächsbasierten Interventionen, etwa Psychotherapie und systemischer Therapie, gelten Fragen als zentrales Werkzeug für Therapeut:innen. Dementsprechend gibt es eine Reihe von empirischen Studien in diesen Disziplinen, die sich mit der Funktionsweise und Wirkung von Fragen beschäftigen. Deren Ergebnisse sind auch für Coaching von Bedeutung:

In einer systematischen Übersicht über bisherige Forschung zur *Wirkung von Fragen in der Psychotherapie* zieht Elizabeth Williams (2023) das Fazit, dass Fragen überwiegend positive Auswirkungen haben. Insbesondere steigern sie bei den Patient:innen die emotionale Ausdrucksfähigkeit und das Erforschen der eigenen Gefühle (ebd., S. 249). Diese Effekte werden jedoch vor allem durch offene Fragen erzielt, während geschlossene Fragen bei den Patient:innen teilweise negative Folgen auf den Therapieverlauf vermitteln können, z. B. den Eindruck mangelnder Empathie vonseiten der Therapeut:innen (ebd.).

In einer groß angelegten Metastudie zur *Wirksamkeit systemischer Interventionen im Kontext von Arbeit und Organisation* fassen Bachmann und Loermann (2022) die Ergebnisse von 352 Studien zusammen. Sie beschreiben eine Vielzahl von Wirkfaktoren, die Effekte in den verschiedenen Konfigurationen des systemischen Ansatzes (z. B. systemisches Coaching, Supervision, Teamcoaching usw.) erzielen. Wie die beiden Autoren feststellen, ist die Wirksamkeit systemischer Interventionen gut belegt (ebd., S. 18). Sie benennen bestimmte Fragetechniken, das zirkuläre sowie lösungsorientierte Fragen (ebd., S. 13), als grundlegende Intervention des systemischen Ansatzes, deren genaue Wirkung können sie jedoch nicht nachweisen. Grund dafür ist die fehlende Differenzierung der eingesetzten Interventionen und deren Wirkfaktoren in der Mehrzahl der untersuchten Studien (ebd., S. 19). Aufgrund der besonderen Bedeutung von Fragen als grundlegendes Werkzeug von systemisch arbeitenden Coaches darf dennoch vermutet werden, dass Fragen zumindest anteilig für die erzielten Wirkungen (z. B. Kompetenzentwicklung und Reflexion) verantwortlich sind.

Die in der Folge zitierten Autor:innen verweisen auf den Bedarf an weiterer Forschung, um die effektivsten Fragetechniken und -strategien empirisch zu ermitteln (Williams 2023, S. 251). Zum Beispiel könnten qualitative Studien dazu beitragen, festzustellen, welche Frageninhalte und Formulierungen besonders positive Ergebnisse erzielen (ebd.), und Mikroanalysen von echten Beispielen dabei helfen, die Konstruktion neuer Erfahrungen sowie möglicher Lösungen im Gespräch zu verstehen (Strong, Pyle a. Sutherland 2009, p. 181 f.). Außerdem gilt es zukünftig zu erforschen, wie Kontextfaktoren, etwa die Persönlichkeit der Therapeut:innen, die kognitiven Fähigkeiten der Klient:innen oder der institutionelle Rahmen eines Therapieprozesses, die Auswahl von Fragen und ihre Wirkungen beeinflussen (Williams 2023, S. 251).

Ähnlich verhält es sich in der Coachingforschung: Während es eine Vielzahl von theoretischen Überlegungen zum Einsatz verschiedener Fragetechniken im Coaching sowie entsprechende Praxishandbücher gibt, ist die empirische Forschung zur Wirkung von Fragen im Coaching noch sehr spärlich.

Fragen gelten eindeutig als zentrale Intervention. Jedoch gibt es wenige Studien, die authentische Coachinggespräche mit Hinblick auf den Einsatz und die Wirkung von Fragen analysieren (Jordan a. Kauffeld 2020, S. 49).

Relativ gut etabliert sind in der Forschung die Vorteile *lösungsorientierter Fragen* im Coaching. Aus mehreren Studien geht hervor, dass diese die Reflexion der Klient:innen und Lösungen und Veränderungsprozesse signifikant anregen (Kabatnik u. Graf 2021, S. 102). Entsprechend finden lösungsorientierte Fragen im Coaching sehr häufig Anwendung (im Vergleich zur Psychotherapie) und werden über den gesamten Prozess eingesetzt (ebd., S. 112). Kabatnik und Graf (ebd.) bezeichnen lösungsorientierte Fragen deswegen als zentrale diskursive Praktik im

Coaching, welche die Beziehungsgestaltung zwischen Coaches und Klient:innen positiv beeinflusst und die Handlungsfähigkeit der Klient:innen hervorhebt. Besonders im Vergleich zu problemorientierten Fragen zeigen sich die stärker positiven Auswirkungen lösungsorientierter Fragen auf das Coachingergebnis, einschließlich Zielerreichung und Selbstwirksamkeit (Jordan a. Kauffeld 2020, S. 49 f.; Grant a. O'Connor 2018, p. 166). Besonders wirksam sind lösungsorientierte Fragen in Kombination mit positiver Affektinduktion, also dem gezielten Fördern positiver Emotionen etwa durch das Fragen nach früheren Erfolgen oder persönlichen Stärken (ebd., S. 180).

In einem interdisziplinär angelegten Forschungsprojekt untersuchen Graf, Künzli und Spranz-Fogasy (2024) Fragensequenzen aus realen Coachinggesprächen. Fragesequenzen (Frage – Antwort – Reaktion) sind zentral für die Co-Konstruktion von neuem Wissen und ermöglichen Veränderungen in Gesprächsinhalt und -verlauf, Emotion und Beziehungsgestaltung (Graf u. Spranz-Fogasy 2018, S. 25 f.). Ziel der Analyse solcher Fragesequenzen »ist eine qualitative Beschreibung der kommunikativen Praktik ›Fragen‹ in ihrer Form und Funktion«, um eine Typologie der im Verlauf des Coachingprozess angewandten Fragen zu erstellen (ebd., S. 29). Es soll gezeigt werden, welche Fragesequenzen nicht erfolgreich verlaufen und welchen es gelingt, Selbstreflexion anzuregen und die Zielerreichung voranzutreiben (Graf, Künzli u. Spranz-Fogasy 2024, S. 53). Erste Erkenntnisse dieser Studie betonen die Kontextgebundenheit von Fragen in Coachinggesprächen und demonstrieren, wie wichtig responsive Reaktionen der Coaches, das heißt das Aufgreifen und Verarbeiten des Gesagten im weiteren Prozess, für den Erfolg von Coaching sind (ebd., S. 52 f.). Allerdings befindet sich dieser Forschungsbereich noch in seinen Anfängen, und weitere Forschung wird nötig sein, um diese Aussagen zu bestätigen und weiter auszubauen.

Aus diesem Forschungsdesiderat lassen sich vier praktische Implikationen ableiten:

- Fragenbasierte Coachingimpulse stärken die Reflexionskompetenz von Klient:innen (Zimmermann 2011, S. 480).
- Die Kombination von lösungsorientierten Fragen und positiver Affektinduktion führt zu besseren Ergebnissen bei Selbstwirksamkeit, Zielerreichung und Handlungsplanung (Grant a. O'Connor 2018, p. 167 f.).
- Fragetechniken müssen kontextsensitiv eingesetzt werden, um ihre maximale Wirkung zu entfalten (Graf u. Spranz-Fogasy 2018, S. 20; Graf, Künzli u. Spranz-Fogasy 2024, S. 51).
- Durch aktives Zuhören seitens der Coaches und durch deren Reaktionen, die auf der Antwort der Klient:innen aufbauen, wird der Gesprächsverlauf zielführend gestaltet (ebd., S. 53).

3.3 Bedeutung von Fragen aus der Perspektive von vier Schulen

Das theoretische Fundament, die Haltung und der Blickwinkel eines Ansatzes bzw. einer Schule beeinflussen die jeweilige Art, Fragen als Intervention im Coaching zu nutzen.

Wie in Kapitel 1 dieses Buchs ausgeführt, verstehe ich Interdisziplinarität und Perspektivenwechsel als essenziell, sowohl in der Ausbildung als auch der Praxis von Coaches (Zimmermann 2024, S. 18):

> »Die speziellen Anforderungen an den Beruf Coach, wie z. B. eine hohe Ambiguitätstoleranz sowie die Fähigkeit zur bewussten Einnahme verschiedener Perspektiven und zur kritischen Auseinandersetzung mit Begrifflichkeiten, Theorien und Methoden, machen unserer Ansicht nach eine interdisziplinäre Herangehensweise unabdingbar.«

Um auch beim Thema Fragen im Coaching nicht wie ein Blinder nur einen Teil des Elefanten zu greifen, wird im Folgenden dargestellt, wie Fragen in verschiedenen, auf das Coaching übertragbaren Ansätzen verwendet werden und wirken.

3.3.1 Systemischer Ansatz: Zirkuläres Fragen

Wie der Name schon verrät, stehen beim systemischen Ansatz Systeme im Fokus, das heißt, Menschen werden als Teil eines oder mehrere Systeme (Familie, Firma usw.) gesehen. Das Anliegen, das Problem der Klient:innen, entsteht im Kontext dieses System und ist auch nur darin zu verstehen. Grundbegriffe des systemischen Ansatzes sind Konstruktion, Wechselwirkung, Zirkularität, Selbstreferenzialität. Es wird angenommen, dass kausal eindimensionale, lineare Modelle/Antworten der komplexen Natur der Dinge nicht gerecht werden. Alles, was innerhalb des Systems geschieht, wirkt sich auf das gesamte System und all seine Teile aus, denn jedes Teil steht in Beziehung zu allen anderen (Büttner u. Quindel 2024, S. 71 ff.).

In der therapeutischen und der Coachingpraxis ist die *Unterscheidung zwischen Form und Inhalt* von zentraler Bedeutung (Schumacher, Zimmermann u. Cornelius 2024):

> »Die Idee ist, dass es zwei Ebenen des Denkens gibt. […] Der Inhalt ist das, was wir denken. ›Was?‹ ist immer die Frage nach dem Inhalt. ›Was denkt er oder sie?‹ Die Form ist immer die Beziehung. Meine Beziehung zu mir, meine Beziehung zu meinen Gedanken oder meine Gedanken über meine Gedanken. Die Form ist immer die Frage nach dem ›Umgang mit …‹. Systemiker bemühen sich darum, die Form zu halten. Es ist also unwichtig, was jemand denkt, essenziell ist stattdessen, wie er oder sie damit umgeht.«

In der Praxis von Psychotherapie und Coaching wird die Unterscheidung zwischen Form und Inhalt genutzt, um Klient:innen zu helfen, ihre Erfahrungen und Wahrnehmungen zu strukturieren und zu verstehen. Diese Unterscheidung hilft, die Art und Weise zu erkennen, wie Menschen ihre Realität konstruieren, und ermöglicht es, alternative Sichtweisen zu entwickeln. Die Fähigkeit zur Variation und Distanzierung von vorgegebenen Mustern ist ein Schlüsselkonzept in der therapeutischen und der Coachingarbeit, da sie die Grundlage für die Entwicklung von Autonomie und Kreativität bildet (Hampe 2014, S. 200).

Inhalt	**Form**	**Funktion**
Was?	Wie?	Wozu? Für was?
Was ist das Problem? Was ist die Lösung?	• Wechselwirkungszusammenhänge • Wie beziehen sich Problem und Lösungsversuche aufeinander? • Wie wird das Problem zu lösen versucht? • Durch Denken (Handlungen werden unterlassen, die besser vollzogen würden) oder durch Handlungen (die besser unterlassen würden)? • Wie erhalten die Lösungsversuche das Problem aktiv aufrecht?	• In welchem Kontext ergibt das Problem einen Sinn? • Wozu könnte das Problem nützlich sein? • Für was könnte die Lösung schädlich sein? • Das Symptom hat die Aufgabe, ein Gleichgewicht zu erzeugen. • Mailänder Schule: Symptomverschreibung

Tab. 3.1: Unterscheidung von Form und Inhalt im systemischen Ansatz (angelehnt an Lehrunterlagen von Bernd Schumacher; vgl. Schumacher, Zimmermann u. Cornelius 2024)

Sprache spielt bei der Unterscheidung von Form und Inhalt eine zentrale Rolle. Hampe argumentiert, dass die Sprache sowohl determiniert als auch ein Mittel der Erkenntnis und Distanzierung ist. Im Coaching bedeutet dies, dass durch die sprachliche Reflexion und Benennung von Erlebnissen und Emotionen eine Distanzierung von den bestimmenden Faktoren möglich wird. So kann das Individuum seine Erfahrungen neu interpretieren und alternative Handlungsweisen entwickeln (Hampe 2014, S. 201). Solche Metareflexion ermöglicht, sich von den Mustern, die durch Erziehung und soziale Einflüsse entstanden sind, zu distanzieren und neue, selbstbestimmte Wege zu finden (ebd., S. 202). Es geht darum, die Struktur der Erfahrungen zu erkennen und zu verändern, ohne den Inhalt dieser Erfahrungen zu negieren.

Systemische Therapeut:innen oder Coaches nehmen im Gespräch eine Außenperspektive ein, durch die sie Probleme und schädliche Muster erkennen (Simon u. Rech-Simon 2023, S. 54). Jedoch besetzen Coaches dabei nicht eine privilegierte Position, von der aus sie Handlungsweise oder Lösungswege vorschreiben. Stattdessen geht es primär darum, im gemeinsamen Gespräch das System der Klient:innen zu verstehen und gemeinsam mögliche Lösungen zu finden:

> »Systemische Therapie und Beratung hingegen basieren letztendlich auf der Haltung des Nichtwissens und des Nichtverstehens. Sie basieren auf der Kombination aus Distanz und Nähe, um so den Menschen, der zur Beratung kommt, überhaupt erst zu verstehen: Was möchte er, wie ist er strukturiert?« (Zimmermann u. Schumacher 2024, S. 168).

In diesem Sinne erscheinen Fragen als besonders geeignete Intervention. Im systemischen Arbeiten kommt vornehmlich die Methode des *zirkulären Fragens* zum Einsatz, »die es dem außenstehenden Beobachter erlauben, Ideen über diejenigen Prozesse zu entwickeln, die dafür sorgen, dass ein System so funktioniert, wie es funktioniert« (Simon u. Rech-Simon 2023, S. 7 f.). Zirkuläres Fragen eröffnet Einblicke in die Vernetzungen eines Systems. Es lässt Beziehungsmuster erkennen und dient der Klärung von Beziehungen. Ebenso hilft es dabei, die Logik und Spielregeln eines Systems zu begreifen (ebd., S. 8), (in)offizielle Systemhierarchien zu ermitteln, Unterschiede zu verdeutlichen und letztlich sogar Vorurteile zu verflüssigen (von Schlippe u. Schweitzer 2007, S. 141 f.).

Zirkuläre Fragen sind ein Angebot zu einem Perspektivenwechsel und zur Einnahme einer Außenperspektive. Durch diesen Perspektivenwechsel werden die Befragten dazu angeregt, ihre Vermutungen über Wünsche, Bedürfnisse, Meinungen, Beziehungen usw. anderer Beteiligter zu äußern (Meier u. Janßen 2011, S. 104). Darauf aufbauend, können jene Interaktions- und Kommunikationsmuster gestört werden, die ein Problem verursachen oder erhalten, während solche gefördert werden können, die Lösungen entstehen lassen und erhalten (Simon u. Rech-Simon 2023, S. 275).

Die Ziele des zirkulären Fragens in der Therapie- bzw. Coachingsituation sind nach Reich (2008, S. 5):

»1. Informationen über den Kommunikationskontext zu sammeln,
2. Kommunikationsangebote für alle Beteiligten sichtbar und in ihrem Sinn durchschaubar zu machen,
3. festgefahrene Kommunikations- und Verhaltensmuster sowie Beziehungskonstellationen zu stören,
4. Ideen für neue Deutungsmuster und Handlungsoptionen zu streuen.«

In Bezug auf die konkrete Fragetechniken des zirkulären Fragens unterscheidet Reich (ebd., S. 6 ff.) zwischen *Fragen nach Unterschieden* und Fragen nach Möglichkeitskonstruktionen: Erstere dienen der genauen Beschreibung der konkreten Situation durch ihre Abgrenzung, nur so kann ihre spezifische Bedeutung erklärt werden (Simon u. Simon-Rech 2023, S. 270). Folgende *beispielhafte Fragen* können hierbei zum Einsatz kommen:

- »Woran ist der genannte Zustand zu erkennen, an welchem Merkmal?« bzw. »Woran wäre ein Zustand zu erkennen, dem das genannte definierende Merkmal fehlt?« (ebd.)
- »Wer würde als Erster […], wer zuletzt […]?« »Wenn man eine Rangfolge in Bezug auf […] erstellen wollte, wer käme an erster Stelle, zweiter Stelle […] letzter Stelle?« (ebd., S. 272 f.)
- »Sind Sie der gleichen Meinung wie […], oder sehen Sie den Sachverhalt anders?« (Reich 2008, S. 7)

- »Welches sind die gegenwärtigen Bündnisse und Allianzen? [...] Welche unterschiedlichen Spielregeln gibt es in unterschiedlichen Beziehungen?« (Simon u. Simon-Rech 2023, S. 272)

Fragen zur Möglichkeitskonstruktion zielen statt auf den aktuellen Kontext auf mögliche Zukunftsszenarien ab. Hierbei können lösungsorientierte Fragen helfen, den Fokus vom Problem auf mögliche Lösungen zu verlegen, während problemorientierte Fragen das Bewusstsein über die Entstehung und Erhaltung des Problems (in denen jeder eine aktive Rolle spielt) schärfen (Reich 2008, S. 8 f.). Beispiele:

- »Wie oft (wie lange, wann, wo) ist das Problem nicht aufgetreten?«; »Wie könnten Sie mehr von dem machen, was Sie in Nicht-Problem-Zeiten gemacht haben?« (ebd.)
- »Was soll in Ihrem Leben so bleiben, wie es ist, was ist gut daran?« (ebd., S. 9)
- »Wann hat die Situation xy begonnen? Wie lange wird sie noch dauern?« (Simon u. Rech Simon 2023, S. 271)
- »Welchen Nutzen hätte es für das System, wenn das Problem noch eine Weile bestehen würde?« (Reich 2008, S. 9)

Zirkuläre Fragen sind kein Selbstzweck. Sie sind nur dann nützlicher als die direkten, einfacheren Fragen, wenn sie mehr Informationen erzeugen als diese! Zudem muss Coaches bewusst sein, dass (zirkuläre) Fragen immer auch einen suggestiven Wert haben, weshalb ein hohes Maß an Selbstreflexion erwartet wird. Außerdem ist beim Fragen aktives Zuhören und permanente Reflexion des Gesagten notwendig, um Anknüpfungspunkte für weitere Fragestellungen zu finden. Nur so erhält das zirkuläre Fragen eine produktive Dynamik (Reich 2008, S. 15; von Schlippe u. Schweitzer 2007, S. 137 f.).

3.3.2 Positive Psychologie

Blickhan (2024a, S. 268) definiert Positive Psychologie als »Wissenschaft des gelingenden Lebens«. Diese Kurzdefinition beinhaltet folgende zentralen Punkte (ebd.):

»• Positive Psychologie ist eine Wissenschaft, und zwar eine mit weit zurückreichenden Wurzeln und zahlreichen großen Vordenkern.
- Positive Psychologie ist ein Forschungsgebiet der Psychologie, der Wissenschaft vom Erleben und Verhalten des Menschen.
- In der Positiven Psychologie geht es um das Gute im Leben: um die Vorbedingungen, Phänomene und Auswirkungen eines gelingenden Lebens und schließlich um dessen Förderung.«

Damit ist Positive Psychologie nicht nur lösungs-, sondern vor allem auch wachstumsorientiert. Allgemein zielt die positive Psychologie darauf ab, erlernte Hilflosigkeit zu überwinden und optimistische Denkgewohnheiten zu erlernen (Zimmermann 2011, S. 118). Wie Blickhan (2024a, S. 270) betont, bedeutet dieser Fokus auf positive Emotionen und Einstellung jedoch nicht, dass die positive Psychologie nur positives Denken, eine »happyology« oder gar toxische Positivität ist. Stattdessen handelt es sich um eine empirische Wissenschaft, die untersucht,

> »wie positive Gefühle und Einstellungen dabei helfen können, besser mit Widrigkeiten umzugehen, Traumata zu verarbeiten und daran zu wachsen, statt zu zerbrechen. Ziel ist es, emotional schwingungsfähig und reaktionsfähig zu sein, um mit den Herausforderungen des Lebens gut umgehen zu können« (ebd.).

Negative Gefühle werden also nicht geleugnet, sondern durch ein Umdenken hin zu einer optimistischen Grundeinstellung überwunden.

Entsprechend widmen sich auch die Fragen in der positiven Psychologie dem Verstärken positiver Gedanken auf das Erlebte oder Kommende und der Rückbesinnung auf die eigenen Ressourcen und Erfolge. Um der »Opferrolle« zu entkommen, fragt man nach dem Hier und Jetzt statt nach Unrecht in der Vergangenheit.

Blickhan (ebd., S. 280) beschreibt den gewünschten Effekt von Fragen in der positiven Psychologie mit einer Metapher: Seifenblasen sind hier positive Emotionen, ebenso fragil und schnell vom Winde verweht. Negative Emotionen dagegen sind Golfbälle: Schnell und stark können sie Seifenblasen verscheuchen oder zum Platzen bringen. Es gilt also, auch durch bewusste Fragetechniken, »Positive Emotionen [zu] fördern – Golfbällen aus dem Weg [zu] gehen« (ebd.). Für diesen Zweck können ein regelmäßiger positiver Tagesrückblick (»Was ist heute gut gelaufen?«) und Tagesausblick (»Worauf freue ich mich heute?«) bereits sehr wirksam sein.

3.3.3 Hypnosystemischer Ansatz

Der hypnosystemische Ansatz fokussiert vor allem auf die Aktivierung von Kompetenzen und Ressourcen, um individuelle Problemlösungen zu ermöglichen. Er integriert die systemisch-konstruktivistischen Ansätze und verbindet sie mit der Ericksonschen Hypnotherapie. Zentrale theoretische Grundlagen umfassen die Neurobiologie, die Ergebnisse der Priming- und Embodimentforschung sowie Gedächtnisprozesse. Praktische Interventionsschritte zielen auf die Reaktivierung latenter Potenziale und die Transformation von Problemwahrnehmungen durch gezielte Fokussierung ab. Hypnosystemische Coachings werden so als kooperative Prozesse gestaltet, in denen individuelle Kontexte und Erlebnisnetzwerke entscheidend sind (Schmidt 2024, S. 373 f.):

> »Gegenüber keinem Konzept im Bereich der Beratung und auch der Psychotherapie gibt es so viele Vorurteile und Fehlinformationen wie gegenüber dem der Hypnose und Hypnotherapie. Am häufigsten finden sich Missverständnisse wie z. B. jenes, dass dabei jemand gegen seinen Willen zu etwas gebracht werden könne, Dominanz-Unterwerfungs-Prozesse ablieten usw. Alle diese Vorstellungen sind längst wissenschaftlich widerlegt […].
> […].

> Vielmehr wird ›Hypnoorientiertes‹ als systematisches Arbeiten mit unwillkürlichen Prozessen verstanden, mit gezielten Angeboten der Aufmerksamkeitsausrichtung auf allen Sinneskanälen, insbesondere auf bisher unbewusste Kompetenzen, sodass diese zieldienlich aktiviert werden können und dann auch in eine optimale Kooperation mit den bewusst-willentlichen Prozessen gebracht werden können [...]. Dafür können nicht nur Imaginationen genutzt werden, sondern z. B. auch viele Arten der kompetenzfokussierenden Gesprächsführung, Angebote von Metaphern, Symbolen, körperorientierten Interventionen (Embodiment), Angebote für alle Sinne [...]«.

Hier werden Fragen vorwiegend zukunftsorientierend genutzt, um zur gewünschten Lösung als erlebnisaktivierende Fokussierung zu gelangen. Zudem werden Erklärungen der Klient:innen dazu erfragt, warum das »Problem-Erleben« noch immer da ist (ebd., S. 372). Fragen im hypnosystemischen Ansatz dienen der Abklärung, welche Vorstellungen Klient:innen zur eigenen Lösungskompetenz haben, ggf. weshalb diese noch nicht wirksam genug werden konnten und welches weitere Vorgehen sie als hilfreich erleben würden. Beispiele:

- Welche Auswirkungen hätte es in relevanten Beziehungen aus Ihrer Sicht, wenn Sie Ihre Kompetenzen für sich nutzen würden?
- Für welche Bedürfnisse sind Ihre Ängste unwillkürliche »Botschafterinnen«?

Als gute Form der Kommunikation erweist es sich auch, wenn Coaches alle ihre Hypothesen völlig transparent machen und sie Klient:innen anbieten als hypothetische Fragen mit dem Fokus darauf, welche der Angebote in ihrem Erleben die besten Auswirkungen ergeben würden. Dies bezeichnet Gunther Schmidt als »gezielte Interventionen für die Stärkung von hypnosystemischem Auswirkungsbewusstsein« (ebd., S. 383).

Bei den hypothetischen Fragen sollte nicht nur eine Unterschiedsbildung fokussiert werden. Vielmehr sollten mehrere Alternativen mit der Einladung zum Vergleich angeboten werden.

Des Weiteren wird beim Fragen ein systematischer Fokus auf den bisherigen Umgang mit sich selbst gelegt, der ein wichtiger Bestandteil von Problemnetzwerken ist. Beispiele:

- Wie ist Ihre bisherige Selbstbewertung, gerade wenn das Problemerleben auftaucht?
- Welche inneren Dialoge mit welcher Wirkung im Erleben gehen damit einher?
- Welche Auswirkungen hätte es, wenn Sie nun statt Ihrer bisherigen Abwertung Ihres Erlebens und Reagierens eher mit Empathie, Trost und liebevoller Zuwendung für sich reagieren würden? Würde sich dies hilfreicher auswirken?
- Wie würde sich dies auf körperlicher (nicht kognitiver) Ebene auswirken?

Als prinzipielle Frageformen kommen im hypnosystemischen Ansatz auch zirkuläre Fragen wie die »Wunderfrage« (Abschn. 3.1.2) zum Einsatz (Schmidt 2024, S. 387).

3.3.4 Verhaltenstherapeutisch orientierter Ansatz

Mithilfe des verhaltenstherapeutisch-orientierten Ansatzes lassen sich Coachingprozesse gestalten,

> »die einerseits die individuelle Verhaltensebene der Coachees, besser der Klient:innen, und andererseits die übergeordnete Ebene organisations-/arbeitsbezogener Probleme und Konflikte und deren limitierende Funktion für individuelles Verhalten berücksichtigen« (Kosarz 2024, S. 333).

Verhaltenstherapeut:innen sollten über verschiedene Kompetenzen, wie Selbstkompetenz, sozialkommunikative Kompetenz und Methodenkompetenz verfügen, um der Gefahr zu entgehen, anstelle von Coaching nur Anpassungsleistungen hervorzubringen. Im Unterschied zur Therapie fokussiert dieser Ansatz nicht auf klinische Symptome, sondern auf berufliche und persönliche Herausforderungen der Klient:innen (ebd., S. 341).

Durch das Grundprinzip der Problemorientierung setzt Verhaltenstherapie an den prädisponierenden, auslösenden und aufrechterhaltenden Problembedingungen an (Margraf u. Lieb 1995, S. 3). Die zugehörigen Fragen beziehen sich auf individuelle Faktoren und Kontextvariablen (ebd., S. 5):

- Unter welchen Bedingungen tritt das Problemverhalten auf?
- Was sind die auslösenden Faktoren?
- Welche (im Sinne der Lerntheorie) aufrechterhaltenden Bedingungen können identifiziert werden?
- Welche individuellen problematischen Verhaltensweisen bringen die Klient:innen mit?
- Auf welche Ressourcen können sie zurückgreifen?
- Und letztlich: Welche dieser Faktoren sind veränderbar?

Im Leitfaden zum verhaltenstherapeutisch orientierten Coaching sind zum Fragen vor allem Stufe 3 sowie 5 und 6 der neun Stufen des »*Hauptprogramms*« (Lieb 2005) erwähnenswert:

Stufe 3: Bei der Fallauswahl wird mithilfe des Coachs eine fallbezogene, konkrete Frage- bzw. Problemstellung formuliert (ebd., S. 252 f.). Beispiele:

- »Was genau ist Ihr Ziel? Woran würden Sie merken, dass Sie es erreicht haben?« (Kosarz 2024, S. 343)
- »Was genau würden Sie tun, wenn Sie es erreicht hätten?« (ebd.)
- »Was würde sich dadurch [das Erreichen des Ziels] ändern?« (ebd.)
- »Was bedrückt Sie bei dieser Problematik am meisten?« (ebd.)

Diese Fragen haben hier die Erarbeitung eines konkreten Auftrags zum Ziel. Das ist deshalb so wichtig, weil Klient:innen ansonsten Lösungsvorschläge, vor allem konfrontative, verwerfen, wenn sie sich nicht explizit auf Teile ihrer Fragestellung beziehen.

Stufe 5: Hier wird die ursprüngliche Fragestellung des Coachee weiter korrigiert und in ein »Unterprogramm« (Lieb 2005, S. 256) des weiteren Fragevorgehens gewechselt. Hilfreich sind hierfür vor allem offene Fragen und solche, die die Bemühungen der Klient:innen würdigen. Beispiele:

- »Wenn Sie das Problem jetzt so sehen, welche Konsequenzen hat dies?« (Kosarz 2024, S. 345)
- »Wie sollten wir weiterarbeiten?«
- »Wie sehen Sie das?«

Das häufig wichtigste Unterprogramm ist die *Kontextanalyse* (Lieb 2005, S. 257): Hier beleuchten Coaches und Klient:innen gemeinsam den durch die Organisation gegebenen Handlungskontext, der für die Bearbeitung der Fragestellung bedeutsam sein könnte. Folgende Fragen können hierfür hilfreich sein (Kosarz 2024, S. 346):

- »Welche Spielregeln sind durch die Organisationsstruktur vorgegeben? Wie ist die Hierarchie?«
- »Wie sind die Regeln für einen möglichen Aufstieg in der Hierarchie definiert?«
- »Welche Handlungsfreiheit ist gegeben?«
- »Gelten unausgesprochene Regeln am Arbeitsplatz?«
- »Wie ist die Fehlerkultur im Unternehmen?«
- »Wie sind Kommunikationsstrukturen definiert? Gibt es überhaupt definierte Kommunikationsstrukturen?«

Stufe 6: Hier soll die (problemorientierte) Fragestellung (lösungsorientiert) um neue Aspekte oder Gesichtspunkte erweitert werden. Damit erfolgt ein Perspektivenwechsel, der die Nutzung bisher nicht gesehener Lösungen ermöglicht.

Beim Schritt der Lösungssuche erweist sich etwa folgende Frage als hilfreich (ebd., S. 347 f.): »Wenn du das Problem aus der gerade erarbeiteten Perspektive (dem gewählten Unterprogramm) siehst, welche Lösungen fallen dir dann spontan ein?«

3.4 Fragen im Coaching – Impulse und Beispiele

3.4.1 Impulse für das Fragenstellen im Coaching

Fragen sind im Coachingprozess nicht alles. Aber so ganz ohne Fragen fehlt es (mir) an neuen Perspektiven. Menschen kommen zu uns ins Coaching, weil sie sich neue Perspektiven, neue Ideen wünschen, um mit ihren individuellen Herausforderungen umzugehen. Der WEK-Ruf (Zimmermann 2011, S. 90 ff.; Abschn. 2.1) ist und bleibt für mich grundlegender Bestandteil jeder hilfreichen Gesprächssituation. Hingebungsvolles Zuhören, das Beim-anderen-Sein, hinspüren und das Gespürte zum Bedenken anbieten – all dies bleibt grundlegend. Um neue Ufer des Verstehens zu erreichen, bedarf es mitunter eines Stupses von außen, der neue Denk- und Möglichkeitsräume eröffnen kann. Dieser wohlwollende, bedingungslose Stupser kommt von einer für die Klient:innen bedeutsamen, vertrauenswürdigen Person und äußert sich in Fragen, die einen Unterschied machen.

Coaches sollten beim Fragen grundsätzlich mit dem Tempo ihrer Klient:innen mitgehen und sich an deren Sprachverhalten anpassen. Kritische Themen dürfen je nach Naturell des jeweiligen Coaches und der Tragfähigkeit der Vertrauensbeziehung behutsam angesprochen oder erweckend pointiert expliziert werden. Coachnoviz:innen können eine gewisse Zeit brauchen, bis die diversen Arten des Fragens mit der eigenen Haltung und Intuition verbunden und nicht mehr als Technik erlebt werden.

Das Verflüssigen vermeintlich zementierter Eigenschaften bzw. Zuschreibungen ist eine besonders wertvolle Funktion von Fragen im Coaching (Kindl-Beilfuß 2023, S. 23 f.; Reich 2008, S. 1). Damit ist gemeint, dass wir als Menschen die Tendenz haben, Eigenschaften als offenkundig und statisch zu sehen, nachdem wir oder andere diese einmal einem Gegenstand, Sachverhalt oder einer Person zugeschrieben haben. Wird jemand etwa als aggressiv und leicht gereizt bezeichnet, »entsteht schnell der Eindruck, solche Verhaltensmerkmale prägten den ganzen Menschen, und das verführt uns zur Idee, sie seien ›manifest‹, vielleicht ›unveränderbar‹« (Kindl-Beilfuß 2023, S. 24). Gleiches gilt für alle Arten von Zuschreibungen (z. B. »Ich bin faul und unfähig«), auch für positive (z. B. »Sie ist ruhig, zurückhaltend«). Durch das Stellen von Fragen kann solch zementierte Vorstellung aufbrechen bzw. verflüssigen und die Idee der Veränderbarkeit einführen. Besonders eignen sich Fragen, die gerade solche Zuschreibungen adressieren und zur Reflexion über diese anregen (ebd., S. 25):

- Kontext wiederherstellen:
  - In welchen Situationen zeigt sich diese Eigenschaft mehr, in welchen weniger? Wann gar nicht?
  - Welche Auswirkungen hat das auf das Zeigen der Eigenschaft?
  - Wer bewertet das Verhalten wie? Wer hält es eher für ein Problem, wer eher nicht? Wer gar nicht?
  - Wer erklärt sich das Verhalten wie?
- neue Aspekte hinzufügen:
  - Angenommen, das Verhalten hat eine nützliche Seite, welche sehen Sie?
  - Was wird eventuell durch dieses Verhalten gelöst? Was wird verhindert?
  - Wie hoch ist der Preis, das Verhalten aufzugeben? Wofür müsste dann gesorgt werden? Oder: Was müsste dann einer neuen Lösung zugeführt werden?

Grundsätzlich gilt: Coaches können durch ihre Fragen ein Coachinggespräch lenken, haben aber keine Kontrolle darüber, wie ihr Gegenüber darauf antworten wird (Simon u. Rech-Simon 2023, S. 10). Entsprechend sind Flexibilität, Kreativität und gekonnter Umgang mit den angewendeten Fragetechniken seitens der Coaches unabdingbar. Auch die Fähigkeit, jederzeit neue, öffnende Fragen zu formulieren, wird dabei hilfreich sein. Kindl-Bleifuß (2023, S. 23) gibt eine Reihe von Tipps, die beim Trainieren dieser Fertigkeit hilfreich sind:

»• Sein [sic] Sie so neugierig, wie Sie nur können!
- Üben Sie Querdenken!
- Nutzen Sie all Ihre Eindrücke von Ihrem Gesprächspartner, all Ihre Vorinformation, formen Sie daraus wohlwollende Annahmen (Hypothesen) über Ihr Gegenüber, die Familie, die Partnerschaft, die Freunde und seine gesamte Lebenswelt. Nutzen Sie diese Hypothesen als Basis zum Entwerfen interessanter Fragen!
- Sammeln Sie Ihre Lieblingsbegriffe!
- Werden Sie grundsätzlich aktiver!
- Fragen Sie oft und viel!
- Gehen Sie Risiken ein, machen Sie Ihre Fehler! Sie lernen daraus unendlich viel!
- Verbessern Sie Ihre Sprache nach und nach! Lassen Sie einige Begriffe in den ›Papierkorb‹ wandern, setzen Sie andere auf Ihre Hitliste!«

Eine grundlegende Idee bzw. einen vagen Fahrplan darüber, an welcher Stelle im Coachingprozess sowie der jeweils einzelnen Sitzungen welche Fragen idealerweise gestellt werden, kann dennoch hilfreich sein (Simon u. Rech-Simon 2023, S. 265). Die Liste von Beispielfragen im nächsten Abschnitt kann als erster Anhaltspunkt für einen solchen Fahrplan dienen, der in der eigenen Coachingpraxis erprobt, angepasst und ergänzt wird.

Im Laufe des Lebens eines Coachs ist es wertvoll, nicht nur für Neulinge, sondern generell zur Inspiration, immer wieder darüber nachzudenken, ob manche Fragen im Laufe der Zeit in den Hintergrund getreten sind, falls ja, weshalb, und ob sie nicht (wieder) mehr zum Vorschein kommen dürfen.

3.4.2 20 ausgewählte Fragen für effektvolles Coaching

In diesem Kapitel werden 20 ausgewählte Fragen, die sowohl als Anregung zur Selbstreflexion als auch zur Integration in die eigene Coachingpraxis genutzt werden können, präsentiert und erklärend kommentiert. An welcher Stelle bzw. in welcher Phase des Coachingprozesses (Abschn. 3.1.3) die jeweilige Frage zum Einsatz kommt, ist abhängig von den beteiligten Individuen, vom konkreten Kontext und Verlauf eines jeden Coachings. Die genaue Platzierung überlasse ich dementsprechend der Expertise und reflektierten Einschätzung der Leser:innen.[7]

7 Eine Auswahl an weiteren 345 Coachingfragen, inklusive 32 kommentierten Fragen gibt es als Zusatzmaterial zu diesem Band unter: https://www.carl-auer.de/media/carl-auer/sample/ZM/Zimmermann_Zusatzmaterial_Fragen_im_Coaching.pdf

Frage 1/20: »Welche Begegnungen mit anderen Menschen haben Sie am nachhaltigsten beeindruckt oder gar geprägt?« (Kindl-Beilfuß 2023, S. 21)

Nach dem französischen Literaten Guy de Maupassant sind es die Begegnungen mit Menschen, die das Leben lebenswert machen. Auch die Begegnung mit unserer belebten und unbelebten Welt kann wertvoll und nachhaltig prägend sein. Inspiriert durch diese Frage, denken und fühlen[8] wir an jene Menschen, die uns wahrhaft beeindruckt und vielleicht sogar beeinflusst haben. Und wir vergegenwärtigen uns, welche Werte, welche individuellen Besonderheiten dieser Menschen uns besonders ansprechen. Dabei müssen es nicht immer angenehme Gefühle gewesen sein, die uns erinnern lassen. »Erinnerbare Gefühlszustände« hat die Begegnung dieser Menschen in uns ausgelöst, und diese haben wir handlungsleitend gespeichert, sind jederzeit wieder abrufbar. »Wohlwollende Aufmerksamkeit ist die Grundlage jedes gelungenen Kontakts.« Da stimme ich Kindl-Beilfuß (ebd.) zu und ergänze: Ein Kontakt, der nachhaltig prägt, kann gelungen und angenehm gewesen sein oder Reaktanz, Gegenwehr, Entsetzen, vielleicht ein »Jetzt erst recht!« in uns ausgelöst haben. Auch Anti-Vorbilder können leitende Vorbilder sein. Dauerhaft kraftvolle Motivation interagiert meist mit unseren Bedürfnissen, Kernwerten und unserer Persönlichkeit. So gilt auch hier wieder: Es braucht mindestens zwei interagierende, zündende Faktoren, die tragende erinnerbare und damit prägende Gefühlszustände hervorrufen. Wenn ich also als Coach diese Frage stelle, erfahre ich und erfahren vor allen Dingen unsere Klient:innen viel von dem, was ihnen wirklich wichtig ist und für sie handlungsleitend werden kann.

Frage 2/20: »Wie bist du ein wenig nachsichtiger und verständnisvoller dir selbst gegenüber geworden?« (Beilfuß 2024, S. 97)

Die Frage nach dem Wie wirkt öffnender und konstruktiver als die Frage nach dem »Warum«.[9]

Meist schwingt bei der automatisierten Frage nach dem Warum eine Druck auslösende Erwartungshaltung mit, etwas wissen oder »richtig« verstehen zu müssen. Kein Wunder, dass sich da unsere Kreativität erst mal in eine »stille Ecke« unseres Wesens verzieht. Wir alle haben »grundlegende Lebenserfahrungen von besonderem Wert« (ebd., S. 93) gemacht. Mitunter verweisen Enttäuschungen auf diese grundlegenden biografischen Erfahrungen. Die Frage nach dem Warum lädt uns in der Regel ein, beim Unglück zu verweilen, nach Verantwortlichkeit zu suchen. Nachsicht, Verständnis, Empathie, vielleicht sogar Vergebung hingegen können Trauer und Verzweiflung lindern und machen gnädig gegenüber eigenen und fremden Fehlern. »Durch Leid kann sich ein tiefgreifender Reifungsprozess vollziehen, der uns eine Stärke schenkt, über die wir vorher nicht verfügten. Es geht also darum, die Empfindsamkeit zu erhalten und einen Zuwachs an Stärke und

8 Bezogen auf diese Begegnungen haben wir erinnerbare Gefühlszustände in uns gespeichert, die bei Erinnerung daran erneut aktiviert werden.

9 Eine beispielhafte Darstellung dieser Aussage für den Bereich der frühkindlichen Bildung findet sich unter https://coaching-zentrum-zimmermann.de/fruehe-naturwissenschaftliche-bildung/ [15.01.2024].

Zuversicht zu erzielen« (ebd., S. 94 f.). Die Grundannahme der positiven Absicht »Im Zweifel *für* den Angeklagten« ist eine Lebensweisheit, die ich von meiner Mutter übernommen habe. Diese Grundannahme als innere Haltung wirkt intra- und interpsychisch entspannend und erzeugt meist positive Beziehungserfahrungen. Blickhan drückt das so aus (Blickhan 2024, S. 254 f.):

> »Jeder Mensch trifft die beste Wahl, die ihm oder ihr momentan zur Verfügung steht. [...] Menschen treffen aus ihrem aktuellen Verhaltensrepertoire die jeweils bestmögliche Wahl. Diese Bewertung als »beste Wahl« gilt jedoch immer nur relativ, also in Bezug auf das subjektiv zur Verfügung stehende Verhalten, und nicht absolut in Bezug auf alle theoretisch möglichen Verhaltensweisen. Für Coachingprozesse ist diese Thematik besonders relevant, wenn es um die Bewertung des eigenen Handelns und den Umgang mit Schuldgefühlen und Selbstvorwürfen geht.«

Was war für Sie bislang bei der Selbstfürsorge hilfreich? Ein Panzer der Abwehr? Oder das Beantworten der »Schuldfrage«? Inwiefern hat Ihnen die Suche nach solcherlei scheinbaren linearen Kausalzusammenhängen inneren Frieden, tragfähige Beziehungen oder neue Impulse gebracht? Welches Verhalten steht Ihnen noch zur Verfügung?

Frage 3/20: »Welche Regeln gibt es für den Schutz von Klient:innen und von Beratung als Autonomie und Eigenkompetenz fokussierendem Raum?« (Schmidt 2024, S. 385)

Im Coaching gibt es nicht nur hilfreiche Fragen an die Klient:innen, sondern auch solche, die wir uns als Coaches selbst stellen können/müssen. Frage 3 gehört dazu.

Manchmal fühlen wir uns verführt, verpflichtet oder gar genötigt, den Klient:innen unsere Hypothesen, unser scheinbares Wissen und »das Richtige« mitzuteilen. Wenn dies irgendwann im Prozess geschieht und wir es als unsere Perspektive (nicht mehr oder weniger), aber eben nicht als »die Wahrheit« mitteilen, kann das durchaus inspirieren. Gleichzeitig begeben wir uns – teils unbemerkt – vom Format des Coachings hin zur Beratung und dann wird automatisch die Autonomie und Selbstwirksamkeit der Klient:innen eingeschränkt. Deshalb: »Ich möchte dazu einladen, sich in diesem besten Sinne Sorgen um sich selbst zu machen und dabei in der fragenden Bewegung zu bleiben« (Ohler 2024, S. 151). Genau diese fragende Haltung eröffnet Kreativitätsräume, und »Hypothesen werden wirksamer, wenn sie mit Demut infrage gestellt werden. Denn es könnte immer auch ganz anders sein. Eine solche infrage stellende Haltung fokussiert immer wieder auf die Anschlussfähigkeit an die Gesprächspartner:innen« (Tschira 2024, S. 229).

Frage 4/20: »Wo haben Sie Einflussmöglichkeiten?« (Simon u. Rech-Simon 2023, S. 128). Oder: »Then why worry?«

Simon und Rech-Simon stellen diese Frage im Kontext der menschlichen Adoleszenz, die als krisenhafte, ambivalente Zeit geprägt ist von »Unentscheidbarkeit, ob das Kind nun noch als Kind oder schon als Erwachsener zu behandeln ist« (ebd., S. 142).

Wir erleben in *allen* Phasen unseres Lebens solch krisenhafte Zeiten, in denen wir vermeintlich dem Lauf der Dinge hilflos ausgeliefert sind. Dabei ist immer wieder Resilienz[10] gefragt.

Die menschliche Entwicklungsaufgabe des Älterwerdens beispielsweise konfrontiert uns mit unausweichlichen Tatsachen, die allzu häufig, »ansozialisiert« in der kindlichen Entwicklung (und darüber hinaus), tabuisiert wurden. Unsere Einflussmöglichkeiten liegen im bewusst entschiedenen Umgang mit dem Unvermeidbaren.[11]

Frage 5/20: »Wer ist ein sehr liebevoller und dennoch kritischer Beobachter deiner persönlichen Entwicklung?« (Beilfuß 2024, S. 40)

»Wir sind immer in Beziehung. Unser Leben ist von der ersten Minute an bis zur letzten von Beziehungen geprägt – wir sind Beziehungswesen« (ebd., S. 36). Mit vielen Menschen teilen wir Abschnitte unseres Lebensweges, und immer wieder besteht die Chance, dass sie ein wichtiger Bestandteil unseres Lebens werden. Tief verwurzelt ist der Wunsch, die Motivation in uns, Teil einer guten Gemeinschaft zu sein, geschätzt und integriert zu sein. Sich ab und an gewahr zu werden, wer unsere Entwicklung liebevoll-kritisch wahrnimmt und wer sich darüber hinaus traut, uns konstruktiv zu kritisieren, kann hilfreich sein. Ein Mensch, der nicht uns als Person, sondern vielleicht unsere verkrusteten Postulate infrage stellt oder unsere Handlungen mit Blick auf deren Folgen spiegelt. Und wir selbst? Sind wir uns selbst eine liebevolle und kritische gute Freund:in? Es lohnt sich, in beide Richtungen zu schauen. Meine Mutter hat mir schon früh erklärt: »Ein wahrer Freund, der es wahrlich gut mit dir meint, kritisiert dich uneigennützig und schenkt dir neue Perspektiven.« Jene (meine) Lieblingsmenschen sind kostbar.

Frage 6/20: »Woher beziehen Sie Ihre Energie?« (Beilfuß 2024, S. 112)

Welche Beziehungen, Menschen, Handlungen, Zeiten füllen Ihr Energiefass auf? Reicht Ihnen vielleicht ein kleiner Stupser, um (wieder) mehr von dem zu tun oder zuzulassen, das Ihnen guttut, Energie spendet?

In unserer Kolumne »Mit der Energiefass-Methode die eigene Resilienz fördern« erklären wir Ihnen, wie das funktioniert, und geben Ihnen sogar eine Methodenbeschreibung zum Drucken oder Speichern an die Hand.[12]

> »Schnell registrieren wir, wenn Gesundheit verloren geht. Genauso wichtig ist es zu spüren, in welchen Situationen wir uns gesund fühlen und mit welchen Dingen wir unser Wohlbefinden erhalten, wiederherstellen oder sogar steigern können. Klar ist: Wer weiß, was er bereits erfolgreich tut, braucht nicht neu zu lernen, sondern nur einen kleinen Stupser, um die guten Dinge wieder in den Vordergrund zu schieben oder einfach öfter zu tun« (ebd., S. 111).

10 Für eine Erklärung des Resilienzbegriffs siehe https://coaching-zentrum-zimmermann.de/resilienz-symbol-methode/ [13.05.2025].

11 Hierzu mehr unter: https://coaching-zentrum-zimmermann.de/pessimisten-kuesst-man-nicht/ [13.05.2025].

12 Link zur Kolumne: https://coaching-zentrum-zimmermann.de/energie-fass-methode/ [13.05.2025].

Frage 7/20: »Möchten Sie hören, was mir gerade alles durch den Kopf geht?« (Kosarz 2024, S. 344)

Das Zurückhalten des vorschnellen Urteils gehört zu den Tugenden professioneller Coaches. Paraphrasieren und Spiegeln als Teil des wirksamen WEK-Rufes kann schon viel bewirken (Zimmermann 2011, S. 95). Den nach Carl Rogers nachempfundenen WEK-Ruf (Abschn. 2.1) stellen wir ausführlich in unserer Kolumne »Wertschätzung, Empathie und Kongruenz – der WEK-Ruf« auf der Website des Zentrums für interdisziplinäres Coaching vor.[13]

Das Teilen eigener Assoziationen, Gedanken, Gefühle oder Körperempfindungen kann zugleich ein hilfreicher Spiegel und manchmal auch Impuls für Klient:innen sein.

> »Ziel ist die Entwicklung eines gemeinsamen ›Bildes‹ der Fragestellung, also eine gemeinsame Entscheidung und Einigung auf den Fokus des Problems. Erst dann kann sinnvoll nach Lösungen für das erarbeitete Problem gesucht werden« (Kosarz 2024, S. 344 f.).

Frage 8/20: »Was war heute positiv?« (Blickhan 2024, S. 280)

> »Um den Zusammenhang von positiven und negativen Emotionen abschließend in eine Metapher zu fassen, stellen wir uns Seifenblasen vor, die durch die Luft schweben. Was geschieht, wenn wir ihnen zu nahekommen? Sie zerplatzen. Was passiert bei einem Windhauch? Sie werden abgetrieben. Und was ist manchmal möglich, wenn sich zwei Seifenblasen annähern? Manchmal verbinden sich zwei Seifenblasen zu einer einzigen großen Blase. Alle diese Aspekte von Seifenblasen treffen auch auf positive Emotionen zu: Sie sind zerbrechlich, werden leicht ab- oder umgelenkt, und sie können sich auf fast magische Weise verbinden und vergrößern« (ebd.).

Und wie fördern und konservieren wir solch positive Emotionen? Beispielsweise durch die Übung »Marmeladenglas-Momente« und die Übung »Drei gute Dinge im Leben«. Letztere entfaltet in ihrer Einfachheit nachhaltige Wirkung in Bezug auf die Steigerung des Glücklichseins. Bei dieser Übung sind wir angehalten, eine Woche lang jeden Abend drei gute Dinge aufzuschreiben, die uns an diesem Tag widerfahren sind. Zusätzlich sollen oder vielmehr dürfen wir für die drei Dinge jeweils eine kausale Erklärung finden. Auch nach drei und sechs Monaten des Anwendens dieser Übung war noch ein starker positiver Effekt auf den Grad des Glücklichseins festzustellen (Seligman et al. 2005, S. 416 ff.).

Beide Übungen sind in unserer Kolumne »Marmeladenglas-Momente – wie das Konservieren von positiven Erfahrungen und Erkenntnissen (Aha-Momenten) zu mehr Lebensfreude, Wachstum und Weisheit führt« auf der Website des Zentrums beschrieben.[14]

---

13 Link zur Kolumne: https://coaching-zentrum-zimmermann.de/der-wek-ruf/ [13.05.2025].
14 Link zur Kolumne: https://coaching-zentrum-zimmermann.de/marmeladenglas-momente/ [13.05.2025].

Frage 9/20: »Wissen Sie denn, ob Sie etwas machen, weil Sie es wollen oder weil es wer anders will?« (Simon u. Rech-Simon 2023, S. 133)

»Des Menschen Wille ist sein Himmelreich« – Dies ist einer der mich prägenden Sprüche meiner Mutter. Oder aus einer anderen Perspektive betrachtet: Unser Wille versetzt Berge, vermag Unglaubliches hervorzubringen. Beim Unwillen ist es ebenso. Wir tun also immer wieder gut daran, unser Handeln, unsere Muster, unsere Systemkontexte danach zu befragen, wer inwiefern was genau wirklich will. Natürlich können wir auch mal etwas tun, was jemand anders (von uns) will. Verraten wir allerdings dabei dauerhaft unsere Werte und/oder unseren Willen, kann das folgenreich sein. Nicht selten analysieren wir genau solche Folgen mit unseren Klient:innen. Manchmal hilft hier auch ein von Klarheit und Wertschätzung geprägtes Nein!

Frage 10/20: »Worin zeigt sich für Sie die Qualität einer guten Freundschaft?« (Kindl-Beilfuß 2023, S. 41)

Häufig spüren wir die wahre Qualität einer (für uns) guten Freundschaft genau dann, wenn sie uns schmerzlich fehlt. Das eröffnet zugleich in vielerlei Hinsicht eine aussichtsreiche Perspektive: Denn so haben wir die Chance, unsere Beziehungen auf ihren Gehalt hin zu überprüfen und uns auf die für uns wahrhaft bedeutsamen zu fokussieren. »Sinnstiftung und Geborgenheit in Systemen: Aus der Kraft der Gemeinschaft, im Wirken mit anderen und für andere wie aus der erlebten Zugehörigkeit und Unterstützung erfährt der einzelne Mensch tiefe innere Sinnstiftung, Geborgenheit und Kräftezuwachs weit über seine individuelle Beschaffenheit hinaus« (ebd., S. 39).

Manchmal gebe ich deshalb meinen Klient:innen folgende »Hausaufgabe«:

Welche Eigenschaften, Werte, Verhaltensweisen, Wesenszüge etc. hat Ihr Lieblingsmensch? Welche Art und Weise, eine Freundschaft (Beziehung) zu führen, würde Ihnen guttun? Fühlen Sie in sich hinein: Was, welche Situation, welche Menschen lassen Sie sich gut fühlen? Beschreiben Sie grafisch und/oder stichwortartig. Leben Sie selbst diese Wesenszüge? (Siehe Übung 4 in Abschnitt 3.4.3.)

Frage 11/20: »Wenn du so zurückschaust, was war dein größter Kindheitstraum? […] und wie wirkt er in dein jetziges Leben hinein?« (Beilfuß 2024, S. 24)

> »Die Kindheitstage, die in unserer Erinnerung wirken, bleiben lebenslang bedeutungsvoll, auch wenn sie uns zeitweise sehr nah und dann auch wieder sehr fern erscheinen. Die Kindheit ist der Beginn von etwas, etwas sehr, sehr Wertvollem, nämlich unserem eigenen Leben. Kinder entscheiden nicht darüber, wie sie ihr Leben beginnen, sondern sie werden mit all ihrem verborgenen Potenzial in ein Leben hineingeboren mit familiären Beziehungen und Lebensräumen – und mit der Kraft, unter allen Umständen in ihr Leben zu finden« (ebd., S. 20 f.).

Und dabei helfen Kindheitsträume, Visionen, die meist bis in die Gegenwart wirken. Meist bleiben die Sehnsüchte der Kindheit als ein Teil von uns, als Antriebsfedern in uns bestehen – bewusst oder unbewusst. Ein *Zwiegespräch mit dem eigenen »inneren Kind«* lohnt sich daher, um diesen Schatz (erneut) zu bergen:

- Was war (ist) Ihr größter Kindheitstraum?
- Mit welchen Sehnsüchten, Bedürfnissen war er verknüpft?
- Inwiefern hat er oder ein Teil davon bis heute überlebt?
- Inwiefern ließen sich davon eventuell (weitere) Elemente realisieren?

Frage 12/20: »Welche Handlungsimpulse werden bei Ihnen ausgelöst oder unterdrückt?« (Simon u. Rech-Simon 2023, S. 105)

Manchmal ärgern wir uns *nach* einer Situation darüber, uns nicht anders verhalten zu haben; unser Autopilot hat übernommen, und wir merken erst *nach* der Situation, wie wir viel lieber reagiert hätten. Und das gilt auch für Coachingsituationen. In manchen Situationen werden in uns automatisch Handlungsimpulse ausgelöst oder unterdrückt. Hierbei spielen Gefühle als Trigger eine große Rolle:

> »Wenn man Gefühle als Signale innerhalb eines Kommunikationssystems betrachtet, so ist aus diagnostischer Sicht von vorwiegendem Interesse, mit welchen Interaktionsmustern welche Gefühlsäußerungen verbunden sind. Welche Beziehungsangebote an die Anwesenden sind damit verknüpft? Welche Handlungsimpulse werden bei ihnen ausgelöst oder unterdrückt? Wer sich allein von den verspürten Handlungsimpulsen leiten lässt, wird aller Wahrscheinlichkeit nach nicht therapeutisch wirksam werden, da er meist dazu beiträgt, dass seine Klienten nur die bereits früher in der familiären Interaktion gemachten Erfahrungen bestätigt erhalten. Auf bestimmte Gefühlsäußerungen reagieren Personen, die in einem bestimmten Kulturkreis sozialisiert worden sind, ziemlich schematisch und stereotyp. Wer weint, wird getröstet, weil Weinen offensichtlich als Einladung zu trösten auf andere wirkt. Wer tobt, lädt zur Kontrolle ein usw. Es gibt mehrere Möglichkeiten, mit solchen Einladungen umzugehen: Man nimmt sie an, man nimmt sie nicht zur Kenntnis, man zeigt das Gegenteil des erwarteten Verhaltens, man reflektiert das Muster (es gibt noch andere Wege …)« (ebd.).

Wie gehen Sie damit um, wenn Sie mal wieder im Autopilotmodus reagiert haben, statt auf Metaebene drei Sekunden innezuhalten und bewusst zielfokussiert zu agieren – als Coaches oder als Kommunikationspartner:innen?

Frage 13/20: »Könnte es einen Gewinn geben, wenn sich nichts ändert und, wenn ja, welchen?« (Kosarz 2024, S. 344)

Manchmal halten wir an Mustern (mit teilweise unangenehmen wiederkehrenden Effekten/Folgen) fest, ohne dass uns bewusst ist, warum wir diese Muster derart überstabil haben werden lassen und diese mit dem Autopiloten immer wieder abspulen. Das Voraugenführen solcher Ambivalenzen kann konfrontativ und hilfreich sein. Hierbei können Formulierungen mit Anregung zum Perspektivenwechsel helfen (ebd.):

> »[…] ›Ich erzähle Ihnen die Geschichte, die ich gerade von Ihnen gehört habe, einmal anders …‹, ›Ich frage mich, ob …‹, ›Wenn ich mich in die Rolle Ihres Gegenübers versetze, dann …‹, ›Wenn ich mich in Ihre Rolle versetze, dann …‹, […] ›Könnte es einen Gewinn geben, wenn sich nichts ändert und, wenn ja, welchen?‹ In jedem Fall ist es notwendig, sich für diese Vorgehensweise eine ›Erlaubnis‹ zu holen, etwa durch Fragen wie: ›Ist es für Sie in Ordnung, wenn ich Ihnen zu Ihrem Fall einige Gedanken mit-

> teile, die Sie vielleicht sogar irritieren könnten?‹, ›Möchten Sie hören, was mir gerade alles durch den Kopf geht?‹. […] Geleitetes Entdecken und die Nutzung obiger oder ähnlicher Fragen und Anmerkungen durch den Coach bieten die Möglichkeit zu einer Erweiterung um neue Aspekte oder Korrektur der ursprünglich gestellten Frage. Zentraler Punkt ist also die Rückmeldung der eigenen Wahrnehmung durch Zustimmung zur Problemdefinition oder Mitteilung der diskrepanten Sichtweise.«

Persönliche Gewinne und Verluste bei Denk- und Verhaltensmustern gemeinsam zu erkunden kann bahnbrechend sein für das Verstehen und Verändern des eignen und fremden Verhaltens.

Frage 14/20: »Was sind denn die Vorteile davon, dass Sie es so machen, wie Sie es machen?« (Simon u. Rech-Simon 2023, S. 134)

Alles im Leben hat einen Preis (Verlust). Vorteile und Nachteile sind wie Geschwister, die meist gemeinsam auftreten. Bei Gewohnheiten, Denk- und Verhaltensmustern kann der individuelle Preis/Verlust übersehen werden, wenn diese nicht systematisch und systemisch reflektiert werden. Fremdattribuierungen können auch in diesem Zusammenhang folgenschwer sein. Wenn wir z. B. in der Kindheit »gelernt« haben, unsere Bedürfnisse bei anderen zu lokalisieren, kann es sein, dass wir dauerhaft fremd attribuieren und die Verantwortung für eigene Gefühle und Handlungen nicht tragen. Simon und Rech-Simon bringen hierfür ein anschauliches Beispiel (ebd.):

> »Wenn Carla – aus ihrer Sicht – alle Wünsche der Mutter erfüllt, dann lokalisiert sie die Motive für ihre eigenen Handlungen bei der Mutter. Damit schreibt sie auch die Verantwortung für das damit verbundene Verhalten der Mutter zu. Das Erfüllen der Wünsche der Mutter hat also eine Absicherungsfunktion gegen Schuldgefühle o. Ä.«

Unser Verhalten hat also in der Regel Funktionen für uns selbst und für uns in Systemen. Es ab und an zu hinterfragen in Bezug auf Vor- und Nachteile kann multiperspektivisch hilfreich sein.

Frage 15/20: »Wenn ich jetzt eine Videokamera einschalten würde und Ihre Situation filmen würde und wenn ich dasselbe nach einer erfolgreichen Therapie machen würde, was wäre der Unterschied zwischen den beiden Filmen?« (Simon u. Rech-Simon 2023, S. 31 f.)

Konkret beschreibbare Unterschiede zu erfragen ist sehr sinnvoll. Wir machen allzu oft uns selbst (oder andere) mundtot mit generalisierten Aussagen, mit schwammigen Begrifflichkeiten oder gar Stigmatisierungen. Therapeut:innen, Coaches und Berater:innen haben die Aufgabe, genau dann proaktiv nach Konkretisierung zu fragen und darauf wertschätzend, fordernd und fördernd zu beharren, wenn die Klient:innen sich in Verallgemeinerungen verstecken wollen. Nur im Bereich des konkret Wahrnehmbaren können tatsächlich erwünschte Verhaltensweisen systemisch verstanden werden. Es ist ähnlich wie bei Zielen: Je konkreter formuliert, desto erreichbarer sind sie.

> »Wer Informationen gewinnen will, muss nach Unterschieden fragen. […] Wenn es Merkmale der Unterscheidung für den Therapieerfolg gibt, so droht keine unendliche

> Behandlung, und beide Seiten, Klienten wie Therapeuten, können gemeinsam überprüfen, wie weit man auf dem Weg zu diesem Ziel schon fortgeschritten ist. Das gilt natürlich nur, wenn solch ein Ziel konkret auf einer beobachtbaren Ebene […] beschrieben wird und nicht in irgendwelchen Abstraktionen verschwimmt (z.B. ›Bessergehen‹, ›Glück‹, ›Reife‹). Deswegen empfehlen sich Fragestellungen wie […] ›Wenn heute Nacht eine gute Fee käme und Sie an Ihr Ziel brächte, was wäre morgen früh anders?‹ Eine solche Fokussierung der Aufmerksamkeit auf die ›Lösung‹ bringt häufig erst den Prozess der Suche nach solchen Merkmalen der Unterscheidung in Gang. Das ist oft an sich schon eine Veränderung. Meist kommen ja Personen in Therapie, die einigermaßen genau sagen können, woran sie ihr ›Problem‹ erkennen, nicht aber, woran sie merken würden, dass es ›gelöst‹ ist« (ebd.).

Frage 16/20: »Wo möchte dein Körper deine Aufmerksamkeit mehr spüren?« (Beilfuß 2024, S. 105)

Ja, unser Körper hat ebenfalls ein Gedächtnis (nicht nur für Schmerz). Und manchmal weist uns eine Verspannung oder ein Bauchgefühl auf Wesentliches hin. Wir tun also immer gut dran, die Signale unseres Körpers wahrzunehmen und ernst zu nehmen. *Körperorientiertes Coaching* integriert, im Gegensatz zu rein kognitiven Ansätzen, den Körper als entscheidende Informationsquelle für emotionale und psychische Aspekte in der Arbeit von Coach und Coachee. Klient:innen werden dabei angeleitet, auf die Signale ihres Körpers zu hören, um wichtige Hinweise auf ihre Gefühle, Bedürfnisse und Stressmuster zu erhalten. Ein solches ganzheitliches Coaching bezieht den Körper als wichtige Ressource für die Lösungsfindung oder den Umgang mit Blockaden ein.[15]

> »Das Auftreten einer Krankheit ändert alles, denn wir erfahren durch sie, dass all unsere Annahmen von Sicherheit eine Illusion sind. Die Hilflosigkeit im Gesundheitssystem, nämlich dann, wenn keine Behandlungsmethode zur Verfügung steht, kein wirksames Medikament existiert oder der Patient mit hoher Symptomdichte als ›austherapiert‹ entlassen wird, wird als eigene Hilflosigkeit erlebt. Dabei gibt es einen sehr großen Spielraum für Handlungen, die das Krankheitsgeschehen intensivieren oder genauso gut eindämmen können. Jeder Patient darf sich daher mit der Frage beschäftigen, was er innerhalb seiner Lebensgestaltung verändern kann, um sich selbst gut zu versorgen und gesunde Impulse zu vermehren. Mit der Krankheit betreten wir einen Erfahrungskorridor, der uns zwingt, auch aufgeschobene Lebensfragen zu bearbeiten, für die ›immer keine Zeit‹ war. Insofern ist jede Erkrankung auch etwas Wertvolles, eine Chance, tieferen Bedürfnissen im Leben Gehör zu schenken. Wo möchte dein Körper deine Aufmerksamkeit mehr spüren? Woran kannst du deutlich merken, dass du auf dem besten Weg bist, krank zu werden? Was sind wichtige Signale? Hörst du sie bereits leise, oder müssen sie erst laut und deutlich werden? Wie reagierst du dann? Was bietest du dir an?« (Beilfuß 2024, S. 105).

15 Weitere Erläuterungen zum körperorientierten Coaching finden sich unter: https://coaching-zentrum-zimmermann.de/den-raum-mitdenken-und-mitfuhlen/ [13.05.2025].

Wir sind nicht dazu verpflichtet, unsere Körpersignale erst dann ernst zu nehmen, wenn sie die Lautstärke einer Krankheit erreicht haben. Was sagt Ihnen Ihr Körper jetzt gerade in diesem Moment?

Frage 17/20: »Was sollte sich auf jeden Fall nicht ändern?« (Simon u. Rech-Simon 2023, S. 273)

> »Auch wenn Veränderungswünsche und -aufträge an den Therapeuten gerichtet werden, ist es wichtig, sich über die funktionellen Aspekte des Status quo klar zu werden. Was ist gut an der Situation, wie sie gerade ist? Was sollte sich auf jeden Fall nicht ändern?« (ebd.).

Diesen Fragetypus nach »Anpassungsfunktionen des Status quo« erfrage ich oft zu Beginn eines Coachings wie folgt:

Erwartungsklärung – Was soll so bleiben, wie es ist?

- Angenommen, unser Coachingprozess verliefe erfolgreich und du würdest am Ende sagen: »Ja, jetzt bin ich an dem Punkt, an dem ich sein möchte, um mit gutem Gefühl weiterzumachen bzw. neu zu starten.« Woran würdest du erkennen, dass dieser Moment eingetroffen ist?
- Um mit deinem Anliegen weiterzukommen, hast du sicherlich schon das ein oder andere versucht. Bei welchen Lösungsversuchen würdest du sagen: »Das hat mich weitergebracht, das hat der Sache gedient?« Bei welchen Versuchen würdest du sagen: »Trotz guten Willens hat mich das nicht weitergebracht«?
- Studien und meine persönliche Erfahrung als Coach zeigen, dass in der Zeit vor dem Coaching bereits hilfreiche Erkenntnisse entstehen. Bitte sei aufmerksam, ob das bei dir auch so ist.
- Über manches, wie es gerade läuft, bist du wahrscheinlich auch ganz froh. Was sollte sich (durch das Coaching) auf keinen Fall verändern? Was hat sich bewährt und soll genau so bleiben, wie es ist? Was willst du wie konkret warum anders etablieren?

Schon *vor* dem Beginn einer (gemeinsamen) Veränderungsreise ist es sinnvoll, für sich zu ergründen, was von dem, was gerade ist, gut so ist, wie es ist. Ganz im Sinne von: Drum prüfe deine Ziele, ob damit ein Verlust einhergeht, den du dir eigentlich nicht wünschst.

Frage 18/20: »Welche Stärken kannst du heute ganz deutlich benennen, auch wenn manches nicht auf Anhieb so geklappt hat?« (Beilfuß 2024, S. 33)

Unsere Stärken formieren sich häufig an Fehlschlägen. Dadurch wachsen wir. Auch und gerade wenn etwas nicht auf Anhieb klappt, werden wir – *wenn* wir nicht aufgeben – kraftvoll erfinderisch und (er)finden unseren eigenen Weg, bilden individuelle Stärken aus. Beilfuß beschreibt das so (ebd., S. 11):

> »Viele Menschen, die zu uns kommen, sitzen in ihrem eigenen inneren Gefängnis. Jeder Versuch, etwas Neues zu denken, prallt an den dichten Mauern in der dunklen Enge ab.

> Das innere Unglück scheint Stacheln und Krallen zu besitzen, mit denen es sich festhält. Es ist eine Qual. Plötzlich hörst du eine Stimme, Worte erreichen dein Inneres, und vorsichtige Fragen erinnern dich daran, wer du bist, an die eigene Stärke und an die Chancen, die vor dir liegen. Interesse, echtes Interesse, das Worte findet, schenkt diesen Kerkern Türen – Türen in die Freiheit des Handelns.«

Was können wir tun, um die Türen zur Freiheit des Handelns zu öffnen, um gezielt mehr Stärken aufzubauen oder entwickeln zu lassen? Ein Schlüssel sind positive Emotionen (Blickhan 2024, S. 279):

> »Positive Emotionen verändern die Art und Weise, wie das Gehirn Informationen verarbeitet. Unsere Sicht auf die Welt erweitert sich – nicht nur metaphorisch, sondern ganz konkret: Studien zeigen, wie sich die Wahrnehmung buchstäblich erweitert, sobald positive Emotionen erlebt werden […]. Wenn ein Mensch mehr Reize wahrnehmen und verarbeiten kann, kann er auch mehr Verbindungen zwischen Elementen schaffen.«

Und übrigens (ebd.):

> »Positive Emotionen unterstützen die geistige Flexibilität und Kreativität. Für diesen erstrebenswerten Effekt kommt es interessanterweise weniger auf die Intensität der positiven Gefühle an als auf ihre Häufigkeit. Durch wiederholtes Erleben positiver Gefühle werden im Gehirn neue Netzwerke ›verdrahtet‹. Fredrickson nennt positive Gefühle deshalb auch ›kleine Maschinen positiver Veränderung‹; dadurch bauen Menschen Ressourcen auf:
>
> - *körperliche Ressourcen:* Zunahme der Immunstärke
> - *soziale Ressourcen:* bessere Beziehungsqualität und soziales Feingefühl
> - *intellektuelle, emotionale und handlungsbezogene Ressourcen:* mehr Selbstwirksamkeit, Selbstakzeptanz, Optimismus, Verhaltensflexibilität, Sinnerleben, Achtsamkeit.«

Frage 19/20: »Worin besteht der positive oder negative Wert der Änderung für wen?« (Simon u. Rech-Simon 2023, S. 266)

Alles im Leben hat einen Preis. Jede Änderung ist von Gewinn *und* Verlust geprägt. Sich dieses Faktum immer wieder ins Bewusstsein zu rufen ist wertvoll; auch weil wir uns so bewusster für ausgewählte Gewinne und Verluste entscheiden können, *bevor* wir handeln. Eine gemeinsame Analyse der Korrelationen von Lebensereignissen kann hilfreiche Erkenntnisse, auch bezüglich erlebter Gewinne und Verluste, hervorbringen. Simon und Rech-Simon (ebd., S. 273) konkretisieren das so:

> »Welche außerfamiliären Veränderungen (Arbeit, Schule, Bekannte) lassen sich mit innerfamiliären Veränderungen zeitlich verknüpfen?«

Im Folgenden beschreiben Simon und Simon-Rech das Fatale bezüglich sich selbst verstärkender Erwartungshaltungen und Weltsichten (ebd., S. 276):

> »Der einzelne Beobachter unterscheidet Phänomene und gibt ihnen einen Namen. Wenn sie ihm vertraut sind, dann hat er sie erwartet und dann zieht er aus seinen Beobachtungen die gewohnten Schlüsse (seien sie nun logisch oder affektiv begründet).

> So führen Erwartungen zu Folgerungen, die Erwartungen bestätigen. Der Kreis ist geschlossen, das Weltbild konsistent, d. h. widerspruchsfrei und plausibel. […] Der erste Weg [bei systemischen Interventionen] besteht daraus, aus erwarteten Beobachtungen überraschende Beobachtungen zu machen. Aus ihnen müssen alternative Folgerungen gezogen werden, die den Kreislauf der Selbstbestätigung der Erwartungen unterbrechen (›stören‹). Die Alternative dazu besteht darin, dass überraschende Folgerungen (Umdeutungen) angeboten werden, die zu überraschenden Beobachtungen führen. Auch in diesem Fall wird die Konsistenz der Wirklichkeitskonstruktion aufgelöst, es entstehen Widersprüche, die nur durch Umkonstruktion beseitigt werden kön nen.«

Frage 20/20: »Was sind Ihre drei wichtigsten Lebensprinzipien?« (Kindl-Beilfuß 2023, S. 42)

> »Werte und Prinzipien: Innerhalb Ihrer Familie konnten Sie viele Erfahrungen erwerben, Werte kennenlernen, um Ihre eigene Lebenshaltung zu finden. Welche dieser Werte und Erfahrungen Ihrer Familie sind Ihnen besonders wertvoll und nützlich im eigenen Leben? […] und an welcher Stelle machen Sie Ihr ganz eigenes Ding, und das richtig erfolgreich? Was sind Ihre drei wichtigsten Lebensprinzipien? Wie schaffen Sie es, Ihren Prinzipien treu zu bleiben? In welcher Situation ist es Ihnen bereits gelungen, Ihre Prinzipien unter schwierigsten Umständen zu verteidigen?« (ebd.)

Werte-Arbeit (gemeinsam) zu betreiben, lohnt sich mehrmals im Leben. Und aus der Fülle unserer Werte gelegentlich unsere drei Kernwerte/Lebensprinzipien auszuwählen verschafft immer wieder Klarheit über das, was uns wirklich wichtig ist. Was will ich wirklich (im Leben)? Und worauf kommt es mir wirklich an? Wer sich das immer mal wieder klar vor das innere Auge holt, weiß was er oder sie (nicht) will und kann zielfokussierter entsprechend entscheiden und leben. Klingt nachvollziehbar und selbstverständlich, oder? Wann und wie haben Sie sich in jüngster Zeit damit auseinandergesetzt, um zu sehen, ob Sie Ihre ganz eigene, »artgerechte« Spur (noch) halten?

3.4.3 Sechs Reflexions- und Handlungsimpulse

»Erzähle es mir – und ich werde es vergessen.
Zeige es mir – und ich werde mich erinnern.
Lass es mich tun – und ich werde es behalten.«

Konfuzius (5. Jh. v. Chr.)

Gemäß dieser Weisheit erwarten Sie am Ende dieses Kapitels sechs Reflexions- und Handlungsimpulse zum Ausprobieren. Diese Impulse sind verbunden mit Übungen, die ich Ihnen mitsamt ausführlichen Anleitungen als separate Datei außerhalb dieses Buches zur Verfügung stelle. Das Zusatzmaterial zum Kapitel »Fragen im Coachingprozess – Stupser für Perspektivenwechsel« finden Sie auf der Webseite des Carl-Auer Verlages zu diesem Buch, die Übungen sind dort im

Kapitel »Reflexions- und Handlungsimpulse zum Thema Fragen im Coaching« beschrieben.[16]

Impuls I: »Meine Lieblingsfragen«

Diese Übung zielt darauf ab, die Reflexionsfähigkeit im Coachingprozess zu stärken und ein vertieftes Verständnis für die Wirkweise gezielter Fragen zu entwickeln. Die Übung sensibilisiert für die Wirkung von Fragen und fördert Ihre Fähigkeit, Coachingprozesse aktiv und reflektiert zu gestalten. Indem Sie lernen, Fragen bewusst auszuwählen und deren Wirkung zu analysieren, erweitern Sie Ihre kommunikativen Kompetenzen und stärken Ihre Selbstreflexionsfähigkeit. Darüber hinaus trägt die Übung dazu bei, die Qualität von Coachinggesprächen zu erhöhen und nachhaltige Lern- und Erkenntnisprozesse zu fördern.

Impuls II: »Ideen von Erfolg« (nach Beilfuß 2024, S. 89)

Ziel dieser Übung ist es, die Selbstreflexion und das Bewusstsein für individuelle Werte und persönliche Entwicklungen im Hinblick auf Erfolgsvorstellungen zu fördern. Dadurch wird ein tieferes Verständnis für eigene Werte, Prioritäten und Zielsetzungen gefördert, das die Grundlage für zukünftige Entscheidungen und Entwicklungen bilden kann.

Diese Übung ermöglicht Ihnen weitergehend, Ihr eigenes Wertesystem und Ihre langfristigen Entwicklungsziele bewusster wahrzunehmen. Die Erkenntnisse aus der Reflexion unterstützen Sie dabei, konsistente und erfüllende Zielsetzungen zu formulieren, die mit Ihren persönlichen Werten im Einklang stehen. Der empfohlene Austausch mit einer weiteren Person fördert zudem die Perspektivenvielfalt und stärkt die kommunikative Reflexionskompetenz.

Impuls III: »Einladung zur beruflichen Selbstreflexion und -führung mit 14 Fragen im (Selbst-)Gespräch« (nach Beilfuß 2024, S. 142 ff.)

Diese Übung zielt darauf ab, die Selbstreflexion bezüglich der eigenen beruflichen Entwicklung zu fördern. Sie unterstützt Sie dabei, prägende Erfahrungen, Herausforderungen und Erfolge bewusster wahrzunehmen und daraus persönliche Erkenntnisse für Ihre berufliche Zukunft abzuleiten. Im Mittelpunkt steht die Förderung eines bewussten Rückblicks auf berufliche Erfahrungen, um zentrale Lernmomente, persönliche Stärken und Entwicklungsschritte zu erkennen. Die Reflexion soll dazu beitragen, die eigene berufliche Identität zu stärken und zukünftige Ziele klarer zu formulieren.

Die Übung bietet die Möglichkeit, berufliche Meilensteine bewusst wahrzunehmen, persönliche Erfolge wertzuschätzen und zukünftige Entwicklungsschritte gezielt zu planen. Der Austausch mit einer weiteren Person fördert Perspektivenvielfalt und erweitert die Reflexion. Insgesamt unterstützt die Übung Sie dabei, berufliche Erfahrungen zu integrieren, Dankbarkeit auszudrücken und die eigene Leidenschaft für das berufliche Wirken nachhaltig zu stärken.

16 Das Zusatzmaterial zu Kapitel 3 »Fragen im Coachingprozess – Stupser für Perspektivenwechsel« ist verfügbar unter: https://www.carl-auer.de/media/carl-auer/sample/ZM/Zimmermann_Zusatzmaterial_Fragen_im_Coaching.pdf

Impuls IV: »Mein Lieblingsmensch«[17]

Welche Werte, Charaktereigenschaften, Wesenszüge und Verhaltensweisen hat Ihr Lieblingsmensch (Abb. 3.1)? Mit der Erkundung dieser Frage können Sie innerlich handlungsleitende Klarheit bekommen für den Umgang mit bestehenden und neuen Kontakten. Sie lernen, selbstbewusst rational und emotional reflektiert das »Maß« für die Auswahl und Intensivierung Ihrer Kontakte anzusetzen und, an diesem Maß ausgerichtet, Ihre Kraft und Liebe einzusetzen.

Ziel der Übung ist es, sich Ihrer persönlichen Bedürfnisse und Wünsche in Beziehungen bewusster zu werden, auch in der Beziehung zu sich selbst, um diese aktiv gestalten zu können.

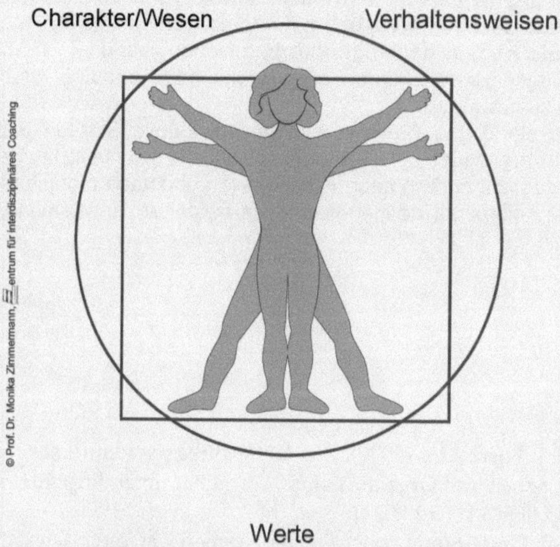

Abb. 3.1: Mein Lieblingsmensch

Impuls V: »Fragen im Reigen der Jahreszeiten: Frühling« (nach Kindl-Beilfuß 2023, S. 142)

Diese Übung zielt darauf ab, Ihr Bewusstsein für die kraftvolle Symbolik des Frühlings als Zeit des Aufbruchs und der Erneuerung zu stärken. Sie fördert Ihre Selbstreflexion, unterstützt Ihre Motivation zur Veränderung und regt dazu an, die Frühlingszeit aktiv zur Gestaltung eines positiven Lebensstarts zu nutzen.

Die Reflexion über persönliche Erfahrungen und Hoffnungen im Zusammenhang mit dem Frühling soll helfen, individuelle Veränderungsprozesse bewusster wahrzunehmen und neue Impulse für persönliches Wachstum zu entwickeln. Die Übung schafft Raum für eine achtsame Auseinandersetzung mit eigenen Zielen und Wünschen, die eng mit der Symbolik der Jahreszeit verbunden sind. Durch die gezielte Reflexion über Neuanfänge und Veränderungsmöglichkeiten wird die eigene Motivation gestärkt. Der auch hier empfohlene Austausch mit einer anderen Person

17 Eine meiner Lieblingsübungen im Coaching, auch im Selbstcoaching (Zimmermann 2026). Verfügbar unter: https://www.coaching-magazin.de/coaching-tools/tools/lieblingsmensch.

fördert den Perspektivenwechsel, inspiriert zu neuen Ansätzen und unterstützt die Umsetzung individueller Ziele. Die Übung trägt dazu bei, den Frühling als eine Zeit bewusster Selbstentwicklung und aktiven Handelns zu erleben.

Impuls VI: »Arbeit« (nach Beilfuß 2024, S. 135 ff.)

Diese Übung dient der Förderung beruflicher Selbstreflexion und der Entwicklung von Selbstführung. Sie unterstützt dabei, Ihre bisherigen beruflichen Erfahrungen und Kompetenzen bewusst zu reflektieren, um daraus Erkenntnisse für die persönliche Weiterentwicklung und zukünftige Entscheidungen abzuleiten.

Ziel der Übung ist es, die individuelle berufliche Entwicklung zu analysieren und das Bewusstsein für erworbene Kompetenzen und prägende Erfahrungen zu schärfen. Sie werden angeregt, Ihre beruflichen Stationen, Lernprozesse und Herausforderungen zu reflektieren und daraus neue Impulse für Ihre berufliche Selbstführung zu gewinnen.

Die Übung stärkt das Bewusstsein für individuelle Stärken und Ressourcen und fördert das Vertrauen in die eigene berufliche Kompetenz. Der persönliche Austausch ermöglicht zudem neue Perspektiven und kann motivierend wirken, um zukünftige Ziele klarer zu definieren und den eigenen Entwicklungsweg aktiv zu gestalten.

Literatur

Bachmann, T. u. J. Loermann (2022): Zur Wirksamkeit systemischer Interventionen im Kontext von Arbeit und Organisationen. Verfügbar unter: http://dx.doi.org/10.13140/RG.2.2.19045.06885 [11.12.2024].

Beilfuß, C. (2024): Ein Himmel voller Fragen. Systemische Interviews, die glücklich machen. Heidelberg (Carl-Auer), 3. Aufl.

Blickhan, D. (2024a): Von der Lösungs- zur Wachstumsorientierung – Positive Psychologie im Coaching. In: M. Zimmermann (Hrsg.): Coaching – zum Wachstum inspirieren. Ein interdisziplinäres, integratives Handbuch. Heidelberg (Carl-Auer), S. 268–283.

Blickhan, D. (2024b): Nur etwas für Verkäufer? Nutzen und Stellenwert des NLP für modernes Coaching. In: M. Zimmermann (Hrsg.): Coaching – zum Wachstum inspirieren. Ein interdisziplinäres, integratives Handbuch. Heidelberg (Carl-Auer), S. 250–267.

Büttner, C. u. R. Quindel (2024): Gesprächsführung und Beratung in der Therapie. Professionelle Kommunikation und Beziehungsgestaltung. Berlin/Heidelberg (Springer), 3. Aufl. DOI: 10.1007/978-3-662-67522-9.

Faulbaum, F. u. M. Rexroth (2023): Was ist eine gute Frage? Die systematische Evaluation der Fragenqualität. Wiesbaden (Springer), 2. Aufl.

Fredrickson, B. L. (2013): Updated thinking on positivity ratios. *American Psychologist* 68 (9): 814–822. DOI: 10.1037/a0033584.

Graf, E.-M., H. Künzli u. T. Spranz-Fogasy (2024): Fragepraktiken im Coaching. Erkenntnisse aus einem interdisziplinären Forschungsprojekt. *Coaching-Magazin* (1): 49–53.

Graf, E.-M. u. T. Spranz-Fogasy (2018): Welche Frage, wann und warum? – Eine qualitativ-linguistische Programmatik zur Erforschung von Frage-Sequenzen als zentrale Veränderungspraktik im Coaching. *Coaching Theorie & Praxis* 4 (1): 17–32.

Grant, M. a. S. A. O'Connor (2018): Broadening and building solution-focused coaching. Feeling good is not enough. *Coaching: An International Journal of Theory, Research and Practice* 11 (2): 165–185.

Grawe, K. (2000): Psychologische Psychotherapie. Göttingen (Hogrefe).

Hampe, H. (2014): Die Lehren der Philosophie. Berlin (Suhrkamp).

Helbling, D. (2021): Zur Relevanz von Fragen in Natur, Mensch, Gesellschaft. Rolle, Spannungsfelder, offene Fragen. Verfügbar unter: https://www.ethik-religionen-gemeinschaft.ch/zur-relevanz-von-fragen-in-nmg [13.11.2025].

Jordan, S. a. S. Kauffeld (2020): A mixed methods study of effects and antecedents of solution-focused questions in coaching. *International Journal of Evidence-Based Coaching and Mentoring* 18 (1): 57–72.

Kabatnik, S. u. E.-M. Graf (2021): Lösungsorientierte Fragen im Coaching- und Psychotherapie-Gespräch – Ein gesprächslinguistischer Vergleich ihres interaktionstypspezifischen, lokalen Veränderungspotentials. *Coaching Theorie & Praxis* 7 (1): 99–115.

Kindl-Beilfuß, C. (2023): Fragen können wie Küsse schmecken. Systemische Fragetechniken für Anfänger und Fortgeschrittene. Heidelberg (Carl-Auer), 12. Aufl.

Köller, W. (2004): Perspektivität auf Sprache. Zur Struktur von Objektivierungsformen in Bildern, im Denken und in der Sprache. Berlin (de Gruyter).

Kosarz, P. (2024): Verhaltenstherapie und ihre Implikationen für Coaching. In: M. Zimmermann (Hrsg.): Coaching – zum Wachstum inspirieren. Ein interdisziplinäres, integratives Handbuch. Heidelberg (Carl-Auer), S. 332–350.

Kossak, H. C. (2013): Hypnose. Lehrbuch für Psychotherapeuten und Ärzte. Weinheim (Beltz).

Kremer, I., H. Lohse-Bossenz u. M. Zimmermann (2015): Fortbildungsbegleitendes Coaching für Erzieher – Konzeption, Wirkungen. In: S. Bertolt (Hrsg.): Heterogenität und Diversität – Vielfalt der Voraussetzungen im naturwissenschaftlichen Unterricht. Gesellschaft für Didaktik der Chemie und Physik, Jahrestagung in Bremen 2014. Kiel (IPN), S. 621–623.

Lerch, S. u. H. Weitzel (2024): Interdisziplinarität als notwendige Grundhaltung im Coaching? In: M. Zimmermann (Hrsg.): Coaching – zum Wachstum inspirieren. Ein interdisziplinäres, integratives Handbuch. Heidelberg (Carl-Auer), S. 79–93.

Lieb, H. (2005): Verhaltenstherapeutische Supervision. Ein Modell in Haupt- und Unterprogrammen. *Verhaltenstherapie & Psychosoziale Praxis* 37 (2): 249–256.

Margraf, J. u. R. Lieb (1995): Was ist Verhaltenstherapie? Versuch einer zukunftsoffenen Neucharakterisierung. Editorial. *Zeitschrift für Klinische Psychologie und Psychotherapie* 24 (1): 1–7.

Meier, R. u. A. Janßen (2011): CoachAusbildung – ein strategisches Curriculum. Sternenfels (Wissenschaft & Praxis), 2. Aufl.

Nahrstedt, W., D. Brinkmann, H. Theile u. G. Röcken (2002): Lernen in Erlebniswelten. Perspektiven für Politik, Management und Wissenschaft. Bielefeld (IFKA).

Ohler, M. (2024): Coachen ist ein Verb – Philosophieren im und über Coaching. In: M. Zimmermann (Hrsg.): Coaching – zum Wachstum inspirieren. Ein interdisziplinäres, integratives Handbuch. Heidelberg (Carl-Auer), S. 139–152.

Patrzek, A. (2021): Systemisches Fragen. Professionelle Fragekompetenz für Führungskräfte, Berater und Coaches. Wiesbaden (Springer), 3. Aufl.

Peter, B. u. D. Revenstorf (2015): Hypnose in Psychotherapie, Psychosomatik und Medizin. Manual für die Praxis. Berlin (Springer), 3. Aufl.

Plath, A. (2023): Fragetechniken und -typen im Coaching. *Coaching-Magazin Online*, 28.02.2023. Verfügbar unter: https://www.coaching-magazin.de/coaching-tools/methoden/coaching-fragen [23.11.2024].

Rauen, C. u. A. Steinhübel (2001): Das COACH-Modell. Den Coaching-Prozess rahmen und steuern. *Coaching-Magazin Online*, 31.01.2001. Verfügbar unter: https://www.coaching-magazin.de/konzepte/coach-modell [20.11.2025].

Reich, K. (2008): Zirkuläres Fragen. Verfügbar unter: http://methodenpool.uni-koeln.de/download/zirkulaeres-fragen.pdf [14.11.2025].

Rödel, S. (2020): Wunderfrage mit Masterplan. *Coaching-Magazin* (3): 42–45.

Rogers, C. R. (1974): Lernen in Freiheit. Zur Bildungsreform in Schule und Universität. München (Kösel).

Schmidt, G. (2024): Coaching als kooperative Konstruktion von Lösungswirklichkeiten für einzigartige Menschen in einzigartigen Kontexten – Hypnosystemische Coachingkonzepte. In: M. Zimmermann (Hrsg.): Coaching – zum Wachstum inspirieren. Ein interdisziplinäres, integratives Handbuch. Heidelberg (Carl-Auer), S. 362–394.

Schreyögg, A. (2019): Begriffsbestimmungen für Coaching als Profession. In: Deutscher Bundesverband Coaching DBVC (Hrsg.): Leitlinien und Empfehlungen für die Entwicklung von Coaching als Profession. Kompendium mit den Professionsstandards des DBVC. Osnabrück, 5. Aufl., S. 18–21. Verfügbar unter: https://www.dbvc.de/_Resources/Persistent/9/7/c/5/97c54d38f378d6ea9b05bb367b8202e844ec82a8/DBVC%20Coaching%20Kompendium%202019.pdf [06.02.2025].

Schumacher, B., M. Zimmermann u. A. Cornelius (2024): Der Gedankenstrudel – Konzept und Intervention in systemischem Coaching. *Coaching Magazin Online*, 09.01.2024. Verfügbar unter: https://www.coaching-magazin.de/coaching-tools/methoden/gedankenflussmodell [17.12.2024].

Seligman, M., T. Steen, N. Park a. C. Peterson (2005): Positive psychology progress: Empirical validation of interventions. *American Psychologist* 60 (5): 410–421. DOI: 10.1037/0003-066X.60.5.410.

Simon, F. B. u. C. Rech-Simon (2023): Zirkuläres Fragen. Systemische Therapie in Fallbeispielen. Ein Lernbuch. Heidelberg (Carl-Auer), 15. Aufl.

Stenzel, S. u. M. Zimmermann (2024): Das Coaching-Business zu Wachstum und Veränderung inspirieren – Neuausrichtung an der Lebens- und Arbeitswelt der Klient:innen von morgen. In: M. Zimmermann (Hrsg.): Coaching – zum Wachstum inspirieren. Ein interdisziplinäres, integratives Handbuch. Heidelberg (Carl-Auer), S. 206–218.

Strong, T., N. R. Pyle a. O. Sutherland (2009): Scaling questions: Asking and answering them in counselling. *Counselling Psychology Quarterly* 22 (2): 171–185.

Tschira, A. (2024): Den eigenen Stil als Coach entwickeln … oder: Worum bist du gewickelt? In: M. Zimmermann (Hrsg.): Coaching – zum Wachstum inspirieren. Ein interdisziplinäres, integratives Handbuch. Heidelberg (Carl-Auer), S. 220–240.

Schlippe, A. von u. J. Schweitzer (2007): Lehrbuch der systemischen Therapie und Beratung. Göttingen (Vandenhoeck & Ruprecht), 10. Aufl.

Wagner, R. W. (2003): Übungen zur mündlichen Kommunikation. Bausteine für rhetorische Lehrveranstaltungen. Regensburg (BVS). 2. Aufl. 2019. Verfügbar unter: http://www.bvs-bw.de/SEMINARMATERIALIEN/Roland_W_Wagner_Uebungen_zur_muendlichen_Kommunikation_2019.pdf [14.11.2025].

Williams, E. N. (2023): The use of questions in psychotherapy. A review of research on immediate outcomes. *Psychotherapy* 60 (3): 246–254.

Zepke, G. (2005): Reflexionsarchitekturen. Evaluierung als Beitrag zum organisationalen Lernen. Heidelberg (Carl-Auer).

Zimmermann, M. (2011): Naturwissenschaftliche Bildung im Kindergarten. Eine integrative Längsschnittstudie zur Kompetenzentwicklung von Erzieherinnen. Berlin (Logos).

Zimmermann, M. (Hrsg.) (2024): Coaching – zum Wachstum inspirieren. Ein interdisziplinäres, integratives Handbuch. Heidelberg (Carl-Auer).

Zimmermann, M. (2026): Reflexions- und Handlungsimpuls – »Lieblingsmensch« – Ein Coaching-Tool zur Klärung von Wertvorstellungen, Bedürfnissen und Beziehungsmustern. *Coaching Magazin*. Verfügbar unter: https://www.coaching-magazin.de/coaching-tools/tools/lieblingsmensch [10.08.2026].

Zimmermann, M., H. Lohse-Bossenz, M. Janke, S. Müller, I. Kremer u. W. Tietze (2015): Praxiswirkungen einer Erzieherfortbildung – eine experimentelle Studie. In: S. Bernholt (Hrsg.): Heterogenität und Diversität – Vielfalt der Voraussetzungen im naturwissenschaftlichen Unterricht. Gesellschaft für Didaktik der Chemie und Physik, Jahrestagung in Bremen 2014. Kiel (IPN), S. 352–354. Zimmermann, M. u. A. Niggemeier (2024): Was ist Coaching? – Ein Vorverständnis aus nationaler und internationaler Perspektive. In: M. Zimmermann (Hrsg.): Coaching – zum Wachstum inspirieren. Ein interdisziplinäres, integratives Handbuch. Heidelberg (Carl-Auer), S. 36–64.

Zimmermann, M. u. A. Niggemeier (2024): Was ist Coaching? – Ein Vorverständnis aus nationaler und internationaler Perspektive. In: M. Zimmermann (Hrsg.): Coaching – zum Wachstum inspirieren. Ein interdisziplinäres, integratives Handbuch. Heidelberg (Carl-Auer), S. 36–64.

Zimmermann, M. u. B. Schumacher (2024): Eine systemische Perspektive auf Coaching. In: M. Zimmermann (Hrsg.): Coaching – zum Wachstum inspirieren. Ein interdisziplinäres, integratives Handbuch. Heidelberg (Carl-Auer), S. 164–177.

Zimmermann, M. u. M. Welzel-Breuer (2010): Wie entwickelt sich die Reflexionskompetenz von ErzieherInnen in Abhängigkeit spezifischer Coaching-Impulse? In: D. Höttecke (Hrsg.): Chemie- und Physikdidaktik für die Lehramtsausbildung. Münster (LIT), S. 167–169.

4 Wie Coaches Rollenklarheit und Haltung entwickeln können – Eine Annäherung

Stefanie Normann

Einleitung

Ethische Herausforderungen im Coaching können vielfältig sein: Nach langen Coachinggesprächen über ein Problem gibt es trotzdem aufseiten der Klient:innen wenig Impulse zu handeln. Ein Unternehmen beauftragt das Coaching einer Führungskraft und erzeugt Druck auf den Coach, eine bestimmte Veränderung zu erzielen. Ein Coach stellt fest, dass er bei einem Thema im Coaching an die Grenze seiner Kompetenz kommt.

Solche Situationen erfordern Klarheit über die Rollen und Haltungen der Coaches.

Was ist »richtig«, was »professionell«, was führt zum Ergebnis? Gerade für angehende Coaches sind eine praxisnahe und handlungsorientierte Diskussion und Annäherung an die Beantwortung dieser Fragen hilfreich. Bei prozessbegleitender Beratung wie bei Coaching ist es Teil der lebenslang andauernden persönlichen Professionalisierung, sich immer wieder mit dem richtigen Handeln in komplexen Situationen auseinanderzusetzen. Auch wenn Wertesysteme oder Vorschriften kollidieren oder zueinander in Widerspruch– oder zu den eigenen Werten des Coachs – stehen, wird es ethisch herausfordernd.

Das Ringen um das »richtige« Handeln benötigt Maßstäbe oder Werte, an denen die gute Lösung gemessen wird: Diese sind die Vorgaben des Deutschen Bundesverbandes Coaching e. V. (DBVC) und anderer Verbände und das – auch in der Literatur belegte – Menschenbild verschiedener Beratungsätze. Die eher praktische Annäherung kann beispielhaft durch die vorgestellte »Rollenlandkarte« (Abschn. 4.5.1) oder den »Dilemma-Zirkel« (Abschn. 4.5.2) erfolgen.

Was ist meine Aufgabe in welcher Rolle – und was ist nicht meine Aufgabe? Ruth Seliger (2013, S. 73) formuliert: »Rollenklarheit beschreibt, welches Verhalten in dieser Rolle von Ihnen erwartet wird. […] Rollen geben Antwort auf die Frage: Wer bin ich (hier), und was soll und darf ich (hier) tun?« In Seligers »Navigationssystem für Führungskräfte« ist Rollenklarheit ein Aspekt von Professionalität (ebd., S. 73 ff.).

Eine Haltung basiert auf verschiedenen Wertesystemen, von den geltenden Gesetzen über ein humanistisches Weltbild, die christliche Tradition, die freiheitlich-demokratische Grundordnung und den systemischen Ansatz bis hin zu persönlichen Werten. Als eine »innere Einstellung, die jemandes Denken und Handeln prägt« definiert der Duden »Haltung« (Duden 2024). Und ergänzt »Verhalten oder Auftreten, das durch eine bestimmte innere Einstellung oder Verfassung hervorgerufen wird«.

Klarheit über die eigene Rolle und die eigenen Haltungen benötigt man spätestens dann, wenn es knifflig wird im Coaching: wenn man einen möglichen vorbereiteten Methodenleitfaden verlässt, wenn bisherige Lösungswege noch nicht funktioniert haben, wenn der Auftraggeber etwas von einem möchte, was man nicht geben kann oder will, wenn ethische Grauzonen erreicht werden, wenn plötzlich andere Ziele verfolgt werden sollen, zur Reflexion und Rekalibrierung nach jeder Coachingsitzung, zur Qualitätsüberprüfung – kurz, um abzuklären, ob man als Coach (noch) auf dem richtigen Weg unterwegs ist.

Wissenschaft und Literatur geben einige Rollen und Haltungen vor. Andere haben sich als professionelle Praxis in der sich immer weiter professionalisierenden Branche des Coachings entwickelt und dienen daher als Leitfaden. Und einige Rollen und Haltungen entwickelt jede und jeder Coach für sich selbst in der eigenen persönlichen Professionalisierung und der Entwicklung fachlicher Schwerpunkte.

Die Haltung ist deswegen so wichtig, weil man sich nicht auf alle Situationen im Coaching mit einer Methode oder einem Coachingtool vorbereiten kann. Mit Haltungsaspekten wie der Stärkung der individuellen Autonomie, dem eigenen Nichtwissen oder dem Perspektivenwechsel kann der Coach den Prozess steuern und voranbringen, ohne konkrete Inhalte oder Formate vorzugeben. Haltung sorgt so für eine theoriegeleitete und reflektierte Professionalität und dafür, dass das weitere Vorgehen nicht beliebig ist.

Weil Rollen nicht einfach so eingenommen werden können und insbesondere Haltungen nicht entstehen, weil man einmal einen Artikel gelesen hat, ist das Thema »Rolle und Haltung des Coachs« ein wichtiges in jeder Ausbildung zum Coach. Auch kommen manchmal Klient:innen mit dem Anliegen ins Coaching, die eigene Haltung zu einer Situation schärfen zu wollen. Daher kann das Thema »Haltung entwickeln« und bei herausfordernden Situationen wie Dilemmata, Widersprüchen oder ethischen Überprüfungen ein wichtiger Inhalt im Coaching sein. Allem liegt die Definition von Coaching zugrunde, wie Zimmermann und Niggemeier (2024, S. 37) sie formuliert haben:

> »Coaching ist die professionelle Beratung, Begleitung, Unterstützung von Privatpersonen, Paaren, Gruppen und von Personen mit Führungs- bzw. Steuerungsfunktion in Unternehmen und anderen Organisationen. Als Sammelbegriff bezeichnet Coaching individuelle Formen von (personzentrierter) Beratung auf der Prozessebene. Coaching ist eine vertrauliche, auf Freiwilligkeit beruhende Einzelberatung von psychisch ge-

sunden Menschen, die bewirken kann, dass Klient:innen eigenverantwortlich und aus sich heraus Lösungen für ihre Anliegen finden.«

4.1 Welche Rolle(n) haben Coaches?

4.1.1 Konstellationen von Coachingaufträgen

Coaches werden in unterschiedlichen Konstellationen von Aufträgen aktiv. Daher sind diese Orientierungsfragen grundlegend: Wer ist mein Auftraggeber? Wie lautet mein Auftrag? Wer bezahlt mich? Wem soll meine Arbeit nutzen? Die Rauen Coaching-Studie (Rauen et al. 2024) zeigt den beruflichen Status von Coaches und gibt so Auskunft über die üblichen Vertragssituationen: Die große Mehrheit der Coaches (knapp 60 %) ist soloselbstständig oder freiberuflich tätig, einige Coaches sind teilweise festangestellt (rund 15 %). Der kleinere Teil ist Unternehmer mit eigenen Mitarbeitenden (ca. 5 %). Daneben gibt es firmeninterne Coaches, Angestellte in Coachingunternehmen oder coachende Führungskräfte.

Coachingverträge können zwischen zwei, drei oder sogar vier Parteien bestehen:

- Bei *zwei Vertragsparteien* beauftragen Klient:innen ihre Coaches direkt und zahlen selbst. Die Bedingungen und Erwartungen an die Zusammenarbeit werden bilateral zwischen beiden Parteien ausgehandelt und vereinbart.
- Beauftragt ein Unternehmen einen Coach für einen Mitarbeitenden, dann gibt es *drei Vertragsparteien*. Im Coaching wird mit dem oder der Mitarbeitenden gearbeitet, es soll ihm oder ihr und damit in der Folge auch dem Unternehmen nutzen. Das Unternehmen beauftragt den Coach und zahlt die Rechnung. Hier sind unter Umständen Zielkonflikte möglich, und es ist die Aufgabe der Coaches, diese transparent zu machen. Eine gemeinsame Absprache zu dritt zu den gegenseitigen Beauftragungen sowie Aufgaben und Erwartungen ist eine Möglichkeit. Insbesondere die Weitergabe von Informationen oder Ergebnissen aus dem Coaching sowie vereinbarte Vertraulichkeiten sollten besprochen werden.
- Agiert zusätzlich zu den genannten drei Parteien ein Personalentwickler oder eine Coachingplattform als Vermittler, ist diese die *vierte Vertragspartei.*

Für alle Coaches ist es wichtig, die Vertragsverhältnisse zu kennen oder zu klären, um Klarheit über Rechte und Pflichten sowie Rollen und damit verbundene Erwartungen gegenüber allen Anspruchsberechtigten zu haben (Schubert-Golinski 2022, S. 122 ff.).

4.1.2 Die Rollen von Coaches gemäß dem Deutschen Bundesverband Coaching

Anders als beispielsweise eine Arzt-Patienten-Beziehung oder ein Auftrag zur Unternehmensberatung ist Coaching keine Expertenberatung, es geht nicht um die Vermittlung von Fachwissen oder einer für alle gleichermaßen gültigen Vorgehensweise. Im Coaching als einer klientenzentrierten Beratung nehmen Coaches abhängig vom Auftrag und Anliegen ihrer Klient:innen sowie in unterschiedlichen Phasen des Beratungsprozesses verschiedene Rollen ein. Es sind mehrere Kompetenzen gefragt, und die Phasen haben jeweils andere Funktionen. Es ist die Aufgabe der Coaches, das Vorgehen, die Haltung und die Beziehungsgestaltung durch den Prozess zu steuern – und dabei immer wieder die erforderliche(n) Rolle(n) einzunehmen (Steinke 2019, S. 52 ff.). Steinke beschreibt für den DBVC im Kompendium mit den Professionsstandards fünf wichtige Rollen von Coaches:

- Als *Prozessbegleiter:innen/Geburtshelfer:innen* steuern sie methodisch den inneren Klärungsprozesses und helfen Klient:innen, eigene Erkenntnisse und Lösungen zu entwickeln (»gebären«). Diese Rolle ist geprägt von einer strikten inhaltlichen Zurückhaltung.
- Als *Lernbegleiter:innen/Anleiter:innen* sind Coaches Expert:innen für fachliche Verfahrens- oder Verhaltensfragen der Klient:innen. Hier geht es um die psychoedukative Vermittlung von Wissen in Bezug zum Anliegen sowie in der Anleitung von Verhalten in Praxissituationen.
- Als *Ratgeber:innen/Mentor:innen* bringen Coaches ihre eigene Erfahrung ein und bietet damit Klient:innen Orientierung. Mit eigener Feld- und Funktionskompetenz können Coaches Lösungsansätze vor dem Hintergrund realistischer Einschätzungen der Lage anbieten. Hier ist darauf zu achten, dass die Selbstverantwortung für das Handeln vollständig bei den Klient:innen bleibt.
- Als *Sparringpartner:innen/Feedbackgeber:innen* geben Coaches wohlwollend Rückmeldung, die im Coachingverlauf die Klient:innen immer wieder ebenso bestätigend wie kritisch hinterfragt. Der Coach oder die Coachin »zeigt sich dabei […] als Person mit eigenen Überzeugungen, die er dem Klienten als subjektive Positionierung zur Verfügung stellt« (Steinke 2019, S. 54).
- Als *Dialogpartner:innen* gestalten Coaches eine vertrauensvolle Beziehung und eine konstruktive Gesprächsatmosphäre. Gleichzeitig reflektieren sie die eigenen Reaktionen auf den Coachingprozess, werten das eigene Rollenverhalten aus und überprüfen die Interventionen auf Passung und Wirkung. In dieser Rolle nutzen Coaches die eigene Selbstreflexivität, beurteilen den Coachingprozess und treten empathisch sowie professionell abgegrenzt ihren Klient:innen gegenüber.

4.2 Welche Haltungen oder Menschenbilder gibt es?

Coaching besteht nicht nur aus der Anwendung aneinandergereihter Methoden oder »Coachingtools«. Gleichwohl ist es unmöglich, sich als Coach auf alle Fragestellungen oder Problemlagen, die von den Klient:innen aufgebracht werden könnten, inhaltlich und methodisch vorzubereiten. Gerade weil Coaching keine Expertenberatung ist, sondern die Begleitung und Steuerung eines Prozesses, der inhaltlich von den Klient:innen vorgegeben wird, ist eine grundlegende Haltung, die die Prozesssteuerung stützt, erforderlich.

Diese Haltung darf kein reines »Bauchgefühl« sein, sondern sollte die fundierte fachliche Basis in einem professionellen Beratungsprozess bilden. Genauso sollten Coaches immer wieder selbstreflexiv mit dieser Basis umgehen. Eine Haltung einzunehmen, ist eine Entscheidung – und kein Gefühl. Gerade angehende Coaches brauchen etwas Übung, um den Raum zwischen einer Aussage des Gegenübers und ihrer Reaktion darauf wahrzunehmen und professionell zu nutzen.

Die für mich treffendste Definition von Haltung für den Kontext des Coachings habe ich bei von Schlippe und Schweitzer (2019, S. 199, *Hervorh.* i. Orig.) gefunden:

> »Systemische Praxis ist nicht beschreibbar als direkte Umsetzung systemtheoretischer Konzepte und auch nicht als rein handwerklicher Satz von Techniken. Die *Person* des systemischen Praktikers und die *Beziehung* zum Ratsuchenden spielt eine ebenso entscheidende Rolle wie der *Kontext*, in dem systemisch gearbeitet wird. Beides wird miteinander verbunden durch eine Reihe von grundlegenden, das konkrete Handeln inspirierenden Prämissen und Haltungen.«

4.2.1 Humanistische Psychologie: Entwicklungspotenzial

Neben der Psychoanalyse und dem Behaviorismus entwickelte sich in den 1960er-Jahren eine dritte wichtige psychologische Schule, die humanistische Psychologie. Sie fußt auf der Aufklärung, dem Humanismus und dem Existentialismus. Der Mensch wird als autonom und selbstbestimmt betrachtet, es geht um persönliche Entwicklung, Wachstum und Selbstverwirklichung (Wandhoff 2016, S. 255):

> »Die humanistischen Berater und Therapeuten sehen den Menschen (wieder) als ein Wesen, das zur Selbststeuerung und zur autonomen Selbstentwicklung grundsätzlich fähig ist und dem Beratung (oder Therapie) dabei helfen kann, seinen eigenen Weg zu Wachstum und Heilung zu finden.«

Wichtige Vertreter:innen der humanistischen Psychologie (und die von ihnen entwickelten therapeutischen Ansätze) sind unter anderem Abraham Maslow, Charlotte Bühler, Virginia Satir (Familientherapie) und Fritz Pearls (Gestalttherapie). Vielleicht am bekanntesten ist der nichtdirektive oder klientenzentrierte Ansatz von Carl Rogers. Rogers' »Aktualisierungstendenz« des Menschen ist gemäß Nußbeck (2024, S. 57) »eine das gesamte Entwicklungspotenzial eines Menschen aktualisierende Tendenz als Motivationskraft, die den Organismus als Ganzes erhält, ihn wachsen und reifen lässt«.

Gemeinsam ist den Ansätzen der humanistischen Psychologie, dass Berater:innen die Ratsuchenden als selbstbestimmt ansehen und ein Gespräch auf Augenhöhe stattfindet. In einem geschützten Raum wird die Entwicklung des Einzelnen gefördert, und so wird Wachstum möglich. Der Fokus liegt dabei eher auf dem Erleben in der Gegenwart als in der Bearbeitung der Vergangenheit. Wie die Beratung inhaltlich ausgeht, dafür sind Berater:innen nicht verantwortlich (Wandhoff 2016, S. 256 f.).

In ihrem Vortrag an der Victoria Hochschule verbindet Zimmermann Postulate des humanistischen Menschenbildes mit konkreten Haltungen im Coaching: Wenn Menschen als eigenständige, in sich wertvolle Persönlichkeiten angesehen werden, dann ist die Beratungssituation geprägt von bedingungslosem Respekt gegenüber der Menschenwürde und der individuellen Lebensweise. Wenn wir annehmen, dass Menschen befähigt und bestrebt sind, Entscheidungen zu treffen und ihr Leben selbst zu bestimmen, dann schaffen wir als Coaches im Coaching einen Raum, in dem sich die schöpferischen Kräfte des Menschen entfalten können, und wir unterstützen diese Kreativität und Entwicklungskompetenz (Zimmermann 2023).

4.2.2 Systemischer Ansatz

Es gibt eine Reihe von grundlegenden Prämissen, die den systemischen Ansatz beschreiben. Dazu gehören beispielhaft neben der Allparteilichkeit und Neutralität auch die Haltung, den Möglichkeitsraum zu vergrößern, die Ressourcenorientierung oder Zirkularität (von Schlippe u. Schweitzer 2016, S. 199 ff.).

4.2.2.1 Allparteilichkeit und Neutralität

Allparteilichkeit bedeutet, dass Coaches oder Berater:innen alle Beteiligten in einem Konflikt oder einer Situation als gleichwertig betrachten und deren Perspektiven respektieren. Diese Haltung fördert ein offenes und wertfreies Gespräch, in dem jede Stimme gehört wird, ohne dass eine Partei oder Perspektive bevorzugt oder benachteiligt wird. Allparteilichkeit ermöglicht es Coaches, neutral zu bleiben und sich nicht in die Position einer bestimmten Partei zu begeben, was das Vertrauen aller Beteiligten stärkt. Durch diese Haltung wird ein Raum geschaffen, in dem unterschiedliche Meinungen und Bedürfnisse anerkannt und konstruktiv bearbeitet werden können. Letztlich zielt die Allparteilichkeit darauf ab, ein gemeinsames Verständnis und Lösungen zu fördern, die für alle Beteiligten akzeptabel sind.

Die Haltung der *Neutralität* ist im Coaching wichtig, um die Klient:innen selbst zu ihrer Lösung finden zu lassen und sie nicht zu beeinflussen. Das, was Coaches für eine gute Lösung halten, muss nicht für die Klient:innen gleichermaßen eine gute Lösung sein. Aus der Perspektive der Klient:innen ist die Neutralität des Coachs offensichtlich, wenn für sie nicht erkennbar ist, welche der erarbeiteten Ideen oder Lösungen ihr Coach jeweils favorisiert. So können Klient:innen die Bewertung der Lösungen – möglicherweise mit Unterstützung ihres Coachs – jedoch klar nach ihren eigenen Kriterien vornehmen. Ähnlich verhält es sich mit der Neutralität der Coaches gegenüber Problemen. Die Klient:innen entscheiden, was eine problemhafte Situation oder Verhalten ist, das sie im Coaching bearbeiten möchten. Im Ergebnis ist die Haltung des Coaches eine *konstruktive innere Distanz* zu den jeweiligen Themen der Klient:innen, die viele unterschiedliche Lösungsansätze ermöglicht.

Im Coachinggespräch zeigen Coaches diese Haltung, wenn sie die Fähigkeit haben, zwischen dem Auftrag für ihren aktuellen Klienten und den Beteiligten einer Situation zu differenzieren, und dies in die Beratung einbringen können. Coaches haben die Kompetenz, für alle Beteiligten gleichermaßen Partei ergreifen zu können und deren Verdienste anzuerkennen. In Problemsituationen kann das ein Betrag dazu sein, Hintergründe oder Motivationen anderer Beteiligter zu ergründen. Hier können sich Hinweise zu neuen Perspektiven oder Lösungen ergeben.

4.2.2.2 Den Möglichkeitsraum vergrößern

Die systemische Haltung des Vergrößerns des Möglichkeitsraums zielt darauf ab, die Perspektiven und Handlungsspielräume der Klient:innen zu erweitern (von Schlippe u. Schweitzer 2016, S. 199 ff.). Durch gezielte Fragen und Interventionen werden neue Optionen und Alternativen sichtbar gemacht, die zuvor möglicherweise nicht erwogen wurden. Diese Haltung fördert kreatives Denken und ermutigt die Klient:innen, über bestehende Grenzen hinauszudenken und innovative Lösungen zu entwickeln. Letztlich führt das Vergrößern des Möglichkeitsraums zu einer erhöhten Flexibilität und Anpassungsfähigkeit in herausfordernden Situationen.

Im Coachinggespräch ist es somit eine Aufgabe, Beschreibungen zu finden, die Möglichkeitsräume erweitern oder ganz neue Perspektiven erschließen, zum Beispiel durch zukunftsorientierte oder hypothetische Fragen der Coaches. Es geht weniger darum, was alles nicht funktioniert. Denn mit festschreibenden Diagnosen oder Opferrollen würden Coaches die aktuelle Situation eher zementieren. Dies verlangt von ihnen eine große Offenheit und eine bewusste Reflexion eigener Vorurteile oder Denkmuster, die diese Offenheit beschränken könnten. Auch kann viel Geduld erforderlich sein, wenn Klient:innen sich zunächst gegen neue Ideen sträuben und in gewohnten Denkmustern verharren. Im Unterstützen und

Herausfordern gilt es, die richtige Balance zu finden, um neue Möglichkeiten zu erkunden, ohne Klient:innen zu überfordern.

4.2.3 Leitziel der Transaktionsanalyse: Autonomie

Welche Lösung funktioniert, das entscheidet die Klient:innen und nicht die Coaches. Im systemischen Ansatz werden daher Menschen, die Hilfe suchen, als Experten ihres eigenen Lebens, als autonom, angesehen. Auch in der Transaktionsanalyse spielt die Autonomie der Klient:innen eine wichtige Rolle. Nach Berne ist jemand »autonom« (Schlegel 2020, S. 487 ff.),

- der eine Situation uneingeschränkt von Glaubenssätzen aus der Vergangenheit wahrnehmen kann (Bewusstheit),
- aus einer großen Bandbreite an Denken, Fühlen und Handeln bewusst auswählen kann (Spontanität) und
- eigene Gefühle auch in schwierigen Situationen wahrnehmen und adäquat mitteilen kann (Intimität).

Die Autonomie ist das Leitziel der Transaktionsanalyse (ebd.).

Autonomie bedeutet, dass man »Skripte« hinter sich gelassen hat: Man kann sich in sich wiederholenden Mustern bewusst für andere Verhaltensweisen entscheiden und so andere Ergebnisse erhalten. Wenn Coaches die Autonomie ihrer Klient:innen fördern möchten, stellt sich also immer die Frage, welche möglichen Einschränkungen der eigenen Autonomie die einzelne Klientin gerade akzeptiert, welche Muster gerade wiederholt werden oder welche Glaubenssätze oder Skripte aus der Vergangenheit noch nachwirken.

4.3 Was bedeutet Professionalität im Coaching?

4.3.1 Coaching als Profession

Profession, Professionalisierung, Professionalität: Bei diesen Begriffen geht es einerseits um die Entwicklung des Coachings als Profession, als Beruf, und gleichermaßen um die Entwicklung des einzelnen Coaches in seinem oder ihrem professionellen Handeln. Für Coaches in Ausbildung stellt sich die Frage: Was bedeutet »professionell« im Coaching?

»Professionen« sind nach Mieg (2016, S. 27) »privilegierte Berufsgruppen, sie zeichnen sich durch Macht, Ansehen und eine gewisse Selbstbestimmung gegenüber anderen Berufsgruppen aus«. Als Leitprofessionen nennt Mieg den ärztlichen Beruf und Jurist:innen. Er verweist zudem auf eine »Einheit von Beruf und Wissen«, da eine Profession nicht einfach eine hochqualifizierte Beschäftigung ist.

Eine Profession ist zuständig für einen gesellschaftlichen Problem- oder Wissensbereich (ebd., S. 27).

Der Deutsche Bundesverband Coaching ergänzt in seinem Kompendium als weitere Merkmale von Professionen den Zusammenschluss von Fachkolleg:innen in Berufsverbänden sowie eine durch den Staat anerkannte exklusive Zuständigkeit, in dem die Vertreter:innen der Profession relativ autonom agieren (Schmidt-Lellek u. Fietze 2019, S. 10).

Eine gezielte Professionsentwicklung von Coaching wird von Verbänden umgesetzt, und dies erachtet auch der DBVC als notwendig (ebd., S. 17). Laut dem DBVC (ebd., S. 12 f.) treffen einige Merkmale von Professionen auf das Coaching zu, einige hingegen nicht:

> »Da staatliche Lizenz und öffentliches Mandat fehlen, müssen die selbst verwalteten Organisationen der Professionen […] und der von ihnen formulierte Ethik-Kodex […] als besonders bedeutsam angesehen werden: Den Coaching-Verbänden fällt die Aufgabe zu, das Kompetenzprofil von Coaching zu definieren und zu entwickeln […] und die für eine Profession wesenhafte Verantwortung gegenüber den einzelnen Klienten und die konstitutive Orientierung am Gemeinwohl zu gewährleisten.«

Aus dem aktuellen Stand der Definition einer Profession leiten sich Standards und Kodizes ab, die die Qualität und den Rahmen dieser nicht gleichförmigen Dienstleistung diskutieren und festlegen. Auf diese Art wird auch für eine Unterscheidung zu nicht professionellen Tätigkeiten gesorgt.

Beispielhaft definiert der DBVC das *Selbstverständnis von Coaching* (ebd., S. 13): »Coaching soll als eine Profession konzipiert werden, welche die Beziehung zur Arbeitswelt als ihren Tätigkeitsbereich fokussiert.« Vor diesem Hintergrund erachtet der DBVC neben der Fähigkeit, die Auseinandersetzung mit Innovation zu unterstützen, das Einnehmen multiprofessioneller Perspektiven und Supervision zur eigenen Selbstreflexion sowie Interdisziplinarität und Multidisziplinarität als wichtige Dimensionen des Coachings.

Teil der persönlichen Professionalisierung angehender Coaches ist es, sich mit den festgelegten Standards von Kompetenzen und ethischen Handlungskonzepten auseinanderzusetzen, um diese im professionellen Handeln umzusetzen. Weiterhin ist es wichtig, die Diskussion zur Weiterentwicklung zu verfolgen oder daran teilzunehmen.

4.3.2 Professionalität der Coaches und professionelles Handeln im Coaching

Fachliches interdisziplinäres Wissen und methodische Handlungskompetenzen zeichnen professionelle Coaches aus. In der Praxis muss dieses Wissen und Handeln in jedem individuellen Fall eingebracht werden und zum Ergebnis führen. Gerade weil Coaches in einem Ermessensspielraum agieren, für den sie persönlich die Verantwortung tragen, ist es wichtig, mit Unsicherheit und Ungewissheit in der Beratungssituation umgehen zu können. Eine kritische Reflexion des Vertragsverhältnisses und der Ansprüche der Parteien sowie ein übergeordnetes Wertesystem sind erforderlich. Fachliche Kompetenz und Unabhängigkeit des beruflichen Handelns und Denkens sind Ausdruck der Professionalität von Coaches. Autonome Coaches können sich kritisch-reflexiv vom Kontrakt distanzieren und orientieren sich an übergreifenden Werten sowie Verstehens- und Handlungskonzepten (Schmidt-Lellek u. Fietze 2019, S. 14 ff.)

Professionelles Handeln im Coaching bedeutet, mit spannungsreichen Widersprüchen umgehen zu können. So kann eine ausgeübte Funktion im Widerspruch zur Person stehen. Über manche Dinge besteht Gewissheit und über vieles Ungewissheit – und trotzdem wird man agieren müssen. Die Logik innerhalb eines Unternehmens mag eine andere sein als die Logik der Profession Coaching. Laut dem DBVC ist die Selbstreflexivität der Coaches kontinuierlich weiterzuentwickeln durch Supervision, Intervision, Fortbildung und Reflexion der ethischen Standards (ebd., S. 15 ff.). Unter dem Stichpunkt *Qualitätsmanagement* als Teil professionellen Handelns nennt der DBVC unter anderem eine Verlaufsdokumentation des Coachingprozesses sowie die Evaluation des Coachings (Steinke u. Wolf 2019, S. 124 ff.)

Ambiguitätstoleranz, also die Kompetenz, mit Widersprüchen und Paradoxien umzugehen, gehört auch bei Schmidt-Lellek und Fietze (2018, S. 457 ff.) zu den Aspekten professionellen Handelns im Coaching. Mit Mehrperspektivität berücksichtigen Coaches nicht nur die einzelne Person, sondern auch den Beruf, die Organisation oder das System. Belegbar wirksame und anerkannte Methoden drücken die *Wissenschaftsorientierung* des Vorgehens im Coaching aus.

Mit der Entwicklung einer dialogischen Kompetenz beherrschen Coaches nicht nur Gesprächstechniken, sondern erarbeiten sich eine Haltung, wie sie dem Gegenüber begegnen und mit ihm oder ihr in Beziehung treten können. Eine methodisch angeleitete Selbstreflexion ist ebenfalls Teil des professionellen Handelns von Coaches. Die Entwicklung eigener Professionalität ist ein lebenslanger Bildungsprozess, der nicht zum Ende kommt. Ein professionsethisches Handeln gemäß der von Berufsverbänden festgelegten Standards gehört ebenfalls zur Professionalität von Coaches.

4.4 Ethische Kodizes von Berufsverbänden

Professionsethisches Handeln wirkt nach außen und nach innen. Es gibt auf einem für mögliche Klient:innen als unübersichtlich wahrgenommenen Markt von Coachinganbietenden Orientierung und zeigt gleichzeitig klare Leitlinien für das Handeln von Coaches im Coachingprozess auf. Für angehende Coaches sind Kodizes von Berufsverbänden daher eine gute Quelle für die kontinuierliche Reflexion des eigenen Vorgehens und die Entwicklung des professionellen Handelns in einer nicht gleichförmigen Dienstleistung mit großer individueller Verantwortung bei der Arbeit am Menschen. Persönliche oder professionelle Konflikte können so erkannt und in Supervision oder kollegialer Beratung professionell bearbeitet werden.

Verschiedene Berufsverbände rund um Coaching, Supervision und Mediation haben mit Ethik-Kodizes die für ihre Profession arbeitsrelevanten Werte festgelegt. Dabei sind diese Festlegungen teilweise kurz und bestehen aus nur einem Wort, teilweise werden konkrete Umsetzungsmöglichkeiten dargelegt. Nachfolgend möchte ich fünf Prinzipien verschiedener ethischer Kodizes vorstellen, die jeweils von mehreren Berufsverbänden schriftlich niedergelegt wurden und dic ich für angehende Coaches als hilfreich erachte.

Die *Würde der Person* nennt es der DBVC in seinem Ethik-Kodex (Spreckelmeyer, Schmidt-Lellek u. Schreyögg 2019, S. 59) und bezieht sich damit auf eine »grundlegende Gleichwertigkeit der beteiligten Personen in professionellen Settings« – trotz der asymmetrischen Beratungsbeziehung. Ergänzt wird dies durch die an anderer Stelle genannte »Nicht-Reduzierbarkeit des Menschen« (ebd., S. 61). Coaching dient einerseits dazu, die berufliche Funktionsfähigkeit des Menschen zu fördern, hat jedoch auch die Aufgabe – jenseits von Leistungsbewertung –, den Wert des Menschseins zu reflektieren. Die Deutsche Gesellschaft für Transaktionsanalyse bezeichnet den Wert als »Würde des Menschen« (DGTA 2024), die bedeutet, dass »jeder Mensch […] einen unantastbaren Wert« besitzt.

Das ethische Prinzip, durch das dieser Wert gelebt wird, ist *Respekt*.

Selbstbestimmung ist ein weiterer Wert der DGTA. Er zeigt auf, dass jeder Mensch frei ist, über seine Zukunft selbst zu bestimmen, und lernen kann, für sich selbst verantwortlich zu sein. Mit Empowerment oder Bestärkung unterstützen Coaches ihre Klient:innen dabei. Unter dem Stichwort »Verantwortung« formuliert der Bundesverband Mediation (BM o. J.): »Wir respektieren und fördern als MediatorInnen die Selbstverantwortlichkeit aller Beteiligten.« In der Beratungssituation ermutigen Mediator:innen ihre Klient:innen, »die Verantwortung für den von ihnen eingebrachten Inhalt und die erarbeiteten Vereinbarungen zu übernehmen« (ebd.).

Dass Menschen im sozialen Kontext sich selbst erfahren, bringt die DGTA mit dem Wert *Gegenseitigkeit* auf den Punkt – eigenes Wohlbefinden kann nur in Gegenseitigkeit mit anderen entwickelt werden –, und unterstreicht damit die Relevanz von Kommunikation. Durch »Verbindlichkeit in Beziehungen« wird dieser Wert in die Praxis umgesetzt (DGTA 2024). Der DBVC unterstreicht die Relevanz des sozialen Kontextes für die individuelle Entwicklung mit seinem Prinzip »Der Mensch als dialogisches Wesen« (Spreckelmeyer, Schmidt-Lellek u. Schreyögg 2019, S. 60): »Als professionelle ›Arbeit am Menschen‹ fördert Coaching die Dialogbereitschaft und -fähigkeit des Klienten und stellt selbst ein Modell für dialogisches Handeln dar.« Die Deutsche Gesellschaft für Supervision und Coaching stellt in ihrem Ethikkodex explizit auf eine *All- bzw. Überparteilichkeit* ab, um die sich Supervisor:innen und Coaches grundsätzlich bemühen sollten (DGSv 2023, S. 2). Aus der fachlichen Expertise resultiere eine besondere Verantwortung, die nicht für eigene Vorteile oder zum Schaden der Klient:innen ausgenutzt werden dürfe. Auch der Bundesverband Mediation nennt »Allparteilichkeit und Fairness« als Prinzip der eigenen Arbeit (BM o. J.). Es ist die Aufgabe der Mediator:innen, die Bedürfnisse und Interessen aller Konfliktparteien mit gleichem Respekt wahrzunehmen und dafür zu sorgen, dass sie sich dieser Bedürfnisse klar werden können und diese im Beratungsprozess vollständig darstellen können.

Ähnlich wie der DBVC definiert die DGSv ihren Fokus von Supervision und Coaching als »*berufsbezogene Beratungsformen*, die dem Erhalt, der Erweiterung oder der Wiederherstellung der Handlungsfähigkeit von einzelnen Personen oder/und Organisationseinheiten dienen« (DGSv 2023, S. 1; *Hervorh.* d. Verf.). Die Bedeutung von Arbeit hebt der DBVC durch den Fokus auf das Gelingen von beruflicher Arbeit hervor, bei dem das Coaching die Klient:innen unterstützt.

Die verschiedenen Kodizes machen zudem Aussagen zur vertraglichen Gestaltung, Offenheit, Freiwilligkeit, Professionalität und Supervision – und sind damit im Einzelnen unbedingt lesens- und bedenkenswert.

4.5 Praktische Anwendung im Coaching und in der Beratung

Welche Rollen kann ich einnehmen? Welche Haltung kann ich zu einem Thema einnehmen? Dies sind häufige Anliegen der Klient:innen im Coaching. Beispielhaft folgen zwei Coachingformate, die sich mit genau diesen Themen auseinandersetzen und einen praktischen Leitfaden für eine Sitzung bieten.

4.5.1 Rollenklarheit schaffen

Was ist eigentlich meine Rolle hier? Die Bearbeitung dieser Frage ist ein klassisches Thema im Coaching, das sich um die Erwartungen von anderen an Coachees in ihrer – möglicherweise neuen – Rolle dreht. Neu in einem Unternehmen zu sein, neu in einer Führungsposition, nach einer Umstrukturierung oder bei einem Rollenkonflikt, macht oft eine Rollenklärung zu einem Themenfeld in Coachings.

Gerade wer neu in der Rolle als Coach ist, kann mit der »Rollenlandkarte zur Erwartungsanalyse« (Schubert-Golinski 2022, S. 245 ff.) die möglichen Erwartungen sortieren. Schubert-Golinski unterscheidet zwischen Rolle, Position und Funktion. Die *Position* beschreibt den Platz in der formalen Hierarchie, im Organigramm. Die *Funktion* umfasst die inhaltlich zu erledigenden Aufgaben. Wie die

Person diese Verantwortung genau wahrnimmt, was das vom Umfeld erwartete Verhalten in der Position und mit der Funktion ist, das beschreibt schließlich die *Rolle*. Während Position und Funktion häufig konkret beschrieben sind, sind die Erwartungen an die Rolle in unterschiedlichen Kontexten kulturabhängig und werden kommunikativ ausgehandelt.

Mit einer Mindmap mit dem Coachee in der Mitte umgeben von den verschiedenen Akteur:innen im Klientensystem werden explizite, implizite oder unbekannte Erwartungen im Coachinggespräch visualisiert, gesammelt und dokumentiert (Abb. 4.1).

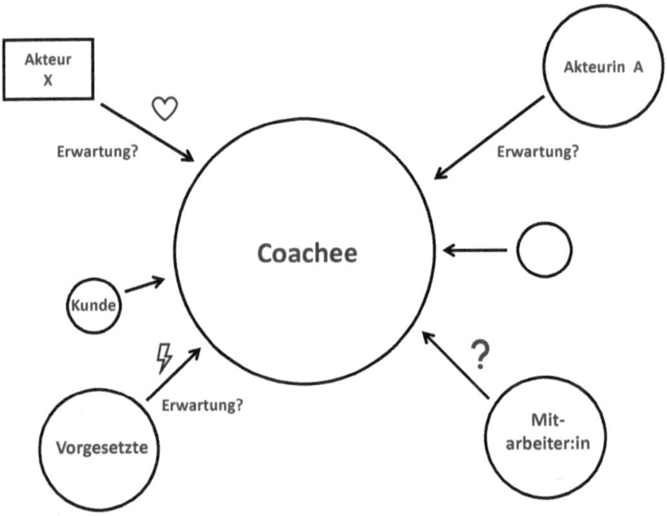

Abb. 4.1: Rollenlandkarte zur Erwartungsanalyse nach Bettina Schubert-Golinski (2022, S. 244)

4.5.2 Dilemmazirkel

Wie kann ich mit einem Dilemma umgehen? Der von Bernd Schmid entwickelte Dilemmazirkel und der zugehörige Sinnzirkel mit Lösungsmöglichkeiten ermöglichen die Auseinandersetzung mit schwierigen Situationen und leiten die Bewältigung von Komplexität an.

Im Dilemmazirkel beschreibt Schmid vier mögliche unterschiedliche Stadien von Personen in einem Dilemma: Vermeiden, Strampeln, erschöpft Abschalten, Verzweifeln. Der Sinnzirkel zeigt die jeweils zugehörigen hilfreichen Haltungen zum Umgang mit Komplexität auf: Sinn erleben, Ringen, Sich-Erholen, Loslassen (Abb. 4.2; Schmid 2022, S. 40).

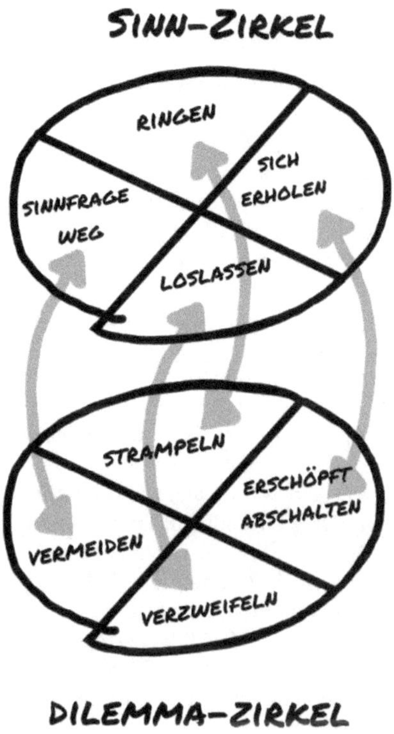

Abb. 4.2: Dilemmazirkel und Sinnzirkel nach Bernd Schmid (2022, S. 40)

Die Aufgabe von Coaches ist es, ein mögliches Dilemma bei ihren Klient:innen zu bemerken und mit dem Zirkel auszuwerten.

- Berichtet eine Klientin beispielsweise, ihr Thema sei mit »großer Anstrengung« verbunden, sie fühle sich, als würde sie »auf der Stelle treten«, dann könnte die Situation im Dilemmazirkel beim *Strampeln* verortet werden.
- *Ringen* im Sinnzirkel als Bewältigungsstrategie bedeutet zu klären, worum es eigentlich geht, den Bezugsrahmen zu erweitern und sich mit diesem Thema wirklich auseinanderzusetzen. Es kann besprochen werden, welches alte Verhaltensmuster zum Tragen kommt und welche zielführenderen Alternativen es gäbe. Unter Umständen ist anzuerkennen, dass es keine perfekte Lösung geben wird – und mit dieser Erkenntnis sowohl emotional als auch handlungsorientiert konstruktiv umzugehen.

Literatur

Bundesverband Mediation (BM) (o. J.): Ethisches Selbstverständnis des BM. Verfügbar unter: https://www.bmev.de/de/der-verband/wofuer-wir-stehen/leitbild-ethik [19.11.2025].

Deutscher Bundesverband Coaching (DBVC) (2019): Leitlinien und Empfehlungen für die Entwicklung von Coaching als Profession. Kompendium mit den Professionsstandards des DBVC, 5. Aufl. Frankfurt a. M. Verfügbar unter: https://www.dbvc.de/coach-finden/standards-fuer/coaching-kompendium [21.11.2025].

Deutsche Gesellschaft für Supervision und Coaching (DGSv) (2023): Ethische Leitlinien der Deutschen Gesellschaft für Supervision und Coaching e. V. Verfügbar unter: https://www.dgsv.de/wp-content/uploads/2023/10/DGSv_Ethische-Leitlinien_2023.pdf [04.11.2024].

Deutsche Gesellschaft für Transaktionsanalyse (DGTA) (2024): Ethik. Verfügbar unter: https://dgta.de/ethik/ [20.11.2025].

Duden (o. J.): Haltung. Verfügbar unter: https://www.duden.de/rechtschreibung/Haltung [04.11.2024].

Mieg, H. (2016): Profession: Begriff, Merkmale, gesellschaftliche Bedeutung. In: M. Dick, W. Marotzki u. H. Mieg (Hrsg.): Handbuch Professionsentwicklung. Bad Heilbrunn (Klinkhardt/utb), S. 27–39.

Nußbeck, S. (2024): Einführung in die Beratungspsychologie. München (Reinhardt/utb).

Rauen, C., D. Barczynski, D. Ebermann, A. Plath u. I. Tanzil (2024): RAUEN Coaching-Marktanalyse 2024. Version vom 16.05.2024. Verfügbar unter: https://www.rauen.de/coaching-report/coaching-marktanalyse.html [18.11.2025].

Schlegel, L. (2020): Die transaktionale Analyse. Zürich (DSGTA, Deutschschweizer Gesellschaft für Transaktionsanalyse).

Schlippe, A. von u. J. Schweitzer (2016): Lehrbuch der systemischen Therapie und Beratung I. Göttingen (Vandenhoeck & Ruprecht).

Schmid, B. (2022): Zwickmühlen und der Dilemma-Zirkel. Wiesloch (isb).

Schmidt-Lellek, C. u. B. Fietze (2018): Professionalisierung im Coaching. In: S. Greif, H. Möller u. W. Scholl (Hrsg.): Handbuch Schlüsselkonzepte im Coaching. Wiesbaden (Springer), S. 457–466.

Schmidt-Lellek, C. u. B. Fietze (2019): Profession und Professionalisierung. In: Deutscher Bundesverband Coaching (DBVC) (Hrsg.): Leitlinien und Empfehlungen für die Entwicklung von Coaching als Profession, 5. Aufl., S. 10–17. Verfügbar unter: https://www.dbvc.de/_Resources/Persistent/9/7/c/5/97c54d38f378d6ea9b05bb367b8202e844ec82a8/DBVC%20Coaching%20Kompendium%202019.pdf [18.11.2025].

Schubert-Golinski, B. (2022): Systemisches Coaching. Haltung, Methodik, Rollenklarheit. Hamburg (Corlin).

Seliger, R. (2013): Das Dschungelbuch der Führung. Ein Navigationssystem für Führungskräfte. Heidelberg (Carl-Auer). 10. Aufl. 2025.

Spreckelmeyer, W., C. Schmidt-Lellek u. A. Schreyögg (2019): Ethik-Kodex: Anthropologische Prinzipien und professionsethische Standards. In: Deutscher Bundesverband Coaching (DBVC) (Hrsg.): Leitlinien und Empfehlungen für die Entwicklung von Coaching als Profession. Kompendium mit den Professionsstandards des DBVC. Frankfurt a. M., 5. Aufl., S. 58–66. Verfügbar unter: https://www.dbvc.de/_Resources/Persistent/9/7/c/5/97c54d38f378d6ea9b05bb367b8202e844ec82a8/DBVC%20Coaching%20Kompendium%202019.pdf [18.11.2025].

Steinke, I. (2019): Die Rollen des Coachs. In: Deutscher Bundesverband Coaching (DBVC) (Hrsg.): Leitlinien und Empfehlungen für die Entwicklung von Coaching als Profession, 5. Aufl., S. 52–56. Verfügbar unter: https://www.dbvc.de/_Resources/Persistent/9/7/c/5/97c54d38f378d6ea9b05bb367b8202e844ec82a8/DBVC%20Coaching%20Kompendium%202019.pdf [18.11.2025].

Steinke, I. u. U. Wolff (2019): Qualitätsbegriff und Qualitätsmanagement. In: Deutscher Bundesverband Coaching (DBVC) (Hrsg.): Leitlinien und Empfehlungen für die Entwicklung von Coaching als Profession, 5. Aufl., S. 124–129.

Wandhoff, H. (2016): Was soll ich tun? Eine Geschichte der Beratung. Hamburg (Corlin).

Zimmermann, M. (2023): Der Ethik-Kodex des DBVC. Gast-Vortrag im Modul »Rolle und Haltung des Coachs« im Sommersemester 2023 (Victoria Hochschule Berlin, Master-Studiengang Wirtschaftspsychologie, Dozentin Stefanie Normann).

Zimmermann, M. u. A. Niggemeier (2024): Was ist Coaching? – Ein Vorverständnis aus nationaler und internationaler Perspektive. In: Monika Zimmermann (Hrsg.): Coaching – zum Wachstum inspirieren. Heidelberg (Carl-Auer), S. 36–64.

II Professionalität im Coaching

5 Reflexionskompetenz als Basis der professionellen Haltung von Coaches

Ilona Holtschmidt

5.1 Einleitung und Rahmung

Der Begriff der Reflexion wird in der beruflichen Praxis häufig benutzt, ohne die Bedeutung und die Modelle und Konzepte dahinter zu beleuchten und ggf. kritisch zu hinterfragen, also gewissermaßen unreflektiert. In diesem Beitrag werden ausgewählte Impulse mit dem Fokus auf die individuelle Reflexion und Reflexionskompetenz vorgestellt (wenngleich Reflexionsprozesse in Organisationen und Teams gleichermaßen Bedeutung haben). Oft sind individuelle Reflexionsprozesse, z. B. über ein Einzelcoaching, Auslöser für Prozesse der Reflexion in Teams und Organisationen.

Die Professionalisierung als Coach benötigt einen »Reflexionsraum«, in dem sowohl eigene Erfahrungen, Emotionen sowie theoretisches Wissen regelmäßig reflektiert werden mit dem Ziel der Perspektivenerweiterung und des Innehaltens. Professionelles Reflektieren orientiert sich an einem bewussten Nachdenken vor, während oder im Anschluss an eine Situation oder Handlung, z. B. als schriftliche Dokumentation, als gedanklicher Prozess oder verbunden mit kreativen Methoden. Professionelle Reflexion ist somit eine wichtige Brücke zur Verzahnung von Theorie und Praxis und eine große Chance z. B. für die Rollenfindung und darüber hinaus ein großer persönlicher Gewinn, nicht zuletzt durch den Perspektivenwechsel, die kritische Selbstwahrnehmung und das Hinterfragen von eigenem Handeln.

Zunehmend findet sich die Reflexionskompetenz in curricularen Vorgaben in Ausbildung und Studium auch außerhalb von Beratung und Coaching zur Unterstützung der Rollenklarheit »reflektierter Praktiker« – im Sinne von Schön (1983) steht beim Konzept des »reflective practitioners« im Vordergrund, sich vom eigenen Handeln distanzieren zu können und die Handlungen während und nach der Aktion zu reflektieren, verbunden mit einem kritischen Abgleich des theoretischen Wissens.

Die hier vorgestellten Positionen sind aus meiner Aus- und Weiterbildungspraxis, unterschiedlichen Forschungsprojekten und der eigenen Coachingpraxis hervorgegangen.

Ebenen und Gegenstände von Reflexion können je nach Kontext und beruflicher Rolle unterschiedlich sein. Mögliche allgemeine Dimensionen sind: Reflexion von Handlungen, Emotionen, Prozessen, Planungen und Ergebnissen.

Reflexion ist immer ein ganzheitlicher Prozess, um das eigene Erleben und das Handeln begründen sowie verarbeiten zu können und somit die Entwicklung der beruflichen Identität zu unterstützen – ergänzend zur (berufs)biografischen Reflexion.

Der Deutsche Bundesverband für Coaching hat unter anderem zum Ziel, die Professionalisierung im Coaching voranzubringen – im Kompendium Leitlinien und Empfehlungen für die Entwicklung von Coaching als Profession (DBVC 2019) werden einige Eckpfeiler auch zur Reflexionskompetenz und Professionalität sowie zur Haltung beschrieben, die aus meiner Sicht eine zentrale Bedeutung haben (vgl. Kap. 4).

Coaching ist für mich ein personzentrierter, prozesshafter, interaktiver Begleitungs- und Beratungsprozess, der berufliche und persönliche Themen umfassen kann und Klient:innen in ihrem Entwicklungsprozess begleitet und dabei unterstützt, eigene für sie passende Lösungen zu entwickeln. Somit ist jeder Coachingprozess sehr individuell, und Selbstwahrnehmung und Selbstreflexionsfähigkeit sind wichtige Kompetenzen, die auch im Coachingprozess gefördert werden. Coaching ist freiwillig, findet in einem Setting statt, das Vertraulichkeit zusichert und ist aufgrund der unterschiedlichen Kontexte vielfältig, aber nicht beliebig und grenzenlos, z. B. bezüglich der eingesetzten Methoden. Ethische Standards müssen eingehalten werden, und Coaching muss theoriegeleitet sein (Schreyögg 2019, S. 18 ff.). Die elf ethischen Standards des DBVC bieten den Verbandsmitgliedern Handlungsempfehlungen für die Praxis und müssen bei der Aufnahme in den Berufsverband schriftlich bestätigt werden. Mit diesem Ethik-Kodex entsteht Verbindlichkeit nach innen und außen, um sich deutlich gegenüber unseriösen Anbietern abzugrenzen. Zudem bietet der Ethikkodex Orientierung für ethische Reflexionen (Spreckelmeyer, Schmidt-Lellek u. Schreyögg 2019, S. 58 ff.). Diese einleitenden Impulse aus dem Kompendium sollen deutlich machen, dass neben der (Selbst-)Reflexion auch der Blick auf ethische Reflexionen berücksichtigt werden kann.

Theoretische Bezüge im Kontext der Reflexionskompetenz sind neben der Beratungs- und Erziehungswissenschaft sowie Berufspädagogik auch Konzepte aus der Arbeits- und Organisationspsychologie.

In der Literatur finden sich zur Reflexion und zur Reflexionskompetenz verschiedene Definitionen und der Versuch der Systematisierung aus der Perspektive unterschiedlicher Fachdisziplinen. Als Teil der Professionalisierung, unabhängig von der jeweiligen beruflichen Tätigkeit, kann die Reflexion beruflichen Handelns als Schlüssel- und Kernkompetenz verstanden werden, die nicht nur mit der *Fähigkeit* zur Reflexion verbunden ist, sondern auch mit einer grundsätzlichen *Bereitschaft* zur Reflexion – diese sollte bei Coaches über die Ausbildung hinaus selbstverständlich sein.

5.2 Modelle, Konzepte und historischer Rückblick

Das Anbahnen von Reflexionskompetenz in unterschiedlichen Professionen ist ein wichtiger Baustein, um vor allem durch Selbstreflexion eigene Kompetenzen und Ressourcen einzuschätzen – dies gilt sowohl exemplarisch für die Lehrerbildung (hier sind sehr viele Konzepte und Modelle zur Reflexion entstanden) als auch für die Coachingausbildung, sodass hier im Beitrag eine interdisziplinäre Perspektive aufgenommen wird.

Diese positiven Wirkungen im Rahmen von Reflexionskompetenz, die Greif in der allgemeinen Wirksamkeitsforschung im Coaching bestätigt hat, können das Stresserleben reduzieren und die Frustrationstoleranz erhöhen. Besonders hervorzuheben ist hier die ergebnisorientierte Problemreflexion und die ergebnisorientierte Selbstreflexion (Greif, Schmidt u. Thamm 2012, S. 383).

In den unterschiedlichen Modellen und Methoden, die im Kontext von Reflexion veröffentlicht sind, wird sowohl die kognitive als auch die emotionale Dimension der Reflexion angesprochen.

Die Theorie des »reflective practitioner« von Schön (1983) als Element der Professionalisierung in unterschiedlichen Berufen, z. B. bei Lehrenden in Gesundheitsberufen, unterstützt die Reflexionskompetenz bei der Bewältigung neuer Situationen, indem Lernräume zum Üben inklusive Selbstreflexion angeboten werden (Herzberg u. Walter 2021, S. 1 ff.). Neben meiner Tätigkeit in eigener Coachingpraxis bin ich in der Lehrerbildung tätig. Daher werden punktuell entsprechende Beispiele aufgegriffen, da in der Lehrerbildung in den letzten Jahrzehnten viele Konzepte im Zusammenhang von Reflexionskompetenz für die Praxis entwickelt wurden.

Reflexion bedeutet, sich zurückzubeugen und damit eine Haltung einzunehmen, die es ermöglicht, Dinge von einem anderen Standpunkt und aus einem anderen Blickwinkel heraus zu betrachten und zu verstehen (Hilzensauer 2008, S. 2) – dieser *Perspektivenwechsel* ist eine zentrale Grundlage für unterschiedliche Modelle und Methoden im Rahmen der Reflexionskompetenz. Er kann unterschiedliche Rahmenbedingungen im Reflexionsprozess betreffen, wie z. B. Handlungen, Reaktionen, Emotionen, Verhalten, Prozesse und Ergebnisse.

Waag (2021) hat in ihrer Dissertation den Versuch unternommen, verschiedene theoretische Zugänge zum Reflexionsbegriff zu analysieren. Exemplarisch werden hier drei Autoren genannt:

- Erste Veröffentlichungen im Kontext von Reflexion stammen vom Pädagogen und Philosophen John Dewey Anfang des 20. Jahrhunderts.
- Ende des 20. Jahrhunderts wurde der Begriff der Reflexion von Donald Schön und Fred Korthagen aufgegriffen:
  - Schön (1983) hat die Konzepte »reflective practitioner« sowie »reflection-in-action« bzw. »reflection-on-action« entwickelt.

- Korthagen (1985) hat sein Konzept auf die Lehrkräfteausbildung fokussiert und ein Prozessmodell der Reflexion (ALACT) sowie ein Modell zur Selbstreflexion entwickelt: Im ALACT-Modell werden verschiedene Phasen im Reflexionsprozess unterschieden: Handlung (»Action«), Rückblick (»Looking back«), Bewusstwerden wesentlicher Aspekte (»Awareness of the essential aspects«), Finden alternativer Handlungsstrategien (»Creating alternative methods of action«) und in der 5. Phase deren Erprobung (»Trial«).

In Bezug auf den Reflexionsbegriff ist eine Systematisierung und Eingrenzung sowie eine gemeinsame Verständigung bislang nicht gelungen. Eine Definition von Wyss, die auch Waag favorisiert, ist aus meiner Sicht gut auf die Coachingpraxis übertragbar (Wyss 2013, S. 55):

> »Reflexion ist ein gezieltes Nachdenken über bestimmte Handlungen oder Geschehnisse im Berufsalltag. Individuell oder im Austausch mit anderen Personen werden die Handlungen oder Geschehnisse systematisch und kriteriengeleitet erkundet und geklärt. Dies geschieht unter Einbezug von: (1) erweitertem Blickwinkel, (2) eigenen Werten, Erfahrungen, Überzeugungen, (3) größerem Kontext (theoretische, ethisch-moralische, gesellschaftliche Aspekte). Aus dem Prozess werden begründete Konsequenzen für das weitere Handeln abgeleitet und in der Praxis umgesetzt.«

Der Begriff der Reflexion steht für eine Vielfalt an Vorstellungen und wird oft unklar definiert. So kritisiert Wyss in ihrer Dissertation, der Begriff der Reflexion werde häufig mit der Metapher des Sich-Spiegelns in Verbindung gebracht und oft verkürzt für alle Formen des Nachdenkens bezeichnet (ebd., S. 55).

Reflexion findet sich in verschiedenen Fachdisziplinen wieder – der theoretische Zugang wird aber je nach Disziplin und Autor:in sehr unterschiedlich definiert. Zunehmend werden auch Konzepte kritisch betrachtet, z. B. wird das Konzept von Schön dahingehend kritisiert, dass er Reflexion nur als individuellen Prozess einer Person versteht, nicht als sozialen Prozess, und dass er auch die Umwelt nicht einbezieht. Reflexion darf zudem nicht auf das Lösen eines Problems reduziert werden, wie es Schön in seinen ersten Veröffentlichungen beschrieben hat (Wyss 2013, S. 37 ff.).

Hilzensauer schreibt in seinem Diskussionsbeitrag zur Reflexion (Hilzensauer 2008, S. 16):

> »Die Suche nach theoretischen Herangehensweisen über Reflexion liefert eine ernüchternde Erkenntnis: Im Bereich der Theorien gibt es nur sehr vereinzelt brauchbare Ansätze über die Reflexion im Allgemeinen. Über die Reflexion des Lernens im Speziellen wird man gar nicht fündig […].«

Der Begriff der Selbstreflexion ist ähnlich komplex in seinen vielfältigen Facetten. Greif (2008, S. 36) definiert Selbstreflexion als das bewusste Nachdenken einer Person über sich selbst. Verschiedene Autoren betrachten das Fördern von Selbstreflexion als zentral im Rahmen von Coachingprozessen. Greif unterscheidet zwischen realem und idealem Selbstbild und hat unter anderem ein Prozessmodell der Selbstreflexion entwickelt (ebd.). Der Autor grenzt die ergebnisorientierte Selbstreflexion von ziellos kreisenden Grübeleien ab – wie Greif und Schubert betonen, ist ergebnisorientierte Selbstreflexion nicht nur für die Klient:innen von Bedeutung, sondern sie hat auch gesellschaftliche Bedeutung (ebd., S. 37; Greif u. Schubert 2014, S. 54).

Zur Begleitung der komplexen Prozesse der Selbstreflexion ist eine professionelle Begleitung durch z. B. Coaching zu empfehlen. Coaches unterstützen ihre Klient:innen beim Erlernen von Selbstreflexion, unter anderem durch die gezielte Auswahl von Methoden, die die Selbstreflexion fördern. Ebenfalls fördert eine gute Beziehung zwischen Coach und Klient:in die Reflexionskompetenz, wie einige Wirksamkeitsstudien bereits bestätigt haben. Somit ist Selbstreflexion nicht nur ein Kernelement des Coachings, sondern auch Wirkung selbst.

Die Bedeutung der Selbstreflexion zeigt sich laut Trager (2012, S. 21) in ihrem Potenzial einer Erweiterung des menschlichen Denk- und Handlungsrepertoires.

Regelmäßige Reflexionsprozesse sind nicht nur für Coaches in Ausbildung und Klient:innen von Bedeutung. Auch für erfahrene Coaches ist die regelmäßige Reflexion, z. B. in Intervisions- oder Supervisionsgruppen, ein wesentliches Qualitätsmerkmal der professionellen Arbeit. »Die Qualität des Coachings hängt nicht zuletzt von der Reflexionskompetenz des Coaches ab, das heißt von seiner Fähigkeit, sich selbst und den Prozess reflektieren zu können.« So beschreibt Bergknapp (2014, S. 81) die Bedeutung der Selbst- und Prozessreflexion für die professionelle Haltung als Coach. Er unterscheidet im Reflexionsprozess des Coaches drei Beobachtungsebenen (Bergknapp 2014, S. 85):

- Beobachtung der Klient:innen
- Beobachtung der Beobachtung der Coaches
- Beobachtung des Coachingsystems

Im Modell von Bergknapp wird deutlich, wie anspruchsvoll die Reflexionskompetenz des Coaches als fortlaufende Reflexionsherausforderung ist.

Zimmermann (2011) hat in ihrer Dissertation im Rahmen einer Längsschnittstudie ein Fortbildungs- und Coachingkonzept für Erzieher:innen im Kontext der Förderung der frühen naturwissenschaftlichen Bildung von drei- bis sechsjährigen Kindern entwickelt. Theoretische interdisziplinäre Eckpfeiler des ressourcenorientierten Konzepts sind unter anderem der Personzentrierte Ansatz von Rogers (Abschn. 2.1 und 2.2), die positive Psychologie von Seligman (Abschn. 3.3.2) sowie das weiter oben genannte ALACT-Stufenmodell von Korthagen (1985).

Im Konzept von Zimmermann steht die *Reflexionskompetenz* neben der *Sach-, Handlungs- und Selbstkompetenz* im Vordergrund. Die Analyse von Reflexionskompetenz war ein Schwerpunkt ihrer Forschungsarbeit. In ihrem interdisziplinär fundierten Kompetenzmodell gibt es für die vier genannten Hauptdimensionen noch ergänzende Subdimensionen. Auf dieser Grundlage entwickelt Zimmermann ihr detailliertes Fortbildungs- und Coachingkonzept und ihre Interventionsstudie. Ein Fokus bestand darin, unter anderem die Reflexionskompetenz von Erzieher:innen zu steigern, verbunden mit dem Ziel, die jeweilige aktuelle Praxis kritisch zu reflektieren und zu verbessern: Zimmermann versteht unter Reflexionskompetenz die Fähigkeit, das eigene Denken und Handeln im Sinne einer stetigen Verbesserung selbstständig konstruktiv und handlungsleitend zu überdenken (Zimmermann 2011, S. 411). Dies geschieht unter anderem mit den Dimensionen Sensibilisierung der Wahrnehmung und des Nachdenkens über sich selbst und durch die in der Praxis gemachten Erfahrungen, die kritisch-konstruktive Auseinandersetzung mit dem eigenen Rollenverständnis als Selbstexploration, aber auch die Fremdexploration und die regelmäßige Praxisreflexion sowie Transferreflexion. Zudem nimmt Zimmermann Bezug zu Schöns Konzept »reflection on action« (Zimmermann u. Göppel 2013, S. 6 f.; Zimmermann 2011, S. 187).

Eckpfeiler bei der Konzeption der Fortbildung von Zimmermann sind das didaktische Prinzip des »pädagogischen Doppeldeckers« (2011, S. 529 ff.) und der spiralcurriculare Prozess der Konzeptentwicklung inklusive regelmäßiger Reflexionsschleifen (ebd.). Zur empirischen Überprüfung im Rahmen der Evaluation ihres Ausbildungskonzeptes hat Zimmermann ein quantitatives und qualitatives Verfahren im Sinne der Triangulation entwickelt. In ihren Schlussfolgerungen entwickelt Zimmermann (ebd.) unter anderem ihr bekanntes »Drei-Phasen-Modell: Begeistern, Bewusstmachen und Befähigen«, das aktuell auch die Grundlage ihrer Coachingausbildung ist und die Entwicklung von Reflexionskompetenz fördert.

Das begleitete Coaching zeigt in der Studie von Zimmermann (ebd.) eine positive Wirkung: Eine Steigerung der Selbst- und Reflexionskompetenz der Beteiligten konnte nachgewiesen werden. Zentral ist daher in der Studie die Entwicklung der Reflexionskompetenz im Sinne der Reflexion der eigenen pädagogische Praxis und gleichzeitig die Förderung der Kinder im Bereich der frühen naturwissenschaftlichen Bildung (Prinzip des »pädagogischen Doppeldeckers«).

Zusammenfassend gilt: Reflexionskompetenz, Selbstreflexion und professionelles berufliches Handeln sind eng miteinander verbunden. Reflexion ist eine Schlüsselkompetenz im beruflichen Handeln, die durch Coachingangebote gefördert und unterstützt werden kann. Damit angehende Coaches auf ihre neue Rolle vorbereitet sind, ist die reflexive Auseinandersetzung mit ihrem Selbstverständnis als Coach eine wichtige Basis für zukünftiges professionelles Handeln und auch für Rollenklarheit.

5.3 Reflexion und Biografie

Die reflexive Auseinandersetzung mit der eigenen Haltung als Coach, die bereits in der Coachingausbildung angebahnt werden kann, wird unter anderem durch lern- und berufsbiografische Reflexion mittels sorgfältig ausgewählter Reflexionsübungen gefördert, die auch die Selbstreflexivität unterstützt.

Für »normal belastete« Menschen ist die Auseinandersetzung mit der eigenen Biografie hilfreich, um aktuelle Handlungen vor dem Hintergrund der eigenen Lebensgeschichte zu verstehen (Gudjons, Pieper u. Wagener 2003, S. 9 ff.).

Reflexionsmethoden im Kontext biografischer Methoden können (psycho) therapeutischen Methoden ähneln. Daher ist es zu empfehlen, dass Berater:innen sich selbst reflexiv mit biografischen Reflexionsmethoden auseinandergesetzt haben, diese selbst durchgeführt und nicht unkritisch aus einer Methodensammlung übernommen haben.

Es darf, wenn es ggf. Widerstände gibt, erlaubt sein, auf biografische Reflexion in Bildungs- und Coachingprozessen zu verzichten, vor allem dann, wenn die Coaches in der Ausbildung selbst in einem brüchigen biografischen Kontext stehen und die neue Beraterrolle zur Herausforderung werden kann (Holtschmidt 2007, S. 51 ff.).

Im Kompendium grenzt der Deutsche Berufsverband für Coaching (DBVC) Psychotherapie von Coaching ab, wenn folgende Grundlage besteht (Schreyögg, Bachmann u. Dalügge 2019, S. 34): Aufseiten der Klient:innen wurde eine klinisch relevante Störung diagnostiziert mit der Folge eingeschränkter Möglichkeiten der Selbststeuerung und des Selbstmanagements; in der Psychotherapie steht durch die Bearbeitung tiefgehender Themen die Wiederherstellung der psychischen Gesundheit im Vordergrund.

In der Vergangenheit wurde eine Abgrenzung vorgeschlagen, bei der die Bearbeitung persönlicher Themen in den Bereich der Psychotherapie und die Bearbeitung beruflicher Themen in den Bereich des Coachings verortet wurden. Diese Trennung lässt sich aber nicht mehr aufrechterhalten, da bei einem Coaching der gesamte Mensch gesehen wird. Gerade die Bedeutung biografischer Anteile und des familiären Umfeldes kann nicht ausgeklammert werden (Schreyögg, Bachmann u. Dalügge 2019, S. 34; Rauen 2014; Holtschmidt 2024, S. 418).

Da biografische Selbstreflexion unbewusste Konflikte und ggf. unverarbeitete Probleme bewusstmachen kann, ist hier eine besonders hohe Sensibilität der Coaches von Bedeutung und eine Offenheit und Bereitschaft seitens der Klient:innen, Reflexionsangebote zuzulassen. Die Rahmenbedingungen und die gewählten Methoden müssen stimmig sein.

In einer Fallstudie im Kontext der prozessbegleitenden Lernberatung mit Lehrenden in der Lehrerbildung im Gesundheitswesen[18] ließen sich zwei Befunde bestätigen (Holtschmidt 2007, S. 64 ff.):

18 Lehrende an Schulen für die Aus-, Fort- und Weiterbildung für Berufe im Gesundheitswesen.

- Die reflexive Auseinandersetzung mit der eigenen (Lern-)Biografie ist eine wichtige Voraussetzung für die Haltung und die Rollenfindung – auch vor dem Hintergrund der Wertschätzung der Lernbiografie anderer.
- Gleichzeitig sind die Reflexionsprozesse bei den Lernenden sensibel zu begleiten und anzuregen.

Diese Erkenntnisse können auf die Ausbildung von Coaches gut übertragen werden. Die Offenheit zur Selbstreflexion ist eine wichtige Kompetenz bei der Entwicklung der professionellen Rolle als Coach.

Die handlungsleitenden Prinzipien als orientierungsgebender Rahmen sind ein Eckpfeiler der Konzeption der prozessbegleitenden Lernberatung (Holtschmidt 2013, S. 338 ff.; Holtschmidt 2015, S. 392 ff.; Klein u. Reutter 2005, S. 40). Eigene Forschungsprojekte belegen, dass es im Kontext der Entfaltung von Selbstlernpotenzialen wichtig ist, Lernenden (Reflexions-)Angebote zu machen, damit sie ihr Bewusstsein über biografisch erworbene Kompetenzen schärfen und sich mit ihren Lernhaltungen und -verhaltensweisen auseinandersetzen können, z. B. mit Reflexionsmethoden, die einen lernbiografischen Bezug haben.

5.4 Reflexion und Kompetenzen

Professionelle Coaches benötigen Kompetenzen auf unterschiedlichen Ebenen, und die Reflexionskompetenz ist eine Schlüsselkompetenz, eng verbunden mit sich ergänzenden weiteren Kompetenzen – ein differenziertes Anforderungsprofil an professionelle Coaches wird z. B. in den Leitlinien und Empfehlungen für die Entwicklung von Coaching als Profession im Kompendium des DBCV vorgestellt. Exemplarisch sind hier folgende Kompetenzbereiche vorgestellt, die eng mit der Reflexionskompetenz verbunden sind (Rauen u. Steinke 2019, S. 42 ff.):

- *persönliche Kompetenz und Selbstkompetenz* wie z. B. Wahrnehmungsfähigkeit, analytisches Denken, Lernbereitschaft, flexibles Agieren, Offenheit für Veränderungen, Selbstmanagement, emotionale Stabilität, Handlungsflexibilität, Ambiguitätstoleranz
- *sozial-kommunikative Kompetenz* wie z. B. Beziehungsfähigkeit, Vertrauen bilden, soziale Orientierung, Kooperations- und Kommunikationsfähigkeit, Körpersprache deuten, Verständlichkeit, Konfrontations-, Konflikt- und Reflexionsfähigkeit
- *Sachkompetenz* wie z. B. pädagogische und psychologische Kompetenzen, Ressourcen der Coachingforschung analysieren, Integration von Theorie und Praxis, reflektierter Theorieeinsatz, wissenschaftliche Fundierung
- *Methodenkompetenz* wie z. B. Reflexion stimulieren, Mustererkennung nutzen, Metaphern und Analogien nutzen, Ressourcenankopplung, Widersprü-

che aushalten, Veränderungsprozesse gestalten, aktives Zuhören, Feedbackgeben, Lernbegleitung, Transfersicherung

Im Rahmen der *emotionalen Kompetenz* von Coaches wird das Analysieren und Reflektieren eigener Emotionen und Haltungen als zentrale intrapersonale Kompetenz beschrieben, verbunden mit der Wahrnehmung der eigenen Emotion und der authentischen Haltung. Selbstreflexionsfähigkeit zeigt sich darin, dass Coaches ihre Emotionen und ihr Verhalten kritisch hinterfragen und evaluieren können (Niedermeier u. Schaper 2017, S. 47 ff.).

5.5 Reflexion und Didaktik – Wie kann man Reflexion lernen und bewerten?

Didaktische und fachdidaktische Impulse zum Erlernen oder, besser gesagt, zum Anbahnen von Reflexionskompetenz finden sich überwiegend in Veröffentlichungen im Rahmen der Lehrerbildung. Daher sind hier beispielhaft Thesen und Impulse aus einer Handreichung vom Landesinstitut für die Lehrerbildung und Schulentwicklung in Hamburg vorgestellt, die aus meiner Sicht gut auf die Coachingausbildung transferierbar sind:

- Reflektierende Praktiker:innen »nutzen Reflexion als biografisch zusammenhängenden Prozess der eigenen Professionalisierung sowohl kritisch, prospektiv und retrospektiv, theorie- und praxisverbindend, kommunikativ und sinnstiftend« (LI HH, S. 5 f.). Sie gestalten ihre Ausbildung und ihre berufliche Praxis als »selbstverantwortlich handelnde Subjekte« und verbinden theoretische Bildung mit professionellem praktischem Handeln, das sie begründen können (ebd.).
- Anleitung und Orientierung sind nötig, um erlebte Praxis reflektieren zu lernen. Reflektierende Praktiker:innen reflektieren ihre Praxis gezielt, bewusst und strukturiert – sie sind offen für neue Erfahrungen und kritische Reflexion (LI HH, S. 6).
- Reflektierende Praktiker:innen beziehen verschiedene Ebenen mit unterschiedlicher Tiefenwirkung ein und können Reflexion in dialogischen und sozialen Prozessen nutzen, um an Multiperspektivität zu gewinnen – auch können sie ihre eigene Subjektivität reflektieren und emotionale Aspekte einbeziehen, sodass Prozesse zur beruflichen Identität und Professionalisierung gefördert werden können (ebd.).

Der *Reflexionszirkel nach Korthagen* kann idealerweise mit reflexionsanregenden Fragen in der Praxis genutzt werden (LI HH, S. 32 f.):

- *Erinnern und zurückblicken mit möglichen Leitfragen:* Was habe ich erlebt? Was genau ist passiert? Wer war daran beteiligt? Welche Gefühle hatte ich?

- *Beobachtungen benennen:* Wenn ich jetzt mit etwas Abstand auf das Erlebte zurückblicke: Was steht dann für mich im Vordergrund? Was beschäftigt mich heute noch am meisten? Welche Anliegen ergeben sich daraus für mich?
- *Er-klären:* Was möchte ich klären/ergründen?
- *Konsequenzen ziehen:* Was kann ich beim nächsten Mal anders machen?
- *eine (neue) Erfahrung machen:* Was möchte ich konkret ausprobieren?

Für Bildungsprozesse, z.B. auch in der Coachingausbildung, gilt, dass Reflexionskompetenz nicht auf das »Nachdenken« reduziert werden kann, sondern einer systematischen und theoriegeleiteten Übung bedarf, und dass »experimentelles freies Erproben« erlaubt ist. Die Anbahnung von Reflexionskompetenz geht idealerweise mit »dialogischen und diskursiven Reflexionserfahrungen in verschiedenen Kontexten« einher (ebd., S. 25).

Neben sehr unterschiedlichen Methoden, die die Reflexionsfähigkeit anregen und fördern können, ist hier besonders das *Portfolio* als ein bewährtes Instrument hervorzuheben, das »Reflexion, Dokumentation und Kommunikation« miteinander verzahnt. Portfolio wird als Sammlung und Dokumentation eigener Erfahrungen, Kompetenzen und des individuellen Lernweges verstanden. Die Dokumentation ist darüber hinaus hilfreich für spätere Rückblicke auf den eigenen Lern- und Entwicklungsprozess (ebd., S. 18).

Andere Veröffentlichungen bestätigen die Bedeutung von (Lern-)Portfolios für die Förderung von Reflexionskompetenz. Durch diese wird die Eigenverantwortung für den Lernprozess gefördert, und Selbstlernkompetenzen sowie Selbstreflexion werden unterstützt. Bisher gibt es aufgrund der vielfältigen Einsatz- und Gestaltungsmöglichkeiten keine allgemeingültige Theorie zur Portfolioarbeit. Mechthild Löwenstein hat sich unter anderem in ihrer Dissertation ausführlich mit den Grundlagen der Portfolioarbeit auseinandergesetzt. Sie beschreibt, dass neben der Reflexion die Metakognition in der Portfolioarbeit gefördert wird. Somit ist Portfolioarbeit gut geeignet, um die Entwicklung professioneller Reflexionskompetenz zu unterstützen, unabhängig davon, ob es analoge oder digitale Portfolios sind.

Eine reflektierende Person sucht Veränderung, ist an Lösungen interessiert, verbindet Handeln und Denken und lernt von den Erfahrungen anderer. Dies macht erneut deutlich, dass Reflexionsprozesse immer eine professionelle Haltung erfordern und nicht auf einzelne Methoden reduzierbar sind. Reflexivität ist somit eine zentrale Kompetenz von Professionalität (Löwenstein 2016; Löwenstein 2022, S. 75 ff.).

Bewertung von Reflexionskompetenz: Oft habe ich Studierenden in meinen Veranstaltungen oder Teilnehmenden von Fort- und Weiterbildungen eine hohe Reflexionskompetenz bestätigt und diese oft intuitiv eingeschätzt. Es ist aber wichtig, sich über die eigenen Kriterien zur Bewertung von Reflexionskompetenz bewusst zu werden, um die Bewertung differenziert begründen und die verschiedenen

Ausprägungen und ggf. Reflexionsschleifen gut und transparent unterscheiden zu können.

Zimmermann (2011, S. 413 ff.) hat im Rahmen ihrer Dissertation drei Kodierleitfäden zur Auswertung von Coachinggesprächen entwickelt und validiert. Diese haben das Ziel, die Inhalte der Reflexionen im Rahmen der Studie mit Erzieherinnen einzuordnen und das Reflexionsniveau anhand einer zehnstufigen Skala zu bewerten sowie die Impulse aus der Interaktion im dritten Kodierleitfaden zu kategorisieren.

5.6 Methodenvielfalt zur Förderung der Reflexionskompetenz

Vielfältige Methoden zur Förderung der Reflexionskompetenz sind inzwischen veröffentlicht und bewegen sich auf unterschiedlichen Ebenen und in unterschiedlichen Ausprägungen – auch zum Teil im Grenzbereich zur Therapie (vgl. Abschn. 5.3).

5.6.1 Fototelling: Arbeit mit Fotografien im Coaching

Exemplarisch möchte ich ausführlicher eine Methode herausgreifen, die ich in mehrjähriger Arbeit entwickelt habe: die Arbeit mit Fotografien im Coaching (Holtschmidt 2014). Das Konzept Fototelling ist als geschützter Markenbegriff eingetragen. Viele Menschen erinnern sich gut an Bilder und über diese. Die Bildsprache ist hilfreich als Unterstützung bei der Verarbeitung emotionaler Prozesse. Das Bild, das mehr sagt als tausend Worte, wird als *Medium zur Förderung der Reflexion* genutzt.

Als zentrales Element im Konzept fotografieren Klient:innen dabei selbst, angeregt durch Fragestellungen im Coachingprozess. Diese Fotos werden dann in der Coachingsitzung zur vertiefenden Reflexion eingesetzt und bearbeitet.

Die Methode des Fototelling, analog zu Storytelling, wird durch die fotografische Übersetzung als Reflexionsinstrument genutzt – die Realität hinter den Bildern und Geschichten ist häufig eine wichtige Ergänzung zur verbalen Darstellung. Mit ihr werden Reflexionsprozesse angestoßen, die je nach biografischen Voraussetzungen in unterschiedlicher Intensität erfolgen können. Klient:innen als Fotograf:innen können ein Thema fotografisch fokussieren, es »groß« darstellen oder eine Fotoserie entwickeln. Bestandteil der Reflexion im Coachingprozess ist auch, aus welcher Perspektive oder von welchem Standort aus das Foto erstellt wurde. Die Rolle der Klient:innen als Fotograf:innen kann dabei unterstützen, den eigenen Blick zu finden, sich »ein eigenes Bild zu machen« und somit die Selbstreflexion unterstützen. Bei weiteren Varianten bringen die Klient:innen schon vorhandene Fotos mit, die ergänzend zur biografischen Reflexion genutzt werden, oder Fotos werden nachgestellt und neu fotografiert (ebd.).

5.6.2 Weitere Methoden und Ansätze zur Förderung der Reflexionskompetenz

Persönlich nutze ich das Medium Fotografie für meine eigenen Reflexionsprozesse mit viel Erfolg und aktuell mit weiteren Eckpfeilern zur Weiterentwicklung. Mit dem *Schreiben als Reflexionsmedium* habe ich neben den vielfältigen Anregungen zu reflexiven Fragen aus der systemischen Beratung ebenfalls sehr gute Erfahrungen gemacht.

»Die Kraft der geschriebenen Worte« – so ist ein Artikel von Alexandra Peischer (2024) überschrieben. Die Autorin stellt mit vielfältigen Beispielen dar, wie Schreiben die Reflexion anregen kann, z. B. über ein *(Lern-)Tagebuch* und über *Journaling.* Beides lässt sich sehr gut in die Coachingausbildung integrieren. Schreibimpulse können auch als methodische Anregung für Klient:innen zur Vertiefung von Themen oder zur Unterstützung von Veränderungsprozessen angeboten werden. Schreiben kann die Selbstreflexion begleiten und unterstützen sowie zum Perspektivenwechsel anregen. Ausgewählte Studien über die Wirksamkeit von Schreiben (Peischer 2023, S. 113 ff.) stellen neben der Selbstwirksamkeit die emotionsregulierende und klärende Wirkung in den Vordergrund.

Eine weitere Methode zur Reflexion im Rahmen von Gruppenprozessen ist die *kollegiale Fallberatung mit authentischen Fällen:* Hier können herausfordernde Situationen vorgedacht und im geschützten Rahmen ausprobiert werden. Auch dies fördert die Selbstreflexionskompetenz, unter anderem durch die handlungsentlastende Situation (Holtschmidt 2024, S. 420).

Neben den Methoden selbst sind die Rahmenbedingungen von Bedeutung sowie die Räume, in denen Reflexion stattfindet. Damit sind nicht nur architektonische Räume gemeint, deren räumliche und ästhetische Gestaltung großen Einfluss auf die Förderung der Reflexionskompetenz haben kann, sondern auch Denkräume: Offenheit und Vertrauen zum Beispiel öffnet Räume für Reflexionsangebote, und neue Räume können neue Perspektiven schaffen.

Bei der Auswahl der Methoden zur Reflexion ist es stets zu empfehlen, kultursensibel zu sein und Diversität zu unterstützen.

Methoden zur Förderung von Reflexionskompetenz im Rahmen von *Einzelcoaching* können andere sein als im Rahmen von *Teamcoachingprozessen* oder im Rahmen des *Coachings in Organisationen* – diese Differenzierung soll hier nur benannt und nicht vertieft werden.

Da Haltungen sich in Handlungen transformieren können, ist neben der Methodenreflexion die Reflexion der eigenen Haltung sowie der Werte von großer

Bedeutung. Coaches sind auch hier Vorbild, vor allem als Ausbilder:innen im Rahmen von Coachingausbildungen. Das Arbeiten an der eigenen Person wird unter anderem durch gezielte Reflexionsangebote unterstützt und gefördert sowie in Gruppenprozessen, z. B. in der Ausbildungsgruppe im Rahmen der Coachingausbildung, durch kollektive Reflexionsprozesse begleitet.

In meiner Coachingpraxis und in meinen Veranstaltungen und Seminaren habe ich eine große Offenheit und Bereitschaft für Reflexionsangebote erlebt, aber es gibt auch Grenzsituationen.

5.7 Grenzen, Ausblick und mögliche Forschungsfragen

Neben den vielen sehr positiven Wirkungen von Reflexion und Reflexionsangeboten ist es zu empfehlen, Grenzen von Reflexionen und ggf. Reflexionsmüdigkeit zu akzeptieren. Für die Aus- und Fortbildung von Coaches ist es wichtig, (fach)didaktische Konzepte zu entwickeln, die die Reflexionskompetenz der Coaches nachhaltig anbahnen, und gleichzeitig eine Sensibilität dafür, welche Wirkungen und ggf. Nebenwirkungen Reflexionsangebote bei Klient:innen haben können. Zudem gilt es zu respektieren, dass nicht alle methodischen Zugänge bei allen Klient:innen gleichermaßen anschlussfähig sind, vor allem unter Berücksichtigung von Diversität und kulturellen Besonderheiten.

Einige Evaluationsmodelle im Rahmen von Coaching haben Fragen aufgenommen, die den Erfolg von Reflexionen im Coachingprozess bewerten oder gar messen sollen. Oft geht es darum herauszufinden, ob Reflexionen zu Ergebnissen geführt haben: Die Aufgabe, Reflexionskompetenz zu evaluieren, finde ich weiterhin herausfordernd – hier ist die Coachingforschung gefragt, weitere Konzepte und Forschungsdesigns für potenzielle Evaluationsmodelle zu entwickeln, z. B. in der klassischen Differenzierung in Struktur, Prozess- und Ergebnisqualität. Vertiefende Studien wären hilfreich, um zu klären, wie die Reflexionskompetenz von Coaches erforscht werden kann und welche Wirkungen eine professionelle Reflexionskompetenz von Coaches auf den Coachingprozess sowie auf die Rollenreflexion als Coach hat.

Systemische Fragen haben in Coachingprozessen einen hohen Stellenwert – auch zur Förderung von Reflexionskompetenz. Ausführliche Informationen dazu sind in Abschnitt 3.3.1 zusammengestellt. Wichtig ist zu beachten, dass scheinbar harmlose Fragen bereits Interventionen auslösen können und dass diese Wirkung nicht unterschätzt werden darf (von Schlippe u. Schweitzer 2010).

Fragen können fördern, Fragen können aber auch behindern, vor allem wenn sie nicht wertschätzend und respektvoll formuliert sind und nach »Ausfragen« und »Verhör« klingen. Neben der Auswahl der Fragen ist zur Förderung der Reflexionskompetenz die Stimmlage von Coaches und das räumliche Setting bedeutsam sowie die Offenheit für die möglichen Antworten des Klient:innen.

Aus meiner Sicht ist nicht zu empfehlen, Methoden oder Fragen zur Reflexion unkritisch aus Methodensammlungen oder Lehrbüchern zu übernehmen, vor allem weil die Wirkung vieler Methoden in Abhängigkeit von anderen Variablen noch nicht abschließend erforscht ist. Hier sehe ich großen Handlungs- und Forschungsbedarf, auch in Verbindung mit der professionellen Haltung als Coach: Das Postulat »Du bist die Methode« ist gleichermaßen Auftrag und Herausforderung.

Mögliche weitere Forschungsfragen sind:

- Was sind mögliche Kriterien von »guter Reflexion«?
- Braucht Reflexion vertiefende Qualitätsmerkmale und Orientierung an Werten, damit sie und die zur Unterstützung eingesetzten Methoden nicht beliebig und die Methoden validiert sind.
- Welche Rahmenbedingungen braucht es zur professionellen Anbahnung von Reflexionskompetenz?
- Welche Reflexionstiefe kann als Empfehlung beschrieben werden?

Wie Göhlich (2011, S. 150) in seinem Artikel zur Expansion von »Reflexionsprofessionellen« zusammenfasst,

> »[entstehen] im Zuge des wachsenden Bedarfs an Reflexion, an Reflexionsunterstützung, an Reflexion der Reflexionsunterstützung und letztlich an Professionalisierung der Reflexionsunterstützung neue Institutionen bzw. Organisationen […], die als pädagogische begriffen werden können, wenn Reflexion als Bestandteil menschlicher Lernprozesse und die Unterstützung menschlichen Lernens als Kern pädagogischer Praxis ausgewiesen wird«.

Hier wird ein ergänzender Forschungsbedarf in der potenziellen interdisziplinären Zusammenarbeit deutlich.

Literatur

Bergknapp, A. (2014): Methoden der Reflexion. In: A. Ryba, D. Ginati, D. Pauw u. S. Rietmann (Hrsg.): Professionell coachen – konkret. Das Fall- und Reflexionsbuch. Vom Erfahrungswissen zur Handlungskompetenz. Weinheim/Basel (Beltz), S. 81–105.

Deutscher Bundesverband Coaching DBVC (2019) (Hrsg.): Leitlinien und Empfehlungen für die Entwicklung von Coaching als Profession. Kompendium mit den Professionsstandards des DBVC, 5. Aufl. Frankfurt a. M. Verfügbar unter: https://www.dbvc.de/_Resources/Persistent/9/7/c/5/97c54d38f378d6ea9b05bb367b8202e844ec82a8/DBVC%20Coaching%20Kompendium%202019.pdf [21.11.2025].

Göhlich, M. (2011): Reflexionsarbeit als pädagogisches Handlungsfeld. Zur Professionalisierung der Reflexion und zur Expansion von Reflexionsprofessionellen in Super-

vision, Coaching und Organisationsberatung. In: W. Helsper u. R. Tippelt (Hrsg.): Pädagogische Professionalität. Weinheim (Beltz), S. 138–152. DOI: 10.25656/01:7091.
Greif, S. (2008): Coaching und ergebnisorientierte Selbstreflexion. Göttingen (Hogrefe).
Greif, S., H. Möller u. W. Scholl (Hrsg.) (2018): Handbuch Schlüsselkonzepte im Coaching. Berlin (Springer).
Greif, S., F., Schmidt u. A. Thamm (2012): Warum und wodurch Coaching wirkt. Ein Überblick zum Stand der Theorieentwicklung und Forschung über Wirkfaktoren. *Organisationsberatung Supervision Coaching* 19 (4): 375–390.
Greif, S. u. H. Schubert (2014): Methoden der Reflexion. In: A. Ryba, D. Ginati, D. Pauw u. S. Rietmann (Hrsg.): Professionell coachen – konkret. Das Fall- und Reflexionsbuch. Vom Erfahrungswissen zur Handlungskompetenz. Weinheim/Basel (Beltz), S. 54–80.
Gudjons, H., M. Pieper u. B. Wagener (2003): Auf meinen Spuren. Das Entdecken der eigenen Lebensgeschichte. Hamburg (Bergmann + Helbig).
Herzberg, H. u. A. Walter (2021): Zur Professionalität von Lehrenden in den Gesundheitsfachberufen. In: I. Darmann-Finck u. K.-H. Sahmel (Hrsg.): Pädagogik im Gesundheitswesen. Heidelberg (Springer), S. 1–17.
Hilzensauer, W. (2008): Theoretische Zugänge und Methoden zur Reflexion des Lernens. Ein Diskussionsbeitrag. *Bildungsforschung* 5 (2): 1–18. Verfügbar unter: https://www.pedocs.de/volltexte/2014/4597/pdf/bf_2008_2_Hilzensauer_Theoretische_Zugaenge.pdf [01.12.2024].
Holtschmidt, I. (2007): Biografieorientierung in der Lehrerbildung im Kontext der Prozessbegleitenden Lernberatung – Eine Fallstudie mit Lehrenden an Schulen des Gesundheitswesens. [Unveröffentlichte Magisterarbeit]. FernUniversität Hagen.
Holtschmidt, I. (2013): Prozessbegleitende Lernberatung. In: R. Ertl-Schmuck u. U. Greb (Hrsg.): Pflegedidaktische Handlungsfelder. Weinheim/Basel: Beltz Juventa, S. 336–353.
Holtschmidt, I. (2014): Fototelling. Sich ein Bild machen. Ein neues Konzept für die Arbeit mit Fotografien im Coaching. *Coaching Magazin* 4: 18–22.
Holtschmidt, I. (2015): Prozessbegleitende Lernberatung in der Praxisbegleitung und Praxisanleitung – Konzept und Weiterentwicklungen in der Beratung von Lernenden und Praxisanleitern. In: F. Arens (Hrsg.): Praxisbegleitung in der beruflichen und akademischen Pflegeausbildung. Eine Bestandsaufnahme. Berlin (wvb), S. 392–411.
Holtschmidt, I. (2021a): Lernberatung durch Lernberatung lernen. Empfehlungen zur Implementierung. *PADUA* 16 (4): 201–206.
Holtschmidt, I. (2021b): Coaching für Lernberater und Lerncoachs. Rollenanforderungen und Herausforderungen in der Rolle als Lernberater und Lerncoach. *PADUA* 16 (4): 207–211.
Holtschmidt, I. (2024): Lernberatung und Lerncoaching in der Balance zwischen individuellen und organisationalen Herausforderungen in der Pflegebildung. In: R. Brühe u. W. von Gahlen-Hoops (Hrsg.): Handbuch Pflegedidaktik I. Pflegedidaktisch handeln. Bielefeld (UTB transcript), S. 399–427.
Klein, R. u. G. Reutter (2005) (Hrsg.): Die Lernberatungskonzeption. Hohengehren (Schneider).
Korthagen, F. A. J. (1985). Reflective teaching and preservice teacher education in the Netherlands. *Journal of Teacher Education* 36 (5): 11–15. https://doi.org/10.1177/002248718503600502.
Landesinstitut für Lehrerbildung und Schulentwicklung Hamburg (LI HH) (2020): Reflexionskompetenz fördern – Reflexion und Reflexionskompetenz in der Lehrkräftebildung. Verfügbar unter: https://li.hamburg.de/resource/blob/647132/25ce09bbe9967b-1c3a3aea507e364287/pdf-reflexionskompetenz-foerdern-data.pdf [20.11.2025].

Löwenstein, M. (2016): Förderung der Lernkompetenz in der Pflegeausbildung. Lehr-Lern-Kultur durch Lernportfolios verändern. Heidelberg (Springer).

Löwenstein, M. (2022): Lernportfolio als wirksames Entwicklungsinstrument der neuen Pflegeausbildung. In: M. Löwenstein (Hrsg.): Wege in die generalistische Pflegeausbildung. Berlin (Springer), S. 75–107.

Niedermeier, S. u. N. Schaper (2017): Die Rolle der emotionalen Kompetenz von Coaches im Coachingprozess. *Coaching Theorie und Praxis* 3: 47–64. DOI: https://doi.org/10.1365/s40896-017-0019-3.

Peischer, A. (2023): Versuchen Sie's mal mit Schreiben. Ein effektives Werkzeug für Coaching, Beratung und Erwachsenenbildung. Heidelberg (Carl-Auer).

Peischer, A. (2024): Die Kraft der geschriebenen Worte. *Training aktuell* 35 (1): 10–14.

Rauen, C. (2014): Coaching. Göttingen (Hogrefe), 3. Aufl.

Rauen, C. (Hrsg.) (2021): Handbuch Coaching. Göttingen (Hogrefe).

Rauen, C. u. I. Steinke (2019): Kompetenz-Anforderungsprofil für Coaches. In: Deutscher Bundesverband Coaching (Hrsg.): Leitlinien und Empfehlungen für die Entwicklung von Coaching als Profession, 5. Aufl., S. 42–51. Verfügbar unter: https://www.dbvc.de/_Resources/Persistent/9/7/c/5/97c54d38f378d6ea9b05bb367b8202e844ec82a8/DBVC%20Coaching%20Kompendium%202019.pdf [21.11.2025].

Schlippe, A. von u. J. Schweitzer (2010): Systemische Interventionen. Göttingen (Vandenhoeck & Ruprecht).

Schön, D. A. (1983): The reflective practitioner. How professionals think in action. New York (Basic Books).

Schreyögg, A. (2019): Begriffsbestimmungen. In: Deutscher Bundesverband Coaching (Hrsg.): Leitlinien und Empfehlungen für die Entwicklung von Coaching als Profession, 5. Aufl., S. 18–21. Verfügbar unter: https://www.dbvc.de/_Resources/Persistent/9/7/c/5/97c54d38f378d6ea9b05bb367b8202e844ec82a8/DBVC%20Coaching%20Kompendium%202019.pdf [04.12.2024].

Schreyögg, A., T. Bachmann u. T. Dalügge (2019): Abgrenzung zu anderen Beratungsformaten. In: Deutscher Bundesverband Coaching (Hrsg.): Leitlinien und Empfehlungen für die Entwicklung von Coaching als Profession, 5. Aufl., S. 28–35. Verfügbar unter: https://www.dbvc.de/_Resources/Persistent/9/7/c/5/97c54d38f378d6ea9b05bb367b8202e844ec82a8/DBVC%20Coaching%20Kompendium%202019.pdf [04.12.2024].

Spreckelmeyer, W., C. Schmidt-Lellek u. A. Schreyögg (2019): Ethik-Kodex. Anthropologische Prinzipien und professionsethische Standards. In: Deutscher Bundesverband Coaching (Hrsg.): Leitlinien und Empfehlungen für die Entwicklung von Coaching als Profession. Kompendium mit den Professionsstandards des DBVC. Frankfurt a. M., 5. Aufl., S. 58–66. Verfügbar unter: https://www.dbvc.de/_Resources/Persistent/9/7/c/5/97c54d38f378d6ea9b05bb367b8202e844ec82a8/DBVC%20Coaching%20Kompendium%202019.pdf [18.11.2025].

Trager, B. (2012): Förderung von Selbstreflexion bei pädagogischen Professionals mithilfe von E-Portfolios. [Dissertation]. Verfügbar unter: https://open.fau.de/server/api/core/bitstreams/1db2efc5-7304-490c-9592-dcc549b60472/content [04.01.2025].

Waag, A.-S. (2021): Don't look back in anger. Erfassung und Förderung der Theorie-Praxis-Reflexionskompetenz bei Studierenden des Lehramts. Verfügbar unter: https://madoc.bib.uni-mannheim.de/60975/1/Dissertation_Waag_271021.pdf [23.12.2025].

Wyss, C. (2013): Unterricht und Reflexion. Eine mehrperspektivische Untersuchung der Unterrichts- und Reflexionskompetenz von Lehrkräften. Münster (Waxmann).

Zimmermann, M. (2011): Naturwissenschaftliche Bildung im Kindergarten. Eine integrative Längsschnittstudie zur Kompetenzentwicklung von Erzieherinnen. Berlin (Logos).

Zimmermann, M. u. R. Göppel (2013): Von der »Kindergärtnerin« zur »Expertin für frühe (naturwissenschaftliche) Bildungsprozesse«? Anforderungen, Ambitionen, Ängste und Ambivalenzen bei pädagogischen Fachkräften. In: M. Wininger, W. Datler u. M. Dörr (Hrsg.): Psychoanalytische Pädagogik und frühe Kindheit. Leverkusen (Budrich), S. 255–272.

Zimmermann, M. u. M. Welzel-Breuer (2010): Wie entwickelt sich die Reflexionskompetenz von ErzieherInnen in Abhängigkeit spezifischer Coaching-Impulse? In: D. Höttecke (Hrsg.): Entwicklung naturwissenschaftlichen Denkens zwischen Phänomen und Systematik. Münster (Lit), S. 167–169.

6 Was ehrbare Coaches auszeichnet – Über seriöses Coaching in Abgrenzung zu Scharlatanerie und Pseudowissenschaft

Monika Zimmermann & Daniela Blickhan

6.1 Wozu dieses Kapitel?

Das Ziel dieses Kapitels ist es, eine fundierte und ausgewogene Diskussion über die Kontroverse rund um NLP zu ermöglichen, ohne dabei in dogmatische Ablehnung oder unkritische Befürwortung zu verfallen. Die Autorinnen betonen, dass die Coachingbranche vor Herausforderungen steht – insbesondere durch unseriöse Anbieter und Pseudowissenschaften. Gleichzeitig plädieren sie für einen »herrschaftsfreien Diskurs«, in dem Argumente auf Augenhöhe ausgetauscht werden, um zur Professionalisierung der Branche beizutragen.

Das Kapitel beleuchtet sowohl die Potenziale von NLP, etwa dessen Praxisnähe, als auch die Kritikpunkte, insbesondere die fehlende wissenschaftliche Fundierung. Die Autorinnen versuchen eine differenzierte Betrachtung und eröffnen die Möglichkeit, den Ansatz weiterzuentwickeln.

NLP ein zentrales Thema dieses Kapitels dient als Beispiel für die generelle Problematik des Spannungsfelds wissenschaftlich fundierter Methoden, ethischer Standards und marktwirtschaftlicher Dynamiken im Coaching. Die Kriterien »ehrbarer Coaches« stehen ebenfalls im Mittelpunkt, da sie eine klare Orientierung bieten, um sich von unseriösen Angeboten abzugrenzen und Coaching als Profession weiterzuentwickeln.

6.2 Des Kaisers neue Kleider – Coaching im neuen Gewand?!

Ein Kaiser und sein gesamter Hofstaat werden von zwei Betrügern an der Nase herumgeführt, der Kaiser verliert dabei Unmengen an Geld, zuletzt auch noch seine Würde und die Glaubwürdigkeit seines Volkes – und alles nur aus Eitelkeit und Angst vor der Wahrheit: Hans Christian Andersens beinahe 200 Jahre altes Märchen ist immer noch aktuell (Abb. 6.1).

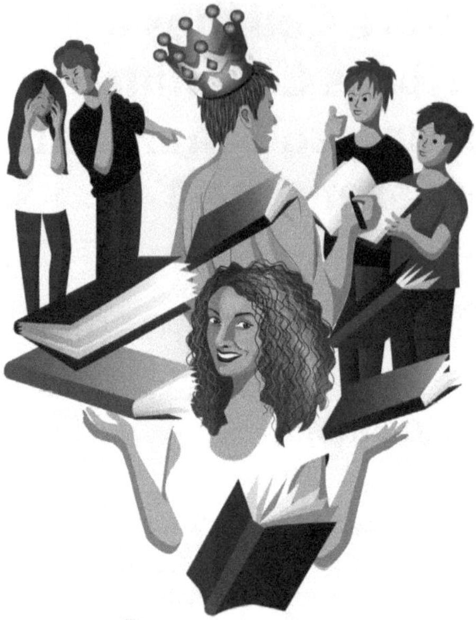

Abb. 6.1: Des Kaisers neue Kleider

Die bekannte Geschichte handelt von einem Kaiser, der seinem Aussehen weit mehr Beachtung schenkt als dem Regierungsgeschäft. Das nutzen zwei Betrüger aus, die dem Kaiser neue Kleider versprechen, welche für »solche Menschen, die für ihren Beruf nicht taugten oder unerlaubt dumm seien, unsichtbar blieben« (Andersen 1909). Um die kostspielige Anfertigung dieser Kleider zu überprüfen, sendet der Kaiser seinen treuen Minister. Als dieser die Kleider nicht sehen kann, steigt er in das Täuschungsspiel mit ein, um nicht als unfähig oder dumm dazustehen. Nach und nach machen es ihm der gesamte Hofstaat und der Kaiser selbst nach. Verbissen halten sie die kollektive Scharade aufrecht, auch dann noch, als bei einer königlichen Prozession das Volk beginnt zu rufen, dass der Kaiser ja gar nichts anhabe.

Das Märchen zeigt, wie Menschen gegen ihr besseres Wissen Lügen und Täuschungen verbreiten, wenn die Wahrheit für sie nachteilig seien könnte. Ein ähnliches Phänomen kann man in Teilen der Coachingbranche beobachten.

Das Feld des Coachings ist heute so vielfältig und unübersichtlich wie nie zuvor. Wer sich erstmals damit beschäftigt, sieht sich schnell mit einer verwirrenden Fülle an Ansätzen und Methoden konfrontiert. Insbesondere die zunehmende Zahl selbst ernannten »Coaches« erschwert es, seriöse Angebote von fragwürdigen Praktiken zu unterscheiden. Denn »Coach« ist keine geschützte Bezeichnung (wie etwa »Psychotherapeut:in«). So kann sich jede und jeder diesen Titel auf die Fahne schreiben, ohne eine entsprechende Ausbildung absolviert zu haben (Greif 2021, S. 59). Entsprechend verstecken sich hinter »Coaching« leider oft Angebote, die zukünftige grandiose Ergebnisse versprechen, von Unmengen an Einnahmen bis hin zur Heilung psychischer Krankheiten. Da Klient:innen sich meistens nicht tiefgehend mit der Thematik auseinandersetzen können, fallen sie allzu oft auf solche Scharlatan:innen herein, die zu viel versprechen und wenig halten. Vermehrt wird in den Medien von betrügerischen Coaches und deren »Abzocke« berichtet (Barcynski 2024, S. 46). Verbraucherzentralen warnen bereits vor dubiosen Angeboten. Damit gerät die gesamte Profession in Verruf.

Laut der aktuellen Coaching-Marktanalyse der Rauen Group schätzen viele Coaches selbst ihre Branche als nur teilweise professionell ein und bewerten den Professionalisierungsgrad im Durchschnitt mit gerade einmal 55 % (Rauen et al. 2024, S. 53 f.). Als Gegenmaßnahme stimmte eine große Mehrheit der deutschen Coaches einer zukünftigen staatlichen Anerkennung der Berufsbezeichnung »Coach« zu (ebd.). Der Schutz des Begriffs könnte verhindern, dass unseriöse Angebote das Label »Coaching« tragen dürfen, und die Branche könnte so insgesamt professioneller werden; gleichzeitig würde dies andere Nachteile wie z. B. starre Reglementierungen, mit sich bringen. Fest steht: Transparenz und Aufklärung von Seiten professioneller Coaches ist hierbei von größter Bedeutung, um Klient:innen zu schützen und einem Missbrauch des Coachingsbegriffs entgegenzuwirken.

In diesem Beitrag werfen wir einen genaueren Blick auf anerkannte Definitionen, Qualitätskriterien und ethische Standards im Coaching. Wir geben Coaches Tipps an die Hand, wie sie ihr eigenes Angebot auf dem Coachingmarkt als seriös auszeichnen und sich klar von Scharlatanerie abgrenzen können. Dabei dient das Konzept »ehrbarer Coaches« als Orientierungshilfe und verdeutlicht, wie wichtig Integrität und eine wertebasierte Arbeitsweise in der Coachingpraxis sind. Danach wenden wir uns dem Begriff der Pseudowissenschaft zu und erläutern, wie diese sich von seriösen wissenschaftlichen Ansätzen unterscheidet. In dem Zusammenhang wird der seit Langem polarisierende Ansatz des NLP genauer unter die Lupe genommen und differenziert betrachtet.

Wir Autorinnen legen großen Wert darauf, mit diesem Kapitel einen Beitrag zur sachdienlichen und befriedenden (Auf-)Klärung des stark polarisierten Themenfeldes NLP zu leisten. Gegenseitiges Wettrüsten bei sich stetig verhärtenden Fronten erleben wir in der aktuellen Zeit politisch und zwischenmenschlich allzu oft. Coaches und Wissenschaftler:innen wie wir erweisen unseren Zünften keinen Gefallen, wenn nun auch wir ins Kriegshorn blasen. Unser Anliegen ist es, gemeinsam Sachverhalte möglichst faktenbasiert und gemäß dem Gebot der Neutralität darzustellen und argumentativ abzuwägen, sodass sich interessierte Leser:innen selbst ein fundiertes tragfähiges Bild davon machen können. Teilhabe, Perspektivenreichtum und konstruktiv-kritischer Diskurs als Merkmale lebendiger Demokratie gebieten das Berücksichtigen aller Perspektiven. Strategische Ausgrenzung würde – ähnlich wie im politischen Feld – unserer Ansicht nach nur das stärken, was es zu kritisieren gilt.

6.3 Definition und Merkmale professionellen Coachings

Professionelles Coaching zeichnet sich durch ein fundiertes Konzept, eine daraus abgeleitete Methodik, klare ethische Standards und eine transparente Arbeitsweise aus.

> »Als Sammelbegriff bezeichnet Coaching individuelle Formen von (personzentrierter) Beratung auf der Prozessebene. Coaching ist eine vertrauliche, auf Freiwilligkeit beruhende Einzelberatung von psychisch gesunden Menschen, die bewirken kann, dass Klientinnen eigenverantwortlich und aus sich heraus Lösungen für ihre Anliegen finden. Dabei bedient sich der Coach wissenschaftlich anerkannter Ansätze und Methoden mit philosophisch-psychotherapeutischen Wurzeln. Ziel des Coachings ist es, Klientinnen eine nachhaltige, dauerhafte Veränderung durch neue Perspektiven, Einsicht in die eigene Persönlichkeitsstruktur, das Aufspüren und Aktivieren von Ressourcen und das Lernen aus Erkenntnis und Erfahrung zu ermöglichen« (Zimmermann u. Niggemeier 2024, S. 37).

»Ehrbare Coaches« lassen sich in Anlehnung an das Konzept »ehrbarer Kaufleute« definieren, wie es im Coaching-Kompendium des Deutschen Bundesverband Coaching e. V. (DBVC 2019, S. 98 f.) beschrieben wird. Es handelt sich hierbei um ein wirtschaftsethisches Modell, das sich bis auf das Italien des 12. Jahrhunderts zurückverfolgen lässt. Noch heute beziehen sich viele deutsche Industrie- und Handelskammern auf dieses Leitbild (Görnemann 2022). Zentral sind dabei bestimmte Tugenden, die das Handeln der Kaufleute (heutzutage wohl eher der Manager:innen) leiten sollen. Dazu gehören Gerechtigkeit, Zuverlässigkeit, Vertrauenswürdigkeit sowie Verantwortungsbewusstsein (ebd., S. 692). Der Vergleich von Coaches mit »ehrbaren Kaufleuten« unterstreicht die Bedeutung eines klaren Wertefundaments und einer professionellen Haltung, die sich durch Respekt und Verantwortung gegenüber den Klient:innen auszeichnet (Steinke u. Rauen 2019, S. 101).

Ehrbare Coaches sind an bestimmten Merkmalen erkennbar, die auf ihre Qualifikation, Haltung und Methoden hinweisen. Im Folgenden sind einige dieser Kriterien aufgeführt:

- *Qualifikation und Ausbildung:* Professionelle Coaches verfügen über eine fundierte, anerkannte Coachingausbildung, zertifiziert von Coachingverbänden wie dem DBVC, und bilden sich zur Qualitätssicherung regelmäßig weiter. Bereits bei der Auswahl der Coachingausbildung gilt es, mit Sorgfalt vorzugehen: Auch hier gibt es zahlreiche unseriöse Angebote mit mangelnder oder fehlender wissenschaftlicher Fundierung (Zimmermann u. Fischer 2024, S. 114). Anbieter:innen, die zu große Versprechungen machen – zum Beispiel, sich nach nur wenigen Stunden Ausbildung als selbstständige Coaches eine goldene Nase verdienen zu können – sind kritisch zu betrachten. Konkrete Empfehlungen, auf welche Qualitätsmerkmale bei der

Auswahl von Coachingausbildungen bzw. -weiterbildungen besonders zu achten ist, haben unter anderem die Stiftung Warentest (2013), Christopher Rauen (o.J.), sowie die diversen Coachingverbände (z.B. DBVC o.J.) formuliert.

- *klare Abgrenzung zu anderen Beratungsformen:* Professionelle Coaches kennen den Unterschied zwischen Coaching, Beratung, Therapie und Mentoring und kommunizieren diesen klar: »Coaching [richtet sich] an ›gesunde‹ Personen und widmet sich vorwiegend den Problemen, die aus der Berufsrolle heraus entstehen, die ohne entsprechendes Fachwissen des Coachs nicht bearbeitet werden können« (Zimmermann u. Niggemeier 2024, S.38). Für psychische Erkrankungen und tiefergehende Persönlichkeitsprobleme verweisen seriöse Coaches an therapeutische Fachkräfte und medizinische Einrichtungen. Berater:innen vermitteln ihr Fachwissen in einem bestimmten Bereich an die Klient:innen und können konkrete Handlungsempfehlungen aussprechen. Ähnlich asymmetrisch ist auch die Mentoringbeziehung, in welcher Mentor:innen weit mehr Erfahrungswissen besitzen und damit die Entwicklung ihrer oft weniger erfahrenen Mentees begleiten und fördern. Coaching findet dagegen immer auf Augenhöhe statt. Coaches sind vor allem Prozessbegleiter:innen, die Hilfe zur Selbsthilfe leisten (ebd., S.41 ff.).
- *transparente Arbeitsweise und Rahmenbedingungen:* Ein unverbindliches Erstgespräch dient dazu, die Erwartungen abzugleichen und die Grundlage für eine vertrauensvolle Zusammenarbeit zu schaffen. Anschließend kommunizieren Coaches ihre Rahmenbedingungen, Ziele und Erwartungen transparent und offen. Dazu gehören beispielsweise die Anzahl der Sitzungen, das Honorar und Zieldefinitionen. Sind die jeweiligen Klient:innen damit einverstanden, kommt es zu einem schriftlichen Vertrag, in dem eine eindeutige Zielvereinbarung und der Coachingprozess definiert werden. Coaching ist zeitlich begrenzt und dient dem Lösen bestimmter Anliegen. Ziel ist, Klient:innen zu befähigen, Probleme selbst zu lösen (Rohr 2024, S.70). Das einvernehmliche Festlegen des Coachingziels und der Dauer des Coachingprozesses soll verhindern, dass ein Abhängigkeitsverhältnis zwischen Coaches und Klient:innen entsteht.
- *ethische Standards:* Coaches halten sich in ihrer Arbeit an definierte ethische Standards. Britt Wrede (2015, S.53) formuliert die für Coaching geltende ethische Maxim folgendermaßen:

> »[...] sich als Coach unter ethischen Gesichtspunkten angemessen in einen Coaching-Prozess einzubringen [bedeutet], stets nur das zu wollen, was den Klienten optimal unterstützt und stets so zu handeln, dass der Klient optimal unterstützt ist.«

Die Standards und Leitlinien, die solch ethisches Coaching ermöglichen, können im Einzelfall verschieden aussehen, jedoch sollten sie von Beginn an klar und transparent sein. Seriöse Coachingverbände, wie der DBVC oder die International Coaching Federation (ICF), haben Ethikkodizes, an die sich die ihnen angehörenden Coaches halten. Zu den dort aufgeführten Handlungsmaximen für Coaches gehören beispielsweise Diskretion, Offenheit und Transparenz des Coaches (Spreckelmeyer, Schmidt-Lellek u. Schreyögg 2019, S. 59 f. u. 63). Mehr dazu in Abschnitt 4.4 und in Kapitel 7.

- *methodische Kompetenz und Ergebnisorientierung:* Coaches verwenden anerkannte, evidenzbasierte Methoden und Techniken, deren Gebrauch für die Klient:innen nachvollziehbar ist. Der Fokus liegt auf lösungsorientierter Arbeit, Zielerreichung und nachhaltiger Entwicklung der Klient:innen. Die wissenschaftliche Fundierung ihrer Praxis wird angehenden Coaches bestenfalls schon während ihrer Ausbildung vermittelt. Das ständige Lesen relevanter Fachliteratur und regelmäßige Fortbildungen sind notwendig, um stets auf Basis des aktuellen Standes der Wissenschaft zu agieren. Coaching hat mehrere Bezugsdisziplinen, und Coaches können sich deshalb auf einen oder mehrere theoretisch und empirisch fundierte Ansätze stützen, etwa den Personzentrierten Ansatz, den systemischen Ansatz, die Logotherapie, die positive Psychologie etc. Coaches sollten sich intensiv mit den von ihnen gewählten Ansätzen beschäftigen, deren Begründungen, Wirkfaktoren und Methoden umfassend kennen und diese ihren Klient:innen verständlich darlegen können.
- *bewusster und verantwortungsvoller Umgang mit dem Begriff Coaching:* Da gut ausbildete Coaches sich der Problemlage durch die vielen selbst ernannten »Coaches« bewusst sind, verwenden sie die Begriffsbezeichnungen Coach und Coaching (auch in Verbindung mit »Business« oder »Personal«) verantwortungsvoll. Sie verweisen damit auf fundierte Konzepte und ihre eigenen Qualifizierungen. Dazu können sie unter anderem in Zusammenhang mit Bezeichnungen wie Coach/Coaching stets auf ihre Qualifizierung(en) und Mitgliedschaft in seriösen Coachingverbänden verweisen und aufklären.

Ehrbare Coaches erfüllen diese Ansprüche nicht nur, sondern kommunizieren sie offen und transparent, etwa auf ihrer Webseite, in Flyern oder anderem Werbematerial, in Onlinedatenbanken oder sozialen Netzwerken. So können potenzielle Kund:innen sich von Beginn an ein klares Bild über sie machen und eine informierte Wahl treffen. Alle professionellen Coachingverbände, sowohl nationale, wie der DBVC oder der Deutsche Coaching Verband (DCV), als auch internationale wie die ICF beziehen sich in ihren Statuten und Anerkennungsrichtverfahren auf diese Qualitätskriterien. Coaches, die von einem dieser Verbände zertifiziert sind, tragen damit ein Qualitätssiegel. Durch konsequentes professionelles Handeln und transparente Darstellung der eigenen Qualifikation und Erfahrung können Coaches ihre Seriosität belegen.

6.4 Scharlatanerie und Pseudowissenschaften erkennen

Doch was sind nun eigentlich Scharlatan:innen und Pseudowissenschaften, und wie unterscheidet man sie von professionellen Coaches und echten Wissenschaften? Laut Duden sind Scharlatane[19] Personen, die Fähigkeiten vortäuschen und dafür nutzen, um andere hinters Licht zu führen. Ähnlich Scharlatan:innen, die sich wie professionelle Coaches präsentieren, wollen Pseudowissenschaften echten Wissenschaften ähneln. Das Wort *pseudo* stammt aus dem Altgriechischen und bedeutet täuschen. Folglich ist eine Pseudowissenschaft eine Wissenschaft, die ihre Wissenschaftlichkeit lediglich vortäuscht: Sie erscheint wissenschaftlich, ist es jedoch nicht (Greif 2018, S. 372).

Bei der Abgrenzung von Scharlatanerie und pseudowissenschaftlichen Konzepten von professionellem Coaching und seriösen Wissenschaften helfen einige *Warnsignale:*

- *Übertreibungen:* Werben Coaches mit übertriebenen Heilsversprechen wie »in wenigen Sitzungen zur Erleuchtung« oder »100 % Erfolgsgarantie«, ist Vorsicht geboten (Greif 2021, S. 63).
- *fehlende wissenschaftliche Grundlage:* Professionelles Coaching verwendet bewährte psychologische, verhaltenswissenschaftliche und systemische Konzepte, die nachvollziehbar und überprüfbar sind. Methoden ohne wissenschaftliche Validierung und pseudowissenschaftliche Annahmen sollten keine Anwendung finden. Lehnen es Anbieter:innen ab, ihre wissenschaftlichen Grundlagen zu benennen oder diese empirisch überprüfen zu lassen, sind sie kritisch zu betrachten und ggf. infrage zu stellen.
- *Abhängigkeit und Kontrollverhalten:* Seriöse Coaches fördern die Eigenständigkeit und Unabhängigkeit ihrer Klient:innen, während unseriöse Coaches versuchen, diese von sich abhängig zu machen, zum Beispiel durch langfristige Verträge, starke Eingriffe in persönliche und berufliche Entscheidungen oder Isolierung von anderen (privaten) Bezugspersonen.
- *fehlende Abgrenzung zur Therapie:* Hier ist besondere Vorsicht geboten! Coaches, die sich als »Therapeut:innen« ausgeben oder tiefgreifende Traumata ohne fundierte Ausbildung behandeln, überschreiten die Grenzen des Coachings, verhalten sich unethisch und richten oft massiven Schaden an, der dann wiederum durch Therapeut:innen aufgefangen werden muss.
- *Bedrängung und Zeitdruck:* Drängen Coaches auf schnellen Vertragsabschluss, ist dies ein schlechtes Zeichen. Schlimmstenfalls werden Klient:innen dazu überredet, ohne Erstgespräch und ohne beidseitige Vertragsprüfung einen Vertrag zu unterschreiben. Solches Verhalten verstößt gegen das Transparenzgebot ehrbarer Coaches sowie die Maxime vom Wohlwollen gegenüber Klient:innen.

19 Siehe https://www.duden.de/rechtschreibung/Scharlatan/ [17.03.2025].

Zusammenfassend lässt sich sagen: Ein seriöser Coach zeichnet sich durch fundierte Methoden, ethische Standards und eine klare Abgrenzung zu anderen Beratungsformen aus. Scharlatanerie beim Coaching hingegen ist an nicht haltbaren Versprechungen, fehlender Transparenz und pseudowissenschaftlichen Methoden erkennbar. Erste Anlaufstellen bei der Suche nach seriösen Coaches können Coachingverbände wie der DBVC, der DCV oder die ICF sein.

6.5 Die Kontroverse um NLP

Trotz der klaren Qualitätsstandards und ethischen Leitlinien gibt es Methoden im Coaching, die scheinbar nicht so einfach einzuordnen sind. Ein prominentes Beispiel ist NLP. Diese Methode erfährt in der Coachingwelt seit Jahrzehnten sowohl Befürwortung als auch Skepsis (Blickhan 2024, S. 250). Die Diskussion um NLP ist komplex und kontrovers: Während die einen die Methode als wirksames Instrument zur persönlichen Weiterentwicklung schätzen, bemängeln andere ihre unzureichende methodische Fundierung und fehlende wissenschaftliche Nachweise der Wirksamkeit. Um diese Kontroverse besser zu verstehen, lohnt es sich, die Ursprünge, die Kernannahmen und die unterschiedlichen Perspektiven auf NLP genauer zu betrachten.

6.5.1 Was ist NLP?

NLP steht für neurolinguistisches Programmieren und wurde in den 1970er-Jahren von Richard Bandler und John Grinder ursprünglich als Methode der Kurzzeitpsychotherapie konzipiert (Greif 2021, S. 62). Ihr Ziel war nicht, NLP als wissenschaftlich fundierte Methodik in die Psychologie einzuführen, sondern als pragmatischen praxisbezogene Methode zu etablieren (Blickhan 2024, S. 252 f.). Diese Ursprünge beeinflussen bis heute die Wahrnehmung der Methode und sorgen für unterschiedliche Bewertungen.

6.5.2 NLP: Potenzial durch Praxisnähe

Befürworter:innen von NLP sehen in der Methode ein pragmatisches und potenziell nützliches Werkzeug im Coaching. Sie argumentieren, NLP könne, obwohl nicht wissenschaftlich fundiert, durch gezielte Anwendung positive Veränderungen im Coaching bewirken. NLP wurde in den späten 1970er-Jahren entwickelt, und zwar in bewusster Abgrenzung zur wissenschaftlichen Psychologie dieser Zeit, die sich damals primär mit der »Reparatur des Negativen« beschäftigte (Seligman 2018, p. 4). NLP entwickelte und umfasste Techniken, die darauf abzielen, persönliche Ressourcen zu aktivieren und Hindernisse bei der Zielerreichung zu überwinden. Als *Kernannahmen des NLP* gelten (Blickhan 2024, S. 253 f.):

- *Die Landkarte ist nicht die Landschaft:* Die Wahrnehmung der Realität ist subjektiv und kann durch Reflexion und Umdeutung verändert werden.
- *Jedes Verhalten hat eine positive Absicht:* Verhaltensweisen dienen einem inneren Zweck, selbst wenn sie nicht immer rational erscheinen.
- *Der Mensch trägt alle Ressourcen in sich:* Menschen haben die Fähigkeit zur Selbstveränderung bereits in sich angelegt.

NLP-Methoden sind seit Jahrzehnten impliziter oder expliziter Bestandteil von Coachingausbildungen (Linder-Pelz 2010, p. 4; Übers. d. Verf.):

> »Im Lauf der letzten Dekade wurde NLP zu einem der bevorzugten Ansätze in der umfangreichen Coachingindustrie – besonders in England und Europa, aber auch in den USA, Australien, Südafrika, Südamerika, Indien, Südostasien und Neuseeland.«

Befürworter:innen betrachten NLP als ein flexibles, praxisnahes System, das in Kombination mit anderen Coachingansätzen genutzt werden kann, um individuelle Veränderungsprozesse zu unterstützen. Allerdings wird immer auch darauf hingewiesen, dass eine unsachgemäße NLP-Anwendung Schaden anrichten kann. Dies gilt für jede Methode, sei es im Coaching oder in anderen Disziplinen. Aus diesem Grund muss eine fundierte NLP-Ausbildung ethische Prinzipien und methodische Kompetenzen integrieren (Blickhan 2024, S. 263 ff.).

6.5.3 Kritische Perspektiven: NLP als Pseudowissenschaft?

Manche Kritiker:innen stufen NLP als problematisch und pseudowissenschaftlich ein. Sie bemängeln, dass grundlegende wissenschaftliche Standards nicht eingehalten werden und die Methode häufig mit überzogenen Versprechungen beworben wird. Drei zentrale Merkmale, die diese Einschätzung unterstützen, sind (Greif 2018, S. 378 ff.):

- *Ablehnung wissenschaftlicher Evaluation:* Die Wirksamkeit der Methode wird selten durch empirische Forschung überprüft, und entsprechende Evaluationen werden von Praktiker:innen häufig abgelehnt.
- *ungenaue Fachsprache:* Viele Aussagen im NLP verwenden vage oder mehrdeutige Begriffe, die eine wissenschaftlich fundierte Diskussion erschweren.
- *fehlende empirische Bestätigung:* Existierende Studien zur Wirksamkeit von NLP sind oft methodologisch fragwürdig oder belegen lediglich eine geringe (teilweise gar keine oder sogar negative) Wirksamkeit von NLP.

Kritische Stimmen bemängeln am NLP, dass Bandler und Grinder ihre Methode theoretisch kaum fundiert haben. Ihre Herangehensweise war stark auf Anwendungsnutzen und weniger auf wissenschaftliche Validität ausgerichtet. Für viele Skeptiker:innen stellt NLP damit ein »degeneratives Programm« dar, das den Anschein von Wissenschaftlichkeit erweckt, ohne tatsächlich überprüfbar zu sein (Greif 2021, S. 385).

6.5.4 Die Kontroverse zwischen praktischem Nutzen und wissenschaftlicher Fundierung

NLP polarisiert seit Jahrzehnten. Der Kern des Konflikts liegt im Spannungsfeld zwischen anwendungsbezogenem Nutzen und wissenschaftlicher Fundierung. Während die Befürworter:innen die praktische Wirksamkeit und Anwendbarkeit in den Vordergrund stellen, fordern Kritiker:innen eine fundierte wissenschaftliche Überprüfung und sehen ohne eine solche die Gefahr, dass NLP langfristig schädlich sein könnte.

In ihrem Artikel zur NLP-Kontroverse beschreiben Dormandy und Grimley (2024, p. 392) die Haltung von Kritiker:innen, vornehmlich aus der Psychologie, als »gatekeeping« (Torhüten). Während NLP (noch) nicht allen wissenschaftlichen Standards entspricht, hat es das Potenzial, entsprechend weiterentwickelt zu werden (ebd., p. 400). Die beiden Autor:innen warnen vor der Voreingenommenheit vieler NLP-Kritiker:innen, die eine inhaltliche Auseinandersetzung mit NLP programmatisch ablehnen und so auch zwangsläufig seinen möglichen Nutzen und Erkenntnisse ignorieren:

> »Die Abschottung der Psychologie gegenüber dem NLP ist angesichts der öffentlichen Selbstdarstellung mancher Vertretenden des NLP zwar nachvollziehbar, aber diese Abschottung ist schlecht gemacht. Sie zeigt deutliche Voreingenommenheit, Strohleute-Argumente und hoch problematische empirische Analysen. Schon aus diesem Grund ist die Abschottung der Psychologie gegenüber dem NLP schlecht – sie verletzt die Ideale, die sie zu schützen vorgibt« (ebd., p. 406; Übers. d. Verf.).

Zwar sind Pseudowissenschaften entschieden abzulehnen, doch dies darf nicht als Vorwand zur Vermeidung und Verhinderung von Dialog und Entwicklung ausgenutzt werden. Entsprechend sehen wir Recherche, Wissen und Aufklärung als einzig vernünftige und seriöse Antwort auf Vorurteile und Vorverurteilung.

6.5.5 Die Zukunft des NLP im Coaching: Nützlich oder überholt?

Die Frage nach der Zukunft von NLP wird ebenfalls unterschiedlich bewertet. Befürworter:innen plädieren für eine professionelle Entwicklung und Qualitätssicherung der NLP-Ausbildungen, um die Methode gezielt weiterzuentwickeln und Missbrauch zu verhindern. Kritiker:innen hingegen sehen in den derzeitigen Strukturen kaum Möglichkeiten, NLP zu einem wissenschaftlich fundierten Ansatz weiterzuentwickeln, und halten NLP daher nicht für eine ernst zu nehmende Methode im Coachingmarkt.

Daniela Blickhan, die Co-Autorin dieses Kapitels, hat den Deutschen Verband für NLP in den frühen 1990er-Jahren mitbegründet. Sie verfolgt die Frage der Wissenschaftlichkeit des NLP seit mehreren Jahrzehnten und kommentiert in der Folge einige zentrale Aspekte dieser Kontroverse aus aktueller Perspektive:

1) *NLP wurde seinerzeit explizit atheoretisch formuliert.*
Um diesen Satz zu verstehen, machen wir einen kurzen Ausflug in den Zeitgeist der späten Siebzigerjahre im Feld der angewandten Psychologie. Es war die Zeit, in der Carl Rogers fern von universitären Elfenbeintürmen seinen Personzentrierten Ansatz verfeinerte und in die Welt trug. Davon profitieren viele Coaches und Klient:innen noch heute. Rogers' zentrale Grundannahmen und Werte finden sich im heutigen Forschungsgebiet der Positiven Psychologie wieder. Was Rogers als »voll entwickelte Persönlichkeit« beschrieb (Abschn. 2.5), findet sich eins zu eins im Konzept des »Flourishing« der positiven Psychologie wieder (Abschn. 9.3.3). Interessanterweise kritisierte Martin Seligman Carl Rogers lange Jahre als »nicht wissenschaftlich« und lehnte es rundweg ab, ihn als Vordenker der positiven Psychologie zu würdigen. Seligman erforschte in den späten 1970er-Jahren die »erlernte Hilflosigkeit« und entwickelte Ende der 1990er-Jahre die positive Psychologie zu einem wissenschaftlich-empirisch arbeitenden Fachgebiet weiter. Erst in seiner Autobiografie schlug Seligman versöhnlichere Töne an und würdigte die »humanistische positive Psychologie« Seligman (2018, p. 267) als Grundlage vieler Forschungsthemen, die heute empirisch untersucht werden. Das NLP fand nie einen derart prominenten Fürsprecher. Und doch erscheint es einigermaßen absurd, ein explizites Merkmal (Unwissenschaftlichkeit) einer Methode, die nie den Anspruch hatte, wissenschaftlich fundiert zu sein, als Argument gegen sie zu verwenden.

Befürworter:innen von NLP verweisen in diesem Zusammenhang darauf, dass NLP von seinem Selbstverständnis bewusst nicht wissenschaftlich sein wollte – im Geist der wilden Siebzigerjahre in Kalifornien ein durchaus nachvollziehbarer Gedanke. Robert Dilts, nach Bandler und Grinder der bekannteste Vertreter des NLP, der die Methode entscheidend präzisiert und weiterentwickelt hat (Dilts, Grinder u. Bandler 1985; Dilts 1993), hatte, rückblickend betrachtet, das Potenzial dazu. Da er, wie viele seiner NLP-Kolleg:innen, aber selbst kein Forschender war, sondern NLP in der Praxis weiterentwickelte, blieb diese Möglichkeit leider ungenutzt. Im deutschsprachigen Raum lassen sich hier die Veröffentlichungen von Alexa Mohl (Mohl 2000; 2006) aus den 2000er-Jahren benennen, im englischsprachigen Bereich die von Linder-Pelz (2010). Doch eine systematische wissenschaftliche Evaluation blieb aus. War der Graben bereits zu tief geworden?

2) *NLP wurde in einer anderen Zeit entwickelt.*
Die Ursprünge von NLP reichen in die 1970er-Jahre zurück, ins Kalifornien von Paul Watzlawick und Noam Chomsky. (Watzlawick war übrigens auch kein Wissenschaftler, wird aber bis heute gerne und oft zitiert.) Weiterentwickelt wurde NLP durch Robert Dilts in den 1980er- und 1990er-Jahren. In dieser Zeit existierte der Begriff »Coaching« in der Wissenschaft in den USA und Europa noch nicht. Erste Anfänge der wissenschaftlichen Beschreibung von Coaching starteten in Australien. Martin Seligman selbst nannte Coaches in seinen frühen Veröffentlichungen noch in einem Atemzug mit Esoterik:innen (Seligman 2007, p. 266). NLP verbreitete sich innerhalb dieser frühen »Coachingszene« (die damals noch nicht so hieß). In den frühen 2000er-Jahren gab es kaum Coaches oder Trainer:innen, die nicht davon gehört oder eine entsprechende Ausbildung gemacht hatten. Dagegen hatte die etablierte Wissenschaft kein Interesse an NLP. Und da auch Coaching damals noch sehr wissenschaftsfern war, gab es unter den Anwender:innen des NLP kaum jemand, der oder die empirische Belege für die Wirksamkeit dieser Methode sammeln wollte. Eine Ausnahme war in Deutschland Alexa Mohl, die als Universitätsprofessorin aber eher die Methode wissenschaftlich anschlussfähig beschreiben wollte als empirische Belege für ihre Wirksamkeit zu erbringen (Mohl 2000; 2006).
3) *Wie wird Wirksamkeit gemessen?*
Statistische Forschungsmethoden sind heute weit differenzierter als vor 30 Jahren und können komplexere Effekte erfassen. Man könnte es durchaus als die Tragik des NLP bezeichnen, dass in seiner Blütezeit die statistischen Verfahren noch eher grobschlächtig waren. Die damals gängigen Methoden T-Tests und Chi-Quadrat konnten zwar Mittelwertsunterschiede erfassen, nicht jedoch feine, individuelle Effekte, die man bei einer hochgradig individualisierten Methode wie dem NLP finden könnte. Dafür gibt es heute durchaus statistische Methoden – doch leider finden sich heute keine Forschenden mehr, die NLP empirisch validieren wollen. Der wissenschaftliche Makel, der auf dem NLP lastet, ist zu groß und würde dem Ruf der Forschenden vermutlich schaden.
4) *Coaching ist ein Markt mit Dynamik.*
Die Wissenschaft ist von ihrem Selbstverständnis her neutral und dem Erkenntnisfortschritt verpflichtet. Und doch haben ihre Vertreter:innen persönliche, politische und monetäre Interessen. Interessanterweise sinken renommierte Wissenschaftler:innen, die »anwendungsorientierte Bücher« veröffentlichen, welche vielleicht sogar für Laien geschrieben sind, in ihrem Ansehen bei zahlreichen ihrer Kolleg:innen. Martin Seligman, einer der meistzitierten Psycholog:innen unserer Zeit, eröffnete im November 2023 seine Keynote am Kongress »Positive Psychologie« in Wien mit den Worten »I am a Coach!« – obwohl er in Veröffentlichungen der frühen 2000er-Jah-

re Coaches noch mehr oder weniger offen als Scharlatane bezeichnet hatte (Seligman 2007, p. 266).

Coaching hat sich in den letzten Jahrzehnten professionalisiert, und das ist gut so. Gleichzeitig ist es ein Markt mit einem großen Volumen. Und je mehr Interesse »die Wissenschaft« am Coachingmarkt entwickelt, desto schwerer wird es für die frühen humanistischen Methoden der 1960er-, 1970er-, 1980er-Jahre. Wer außer Insider:innen spricht heute noch von der Transaktionsanalyse? Wer vom NLP – außer seinen vehementen Kritiker:innen oder den Ausbildenden, die damit noch am Markt sind? »Coaching« ist ein breites Feld, und so unterschiedlich, wie die Klient:innen sind, so individualisiert müssen Coaches methodisch vorgehen können. NLP wird (hoffentlich) niemals die einzige Methode von Coaches sein. Und die positive Psychologie, längst ein etabliertes und renommiertes wissenschaftliches Forschungsgebiet, ist keine Coachingmethode. Sie ist eine Grundlage, auf die Coaches ihr Handeln stellen können und die eine wachstumsorientierte Haltung ermöglicht (Zimmermann 2011, S. 86, 97 ff.; Blickhan 2021, S. 20 f.; Blickhan 2024, S. 270 f.).

6.6 Fazit: Herrschaftsfreier Diskurs als Grundlage für fortschreitende gemeinsame Professionalisierung

Die NLP-Kontroverse zeigt beispielhaft, wie hitzig die andauernden Diskussionen um Professionalität, Scharlatanerie und Pseudowissenschaft im Bereich Coaching (aber auch der Wissenschaft selbst) sind. Wenn selbst Expert:innen sich nicht darüber einigen können, welche Grundlagen des Coachings wissenschaftlich akzeptabel sind, wie sollen dann Coaches oder gar Klient:innen zwischen seriösen und unseriösen Praktiken unterscheiden können? Was zeigt das Beispiel NLP über die Problematik »ehrbare Coaches vs. Scharlatan:innen«? Und was zeigt es über die Entwicklung und die kollektive Verurteilung von Trends, nicht nur in der Politik, sondern auch in der Wissenschaft und im Coaching?

Wir plädieren an dieser Stelle für Aufklärung, für den Einbau und das Öffnen von Fenstern in den inzwischen hochgezogenen Mauern, für Dialog statt Diffamierung.

Zwar können wir Menschen nicht nicht urteilen, gleichwohl können wir uns unserer Neigung, alles zu bewerten, bewusst werden und uns im lebenslangen Entwicklungsprozess mit zunehmender Reife diesbezüglich mehr und mehr in Abstinenz, verstanden als das Zurückhalten eines vorschnellen Urteils, üben.

Wundersames kann sich ereignen, wenn wir es als Menschen und insbesondere als Coaches schaffen, wahrhaftig offen zu sein für die Perspektive des anderen, und nicht vorschnell urteilen. Ist der Wille dazu vorhanden, heißt es: üben, üben, üben und immer öfter gemeinsam genießen, was aus dieser gelebten Offenheit entsteht.

6.6.1 Zielführender Exkurs: »Der eigentümlich zwanglose Zwang des besseren Arguments« nach Jürgen Habermas

Jürgen Habermas' Plädoyer für das bessere Argument in sachlich-zielführenden Diskussionen ist simpel: Die besseren Argumente sollen entscheiden, nicht Macht oder Eitelkeit (Habermas 1983, S. 169).

Die Realität sieht meist anders aus. Wir agieren nicht immer vernunftgemäß. Leider halten sich nur wenige an diese Regel. Der Glaube, das bessere Argument setze sich immer durch, ist naiv. Menschen lassen sich oft nicht überzeugen – Macht, Eitelkeit und Angst dominieren in Unternehmen, in politischen und manchmal sogar in wissenschaftlichen Debatten. Es lohnt sich gleichwohl, Habermas' Idee vom »zwanglosen Zwang« des besseren Arguments zu hinterfragen. Jeder kennt es: In einer Diskussion überzeugt uns plötzlich ein Gedanke, den wir vorher nicht bedacht haben. Der Zwang besteht darin, dass man diesem Argument zustimmen muss, weil es so schlüssig ist – und zwar freiwillig, aus eigener Überzeugung.

Die Grundidee und den Begriff »herrschaftsfreier Diskurs« prägte ursprünglich Jean-Jacques Rousseau, ein Philosoph und Aufklärer. Bei Einhaltung der Regeln verständigungsorientierter Kommunikation liegt der Fokus auf Werten wie Klarheit, Richtigkeit und Kohärenz der getätigten Aussagen. Ziel ist die Produktion überzeugender und qualitativ hochwertiger Argumente. Ergänzt durch Habermas' Prinzip ist ein Diskurs herrschaftsfrei, wenn

- er frei von Geltungsansprüchen ist. Teilnehmende des Diskurses folgen ausschließlich »dem zwanglosen Zwang des besseren, weil einleuchtenderen Arguments« (Habermas 2009, S. 144), das die Diskussion für sich gewinnt;
- alle Teilnehmenden gleiche Chancen und Anteile am Diskurs haben und jegliche Form von Zwang abwesend ist.

Oft verhindern emotionale Barrieren und Ängste, dass das bessere Argument durchdringt. Menschen blockieren, dementieren, negieren, greifen an, weil sie fürchten, ihre Position oder Privilegien zu verlieren. Sie vermeiden Argumente, die ihre Weltanschauung, ihre »innere Ordnung« infrage stellen könnten.

Damit das bessere Argument eine Chance hat, muss der innere Raum frei von Angst und offen für das bessere Argument sein. Solange Ängste und/oder Eitelkeiten unser Denken (unbewusst) steuern, können wir das bessere Argument nicht erkennen: *Nur wer seine eigenen Ängste kennt, kann offen für neue Perspektiven sein.*

Das Prinzip des zwanglosen Zwangs bietet im Alltag ein wertvolles Kriterium, nach dem Diskussionen, Teamentscheidungen, wissenschaftliche Diskurse rund um Professionalität, handlungsleitende Arbeitstreffen und vieles mehr zielorientiert geführt und gestaltet werden können.

Anwendung im Alltag: Frage dich bei schwierigen Diskussionen: Gibt es eine Angst, die deine Sichtweise beeinflusst? Ein Interesse, das dich einseitig denken lässt? Eine Eitelkeit, die den Konsens blockiert?

6.6.2 Sechs handlungsleitende Schlussfolgerungen zum Thema Professionalität im Coaching und in der Coachingbranche

Mit dem Fokus auf eine friedvolle, kollaborative Weiterentwicklung der Profession Coaching schlussfolgern wir: Ehrbares Coaching zeichnet sich durch Integrität, ethische Standards und eine fundierte konzeptionelle und daraus abgeleitete methodische Praxis aus. Diese Merkmale bilden die Grundlage für professionelles Handeln in einer Branche, die unter anderem durch mangelnde Regulierung gefährdet ist, in Verruf zu geraten.

Im Einklang mit den Gedanken von Habermas lässt sich der Diskurs um Professionalität im Coaching erweitern und vertiefen, indem wir die Prinzipien des »zwanglosen Zwangs des besseren Arguments« in den Mittelpunkt stellen. Im Folgenden werden folgende sechs *handlungsleitende Schlussfolgerungen* expliziert unter Einbezug der oben erwähnten Perspektive von Habermas:

- Transparenz und Aufklärung als Grundlage für Vertrauen
- herrschaftsfreier Diskurs zur Professionalisierung
- Angstfreiheit als Basis für Entwicklung
- Eigenverantwortung und Autonomie stärken
- Auseinandersetzung mit Pseudowissenschaften
- Förderung einer inklusiven Diskussionskultur

6.6.2.1 Transparenz und Aufklärung als Grundlage für Vertrauen

Ehrbare Coaches dürfen aktiv Transparenz schaffen, indem sie ihre Qualifikationen, wissenschaftlich fundierten Methoden und ethischen Standards klar kommunizieren. Dies verhindert nicht nur Täuschungen, sondern fördert auch einen aufgeklärten Dialog mit den Klient:innen und in der Branche. Die Orientierung an ethischen Kodizes, wie denen des DBVC oder der ICF, bietet hierbei eine wichtige Grundlage. Habermas' Prinzip zeigt, dass nur ein offener Diskurs, frei von manipulativen Machtstrukturen (auf allen Seiten), Vertrauen schaffen kann (Habermas 1991, S. 87).

6.6.2.2 Herrschaftsfreier Diskurs zur Professionalisierung

Die Coachingbranche darf sich auf einen herrschaftsfreien Diskurs einlassen, um den Professionalisierungsgrad zu erhöhen. Coaches dürfen bereit sein, Kritik an Methoden wie NLP oder anderen Ansätzen offen zu diskutieren, ohne Vorurteile oder dogmatische Stigmatisierungen. Dies fördert eine Kultur des Lernens und der Weiterentwicklung und mindert die Gefahr von Polarisierungen.

6.6.2.3 Angstfreiheit als Basis für Entwicklung

Habermas (1991, S. 146 f.) betont, dass Angst oft den Zugang zu besseren Argumenten blockiert. Dies gilt auch für die Profession Coaching: Coaches sollten

Ängste erkennen, die Klient:innen oder sie selbst davon abhalten, sich auf Veränderungen einzulassen. Eine angstfreie Umgebung, geprägt von Vertrauen und Offenheit, ist essenziell für das Wachstum von Klient:innen. Gleiches gilt für die Weiterentwicklung der Profession.

6.6.2.4 Eigenverantwortung und Autonomie stärken

Ehrbare Coaches fördern die Eigenverantwortung ihrer Klient:innen. Sie vermeiden Abhängigkeiten und stärken durch fundierte Ansätze die Fähigkeit zur Selbstreflexion, Eigenverantwortung und Problemlösung. Coaches fungieren dabei als Begleiter:innen und nicht als Expert:innen, die fertige Lösungen vorgeben. Dies entspricht Habermas' Idee, Argumente sollten überzeugen statt aufgezwungen zu werden.

6.6.2.5 Auseinandersetzung mit Pseudowissenschaften

Die Abgrenzung von Scharlatanerie und Pseudowissenschaften ist eine zentrale Aufgabe ehrbarer Coaches. Es gilt, Klient:innen aufzuklären und auf empirisch fundierte Ansätze hinzuweisen. Gleichzeitig soll der Diskurs über umstrittene Methoden wie NLP differenziert geführt werden (in der Hochschullehre [Aufklärung!] wie in der Aus- und Weiterbildung), auch unter Berücksichtigung des Selbstverständnisses führender Gründer:innen der Methode, um mögliche Potenziale nicht vorschnell auszuschließen. Habermas erinnert uns daran, dass Vorurteile oft aus Bequemlichkeit oder Angst entstehen und einer faktenbasierten Diskussion weichen sollten.

6.6.2.6 Förderung einer inklusiven Diskussionskultur

Die Coaching-Community darf sich bemühen, verschiedene Perspektiven zu integrieren (statt mit Mauern zu exkludieren) und einander zuzuhören, wie es der »zwanglose Zwang« des besseren Arguments erfordert. Diese Haltung schafft Raum für gegenseitiges Verstehen, Weiterentwicklung und Innovation und ermöglicht es, Standards zu etablieren, die letztlich dem Wohl der Klient:innen dienen.

Die Verbindung professioneller Coachingstandards mit den Prinzipien von Habermas erfordert eine offene, angstfreie und transparente Praxis. Coaches, Lehrcoaches und Wissenschaftler:innen, die diesen Prinzipien folgen, tragen nicht nur zur individuellen Entwicklung ihrer Klient:innen bei, sondern auch zur Weiterentwicklung und Stärkung ihrer Profession.

Alle an der Debatte rund um die Professionalität im Coaching Beteiligten sollten nicht (vorschnell) urteilen, sondern in der Lage sein, eine Metaperspektive des Verstehenwollens einzunehmen. Wer urteilt, kann das nicht mehr, sondern bezieht damit Position, statt unabhängig zu bleiben. Erst diese Unabhängigkeit erlaubt es aber, Muster aufzudecken. Denn die Motive, die wir anderen unterstellen, entsprechen manchmal den eigenen Mustern (Denken, Wahrnehmen, Empfinden). Anderen ein Motiv zu unterstellen, ohne nachzufragen oder gar im Glauben, es besser zu wissen, führt daher nahezu zwangsläufig zu einem (Fehl-)Urteil. Solche Urteile sind Pseudolösungen, die eher eigene innere Prozesse oder gar kontraproduktive Gruppendynamiken verstärken als für eine voranschreitende Professionalisierung von Coaching nützlich zu sein.

Einfach nachfragen, klären, verstehen wollen und miteinander denken! Perspektivenreichtum entsteht, wenn die vermuteten Motive Andersdenkender überprüft werden, z. B. in dem man sie im Dialog hinterfragt und so einem gern kontroversen Diskurs zugänglich macht. Das führt auf beiden Seiten zu mehr Verstehen und ggf. Professionalität und leistet einen wertvollen Beitrag zu einer ethisch fundierten und glaubwürdigen Coachingkultur, ganz im Sinne des Mottos: Einzeln sind wir Worte, zusammen ein Gedicht.

6.6.3 Versuch einer Definition von NLP

Wir beschließen dieses Kapitel mit einem längeren Zitat Blickhans aus dem von Erstautorin Zimmermann herausgegebenen Beitragswerks Coaching – zum Wachstum inspirieren (Blickhan 2024b, S. 252 f.; *Hervorh.* i. Orig.):

»Um NLP zu definieren, bietet Mohl verschiedene Möglichkeiten an (Mohl 2000):

- NLP ist eine *Kommunikationsmethode*, die dabei unterstützt, gute Beziehungen zu anderen Menschen aufzubauen. Weiterhin ist es eine Sammlung von *Lernstrategien*, um ›unerwünschte Gefühlsreaktionen, unangemessene Verhaltensweisen und problematische Überzeugungen‹ (ebd., S. 7) zu verändern.
- Alternativ kann NLP als Oberbegriff verstanden werden, der die Vermittlung von Fähigkeiten in diesen beiden genannten Bereichen zusammenfasst. NLP wäre dann als *Kommunikationsmodell* zu definieren, einerseits für die ›Kommunikation nach innen mit den Strukturen der eigenen Lebenspraxis‹ (ebd.) und andererseits für die Kommunikation nach außen, den gelingenden, ›Umgang mit den Strukturen und der Lebenspraxis von anderen Menschen‹ (ebd.).
- Eine dritte Möglichkeit, NLP zu beschreiben, ergibt sich aus der Erklärung der drei Bestandteile der *Bezeichnung* NLP:
  - ›NLP befasst sich mit den Zusammenhängen von körperlichen Vorgängen (‚Neuro'), Sprache (‚linguistisches') und inneren Verarbeitungsprozessen (‚Programmieren'). Unsere Gedanken und Gefühle werden in unserer Sprache sichtbar. Es besteht eine dauernde Wechselwirkung [...] zwischen dem, was wir erleben, denken, fühlen und der Art und Weise, wie wir handeln. Keines dieser ‚Teile' existiert unabhängig von den anderen; alle sind eng miteinander vernetzt. Mit NLP kann man lernen, diese Zusammenhänge zu verstehen und zu nutzen ‹ [aus Blickhan, D. (1995, S. 16); mit freundl. Genehmigung].
- Mohls vierte Antwort lautet schließlich: ›NLP ist *Modeling*‹ (Mohl 2000, S. 8). Sie bezieht sich dabei auf die Entwicklung des NLP, für die Bandler und Grinder die Kommunikationsmuster erfolgreicher Therapeut:innen analysierten, um diese für Coaches und Therapeut:innen lehr- und lernbar zu machen. Dieser Prozess der systematischen Analyse und anschließenden Vermittlung wird im NLP *Modeling* genannt.«

Literatur

Andersen, H. C. (1909): Andersens Märchen (übersetzt von Pauline Klaiber). Esslingen am Neckar (Paul Neff). Verfügbar unter https://www.projekt-gutenberg.org/andersen/maer-03/titlepage.html [06.01.2026].

Barczynski, D. (2024): Coaching ist Betrug! Oder doch nicht? Das Coaching-Verständnis der öffentlich-rechtlichen Medien. *Coaching-Magazin* 2024 (2): 46 f. Verfügbar unter: https://www.coaching-magazin.de/kontrovers/coaching-betrug [12.11.2024].

Blickhan, D. (2021): Positive Psychologie im Coaching. Von der Lösungs- zur Wachstumsorientierung. Paderborn (Junfermann).

Blickhan, D. (2024): Nur etwas für Verkäufer? Nutzen und Stellenwert des NLP für modernes Coaching. In: M. Zimmermann (Hrsg.): Coaching – zum Wachstum inspirieren. Ein interdisziplinäres, integratives Handbuch. Heidelberg (Carl-Auer), S. 250–267.

Deutscher Bundesverband Coaching (DBVC) (2019): Leitlinien und Empfehlungen für die Entwicklung von Coaching als Profession. Kompendium mit den Professionsstandards des DBVC, 5. Aufl. Frankfurt a. M. Verfügbar unter: https://www.dbvc.de/coach-finden/standards-fuer/coaching-kompendium [21.11.2025].

Deutscher Bundesverband Coaching e. V. (DBVC) (o. J.): Qualitätsstandards für Coaching-Weiterbildungen. Verfügbar unter: https://www.dbvc.de/coach-werden/coaching-weiterbildungsanbieter/weiterbildungsstandards/ [12.11.2024].

Dilts, R. (1993): Die Veränderung von Glaubenssystemen. NLP-Glaubensarbeit. Paderborn (Junfermann).

Dilts, R., J. Grinder u. R. Bandler (1985): Strukturen subjektiver Erfahrung. Ihre Erforschung und Veränderung durch NLP. Paderborn (Junfermann).

Dilts, R., T. Hallbom u. S. Smith (1991): Identität, Glaubenssysteme und Gesundheit. Höhere Ebenen der NLP-Veränderungsarbeit. Paderborn (Junfermann).

Dormandy, K. a. B. Grimley (2024): Gatekeeping in science: Lessons from the case of psychology and Neuro-Linguistic Programming. *Social Epistemology* 38 (3): 392–412. DOI: org/10.1080/02691728.2024.2326828.

Görnemann, J. L. (2022): Ehrbarer Kaufmann. In: M. S. Aßländer (Hrsg.): Handbuch Wirtschaftsethik. Berlin (Springer), 2. Aufl., S. 691–693.

Greif, S. (2018): Woran erkennt man pseudowissenschaftliche Theorien und weshalb sie im Coaching problematisch sind – am Beispiel NLP. *Organisationsberatung, Supervision, Coaching* 25: 371–387.

Greif, S. (2021): Was ist Coaching? Wissenschaftliche Grundlagen und praktische Methoden. Hamburg (tredition).

Habermas, J. (1983): Moralbewußtsein und kommunikatives Handeln. Berlin (Suhrkamp).

Habermas, J. (1991): Erläuterungen zur Diskursethik. Berlin (Suhrkamp).

Habermas, J. (2009). Sprachtheoretische Grundlegung der Soziologie (Bd. 1). Frankfurt a. M. (Suhrkamp).

Linder-Pelz, S. (2010): NLP Coaching. An evidence-based approach for coaches, leaders and individuals. London (Kogan Page).

Mohl, A. (2000): Die Wirklichkeit des NLP. Erkenntnistheoretische Grundlagen und ethische Schlussfolgerungen; nur die Liebe ermöglicht uns, diese Welt hervorzubringen. Paderborn (Junfermann).

Mohl, A. (2006): Der große Zauberlehrling. Das NLP-Arbeitsbuch für Lernende und Anwender in 2 Teilbänden. Paderborn (Junfermann).

Rauen, C. (o.J.): Coaching-Weiterbildungen. Der deutschsprachige Coaching-Weiterbildungsmarkt. Verfügbar unter: https://www.rauen.de/akademie/wissen/alles-ueber-coaching-ausbildungen.html/ [12.11.2024].

Rauen, C., D. Barczynski, D. Ebermann, A. Plath u. I. Tanzil (2024): RAUEN Coaching-Marktanalyse 2024. Version vom 16.05.2024. Verfügbar unter: https://www.rauen.de/coaching-report/coaching-marktanalyse.html [18.11.2025].

Rohr, D. (2024): Coaching als eine Form der Beratung. In: M. Zimmermann (Hrsg.): Coaching – zum Wachstum inspirieren. Ein interdisziplinäres, integratives Handbuch. Heidelberg (Carl-Auer), S. 65–78.

Seligman, M. E. P. (2007): Coaching and Positive Psychology. *Australian Psychologist* 42 (4): 266 f.

Seligman, M. E. P. (2018): The hope circuit. A psychologist's journey from helplessness to optimism. New York (PublicAffairs).

Seligman, M. E. P. (2023): Tomorrowmind – Tools for a good future. Keynote am Kongress »Tomorrowmind«. Wien, 09.-11.11.2023.

Spreckelmeyer, W., C. Schmidt-Lellek u. A. Schreyögg (2019): Ethik-Kodex: Anthropologische Prinzipien und professionsethische Standards. In: Deutscher Bundesverband Coaching e.V. (DBVC) (Hrsg.): Leitlinien und Empfehlungen für die Entwicklung von Coaching als Profession. Kompendium mit den Professionsstandards des DBVC, 5. Aufl. Frankfurt a. M., S. 58–66. Verfügbar unter: https://www.dbvc.de/_Resources/Persistent/9/7/c/5/97c54d38f378d6ea9b05bb367b8202e844ec82a8/DBVC%20Coaching%20Kompendium%202019.pdf [18.11.2025].

Steinke, I. u. C. Rauen (2019): Professionelle Standards für Aus- und Weiterbildungen. In: Deutscher Bundesverband Coaching (DBVC) e. V. (Hrsg.): Leitlinien und Empfehlungen für die Entwicklung von Coaching als Profession. Kompendium mit den Professionsstandards des DBVC. Frankfurt a. M., 5. Aufl., S. 97–115. Verfügbar unter: https://www.dbvc.de/_Resources/Persistent/9/7/c/5/97c54d38f378d6ea9b05bb367b8202e844ec82a8/DBVC%20Coaching%20Kompendium%202019.pdf [18.11.2025].

Stiftung Warentest (2013): Coaching-Lehrgänge. Coachen will gelernt sein. Verfügbar unter: https://www.test.de/Coaching-Lehrgaenge-Coachen-will-gelernt-sein-4604619-0/ [12.11.2024].

Wrede, B. A. (2015): Ethische Grundsätze im Coaching. Licht ins Dunkel bringen. *Coaching-Magazin* 2015 (1): 52–57. Verfügbar unter: https://www.coaching-magazin.de/philosophie-ethik/ethische-grundsaetze-coaching/ [21.11.2024].

Zimmermann, M. (2011): Naturwissenschaftliche Bildung im Kindergarten. Eine integrative Längsschnittstudie zur Kompetenzentwicklung von Erzieherinnen. Berlin (Logos).

Zimmermann, M. u. M. Fischer (2024): Aktueller Stand der Coachingforschung im Bereich Aus- und Weiterbildung. In: M. Zimmermann (Hrsg.): Coaching – zum Wachstum inspirieren. Ein interdisziplinäres, integratives Handbuch. Heidelberg (Carl-Auer), S. 109–125.

Zimmermann, M. u. A. Niggemeier (2024): Was ist Coaching? – Ein Vorverständnis aus nationaler und internationaler Perspektive. In: M. Zimmermann (Hrsg.): Coaching – zum Wachstum inspirieren. Ein interdisziplinäres, integratives Handbuch. Heidelberg (Carl-Auer), S. 36–64.

7 Ethikgrundsätze im Coaching – Orientierung für ehrbare Coaches

Bettina Messer, Monika Zimmermann, Claus Krüger, Hans-Jürgen Balz & Gabriele Luka[20]

7.1 Einleitung

Coaching als personenbezogene Dienstleistung braucht eine Vertrauensbeziehung und die Bereitschaft der Klient:innen, sich bei sensiblen persönlichen Themen ihren jeweiligen Coaches gegenüber zu öffnen. Insofern handelt es sich um ein »Produkt«, das sich nur dann dauerhaft als Beratungsformat etablieren kann, wenn es sich auf ein verlässliches Wertefundament und ethische Grundsätze stützt. Beim Coaching tauchen für Coaches selbst ethisch relevante Fragen, Konfliktsituationen und Dilemmata auf, deren Reflexion die professionelle Grundhaltung und vielfältige Aspekte des Coachinghandelns berühren.

In diesem Beitrag werden, ausgehend von einer Definition von Ethik, ethische Kriterien und Qualitätsstandards des Coachings thematisiert. Dies soll helfen, unseriöses Handeln im Coaching zu identifizieren und ehrbare Coaches von unseriösen zu unterscheiden. Das Konzept der »ehrbaren Coaches« (Abschn. 6.3) schafft einen Rahmen und gibt konkrete Orientierungshilfen. Es verdeutlicht dabei, worin Integrität, eine wertebasierte Arbeitsweise und das Einhalten von Qualitätsstandards in der Coachingpraxis bestehen. In diesem Beitrag nutzen wir als Referenz die langjährig bestehenden Ethikrichtlinien des Deutschen Bundesverbandes Coaching (DBVC), erstmals 2007 im Coaching-Kompendium des DBVC publiziert (Stelter u. Wegener 2007). Ausgehend von diesem bewährten Instrument eines der größten deutschen Coachingverbände fragen wir nach relevanten Ergänzungen und notwendigen Aktualisierungen für die sich heute stellenden neuen Anforderungen an die Professionalität im Coaching.

20 Die Autor:innen sind Coaches mit langjähriger und vielfältiger Praxiserfahrung, Mitglieder im Deutschen Bundesverband Coaching e. V. (DBVC) und sind zum Zeitpunkt der Erstellung des Beitrags Mitglieder des Sachverständigenrats des Verbandes.

7.2 Grundlagen: Ethik im Coaching

7.2.1 Ethik: Versuch einer Definition

Zeiten gesellschaftlicher Umbrüche und Krisen (Coronapandemie, Klimawandel, Kriege u.a.) und die damit verbundenen Konflikte, Risiken und Entscheidungsnotwendigkeiten fordern zum Nachdenken über ethische Fragen auf. Ethik steht dabei für die Notwendigkeit, die menschlichen Angelegenheiten so zu regeln, dass sie für die Menschen in eine *erstrebenswerte Zukunft* führen.

> »Ethik betrifft die Frage, wie man durch sein Verhalten etwas Gutes erreichen kann, das für das Leben der Einzelnen und der Gesellschaft förderlich ist, und was überhaupt gutes, gelingendes Leben für sich und für andere sein kann« (Schmidt-Lellek 2018, S. 175).

Bei der Pluralität von Lebensentwürfen und Kulturen stellt sich für das Funktionieren der menschlichen Gemeinschaft die Aufgabe, sich auf allgemeingültige moralische Grundsätze und Verhaltensregeln zu einigen. Auf dieser Basis lässt sich menschliches Handeln unterscheiden in hilfreich, das heißt förderlich für das Erreichen einer erstrebenswerten gemeinsamen Zukunft, und in dafür abträgliches Verhalten. Die Grundfrage ist dabei »Was soll ich tun?« (Isele 2022, S. 9), denn erst im Handeln zeigen sich die individuellen Absichten und Auswirkungen des Verhaltens auf andere und die Gemeinschaft.

Es besteht eine lange Tradition ethischer Grundsätze insbesondere in der Medizin, da diese unmittelbar auf den Körper und die Persönlichkeit einwirkt. Ein historischer Beleg dafür ist der Eid des Hippokrates, heute abgelöst beispielsweise von der Genfer Deklaration des Weltärztebundes (Tölle-Kastenbein 1978). Große Anerkennung und Verbreitung in der Medizin hat das Modell der Bioethiker Beauchamp und Childress (2019) gefunden, das Prinzipien aus verschiedenen ethischen Theorien integriert (Rausch, Hinz u. Wagner 2008, S. 256 f.):

- Prinzip der Autonomie (»respect for autonomy«)
- Prinzip der Fürsorge für das Patientenwohl (»beneficence«)
- Prinzip der Nichtschädigung bzw. Schadensvermeidung (»non-maleficence«)
- Prinzip der Gleichheit bzw. Gerechtigkeit (»justice«)

Diese Prinzipien sind aufgrund ihrer mittleren Reichweite zwischen einfachen moralischen Verhaltensempfehlungen und abstrakteren normativen Ethikkonzepten sehr gut auf beratende und therapeutische Kontexte übertragbar (Schöne-Seifert 2007, S. 32 ff.).

Ethische Grundsätze sind auf Glaubwürdigkeit angewiesen und erhalten soziale »Macht« durch ihre Begründungszusammenhänge. In der Begründung ethischer Grundsätze lässt sich differenzieren zwischen:

1) *deskriptiven Ansätzen,* die sich auf wissenschaftlich begründete Aussagen stützen, beispielsweise über die Wirksamkeit der wertschätzenden und ressourcenorientierten Grundhaltung. Es handelt sich hier um empirisch belegte Zusammenhänge zwischen Handlung und Wirkung, aus denen dann handlungsleitende Arbeitsprinzipien abgeleitet werden, z. B. »Ich reflektiere zusammen mit den Klient:innen über ihre Ressourcen.«
2) *präskriptiven Ansätze,* die sich aus Werturteilen und moralischen Grundsätzen ableiten (sog. Soll-Sätze; z. B.: »Ich bin tolerant gegenüber Menschen«). Eine Herleitung dieser Grundsätze aus Sachverhaltskontexten ist jedoch nicht möglich. Wird dies dennoch versucht, spricht man von einem »naturalistischen Fehlschluss« (Rausch, Hinz u. Wagner 2008, S. 252 f.). Das Modell von Beauchamp und Childress (2019) ist zu den präskriptiven Ansätzen zu rechnen.

Indem in der Ethik Handlungsoptionen bewertet werden, soll »falsches« Handeln vermieden und nach »richtigem« Handeln gestrebt werden. Bei diesen Grundsätzen ist zu unterscheiden zwischen Muss-Regeln, die verbindlich und bei Nichteinhaltung mit Sanktionen belegt sind, und Soll-Regeln, die ein moralisch wünschenswertes Verhalten beschreiben, aber bei Nichtbeachtung keine Sanktionen nach sich ziehen (Suchanek u. Lin-Hi o. J.).

Um dieser Notwendigkeit zu genügen, vermag Ethik sich Autorität insbesondere durch Konsens zwischen verschiedenen Akteur:innen und Institutionen zu verschaffen. Zur Konsensfindung tragen präskriptiv abgeleitete Vernunftargumente bei, ohne dabei einen von Sanktionen begleiteten Zwang zu entfalten (DBSH 2014, S. 10 f.).

7.2.2 Zur Notwendigkeit von Ethik im Coaching

Ehrenhaftes Coaching bedeutet unter anderem, dass Coaches das im Coaching gegebene Machtgefälle nicht ausnutzen. Dies umschreibt das Bild der »Kommunikation auf Augenhöhe«. Daraus ergibt sich eine besondere Verantwortung der Coaches gegenüber den Klient:innen (Geißler 2004, S. 185). Weitergedacht ist dieses Prinzip in den drei Grundhaltungen für Coaches nach dem Personzentrierten Ansatz enthalten – Wertschätzung, Empathie, Kongruenz (Kap. 2): »Die Grundhaltungen kovariieren und ergeben gemeinsam eine Art grundlegende Coaching-Ethik« (Zimmermann 2011, S. 482). Darüber hinaus fordert es von Coaches Selbstreflexivität über die eigene Rolle (Schmidt-Lellek 2018, S. 174):

> »Dies impliziert eine reflektierte ethische Verantwortung der Praktiker; es verlangt die Bereitschaft und die Fähigkeit, in ihrem Handeln übergreifende Werte zu reflektieren, was ein hinreichendes Maß an Autonomie und an differenzierter Selbstreflexivität voraussetzt.«

Ziel muss stets sein, nur solche Handlungen auszuführen, die dabei helfen, eine erstrebenswerte Zukunft für die Klient:innen herbeizuführen und ein Zu-Schaden-Kommen auf deren Seite zu verhindern. Hier findet sich auch der kategorische Imperativ von Kant (1986, S. 52) wieder: »Handle nur nach derjenigen Maxime, durch die du zugleich wollen kannst, dass sie ein allgemeines Gesetz werde.«

Ethische Grundsätze dienen auch zur Begründung der Zielsetzungen und der Handlungssteuerung im Coaching. Im alltäglichen Handlungs- und Entscheidungsdruck bieten ethische Grundsätze Orientierungshilfen für das Handeln im Coachingprozess. Dies trifft besonders für konflikthafte Situationen (z. B. Ziel- und Rollenkonflikte) zu. Diese Fragen stellen sich in ähnlicher Weise in verschiedenen beratenden und therapeutischen Settings (Supervision, Beratung, Psychotherapie, Mediation u. a.) und den zugehörigen Professionen (Psychologie, Pädagogik, Sozialarbeit u. a.), auch wenn sich Handlungen und Haltung zum Teil deutlich unterscheiden.

> »Die ethischen Vorgaben haben eine Filterfunktion in dem Sinn, dass sie die beschriebenen Nuancen in einen Bedeutungswandel- und Wertekontext stellen. Mit dieser Verminderung wird die Voraussetzung geschaffen, professionelles von nicht-professionellem Handeln im Coaching abzugrenzen.
>
> Eine solche ›Bereichsethik‹ ist natürlich einzubinden in übergreifende ethische Perspektiven, indem die Allgemeinheit bzw. das Gemeinwohl als Wertorientierung für jedes professionelle Handeln mit zu reflektieren ist« (Schreyögg u. Schmidt-Lellek 2012, S. 8).

Während professionelle Werte jeweils Teil der persönlichen Überzeugung eines bzw. einer jeden Coach sind, können Ethikrichtlinien von Verbänden und Organisationen unterstützend zurate gezogen werden. Oft sind die Anerkennung und das Einhalten solcher Richtlinien für die Mitgliedschaft in einem Coachingverband verpflichtend.

7.3 Ethik-Kodex des DBVC

Den Ausgangspunkt unserer Analyse bildet der Ethik-Kodex des DBVC. Die Ethikrichtlinien des Deutschen Bundesverbandes Coaching (DBVC) wurden erstmals 2007 im »Coaching-Kompendium« des DBVC publiziert (Stelter u. Wegener 2007) und letztmalig 2019 aktualisiert (Spreckelmeyer, Schmidt-Lellek u. Schreyögg 2019). Im Anschluss suchen wir in zwei weiteren Kodizes nach relevanten Aspekten, die den DBVC-Kodex sinnvoll ergänzen können.

> »Der Ethik-Kodex beschreibt das Menschenbild und das ethische Grundverständnis der Coaches im DBVC. Mit diesem Ethik-Kodex soll nach ethisch relevanten Aspekten eine Verbindlichkeit nach innen und außen entstehen und eine Professionsethik wirksam werden, die im Markt Orientierung gibt und sich im täglichen Handeln zeigt. Über die Einhaltung der ethischen Standards hinaus verlangt die Professionalität des Coachs eine ethische Kompetenz, ethisch relevante Konflikte als solche zu erkennen und mit ihnen reflektiert umzugehen« (ebd., S. 58).

7.3.1 Ausgewählte Prinzipien und Handlungsmaximen des Ethik-Kodex des DBVC

Die Ethikrichtlinien des DBVC behandeln Grundsätze professionellen Handelns, Fragen der Vertraulichkeit, der Beziehungsgestaltung, von Qualitätsstandards und der gesellschaftlichen Verantwortung von Coaches. In Tabelle 7.1 werden zur Illustration Handlungsmaximen im Coaching aufgezeigt und in Beziehung zu ihren zugrunde liegenden anthropologischen Prinzipien gestellt. Die kompletten Ethikrichtlinien finden sich im Kompendium des DBVC (DBVC 2019; Spreckelmeyer, Schmidt-Lellek u. Schreyögg 2019, S. 59 ff.).

Anthropologisches Prinzip	Abgeleitete Handlungsmaxime für Coaching
Grenzen des Erkenntnisvermögens	Coaches sind sich der Begrenztheit ihrer Erkenntnismöglichkeiten bewusst.
Würde der Person	Aus der Würde ist die grundlegende Gleichwertigkeit der beteiligten Personen in professionellen Settings abzuleiten. Sie gilt in einem übergreifenden existenziellen Sinne, auch wenn die Beratungsbeziehung eine Asymmetrie impliziert (professionelle Berater:innen haben einen Steuerungsauftrag).
Weltbezogenheit des Menschen	Der Fokus im Coaching liegt auf dem Menschen in all seinen Lebensbezüge.
Der Mensch als dialogisches Wesen	Als professionelle »Arbeit am Menschen« fördert Coaching die Dialogbereitschaft und -fähigkeit der Klient:innen und stellt selbst ein Modell für dialogisches Handeln dar.
Nicht-Reduzierbarkeit des Menschen	Coaching dient nicht nur dazu, die Funktionsfähigkeit der Klient:innen zu fördern, sondern auch dazu, den Wert ihres Menschseins über ihre jeweiligen Rollen und Funktionen hinaus zu reflektieren und zu stärken.
Entwicklungsoffenheit des Menschen	Coaches tragen in der Beratungsbeziehung dazu bei, dass Klient:innen das werden, was sie sein können und sein wollen.
Willensfreiheit, Autonomie des Menschen	Coaches unterstützen einerseits die Wahrnehmung der historischen, sozialen und situativen Bedingungen der jeweils vorfindlichen Realität der Klient:innen und andererseits den kreativen, gestaltenden Umgang damit.
Einheit des Menschen	Coaches adressieren alle drei Dimensionen der Klient:innen: Leib, Seele und Geist.
Bedeutung von Arbeit	Coaching als berufsbezogene Beratung unterstützt die Klient:innen in ihren Bemühungen um das Gelingen von beruflicher Arbeit.
Der Mensch in Institutionen	Insofern Arbeit in institutionellen Zusammenhängen stattfindet, unterstützen Coaches die Wahrnehmung und Reflexion der jeweiligen institutionellen Bedingungen in ihren Ambivalenzen.
Macht in zwischenmenschlichen Beziehungen	Da Führungskräfte andere Menschen beeinflussen müssen, unterstützen Coaches die bewusste Wahrnehmung und Anwendung von Macht im Rahmen berechtigter Interessen. Sie unterscheiden Macht von Beeinflussung sowie von dem oft synonym verwendeten Begriff der Gewalt als instrumentellem Verfügen-Können.

Tab. 7.1: Ausgewählte anthropologische Prinzipien und Handlungsmaximen für Coaching (DBVC, o. J.)

7.3.2 Komplementäre Aspekte und Ergänzungen des DBVC-Ethik-Kodex

Gibt es Aspekte, die im vorliegenden Ethik-Kodex des DBVC nicht berücksichtigt werden und als Kriterium zur Bestimmung eines »ehrbaren Coaches« bedeutsam sind? Dazu betrachten wir den »Global Code of Ethics« (2016/2021) und die Grundsätze zur »Ethik in der sozialen Arbeit« (IFSW u. IASSW 2004), um einen erweiterten Blick auf die Verbindung aus exzellenter und ethisch fundierter Praxis zu werfen.

Der »Global Code of Ethics« wird gewählt, da er eine große berufliche Schnittmenge mit dem Coaching aufweist, sich zu exzellenter beruflicher Praxis positioniert und gleichzeitig internationale Bezüge besitzt. Der Kodex der Sozialen Arbeit findet Berücksichtigung, da dieser Berufsbereich intensiv von der Auseinandersetzung mit gesellschaftlichen Werten, ethischen Fragen, Fragen der gesellschaftlichen Teilhabe und der Reflexion des Berufsverständnisses geprägt ist (Spatscheck et al. 2024).

Im Folgenden gehen wir selektiv auf im Coaching-Kompendium des DBVC nicht oder nur punktuell angesprochene ethische Prinzipien und Werte aus den beiden genannten Kodizes ein, die relevant für »ehrbare Coaches« sind.

7.3.2.1 Global Code of Ethics (GCoE)

Der »Global Code of Ethics. For Coaches, Mentors, and Supervisors« ist ein von zwölf Organisationen und Verbänden unterzeichnetes Papier, das sich als Leitfaden für die Förderung exzellenter Praxis in den Bereichen Coaching, Mentoring und Supervision versteht. Er formuliert Erwartungen an eine bewährte Praxis zur beruflichen und persönlichen Weiterentwicklung als professionelle Coaches, Mentor:innen und Supervisor:innen (GCoE 2021).

Neben Leitlinien und Empfehlungen zu angemessenem ethischem Verhalten, Aussagen zur Rechenschaftspflicht und zu Verhaltensstandards will der GCoE Kund:innen von Coaching Hilfestellung beim Umgang mit allen Arten von Beschwerden oder disziplinarischen Anhörungen und Verfahrenshinweise für Beschwerdeverfahren geben. Damit geht er deutlich über die Prinzipien und Handlungsempfehlungen des Ethikkodex des DBVC hinaus.

Das 2016 und 2021 überarbeitete Papier thematisiert die Gestaltung der Zusammenarbeit mit Klient:innen, das allgemeine berufliche Verhalten und Kriterien für eine vorbildliche berufliche Praxis (ebd.). Daraus seien hier folgende Gesichtspunkte mit besonderem Stellenwert für die Coachingpraxis hervorgehoben:

Integrität, Aufrichtigkeit und Vertraulichkeit: Im Global Code of Ethics findet sich eine Forderung nach vollständiger Integrität der Coaches, deutlicher als im Coaching-Kompendium des DBVC. Dazu gehören zutreffende Angaben über die eigene Person, die beruflichen Kompetenzen und die Vermeidung jedweden unehrenhaften Verhaltens ebenso wie die Wahrung der mit Klient:innen vereinbarten Vertraulichkeit und des Datenschutzes. Coaches stellen sicher, dass sie keine falschen Angaben zu ihrer professionellen Kompetenz, Qualifikation, Akkreditierung/Zertifizierung oder ihren Veröffentlichungen machen. Zudem sorgen sie für Transparenz darüber, wie sie Vertraulichkeit, Datensicherheit und Privatsphäre ihrer Klient:innen schützen, und stellen selbst den Datenschutz sicher.

Vertragsgestaltung und Klarheit: Der Global Code of Ethics legt besonderen Wert darauf, dass *alle* Bedingungen zwischen Coach und Klient:in von Anfang an klar und transparent besprochen werden: Setting, Umfang und Dauer des Coachings, finanzielle Regelungen und die Erklärung der ethischen Standards, Informationen, die im Coaching-Kompendium des DBVC nicht explizit betont werden.

Kompetenz und Gesundheit: Der Global Code of Ethics fordert, dass Coaches nur innerhalb ihrer Kompetenz und Qualifikationen arbeiten und gesundheitlich in der Lage sind, ihre Arbeit auszuüben. Dies ergänzt die allgemeinen Prinzipien der Professionalität im Coaching-Kompendium des DBVC sinnvoll, da es hier spezifisch um die Verantwortung der Coaches für ihre eigene Gesundheit und fachlichen Grenzen geht.

Aktueller Stand des Coachingwissens und fortlaufende Weiterbildung: Der Global Code of Ethics betont die Bedeutung der kontinuierlichen Weiterbildung und insbesondere der Teilnahme an Supervision, um die eigene Praxis zu verbessern. Dies ist im Coaching-Kompendium des DBVC zwar implizit enthalten, wird dort aber nicht so herausgestellt.

Nähe-Distanz-Regulation und Respekt vor persönlichen Grenzen: Der Global Code of Ethics fordert von Coaches klarer als das Coaching-Kompendium des DBVC, den Respekt vor der Grenzziehung der Klient:innen, die eigene Abgrenzung und die Enthaltung von inadäquaten Interaktionen, Übergriffen oder anderen als professionellen Beziehungen.

Vermeidung von Interessenkonflikten: Coaches erkennen Interessenkonflikte, in die sie geraten (könnten), frühzeitig und sprechen sie mit den Betroffenen offen und transparent an. Sie bereichern sich nicht auf Kosten von Klient:innen und suchen keinen unangemessenen Vorteil aus der professionellen Beziehung. Um Interessenkonflikte zu vermeiden, trennen Coaches die professionelle Beziehung mit Klient:innen von einer privaten Beziehung. Sollte ein Interessenkonflikt nicht effektiv gelöst werden können, empfiehlt sich die Beendigung des Coachings.

7.3.2.2 Ethik in der Sozialen Arbeit

Soziale Arbeit mit ihren Kernaufgaben der Förderung der sozialen Teilhabe, der Unterstützung und der Nothilfe in prekären Lebenslagen hat eine lange Tradition, in der sie vorwiegend karitativ, im kirchlichen Kontext und von Freiwilligen ausgeführt erfolgte (IFSW u. IASSW 2014). In Deutschland basiert Soziale Arbeit heute auf zahlreichen sozialrechtlichen Regelungen (z. B. Kinder- und Jugendhilfe;

Behindertenhilfe, Arbeitsförderung) und steht unter wohlfahrtsstaatlichem Einfluss. Der Diskurs über ethische Grundsätze ist in der Sozialen Arbeit eng mit der Reflexion des Berufsverständnisses der Sozialen Arbeit im nationalen und internationalen Kontext verbunden (Großmaß 2023). Als ethische Grundsätze der Sozialen Arbeit seien im Hinblick auf die Coachingpraxis hervorgehoben (IFSW u. IASSW 2004):

Soziale Gerechtigkeit: Während das Coaching-Kompendium des DBVC soziale Gerechtigkeit nur indirekt berührt, legt der Kodex der Sozialen Arbeit großen Wert darauf, aktiv gegen soziale Ungerechtigkeit und für eine gerechte Ressourcenverteilung einzutreten. Dieser Stellenwert leitet sich aus dem Berufsverständnis ab (IFSW u. IASSW 2014, S. 1):

> »Die Profession Soziale Arbeit fördert sozialen Wandel, Problemlösungen in zwischenmenschlichen Beziehungen sowie die Befähigung und Befreiung von Menschen, um ihr Wohlbefinden zu heben. [...] Prinzipien der sozialen Gerechtigkeit, der Menschenrechte, der gemeinschaftlichen Verantwortung und die Anerkennung der Verschiedenheit sind für die Soziale Arbeit grundlegend.«

Menschenrechte als Fundament: Der Kodex der Sozialen Arbeit baut bei seinen ethischen Prinzipien explizit auf den Menschenrechten und ihre Stärkung bzw. (Wieder-)Herstellung auf. Dieser Fokus auf globale Standards für Menschenrechte entsprechend der UN-Charta und der Charta der Europäischen Gemeinschaft ist im Coaching-Kompendium des DBVC nicht in gleicher Weise ausgeführt.

Reflexion und politisches Engagement: Der Kodex der Sozialen Arbeit fordert die Berufsangehörigen auf, sich nicht nur individuell, sondern auch institutionell und politisch zu engagieren, um soziale Bedingungen zu verbessern. Dies geht über die individuelle Praxis hinaus und ergänzt die eher auf die persönliche Beziehung zu Klient:innen fokussierten Prinzipien des Coaching-Kompendiums des DBVC.

Arbeitskontext und institutionelle Rahmenbedingungen: Der Kodex für Soziale Arbeit berücksichtigt explizit die institutionellen Rahmenbedingungen, innerhalb derer Sozialarbeiter:innen tätig sind, und fordert die Reflexion über deren Einfluss auf das individuelle Handeln (IFSW u. IASSW 2004). Eine Einbeziehung des institutionellen Rahmens fordert das Coaching-Kompendium des DBVC nicht in vergleichbarer Weise.

7.3.2.3 Zusammenfassung der ergänzenden Ethikaspekte

Die folgenden Aspekte erscheinen als Ergänzung für das ethische Selbstverständnis ehrbarer Coaches relevant und aktuell und sind unseres Erachtens so noch nicht angemessen im Coaching-Kompendium des DBVC ausgeführt (Tab. 7.2):

Prinzip	Ausprägung
Vermeidung von Interessenkonflikten (GCoE 2021)	frühzeitige Aufmerksamkeit für Interessenkonflikte und Hinweise zum Umgang mit diesen
soziale Gerechtigkeit und Menschenrechte (IFSW u. IASSW 2004)	Blick auf gesellschaftliche und politische Dimensionen der Arbeit, die über die individuelle Arbeitsbeziehung zu Klient:innen hinausgehen
institutioneller und politischer Kontext (IFSW u. IASSW 2004)	Reflexion über den Einfluss von Institutionen und die Notwendigkeit politischen Engagements
Integrität, Aufrichtigkeit und Vertraulichkeit (GCoE 2021)	vollständige Integrität und Aufrichtigkeit in Bezug auf die eigene Person und Kompetenz, Wahrung von Vertraulichkeit und Datenschutz
Vertragsgestaltung und Klarheit (GCoE 2021)	klare, transparente und verbindliche Absprachen mit Klient:innen
Kompetenz und Gesundheit (GCoE 2021)	Sicherstellung der eigenen gesundheitlichen und fachlichen Leistungsfähigkeit bei der Auftragsausführung
aktueller Wissensstand und fortlaufende Weiterbildung (GCoE 2021)	kontinuierliche Weiterbildung und insbesondere Teilnahme an Supervision
Nähe-Distanz-Regulation und Respekt vor persönlichen Grenzen (GCoE 2021)	Respekt vor der Grenzziehung der Klient:innen und eigene professionelle Abgrenzung

Tab. 7.2: Zusammenfassung der ergänzenden Ethikaspekte

7.3.3 Überlegungen zur Ergänzung und Aktualisierung

Wie der Blick über den Tellerrand des Coaching-Kompendiums des DBVC auf den Global Code of Ethics und den Kodex zur »Ethik in der Sozialen Arbeit« gezeigt hat, gibt es Ergänzungsbedarf und konstruktive Anregungen. Doch weder das Coaching-Kompendium des DBVC noch die weiteren untersuchten Kodizes erheben den Anspruch der Vollständigkeit und Abgeschlossenheit. Entwicklungen innerhalb der Coachingprofession, auf dem Markt der Coaches und der Ausbilder:innen für Coachings, in der Arbeitswelt oder bei den einsetzbaren Techniken und Methoden werfen immer wieder neue ethische Fragestellungen auf.

Im Folgenden finden sich daher nicht nur Ausführungen zur Integration der oben herausgearbeiteten komplementären Prinzipien, sondern zudem eine Reflexion weiterer aktueller, für qualitativ hochwertiges Coaching relevanter Kriterien.

7.3.3.1 Soziale Gerechtigkeit und Menschenrechte

Die Verankerung der ethischen Prinzipien in den Menschenrechten bietet eine universelle Grundlage und stärkt das ethische Bewusstsein für globale Standards im Coaching, zu denen grundlegend die jedem Menschen zustehenden individuellen Freiheits- und Autonomierechte gehören. Daher wäre die Einbeziehung der Menschenrechte in einen Ethikkodex ein Gewinn für professionelles Coaching.

Einzelcoachings gehen von den Aufträgen der Klient:innen aus. Der Einsatz für soziale Gerechtigkeit und gegen Diskriminierung, für Inklusion und Diversität kann im Einzelcoaching tangiert sein. Insgesamt regen diese Aspekte zu einer Erweiterung des ethischen Verständnisses und des Handlungsrahmens von Coaches an. Sie fördern ein Bewusstsein für gesellschaftliche Ungleichheiten und die Rolle von Coaches als Vermittler:innen von Chancengleichheit.

7.3.3.2 Institutioneller und gesellschaftlicher Kontext

Coaches agieren nicht isoliert, sondern in einem institutionellen und oft gesellschaftlich beeinflussten Kontext. Die Reflexion dieser Rahmenbedingungen hilft, die eigenen Handlungsweisen und deren Auswirkungen auf Klient:innen besser zu verstehen und anzupassen. Die Reflexion der eigenen Berufsrolle und der Beziehung zu Klient:innen bildet bereits einen essenziellen Teil des Berufsverständnisses und der ethischen Grundsätze im Coaching.

Die Integration des Arbeitskontextes und der institutionellen Rahmenbedingungen in die Ethikgebote ist wichtig, weil Coaches in einem komplexen Umfeld arbeiten. Diese Faktoren beeinflussen die Dynamik zwischen Coaches und Klient:innen sowie die Wirksamkeit des Coachings. Durch die Berücksichtigung dieser Rahmenbedingungen können Coaches ihre Methoden anpassen, um systemische Barrieren zu überwinden und nachhaltig Veränderungen zu fördern.

7.3.3.3 Integrität, Aufrichtigkeit und Vertraulichkeit

Das unabdingbare Vertrauensverhältnis bei gleichzeitigem Machtgefälle in der Coachingbeziehung erfordert vor allem von Coaches ein besonderes Maß an Integrität und Aufrichtigkeit. Einen wesentlichen Bestandteil von Integrität bildet die saubere Trennung der Interessen von Coaches und Klient:innen.

Integre Coaches bemühen sich aus eigenem Antrieb darum, sich gegenüber den Klient:innen als vertrauenswürdig zu erweisen und alles zu vermeiden, was Anlass zu Misstrauen geben könnte. Dazu gehört ein verantwortungsbewusster Umgang mit Daten, Bildmaterial und anderen Informationen, die zur Persönlichkeit von Klient:innen gehören und bei Missbrauch Gefahr laufen, zu einer »Handelsware« zu werden.

7.3.3.4 Klarheit und transparente Vertragsgestaltung

Zu seriösen Coaches gehören ein ordentlich eingerichteter Geschäftsbetrieb und die Beachtung einschlägiger Rechtsvorschriften. Die Basisinformationen über den Geschäftsbetrieb sollten für Interessent:innen und Klient:innen offen und möglichst barrierefrei zugänglich sein.

Eine klare und transparente Vertragsgestaltung schafft Standards, fördert Vertrauen und Verbindlichkeit. Es ist wichtig, dass alle Bedingungen des Coachings, einschließlich der finanziellen und ethischen Aspekte, von Anfang an klar definiert sind, um Missverständnisse zu vermeiden. Dabei geht es auch um Methodenklärung, sowie um Erwartungsmanagement.

7.3.3.5 Seriöse Selbstbeschränkung, Kompetenz und Gesundheit

Coaching besteht in der Unterstützung der Klient:innen bei deren eigener Entwicklung. Dieser Grundsatz erschließt zugleich die *Grenzen des Coachings*: Seriöse Coaches werben nicht mit überzogenen Heils- oder Erfolgsversprechen und verweisen Klient:innen, die sich nicht (mehr) selbst helfen können, an andere Formen der Unterstützung (etwa ärztliche Beratung, Psychotherapie o. Ä.).

Die Betonung der eigenen Kompetenz und Gesundheit mit ihren Grenzen stellt sicher, dass Coaches ihre Klient:innen optimal unterstützen können. Zudem orientieren sich Klient:innen oft an dem von »ihren« Coaches modellierten Verhalten, das daher frei von bewusster Überforderung oder Selbstausbeutung sein sollte.

7.3.3.6 Aktueller Wissensstand und fortlaufende Weiterbildung

Seriöse Coaches informieren sich über neue Entwicklungen in der Arbeitswelt ihrer Klient:innen ebenso wie über aktuelle technische Möglichkeiten und beziehen diese angemessen in ihre Arbeit ein, ohne jede neue Mode unhinterfragt mitzumachen. Fortlaufende Weiterbildung fördert und beeinflusst die Qualität und die Wirksamkeit der Coaches, ist unverzichtbar für die Qualitätssicherung des Coachings und bietet Coaches gleichzeitig Chancen zur Selbstreflexion und für lebenslanges Lernen.

7.3.3.7 Systematische Coachingprozesse

Zu einem seriösen Coachingangebot gehören ein nachvollziehbares Konzept und eine ideologiefreie Methodik, aber auch ein schlüssiger Prozess von der Auftragsklärung über die Arbeit mit den Klient:innen bis zur Evaluation bei Abschluss des Coachings sowie eine saubere, nachvollziehbare Dokumentation des Coachingprozesses. Seriöse Coaches legen sich selbst und ihren Klient:innen darüber Rechenschaft ab und machen ihr Vorgehen so nachvollziehbar.

7.3.3.8 Nähe-Distanz-Regulation und Respekt vor persönlichen Grenzen

Eine gute Coachingbeziehung erfordert neben Vertrauen und Nähe zwischen Coach und Klient:in professionellen Abstand, um wirksam zu sein. Garanten dafür sind klare eigene Grenzziehungen und Respekt vor den Grenzen der anderen Person. Grenzverletzungen konterkarieren nicht nur die Coachingziele und -erfolge, sondern bringen ein enormes Verletzungsrisiko für die häufig besonders verwundbaren Klient:innen mit sich.

7.4 Fazit und Impulse

Das Formulieren von ethischen Grundsätzen für Coaching steht in dem Spannungsfeld, einerseits an Diskurse anderer Professionen anzuknüpfen und andererseits das Arbeitsfeld- bzw. Professionsspezifische im Coaching im Blick zu haben. Ehrenhaftes und professionelles Coaching braucht sowohl eine ethische Kompetenz seitens der Coaches als auch ethische Richtlinien und Verfahrensregeln, die den Diskurs über eine ethisch integre Praxis fördern und den Schutzbedürfnissen von Klient:innen angemessen Rechnung tragen. Insofern ist Ethik im Ergebnis sowohl ein Fundament für Qualität im Handeln der einzelnen Coaches als auch ein Beitrag zur Weiterentwicklung der Profession.

Auf Basis von verbandlichen Diskursen und Abstimmungsprozessen erarbeitete Ethikrichtlinien schaffen Legitimation auf einer höheren Ebene. Auch für Verbände ist dies ein fortlaufender Prozess, der einen unverzichtbaren Beitrag zur Qualitätssicherung und Transparenz über Regeln und Tabus im professionellen Verhalten bildet.

Aufgrund der Aktualität von Fragen des Verbraucherschutzes dürfte ein größeres gesellschaftliches Interesse bestehen, hierzu verbindliche Standards für Beratungs- und Coachingdienstleistungen zu formulieren.

Durch die explizite Hervorhebung der Handlungen von »ehrbaren Coaches« lassen sich auch für die Klient:innen leichter Kriterien zur Prüfung der Seriosität und Basisqualität im Coaching ableiten. Zur Wahrnehmung ihrer Verbraucherrechte braucht es ergänzend Gremien in den Fachverbänden (evtl. auch verbandsübergreifend), die neutrale Ansprechpartner:innen bei verzwickten Fällen sind. Dabei sind eine präzise Beschreibung der Verfahrenswege der Interessenwahrnehmung und eine Einigung über Sanktionsinstrumente bei Regelverletzungen notwendig.

Angesichts einer sich beschleunigenden Veränderung der Arbeitsbedingungen stellt sich die Frage, inwieweit für Coaches eine gesellschaftliche Verantwortung im Sinne des Einsatzes für humanistische Werte in den Organisationen besteht, deren Mitglieder sie beraten. Diese Frage stellt sich zunächst individuell den Coaches bei der Auftragsklärung und im weiteren Prozess. In Zeiten eines disruptiven gesellschaftlichen Wandels sollte auch in der verbandlichen Diskussion die Unterstützung der Ausgestaltung eines humanistischen Gemeinwesens ein größeres Gewicht erhalten.

Literatur

Beauchamp, T. L. a. J. F. Childress (2019): Principles of biomedical ethics. New York (Oxford University Press), 8th ed.

Deutscher Bundesverband Coaching e. V. (DBVC) (2019): Leitlinien und Empfehlungen für die Entwicklung von Coaching als Profession. Kompendium mit den Professionsstandards des DBVC, 5. Aufl. Frankfurt a. M. Verfügbar unter: https://www.dbvc.de/_Resources/Persistent/9/7/c/5/97c54d38f378d6ea9b05bb367b8202e844ec82a8/DBVC%20Coaching%20Kompendium%202019.pdf [21.11.2025].

Deutscher Bundesverband Coaching e. V. (DBVC) (o. J.): DBVC Verständnis von Ethik. Verfügbar unter: https://www.dbvc.de/standards-fuer/professionsethik [17.03.2025].

Deutscher Berufsverband für Soziale Arbeit e. V. (DBSH) (2014): Berufsethik des DBSH. *Forum sozial,* 2/2014. Verfügbar unter: https://www.dbsh.de/media/dbsh-www/redaktionell/pdf/Sozialpolitik/DBSH-Berufsethik-2015-02-08.pdf [17.03.2025].

Global Code of Ethics (GCoE) (2016): Global Code of Ethics. For coaches and mentors. Verfügbar unter https://www.emccglobal.org/de/wp-content/uploads/sites/5/2018/09/EMCC-Code_of_Ethics_2016.pdf [06.01.2026].

Global Code of Ethics (GCoE) (2021): Global Code of Ethics. For coaches, mentors and supervisors. Verfügbar unter: https://emccdrive.emccglobal.org/api/file/download/Lt09zkFBBdd6FPMpT31q1BzI3UKLmWftZLCbLprM [17.03.2025].

Geißler, H. (2004): Braucht Coaching eine philosophisch begründete Ethik? Zur Begründung eines systemisch-wertrationalen Imperativs für Coaching. *Organisationsberatung, Supervision, Coaching* 11 (2): 173–186.

Großmaß, R. (2023): Ethik in der Sozialen Arbeit. *socialnet Lexikon.* Verfügbar unter: https://www.socialnet.de/lexikon/433 [17.03.2025].

International Federation of Social Workers u. International Association of Schools of Social Work (IFSW & IASSW) (Hrsg.) (2004): Ethik in der Sozialen Arbeit – Erklärung der Prinzipien. Verfügbar unter: https://www.ethikdiskurs.de/fileadmin/user_upload/ethikdiskurs/Themen/Berufsethik/Soziale_Arbeit/Ethik_in_der_Sozialen_Arbeit.pdf [09.09.2024].

International Federation of Social Workers u. International Association of Schools of Social Work (IFSW & IASSW) (Hrsg.) (2014): Globale Definition der Sozialen Arbeit, dt. Übers. u. a. durch Deutscher Berufsverband für Soziale Arbeit (DBSH). Verfügbar unter: https://www.ifsw.org/wp-content/uploads/2019/07/definitive-deutschsprachige-Fassung-IFSW-Definition-mit-Kommentar-1.pdf [09.11.2024].

Isele, G. (2022): Einführung in die Ethik. In: G. Isele, R. Reick, H. Strauß u. R. Storchmann (Hrsg.): Ethik in Beratung und Psychotherapie: Materialien für Praxis und Weiterbildung. Köln (Gesellschaft f. wiss. Gesprächspsychotherapie), S. 9–21. Verfügbar unter: https://www.gwg-ev.org/fileadmin/user_upload/PZEthikreader_web.pdf [17.03.2025].

Kant, I. (1986): Grundlegung zur Metaphysik der Sitten. Stuttgart (Reclam).

Rausch, A., A. Hinz u. R. F. Wagner (2008): Modul Beratungspsychologie. Stuttgart (Klinkhardt/UTB).

Schmidt-Lellek, C. (2018): Ethik und ethische Kompetenz im Coaching. In: S. Greif, H. Möller u. W. Scholl (Hrsg.): Handbuch Schlüsselkonzepte im Coaching. Berlin (Springer), S. 173–180. DOI: org/10.1007/978-3-662-49483-7_13.

Schöne-Seifert, B. (2007): Grundlagen der Medizinethik. Stuttgart (Kröner).

Schreyögg, A. u. C. Schmidt-Lellek (2012): Vorwort zur erweiterten Neuauflage. In: Deutscher Bundesverband Coaching e. V. (DBVC) (Hrsg.): Leitlinien und Empfehlungen für die Entwicklung von Coaching als Profession. Kompendium mit den Professionsstandards des DBVC, 4. Aufl. Osnabrück, S. 8 ff.

Spatscheck, C., S. Borrmann, W. Antes, J. Franz, H. Löwenstein, A. van Rießen, D. Röh, C. Steckelberg (2024): Soziale Arbeit. Verfügbar unter: https://www.socialnet.de/lexikon/Soziale-Arbeit [02.03.2026].

Spreckelmeyer, W., C. Schmidt-Lellek u. A. Schreyögg (2019): Ethik-Kodex: anthropologische Prinzipien und professionsethische Standards. In: Deutscher Bundesverband Coaching e. V. (DBVC) (Hrsg.): Leitlinien und Empfehlungen für die Entwicklung von Coaching als Profession. Kompendium mit den Professionsstandards des DBVC, 5. Aufl. Frankfurt a. M., S. 58–66. Verfügbar unter: https://www.dbvc.de/_Resources/Persistent/9/7/c/5/97c54d38f378d6ea9b05bb367b8202e844ec82a8/DBVC%20Coaching%20Kompendium%202019.pdf [18.11.2025].

Stelter, R. u. R. Wegener (Hrsg.) (2007): Coaching-Kompendium. Grundlagen – Ansätze – Perspektiven. Göttingen (Hogrefe).

Suchanek, A. u. N. Lin-Hi (o. J.): Ethik. In: Gabler Wirtschaftslexikon. Verfügbar unter: https://wirtschaftslexikon.gabler.de/definition/ethik-34332 [09.11.2024].

Tölle-Kastenbein, R. (1978): Das Genfer Arztgelöbnis und der Hippokratische Eid. Bochum (Duris).

Zimmermann, M. (2011): Naturwissenschaftliche Bildung im Kindergarten: Eine integrative Längsschnittstudie zur Kompetenzentwicklung von Erzieherinnen. Berlin (Logos).

8 Coachingprozesse professionell gestalten – Qualität entwickeln, Entwicklung begleiten

Monika Zimmermann

8.1 Einleitung: Coaching(ausbildung) als Prozessarbeit

Coaching ist weit mehr als die Anwendung einzelner Methoden oder das Führen guter Gespräche – es ist ein komplexer, dynamischer Prozess, der auf der bewussten Gestaltung von Veränderung beruht. Sowohl in der Einzelarbeit mit Klient:innen, im Teamcoaching als auch in der Ausbildung von Coaches (in deren Werden und sich stets weiterentwickelnden Sein) geht es darum, Entwicklungsprozesse so zu strukturieren und gewissermaßen zu kultivieren, dass sie nicht nur effektiv, sondern auch anschlussfähig, nachhaltig und individuell stimmig verlaufen. Coachingprozesse sind dabei stets eingebettet in ein Spannungsfeld aus Struktur und Offenheit, Zielorientierung und Prozessdynamik, individueller Biografie und systemischer Rahmung.

Dieses Kapitel geht der Frage nach, wie sich Coachingprozesse sowohl in der direkten Arbeit mit Klient:innen als auch im Rahmen von Coachingausbildungen gestalten, steuern und professionell absichern lassen. Es geht hier nicht darum, das Ergebnis der Entwicklung abzusichern, das bleibt unverfügbar. Es geht darum, die Prozesse, die zu Entwicklung führen können, durch Steuerung, Qualitätsmanagement, Evaluation usw. »abzusichern«, im besten Sinne begleitend zu ermöglichen.

Es wird gezeigt, dass gelingendes Coaching nicht dem Zufall überlassen bleibt, sondern durch reflektierte Prozessarchitekturen unterstützt wird, die Lern- und Entwicklungsverläufe gezielt fördern. Zentral ist dabei die Verbindung von Prozessverstehen und Qualitätsentwicklung, etwa durch integrative Modelle wie das COACH-Modell (Abschn. 8.3.1; Rauen u. Steinhübel o.J.) oder das bbb-Modell (Abschn. 8.3.2; Zimmermann 2011) sowie durch übergreifende Steuerungskonzepte wie den PDCA-Zyklus aus dem Qualitätsmanagement (Deming 1994).

Im Fokus steht ein prozessorientiertes Verständnis von Coaching, das auf Transparenz, Reflexion und kontinuierliche Verbesserung setzt – für Klient:innen ebenso wie für die eigene, nie »fertige« Entwicklung der Coaches. Coaching wird hier verstanden als individueller Lern- und Entwicklungsweg, der sowohl in der interpersonellen Interaktion als auch in den institutionellen Rahmenbedingungen durch geeignete prozessuale Strukturen begleitet und optimiert werden kann.

Mit dieser Perspektive möchte das Kapitel zur Professionalisierung im Coaching und in der Coachingausbildung beitragen. Es beleuchtet relevante Forschungsentwicklungen, stellt zentrale Prozessmodelle vor, diskutiert Anforderungen an Qualitätssicherung und zeigt Wege auf, wie reflexive Praxis und systematische Prozessgestaltung miteinander verbunden werden können.

Ziel ist es, Coaching als dialogischen, lernorientierten und qualitätsbewussten Entwicklungsprozess zu verstehen und die Leser:innen zu befähigen, dies auch methodisch sowie institutionell konsequent zu denken und umzusetzen.

8.2 Prozessverständnis im Coaching

Coaching ist ein sequenzieller Entwicklungsprozess, bei dem einzelne Sitzungen sich zu einem Gesamtprozess zusammenfügen. Spricht man vom Coachingprozess, kann damit sowohl der Verlauf einzelner Einheiten als auch der vollständige Prozess von der Klärung des Anliegens bis hin zu Zielerreichung gemeint sein. Dem Coach obliegt die Verantwortung, beides zu steuern.

> »Coaching ist auf ein definiertes Ziel hin ausgerichtet, findet meist in mehreren Sitzungen statt und ist zeitlich begrenzt. Die Basis eines Coaching-Prozesses bildet eine auf gegenseitige Akzeptanz und Vertrauen beruhende Beratungsbeziehung. Der Coach ist Spezialist für Prozess und Beziehung, jedoch kein Spezialist für Fachinhalte. Ziel ist eine Hilfe zur Selbsthilfe in Selbstverantwortung, indem beim Klienten Selbstwahrnehmung und -reflexion durch entsprechende Interventionen gefördert und damit die Entscheidungs- und Handlungsfähigkeit des Klienten erhöht werden« (Zimmermann 2011, S. 233).

Ein erfolgreicher Coachingprozess erfordert von Coaches Prozesskompetenz – die Fähigkeit, den Coachingverlauf effektiv zu steuern und flexibel auf Klient:innen einzugehen. Während der gesamten Zusammenarbeit müssen Coaches den Überblick behalten und für einen roten Faden sorgen. Dazu zählt die Fähigkeit, Sitzungen zielgerichtet zu strukturieren, den zeitlichen Rahmen im Blick zu behalten und die Klient:innen phasenweise zu führen. Diese Prozesssteuerung erfolgt jedoch dienend – immer im Sinne der jeweiligen Anliegen. Diese Haltung unterstreicht, dass Coaches Klient:innen empathisch begleiten, ohne eigene Lösungswege überzustülpen.

Der Coachingprozess ist also in gleichem Maße von Struktur und Flexibilität geprägt: Eine konkrete Vorstellung darüber, welche Schritte der Prozess durchlaufen soll, bringt Orientierung. Gleichzeitig sollte diese Struktur jedoch flexibel genug sein, um auf die individuellen Bedürfnisse von Klient:innen einzugehen. Fachliche Ratschläge stehen dabei im Hintergrund – im Vordergrund stehen Prozess-Know-how, Beziehungsgestaltung und die Kunst, Klient:innen zur eigenen Lösungsfindung anzuleiten. Coaching kann entsprechend als *Prozessberatung* verstanden werden: Coaches liefern nicht die Lösung, sondern begleiten den Prozess, in dem die Klient:innen eigene Lösungen entwickeln.

> »Der Coach versucht dabei, Prozesse so zu steuern, dass sich die Ressourcen des Klienten bestmöglich entwickeln, damit neue Wahlmöglichkeiten erkannt und genutzt werden können. Ziel eines Coaching-Prozesses ist somit immer, Wahrnehmung, Erleben und Verhalten des Klienten zu verbessern bzw. zu erweitern« (Rauen 2005, S. 112).

Prozessmodelle werden in Unternehmen üblicherweise genutzt, um Geschäftsprozesse in grafischer Form darzustellen. Sie visualisieren die Aktivitäten, Ereignisse und deren logischen Verlauf, wodurch Abläufe transparenter und verständlicher werden (Indulska et al. 2009, p. 3). Unter anderem verbessern solche Modelle die Kommunikation zwischen den Beteiligten, erleichtern die gezielte Optimierung von Prozessen und sorgen für ein klareres sowie konsistenteres Verständnis der eigenen Abläufe (ebd., pp. 9 ff.).

Übertragen auf Coaching bedeutet dies, dass ein Coachingprozessmodell die Aktivitäten, Ereignisse und den Ablauf einer einzelnen Coachingsitzung oder des gesamten Coachingverlaufs beschreibt und visualisiert. Ein solches Modell verhilft auch hier zu Transparenz und verbessert die Kommunikation zwischen Coach, Klient:in und gegebenenfalls Auftraggeber:in. Dadurch entsteht ein gemeinsames grundlegendes Verständnis für den angewandten Prozess, was die Zusammenarbeit erleichtert.

Wie bereits Zimmermann und Welzel-Breuer (2010, S. 169) nachgewiesen haben, ist »Transparenz über methodische Vorgehensweisen« des Coachs für die Kompetenzentwicklung der Klient:innen förderlich. Zudem sind gezielte Entwicklungen dann besonders gut möglich, wenn Abläufe klar erfasst und intersubjektiv nachvollziehbar gemacht werden. Ohne eine gewisse Standardisierung oder Messbarkeit bleibt andernfalls unklar, welche Veränderungen tatsächlich zu einer Verbesserung führen.

Genau wie Geschäftsprozessmodelle in Unternehmen schafft ein Coachingprozessmodell eine strukturierte Grundlage, die Orientierung bietet und ermöglicht, gezielt Anpassungen vorzunehmen und zugleich die Wirksamkeit jener Anpassungen zu überprüfen. In der Fachliteratur finden sich eine Vielzahl an Modellen und Ansätzen, den Aufbau eines Coachingprozess zu beschreiben. Im weiteren Verlauf des Textes wird aufgezeigt, wie Coachingprozesse aufgebaut sein können und welche Bedingungen erfüllt sein müssen, um sie gelingen zu lassen. Wie dargelegt wird, lassen sich solche Strukturen auf die Lernprozesse während der Coachingausbildung übertragen. Zuvor wird der aktuelle Stand der Forschung sowohl zu Coaching- als auch Ausbildungsprozessen betrachtet. Anregungen zur eigenen Prozessgestaltung runden das Kapitel ab.

8.2.1 Aktueller Stand der Coachingprozessforschung

In der Praxisliteratur zu Coaching koexistieren eine Vielzahl von Prozessmodellen, von denen zwei in Kapitel 8.3 genauer dargestellt werden. Viele von ihnen sind theoretisch fundiert und/oder basieren auf praktischen Erfahrungen ihrer Autor:innen, empirisch erforschte Modelle gibt es jedoch kaum (Deplazes, Graf u. Künzli 2018, S. 73). Eine Ausnahme stellt eine empirische Studie zu Coachingprozessen im Rahmen einer Fortbildung für Erzieher:innen von Zimmermann (2011) dar, in der ein eigens entwickeltes Prozessmodell untersucht wurde (Abschn. 8.3.2). In der Prozessanalyse wurde festgestellt, dass besonders die Integration vorhandenen Wissens in die pädagogische Praxis eine Hürde im Entwicklungsprozess darstellt. Das bestätigt die Annahme, dass Befähigung, also Unterstützung beim Schritt von professioneller Absicht zur professionellen Handlungsfähigkeit essenzielles Ziel von Coaching(ausbildungen) sein muss (Zimmermann 2022, S. 68 ff.). Eine »Kombination mehrerer auf Selbst- und Fremdreflexion abzielender Methoden, geleitet von der Hypothese, dass die Steigerung der Reflexions- und Selbstkompetenz einer Erzieherin ein Schlüssel zur Entwicklung [der Handlungskompetenz], ist« (Zimmermann 2011, S. 525), hilft die Lücke zwischen Theorie und Praxis zu überwinden.

In den letzten Jahren ist die Prozessforschung zwar stärker in den Fokus gerückt, Ziel hierbei ist jedoch nicht, einzelne Prozessmodelle zu validieren. Vielmehr gilt es zu verstehen, wie und warum Veränderung stattfindet. Im Coaching richtet sich die Prozessforschung insbesondere auf die Dynamiken der Interaktion zwischen Coaches und Klient:innen, um Mechanismen zu entschlüsseln, die eine nachhaltige Veränderung bewirken (Graf 2015, S. 6). Die Coachingprozessforschung orientiert sich stark an der Psychotherapieprozessforschung und untersucht, wie spezifische Interventionen wirken und welche Faktoren den Veränderungsprozess beeinflussen (Deplazes, Graf u. Künzli 2018, S. 70). Ein zentrales Paradigma ist das »change-process research paradigm«, das verschiedene methodische Zugänge kombiniert, um tiefere Einblicke in Coachingprozesse zu erhalten (Graf u. Ukowitz 2020, S. 2). Es ist ein Forschungsansatz, der darauf abzielt, die Mechanismen und Dynamiken zu verstehen, durch die Veränderung während eines Coachingprozesses entsteht, indem es sowohl einzelne Interaktionssequenzen als auch übergeordnete Veränderungsmuster systematisch analysiert (Graf 2015, S. 7).

In der Coachingprozessforschung existieren zwei dominante Forschungsansätze (Graf u. Ukowitz 2020, S. 3):

- *psychologische Prozessforschung:* Dieser normativ-theoretische Ansatz untersucht, welche psychologischen Wirkvariablen das Coaching beeinflussen. Der Fokus liegt auf dem »Was« und »Wie oft« – also auf der Identifikation und Quantifizierung von Erfolgsfaktoren (Deplazes, Graf u. Künzli 2018, S. 71).
- *linguistische Prozessforschung:* Diese deskriptiv-phänomenologische Perspektive beschreibt die Sequenzialität von Coachinggesprächen und untersucht

die sprachlichen Muster der Interaktion. Der Fokus liegt auf dem »Wie« und »Wann« – also auf den kommunikativen Strukturen der Gesprächsverläufe (Graf 2015, S. 6).

Ein zentraler Bezugsrahmen der Coachingprozessforschung ist das *TSPP-Modell*[21] (Turn-Sequenz-Phase-Prozess), das unter anderem bei der Analyse tatsächlicher Coachinggespräche zur Kodierung der Phasen Anwendung findet (Künzli, Calasso u. Hinzmann 2024, S. 1). Basierend auf den Übereinstimmungen existierender Theorien und Modelle, haben die Forschenden ein eigenes Modell entwickelt, das die Verlaufs- und Inhaltsebenen integriert (Deplazes, Graf u. Künzli 2018, S. 80). Zunächst wird das Coachinggespräch anhand von *Phasen* gegliedert (ebd., S. 75): Gesprächseröffnung, Problem- und Anliegenklärung, Zieldefinition, Entwicklung von Veränderung, Maßnahmenentwicklung, Transfer und Evaluation. Zusätzlich werden sogenannte Backstage-Aktivitäten, also Beziehungsgestaltung, Prozesssteuerung und Gesprächsführung, integriert. Diese sind die Grundlage für den gesamten Prozess (ebd.).

Das TSPP-Modell ist explizit nicht für die Coachingpraxis entwickelt worden, sondern dient in der Prozessforschung als Strukturierungshilfe bei der Untersuchung des komplexen Kommunikationsgeschehens im Coaching (ebd., S. 80). Zusätzlich gibt es interdisziplinäre Ansätze, die Coachingprozessforschung mit anderen Disziplinen verbinden, insbesondere mit der Systemtheorie und den Neurowissenschaften (Graf u. Ukowitz 2020, S. 5).

Die Coachingprozessforschung hat bis dato mehrere *wesentliche Erkenntnisse* hervorgebracht. Dazu gehören:

- Kritische Momente sind entscheidend für den Erfolg: Diese Schlüsselmomente, in denen Klient:innen neue Einsichten gewinnen oder emotionale Durchbrüche erleben, haben erheblichen Einfluss auf den Veränderungsprozess (De Haan u. Nieß 2018, S. 56).
- Die Qualität der Beziehung von Coach und Klient:in ist ein zentraler Wirkfaktor: Wie Forschungsergebnisse zeigen, sind Vertrauen und partnerschaftliche Zusammenarbeit entscheidende Erfolgsfaktoren (Loebbert 2018, S. 194; Rogers 1961, S. 32).
- Veränderungen erfolgen oft nicht linear: Coachingprozesse verlaufen nicht in einer einfachen Ursache-Wirkungs-Beziehung, sondern sind dynamische Wechselwirkungen zwischen Coach und Klient:in (Wegener 2018, S. 19).
- Die Reflexion des Coachings durch den Coach verbessert die Wirksamkeit: Coaches, die ihre eigene Gesprächsführung systematisch analysieren, können ihre Praxis gezielt optimieren (Schiersmann u. Wahl 2018, S. 158).
- Gesprächsanalyse hilft, Coachingprozesse zu optimieren: Durch detaillierte Analysen sprachlicher Muster lassen sich erfolgreiche Interaktionsstrategien identifizieren und gezielt anwenden (Graf 2015, S. 12).

21 Turns, Sequenzen und Phasen sind dabei verschiedene Ebenen des Prozesses.

Offene Fragen und Themen, denen sich die Coachingprozessforschung in Zukunft widmen wird, sind laut Graf und Ukowitz (2020, S. 6):

- *Integration von Psychologie und Linguistik:* Um ein umfassenderes Verständnis zu gewinnen, werden psychologische (Wirkfaktoren) und linguistische Ansätze (Gesprächssequenzen) zunehmend kombiniert (Deplazes, Graf u. Künzli 2018, S. 74).
- *Einsatz von Technologie und KI:* Automatisierte Sprach- und Musteranalysen können Coachinggespräche zukünftig in Echtzeit auswerten und Coaches gezieltes Feedback geben (Loebbert 2018, S. 215).
- *transdisziplinäre Forschungsansätze:* Die Verbindung von Coachingprozessforschung und Neuro- oder Kognitionswissenschaften könnte die Mechanismen von Veränderung noch besser erfassen (Graf u. Ukowitz 2020, S. 5).
- *Entwicklung praxisnaher Feedbacktools:* Wissenschaftliche Erkenntnisse sollen in anwendbare Werkzeuge für Coaches übersetzt werden, um deren Praxis zu professionalisieren (Wegener 2018, S. 21).
- *Längsschnittstudien zur nachhaltigen Wirkung von Coachingprozessen:* Die langfristige Wirkung von Coaching auf Individuen und Organisationen ist bisher noch unzureichend erforscht (Schiersmann u. Thiel 2018, S. 175).

Die Coachingprozessforschung hat sich in den letzten Jahren stark weiterentwickelt und liefert wertvolle Erkenntnisse über die Wirkmechanismen von Coaching. Durch die Verbindung psychologischer und linguistischer Ansätze lassen sich Coachingprozesse immer detaillierter analysieren und somit optimieren. Die zukünftige Forschung wird sich auf die Integration neuer Technologien und interdisziplinärer Methoden konzentrieren, um Coaching noch effektiver und wissenschaftlich fundierter zu gestalten.

8.2.2 Aktueller Forschungsstand zu den Prozessen in der Coachingausbildung

Auch in der Erforschung der Coachingausbildung ist Prozessforschung in den letzten Jahren in den Fokus gerückt. Sie beschäftigt sich mit der Gestaltung, Evaluation und Reflexion von Lernprozessen in Coachingausbildungen selbst (Loebbert et al. 2018, S. 12 f.). Zentrale Fragen sind dabei: Wie entsteht Coachingkompetenz? Welche Rolle spielen Beziehung, Interaktion, Feedback und kritische Momente im Lernprozess? Besonders relevante Forschungsansätze beleuchten sowohl strukturelle Anforderungen an Curricula als auch lernpsychologische und interaktionale Bedingungen innerhalb der Ausbildung.

Astrid Schreyögg (2012) betont in ihrem didaktisch orientierten Konzept die *Notwendigkeit einer viergliedrigen Wissensstruktur* (Metamodell, Theorie, Methodentheorie und Praxeologie) zur fundierten Ausbildung von Coaches. Ausbildungsprozesse sollen methodisch klar strukturiert, aber auch erkenntnistheoretisch reflektiert sein. Der Ausbildungsgang umfasst Themen wie Managementberatung, Führung, Konfliktarbeit und gruppendynamische Prozesse (ebd., S. 377 ff.).

Rauen und Steinhübel plädieren für eine didaktische Gestaltung, die Theorie-Praxis-Transfers in Kleingruppen, Triadenarbeit und regelmäßige Reflexionsschleifen integriert. Die Struktur der Ausbildung müsse interaktiv, adaptiv und von kontinuierlicher Supervision begleitet sein, um individuelles Lernen zu ermöglichen (Rauen u. Steinhübel 2019, S. 2 f.).

Wie prozessuale Wirkungsforschung zeigt, ist die Erfahrung des gesamten Coachingzyklus für die Teilnehmenden selbst ein zentrales Lernmoment. So im Fall des Projekts »Coaching von Studierenden für Studierende«, bei dem angehenden Coaches zunächst Peercoachings durchlaufen, um dann externe Klient:innen zu begleiten. Die Evaluation weist *selbst durchlebte Prozesse als zentrale Reflexions- und Kompetenzmomente* aus (Biberacher, Strack u. Braumandl 2011, S. 50 f.).

Auch Braumandl et al. (2016, S. 77 f.) legen einen Schwerpunkt auf strukturierte und evaluierte Ausbildungsschritte, bei denen die Zielerreichung von Klient:innen als Messgröße für Ausbildungsqualität genutzt wird. Creutzburg und Perels (2016) betonen die Bedeutung von Evaluationsmaßnahmen, die sowohl formativer Natur (zur Steuerung des laufenden Ausbildungsprozesses) als auch summativer Art (zur abschließenden Bewertung) sein müssen. Die Prozessgestaltung in Coachingausbildungen müsse Aspekte wie Zielklärung, Transfer, Rückfallprophylaxe und Individualisierung berücksichtigen (ebd., S. 479).

Kritische Perspektiven merken an, dass Ausbildungsprozesse im Coachingbereich häufig nicht evidenzbasiert sind. So wird kritisiert, dass viele Programme auf Selbstevaluation beruhen und keine strukturierte Kompetenzentwicklung analysieren (Zimmermann u. Fischer 2024, S. 118 f.). Eine fundierte Professionalisierung müsse auf anerkannten Wirkfaktoren, klaren Kompetenzprofilen und methodisch reflektierten Lernprozessen basieren.

Wegener (2018) fordert eine konzeptionelle Prozessforschung, die Coaching nicht nur als Intervention, sondern als komplexes Interaktionsgeschehen analysiert. Die Forschung müsse Ausbildungssituationen als eigene Settings untersuchen, in denen spezifische Dynamiken zwischen Lehrcoach, Teilnehmenden und Gruppensystem auftreten (Wegener 2018, S. 19 ff.).

Coachingausbildungen sind mehr als die Vermittlung von Tools und Theorien – sie sind komplexe Lernprozesse, in denen soziale Interaktion, Selbstreflexion und didaktische Struktur zusammenspielen. Die Forschung zeigt zunehmend: Der Ausbildungsprozess selbst ist das Lernfeld. Fundierte Curricula integrieren Theorie, Praxis und Reflexion gleichermaßen und müssen daher unter anderem eine systematische Prozessgestaltung, eine evidenzbasierte Didaktik und die empirische Evaluation von Lernverläufen umfassen und vermitteln.

8.3 Theoretische, interdisziplinäre Fundamente ausgewählter Prozessmodelle

8.3.1 COACH-Modell nach Rauen und Steinhübel

Das COACH-Modell (Abb. 8.1; Rauen u. Steinhübel o. J.) beschreibt eine generalisierte Struktur für Coachingprozesse, die auf verschiedenen Ebenen Orientierung geben kann: auf der Ebene des Gesamtprozesses (Metaebene), bei einzelnen Sitzungen (Mikroebene) und in der Ausbildung (Mesoebene) (ebd.).

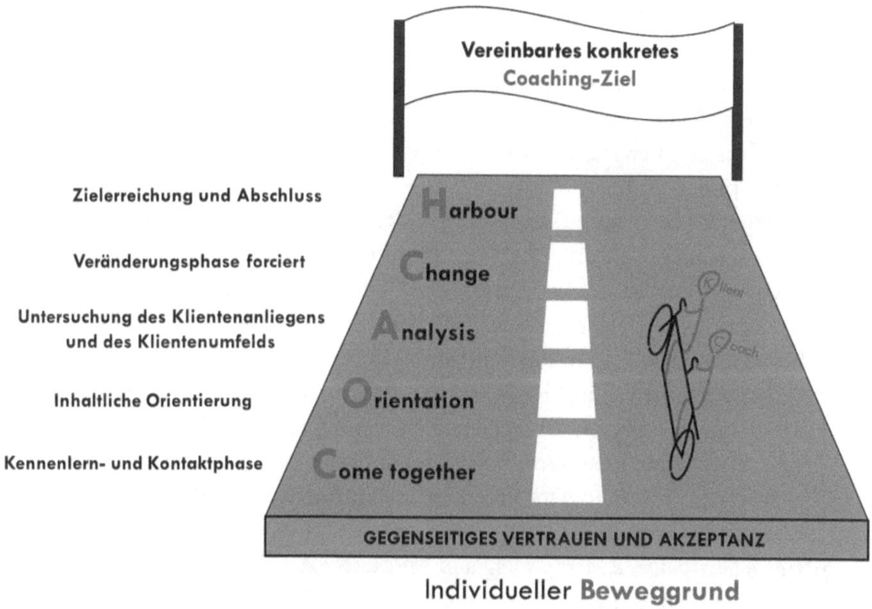

Abb. 8.1: COACH-Modell nach Rauen und Steinhübel (o. J.)

Das offen gehaltene Modell ermöglicht es, verschiedene Ansätze, Methoden und Tools zu integrieren, entsprechend den Präferenzen von Coach und Klient:in sowie den konkreten Anforderungen des jeweiligen Anliegens. Gleichzeitig unterstützt das Modell ein strukturiertes und zielgerichtetes Vorgehen:

1) *Come together (Kontakt- und Aufwärmphase):* Der Coachingprozess beginnt mit dem beidseitigen Kennenlernen und der bewussten Kontaktaufnahme. Hierbei ist es Aufgabe der Coaches, eine angenehme Atmosphäre zu schaffen und aktiv auf die potenziellen Klient:innen zuzugehen. Gleichzeitig prüfen die Klient:innen, ob der oder die ausgewählte Coach und sein oder ihr Vorgehen für das eigene Thema geeignet sind. Diese Phase dient nicht nur der formellen Auftragsklärung, sondern legt die Grundlage für eine ver-

trauensvolle Beziehung – basierend auf gegenseitiger Akzeptanz und einer klaren Haltung (Rauen u. Steinhübel o.J.).

2) *Orientierung (gemeinsame Klärung):* In der Orientierungsphase wird das Anliegen des Coachings konkretisiert und ein erstes gemeinsames Ziel formuliert. Oft zeigt sich dabei, dass das zuerst genannte Problem nur ein Einstieg zu einem tieferliegenden Anliegen ist. Es wird eine erste Zieldefinition formuliert und eine Vereinbarung über das weitere Vorgehen getroffen. Beide Seiten müssen dieser Zusammenarbeit ausdrücklich zustimmen.
3) *Analyse (Untersuchung des Anliegens und Umfelds):* Nun folgt eine vertiefende Auseinandersetzung mit dem explizierten Anliegen und seinem Kontext. Dabei wird deutlich, dass hinter dem sichtbaren Thema oft verborgene Dynamiken liegen. Durch gezieltes Nachfragen, aktives Zuhören, Paraphrasieren und Spiegeln unterstützen Coaches ihre Klient:innen dabei, mehr Klarheit über die eigene Situation zu gewinnen. Ziel ist es, ein präzises Verständnis zu entwickeln, das die Grundlage für die folgende Veränderungsarbeit bildet (ebd.).
4) *Change (Veränderung):* Diese Phase bildet das Herzstück des Coachings und wird oft als die eigentliche Coachingphase betrachtet. Nachdem das Anliegen geklärt ist, kann nun an der Veränderung gearbeitet werden. Die Klient:innen reflektieren ihre Ziele, entwickeln neue Lösungsansätze und bewerten diese im Hinblick auf ihre Umsetzbarkeit. Die Coach regen zur Selbstreflexion an und begleiten den Prozess unterstützend – ohne selbst die Lösung vorzugeben. Fragen wie »Was möchten Sie erreichen?« oder »Was hat Ihnen bisher geholfen?« helfen, Ressourcen zu aktivieren und neue Perspektiven zu eröffnen. Der Veränderungsimpuls kommt dabei stets von den Klient:innen selbst.
5) *Hafen (»harbour«, Zielerreichung und Abschluss):* Am Ende des Prozesses steht die Sicherung der erzielten Fortschritte. Die Klient:innen planen konkrete nächste Schritte und überführen Erkenntnisse in den Alltag. Dies kann durch Selbstverpflichtungen, schriftliche Zielvereinbarungen oder durch einen symbolischen Abschlusskontrakt erfolgen. Falls eine weitere Zusammenarbeit gewünscht ist, werden neue Termine und Aufgaben besprochen. Ein bewusster Abschluss dient nicht nur der Würdigung des bisherigen Prozesses, sondern stärkt auch die Selbstwirksamkeit – denn gute Coaches machen sich im Laufe der Zeit überflüssig (ebd.).

Das COACH-Modell bietet eine praxisnahe, strukturierte Orientierung für Coachingprozesse, die zugleich Raum für individuelle Gestaltung lässt.

8.3.2 bbb-Modell für Coaching (Coachingausbildung) nach Zimmermann

Das bbb-Modell, »begeistern – bewusstmachen – befähigen«, bietet ebenfalls einen strukturierten und zugleich flexiblen Rahmen für professionelle Coachingprozesse (Abb. 8.2). Von Zimmermann (2011, S. 525 f.) ursprünglich als didaktische Rahmung für (Coaching-)Fortbildungen entwickelt, ist es gleichermaßen auf Coachingsituationen mit Klient:innen übertragbar. Im Zentrum steht die Verbindung von emotionaler Aktivierung, kognitiver Reflexion und gezielter Handlungsermächtigung – stets begleitet von einer tragfähigen Arbeitsbeziehung zwischen Coach und Klient:in.

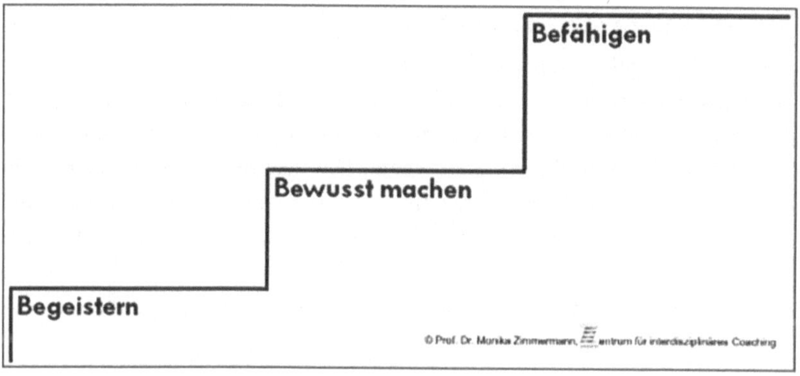

Abb. 8.2: bbb-Modell (Zimmermann 2011, S. 213)

8.3.2.1 *Phase 1:* Begeistern – Emotionale Aktivierung und Beziehungsgestaltung

Der Einstieg in den Coachingprozess beginnt mit der Schaffung eines positiven, ressourcenorientierten Rahmens. Ziel ist es, Klient:innen emotional zu erreichen, Interesse zu wecken und ihre aktive Beteiligung am Coachingprozess zu fördern. Dies gelingt durch authentische Präsenz der Coaches, durch Anknüpfung an individuelle Werte, Visionen und persönliche Leitbilder (Göppel u. Zimmermann 2024, S. 101). In dieser Phase werden erste Erfahrungsräume eröffnet, in denen Klient:innen eigene Denk- und Handlungsmuster entdecken und gleichzeitig Vertrauen in die Beziehung zu ihrer oder ihrem Coach aufbauen können. Die Begeisterung der Coaches wirkt dabei als Modell und emotionale Ansteckung – eine zentrale Voraussetzung für vertiefte Veränderungsprozesse.

8.3.2.2 *Phase 2:* Bewusstmachen – Reflexion, Selbstklärung und Mustererkenntnis

In der zweiten Phase richtet sich der Fokus auf die bewusste Auseinandersetzung mit inneren Überzeugungen, automatisierten Mustern und blockierenden Haltungen. Durch dialogisch-systemische Begleitung, gezielte Irritationen und Perspektivenwechsel unterstützen Coaches ihre Klient:innen darin, ihre subjektiven Theorien zu hinterfragen und neue Sichtweisen zu entwickeln. Die Fähigkeit zur konstruktiven Selbst- und Fremdeinschätzung wird gestärkt, emotionale Blockaden werden sichtbar und bearbeitbar. Gleichzeitig werden kognitive Dissonanzen produktiv genutzt, um nachhaltige Entwicklungsimpulse zu setzen. Die Reflexion erfolgt nicht nur auf der Inhaltsebene, sondern wird durch das Erleben des Reflexionsprozesses selbst zur Methode der Selbstentwicklung (ebd., S. 100). Entscheidend ist dabei das Vertrauen in die Prozessbegleitung, vor allem dann, wenn gewohnte Muster dekonstruiert werden, bevor neue etabliert sind.

8.3.2.3 *Phase 3:* Befähigen – Handlungskompetenz entwickeln und Selbstwirksamkeit stärken

Im dritten Schritt geht es darum, die gewonnene Klarheit in konkretes, wirksames Handeln zu überführen. Coaches begleiten die Klient:innen dabei, ihre Stärken bewusst einzusetzen, eigene Lösungen zu entwickeln und diese in den beruflichen oder privaten Alltag zu übertragen. Neben der Vermittlung praxisnaher Werkzeuge und Strategien stehen die Stärkung der Selbstwirksamkeitserwartung und der Aufbau eines stabilen professionellen Selbstkonzepts im Vordergrund. Das Ziel ist, dass Klient:innen sich in der Lage fühlen, zukünftige Herausforderungen eigenständig zu bewältigen und Veränderung dauerhaft zu gestalten.

8.3.2.4 Fazit

Das bbb-Modell folgt keinem starren Ablauf, sondern versteht sich als dynamisches, zirkuläres System. Die drei Phasen können je nach Bedarf mehrfach durchlaufen, zeitgleich geschehen oder anderweitig flexibel angepasst werden. So kann der Coachingprozess auf neue Einsichten, Rückschläge oder veränderte Zielsetzungen reagieren. Diese Offenheit ermöglicht es, emotionale Zugänge, reflektierende Tiefenarbeit und praktische Umsetzung in einem integrierten Prozess zu vereinen und dabei stets an die spezifische Entwicklungssituation der Klient:innen anzuknüpfen.

8.3.3 Integration von bbb- und COACH-Modell

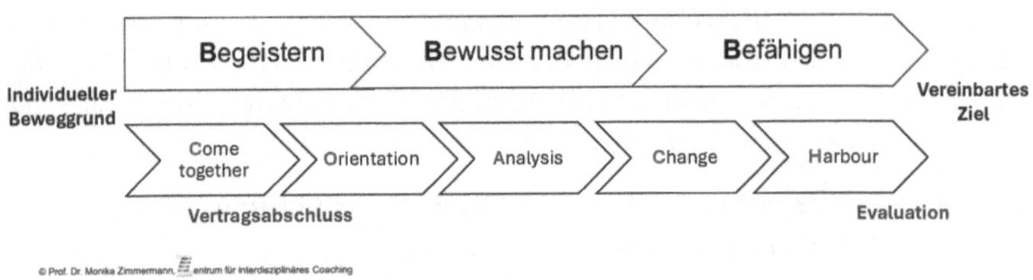

Abb. 8.3: Integration von COACH- und bbb-Modell

Abbildung 8.3 zeigt die Verbindung der beiden zuvor beschriebenen Prozessmodelle in einem abgestimmten Gesamtprozess professionellen Coachings. Die obere Ebene der Grafik zeigt die bbb-Dimensionen als psychodynamisches Kontinuum, das die innerpsychische und entwicklungspsychologische Bewegung der Klient:innen beschreibt. Die untere Ebene zeigt die konkrete Struktur des Coachingprozesses nach dem COACH-Modell. Beide Modelle ergänzen sich ideal:

- Die Phase »Come together« entspricht der bbb-Phase 1: »Begeistern: Emotionale Aktivierung und Beziehungsgestaltung«.
- In den COACH-Phasen Orientierung und Analyse geschieht das »Bewusstmachen: Reflexion, Selbstklärung und Mustererkenntnis« (bbb-Phase 2).
- Die COACH-Phasen »Change« und »Harbour« dienen dem »Befähigen: Handlungskompetenz entwickeln und Selbstwirksamkeit stärken« (bbb-Phase 3).

Diese Passung ermöglicht eine synchrone Arbeit auf zwei Ebenen:

- strukturell-methodisch (COACH-Modell)
- emotional-kognitiv-praktisch (bbb-Modell)

Die Integration eignet sich nicht nur für Einzelcoachings, sondern insbesondere für Coachingausbildungen. Hier können Lernprozesse sowohl inhaltlich (»Was geschieht?«) als auch entwicklungspsychologisch (»Was wird erlebt?«) gestaltet und begleitet werden. Prozessqualität entsteht, wenn Transparenz bezüglich Auftrag und Ziele, Methodik, Beziehungsgestaltung und Evaluation gemeinsam berücksichtigt werden (Zimmermann 2011, S. 282 f.). Beide Modelle unterstützen genau das – jeweils mit eigenem Schwerpunkt.

In Abbildung 8.3 wurden zudem zwei Elemente expliziert, die zwecks Sicherung der Prozessqualität von besonderer Bedeutung sind:

- Es handelt sich zum einen um den *Vertragsabschluss*, der die erste Phase des Coachingprozesses abschließt. Im Vertrag wird genau festgehalten, was das Ziel des Coachings ist und wie es erreicht werden soll. Das beinhaltet Angaben zu den beteiligten Personen, den Inhalte und Zielen sowie zum zeitlichen Umfang und zu den Kosten (von Schlippe u. Schweitzer 2017, S. 22 f.).
- Abschließen sollte jeder Coachingprozess, sowohl nach der einzelnen Sitzung als auch am Ende des gesamten Verlaufs mit einer *Evaluation*. Diese umfasst sowohl summative (Ergebnis) als auch formative Dimensionen (Prozess) – wie es auch Heß und Roth (2001) mit den vier Evaluationsdimensionen betonen: emotional, kognitiv, verhaltensbezogen, interpersonell[22].

Die Verbindung des COACH-Modells mit dem bbb-Modell schafft ein umfassendes Framework, das dabei hilft, Coachingprozesse zugleich zielorientiert zu

22 Weitere Erklärung zu den Themen Vertragsschluss und Evaluation inklusive konkreter Vorschläge und Vorlagen sind im Zusatzmaterial zu diesem Kapitel online verfügbar unter: https://www.carl-auer.de/media/carl-auer/sample/ZM/Zimmermann_Zusatzmaterial_Coachingprozesse.pdf

strukturieren und entwicklungsförderlich zu begleiten. Coaches erhalten so ein Werkzeug, das gleichermaßen für die Praxis, die Reflexion und die Ausbildung tragfähig ist – und das systematisch mit den Anforderungen an professionelle Coachingqualität verknüpft ist.

8.3.4 Kompetenzentwicklung verstehen und begleiten – Kompetenzmodelle für die Coachingpraxis

Professionelle Entwicklung im Coaching – ob bei Coachees oder Coaches – setzt ein tiefes Verständnis von Lernprozessen und Kompetenzaufbau voraus. Zimmermann (2011, S. 67 ff.) stellt in ihrer Dissertation drei aufeinander abgestimmte Modelle vor, die sich für die Reflexion, Steuerung und Begleitung von Lernprozessen hervorragend eignen. Diese Modelle helfen, die Dynamik individueller Entwicklung zu erkennen, passende Interventionen auszuwählen und die Coachingpraxis binnendifferenziert zu gestalten.

8.3.4.1 Kompetenzentwicklung als Stufenprozess

Ausgangspunkt ist die Annahme, dass Kompetenz nicht plötzlich vorhanden ist, sondern in Stufen aufgebaut wird. Dieser Prozess kann beobachtet, beschrieben und didaktisch begleitet werden. Kompetenzentwicklung folgt einem inneren Muster – unabhängig davon, ob es um fachliche, soziale oder personale Kompetenzen geht.

Zimmermann arbeitet mit dem *Novizen-Experten-Modell von Dreyfus und Dreyfus* (1980, S. 7 ff.). Es beschreibt fünf Entwicklungsstufen:

- Novizen
- fortgeschrittener Anfänger:innen
- kompetent Handelnde
- gewandter Praktiker:innen
- Expert:innen

Jede Stufe bringt veränderte mentale Funktionen mit sich – von regelgeleitetem Verhalten über zunehmende situative Wahrnehmung bis hin zur intuitiven Meisterschaft. Die Unterscheidung zwischen Wichtigem und Unwichtigem (Salienz) wird erst ab der dritten Stufe (»Kompetenz«) möglich – genau hier beginnt die Fähigkeit zu professionellem Handeln (Zimmermann 2011, S. 70 f.).

Das Novizen-Experten-Modell lässt sich leicht auf die Entwicklung von Coaches übertragen. So durchlaufen etwa angehende Coaches – ähnlich wie Lehrpersonen oder Pflegekräfte – einen Weg von formaler Regelanwendung hin zu intuitivem Entscheiden und Handeln. Reflexionsfähigkeit und Erfahrung werden zu zentralen Bausteinen ihres professionellen Handelns.

8.3.4.2 Bewusstsein als Schlüssel: Vierstufenmodell

Außerdem stellt Zimmermann das *Conscious Competence Learning Model* nach Chapman (2003, o. S.) vor mit folgenden vier Phasen:

- unbewusste Inkompetenz
- bewusste Inkompetenz
- bewusste Kompetenz
- unbewusste Kompetenz

Der Weg über diese Stufen ist linear: Erst wer sich seiner Inkompetenz bewusst wird, kann lernen und seine Fähigkeiten ausbauen. Routine und Automatisierung stehen am Ende des Prozesses – bergen aber die Gefahr »blinder Flecken«, wenn keine bewusste Reflexion mehr erfolgt (Zimmermann 2011, S. 72 f.). Besonders relevant für die Coachingpraxis ist die Phase der bewussten Inkompetenz: Wer diesen Punkt erreicht, ist offen für Veränderung – aber auch besonders verletzlich. Coaches müssen hier behutsam begleiten, Orientierung geben und ein Klima ermöglichen, in dem Lernen angstfrei geschehen kann.

8.3.4.3 Lernzyklischer Zugang

Als dritten Zugang beschreibt Zimmermann ein *evolutorisches Lernmodell* nach Haga und Röpke (2008, S. 47 ff.), das die Kompetenzstufen mit *vier Lernebenen* verknüpft. *Lernen* wird hier *als zyklischer, reflexiver Prozess* verstanden:

- unbewusste Routine
- bewusste Aneignung
- selbstreflexive Integration
- Selbstevolution

Reflexionskompetenz wird dabei zum Schlüssel einer kontinuierlichen, nachhaltigen Entwicklung (Zimmermann 2011, S. 75 f.).

Coaching auf dieser Grundlage setzt nicht nur auf kurzfristige Lösungen, sondern begleitet die langfristige Persönlichkeits- und Kompetenzentwicklung. Coaches werden hier zu Wegbereiter:innen für Lernprozesse, die tief in Selbstbild, Handlungsmuster und Beziehungskompetenz eingreifen.

8.3.4.4 Didaktische Implikationen für Coachingausbildungen

Zimmermann empfiehlt, beide Modelle – das von Dreyfus und Dreyfus sowie das von Chapman – kombinatorisch einzusetzen. Während das Dreyfus-Modell die einzelnen Handlungsqualitäten präzise differenziert, macht das Chapman-Modell das Spannungsfeld zwischen Wissen und Nichtwissen bewusst. Beide zusammen ermöglichen eine passgenaue Reflexion und Begleitung individueller Lernpfade (Zimmermann 2011, S. 76). Für Coachingausbildungen bedeutet das konkret:

- Ausbildungssequenzen thematisieren die Stufen der Kompetenzentwicklung explizit.

- Reflexion des eigenen Lernstands sind fester Bestandteil der Ausbildung.
- Lernumgebungen lassen Raum für Unsicherheit und Fehler.
- Die Bedeutung von Wiederholung, Anwendung und Praxisbezug ist zentral.

In einer Zeit, in der Coaching zunehmend professionalisiert wird, liefert dieser Zugang ein fundiertes, praxisrelevantes Modell für das Verständnis und die Gestaltung professioneller Entwicklung – für Coaches ebenso wie für ihre Klient:innen.

8.3.4.5 Zusammenhang von Kompetenzmodellen und bbb-Modell

Die gemeinsame Zielrichtung liegt in der Förderung nachhaltiger Entwicklung. Sowohl die dargestellten Kompetenzmodelle (v. a. Dreyfus u. Dreyfus 1980, Chapman 2003 sowie Haga u. Röpke 2008) als auch das bbb-Modell zielen auf eine nachhaltige, mehrdimensionale Entwicklung ab – sie begreifen Lernen und Entwicklung als Prozess, der kognitiv, emotional und handlungsbezogen gestaltet wird.

Der zentrale Fokus liegt auf Selbstwirksamkeit, Reflexionsfähigkeit und Handlungskompetenz als Schlüsselelemente professioneller Entwicklung. Schnittmengen ergeben sich im prozesshaften Verständnis von Lernen: Die Kompetenzmodelle und das bbb-Modell operieren jeweils mit einem Stufen- bzw. Phasenverständnis: Die Kompetenzmodelle beschreiben Entwicklung von der unbewussten Inkompetenz hin zur intuitiven Meisterschaft; das bbb-Modell strukturiert Lernprozesse entlang eines motivatorischen und didaktischen Dreischritts »begeistern, bewusstmachen und befähigen«.

Sowohl das Kompetenzverständnis nach Haga und Röpke als auch das bbb-Modell betonen die Bedeutung von Reflexion und Selbstevolution als höchste Entwicklungsstufen. »Bewusstmachen« im bbb-Modell entspricht exakt der Integration von Reflexion als Mittel der Professionalisierung in den Kompetenzmodellen.

Bezüglich der didaktischen Gestaltung plädieren beide Zugänge, Kompetenzmodelle und bbb-Modell, für Lernumgebungen, die Unsicherheit zulassen, Orientierung geben und Fehleroffenheit ermöglichen. Das bbb-Modell strukturiert diese Anforderungen in seiner Anwendung – etwa durch symbolische Arbeit zur Selbstreflexion, dialogische Lernsettings und klare Transferimpulse.

Komplementäres Synergiepotenzial lässt sich unter anderem wie folgt herleiten: Das bbb-Modell kann als didaktisch-handlungsleitende Rahmung für die abstrakteren Kompetenzmodelle dienen: Es konkretisiert, wie die einzelnen Kompetenzstufen methodisch-didaktisch erreicht werden können (z.B. durch »Begeistern« mittels erfahrungsbasierter Einstiege, »Bewusstmachen« durch reflexive Übungen, »Befähigen« durch Transferprojekte).

Umgekehrt bieten die Kompetenzmodelle eine diagnostische Tiefenschärfe, um Lernprozesse im bbb-Modell differenziert zu analysieren und um gezielt zu intervenieren. In der Coachingausbildung lässt sich diese Verschränkung erlebbar umsetzen: Das bbb-Modell durchzieht die Module und wird ergänzt durch Stufen-

und Zyklusmodelle (Dreyfus u. Dreyfus, Chapman, PDCA [vgl. Abschn. 8.4.3]), die die Entwicklung messbar und strukturierbar machen.

Kompetenzmodelle und bbb-Modell lassen sich somit sowohl inhaltlich als auch didaktisch-strategisch hervorragend integrieren. Während erstere die theoretische und entwicklungspsychologische Tiefe liefern, operationalisiert das bbb-Modell diese Erkenntnisse methodisch in Coaching- und Ausbildungsprozesse. Die Synthese beider Ansätze ergibt ein kraftvolles System zur professionellen Begleitung individueller Lern- und Entwicklungsprozesse.

8.4 Qualitätsmanagement von Prozessen in Coaching(ausbildung) anhand des PDCA-Zyklus

Coachingprozesse sind durch eine hohe Komplexität und Dynamik gekennzeichnet – sowohl in der Arbeit mit Klient:innen als auch in der Ausbildung angehender Coaches. Um diesen Prozessen eine verlässliche und zugleich flexible Struktur zu geben, bedarf es systematischer Qualitätsentwicklung. An dieser Stelle setzt das Konzept des Qualitätsmanagements (QM) an, das in vielen Bereichen – von Industrie bis Bildung – längst als unverzichtbarer Bestandteil professioneller Organisationsführung gilt.

Dieser Abschnitt zeigt, wie sich zentrale Prinzipien des Qualitätsmanagements auf Coaching und Coachingausbildung übertragen lassen. Im Mittelpunkt steht der *PDCA-Zyklus* (»Plan–Do–Check–Act«; Deming-Kreis; vgl. Abb. 8.4 weiter unten) nach Deming, der als Steuerungsinstrument für kontinuierliche Verbesserung dient.

Der PDCA-Zyklus wird hier nicht nur als Managementwerkzeug verstanden, sondern als allgemeines Denkmodell für reflexive Praxis: Auch Coaches und Ausbildungsinstitutionen können mit seiner Hilfe Prozesse strukturieren, evaluieren und gezielt weiterentwickeln. Dabei wird deutlich, dass Qualität im Coaching nicht durch starre Standards entsteht, sondern durch dialogisch abgestimmte, partizipativ gestaltete und theoriegeleitete Prozesse. Der PDCA-Zyklus bietet hierfür ein praxistaugliches Gerüst – sowohl zur individuellen Weiterentwicklung von Coaches als auch zur institutionellen Sicherung und Optimierung von Coachingangeboten.

8.4.1 Reflexionskompetenz als Entwicklungstreiber

Der innere Antrieb zur kontinuierlichen Weiterentwicklung – von Rogers (2004, S. 41) als Teil der Aktualisierungstendenz bezeichnet – bildet den zentralen Impuls für Entwicklungs- und Qualitätsprozesse, sowohl auf individueller Ebene als auch in Organisationen. In diesem Zusammenhang spielt *Reflexion als treibende Kraft für eigenverantwortliche Kompetenzentwicklung* eine Schlüsselrolle: Wer sein professionelles Handeln fortlaufend verbessern will, benötigt als Coach eine ausgeprägte Reflexionskompetenz. Diese zeigt sich darin, dass der eigene Urteils-Handlungs-Hiatus[23] erkannt wird, dass gezielt über Verbesserungsmöglichkeiten nachgedacht und entsprechende Schritte zur Optimierung – sowohl des eigenen Verhaltens als auch des beruflichen Umfelds – umgesetzt werden (Zimmermann 2011, S. 112 f.). Ob es Coaches gelingt, Klient:innen langfristig für ihre eigenen Lösungswege zu motivieren und deren Erkundung zu fördern, hängt wesentlich davon ab, inwieweit sie bereit sind, die eigene Praxis regelmäßig und konstruktiv zu hinterfragen sowie die eigene Handlungskompetenz aktiv weiterzuentwickeln.

Korthagen (2002, S. 56 ff.) betont, dass es zwar keine einheitliche *Definition des Begriffs Reflexion* gibt, aber weitgehend Einigkeit darüber besteht, dass es sich um eine besondere Form des Denkens handelt. Er definiert Reflexion als mentalen Prozess, bei dem Erfahrungen, Probleme oder bestehendes Wissen oder Einsichten strukturiert oder umstrukturiert werden (Korthagen 1999, S. 193). Dabei handelt es sich um einen fortlaufenden Zyklus, der auf Erfahrung, Rückblick, Analyse und Neuausrichtung basiert. (Zur Definition von Reflexion siehe auch Abschn. 5.2.)

Reflexionskompetenz wird so als dynamischer, zirkulärer Prozess sichtbar, der die prinzipielle Offenheit für ständige Verbesserung voraussetzt. Handeln und das Nachdenken über dieses Handeln bilden im Sinne des »Kreislaufs ständiger Verbesserung« (Deming-Kreis) eine untrennbare Einheit: Reflexionsphasen wechseln sich mit Aktionsphasen ab (Zimmermann 2011, S. 108 ff.). Nachhaltige Weiterentwicklung ist daher nur möglich, wenn der Coach die Nichtabgeschlossenheit und die Zirkularität dieses Prozesses bewusst mitdenkt. In diesem Zusammenhang kann von einer »Verdoppelung« reflexiver Praxis gesprochen werden: Die Reflexion wird um eine Metaebene erweitert, indem sie selbst zum Gegenstand kritischer Bewertung wird. Diese *Prozessreflexion* erkennt an, dass Evaluation ein eigener, evaluierbarer Vorgang ist. Wer seine eigene evaluative Praxis durch Prozessreflexion überprüft, kann so die Qualität der Evaluation insgesamt verbessern.

Die aktiven Phasen (do und act) im Deming-Kreis entfalten ihr Potenzial zur Qualitätssteigerung nur dann voll, wenn ihnen eine durchdachte, reflektierte Planungsphase vorausgeht. Aus diesem Grund erscheint die Einbindung zusätzlicher Reflexionsebenen besonders sinnvoll (Zimmermann 2011, S. 110 f.). Im Zentrum steht dabei die *Förderung von Kritikfähigkeit* – verstanden als die Bereitschaft, sich selbst und andere konstruktiv zu analysieren. Sie gilt als eine zentrale Voraussetzung für die Professionalisierung im Coaching. Die gleichzeitig vorgenommene *Evaluation der Reflexionskompetenz* hilft dabei, sowohl vergangene Wirkungen zu überprüfen als auch zukünftige Prozesse zu steuern. Sie unterstützt das tiefere

23 Inkonsistenz von Kognition und Umsetzung: Das Handeln folgt nicht automatisch aus dem Wissen, wie gehandelt werden sollte (lat. *hiatus* für »Lücke, Öffnung, Spalt«).

Verständnis von Coachingprozessen, Erfahrungen, Situationen und didaktischen Herausforderungen.

8.4.2 Qualitätsmanagement im Coaching

In den letzten Jahren hat in der allgemeinen Diskussion über das Management privater sowie öffentlicher Organisationen und im Coachingfeld ein Begriff häufig Einzug gehalten: Qualität. Er erscheint in unterschiedlichsten Wortverbindungen wie Qualitätssicherung, -kontrolle, -entwicklung, -kultur, -system und eben Qualitätsmanagement.

> »Qualität ist ein Begriff des täglichen Lebens. Als Verbraucher haben wir aufgrund eigener Erfahrung eine Vorstellung von Qualität. Ihre Bedeutung ist für jeden Einzelnen unterschiedlich ausgeprägt. Trotzdem stellt sie für jeden von uns ein wichtiges Kriterium bei […] der Inanspruchnahme einer Dienstleistung dar« (Benes u. Groh 2022, S. 12).

Im Kontext der Ökonomie und der modernen Betriebswirtschaftslehre ist Qualitätsmanagement zentraler Bestandteil und wesentlicher Erfolgsfaktor für Unternehmen: ein systematischer Ansatz, der dazu dient, Prozesse und Dienstleistungen zu planen, zu steuern, zu kontrollieren und kontinuierlich zu verbessern. Ziel ist es, den Anforderungen von Kund:innen und anderen Interessengruppen gerecht zu werden und dabei die Effizienz und Wettbewerbsfähigkeit des Unternehmens zu steigern.

Qualitätsmanagement hat in der heutigen Zeit eine enorme Bedeutung für Unternehmen und Organisationen in nahezu allen Branchen. Kund:innen erwarten hochwertige Produkte und Dienstleistungen. Qualitätsmanagement hilft, diese Erwartungen zu erfüllen und stetig zu verbessern. Mittlerweile gibt es unzählige qualitätsrelevante Normen und Richtlinien sowie branchenspezifische Ergänzungen. Die DIN EN ISO 9000:2015 (Deutsches Institut für Normung 2015a, S. 2), eine der bekanntesten und für viele Branchen als Grundlage dienende Norm, definiert Qualität wie folgt:

> »Die Qualität der Produkte und Dienstleistungen einer Organisation wird durch die Fähigkeit bestimmt, Kunden zufrieden zu stellen, sowie durch die beabsichtigte und unabsichtliche Auswirkung auf relevante interessierte Parteien.
>
> Die Qualität von Produkten und Dienstleistungen umfasst nicht nur deren vorgesehene Funktion und Leistung, sondern auch ihren wahrgenommenen Wert und Nutzen für den Kunden.«

Basierend auf den unterschiedlichen Normen und Richtlinien führen viele Unternehmen ein Qualitätsmanagementsystem (QMS) ein.

> »Das Vertrauen des Kunden steigt, wenn eine Organisation nachweisen kann, dass sie durch gezielte Maßnahmen die Qualität ihrer Produkte erhält und ständig verbessert« (Benes u. Groh 2022, S. 310).

> »Ein QMS umfasst Tätigkeiten, mit denen die Organisation ihre Ziele ermittelt und die Prozesse und Ressourcen bestimmt, die zum Erreichen der gewünschten Ergebnisse erforderlich sind« (DIN EN ISO 9000:2015; Deutsches Institut für Normung 2015a, S. 2).

Qualitätsmanagement ist heute unverzichtbar, um wettbewerbsfähig und effizient zu bleiben. Unternehmen mit einem Qualitätsmanagementsystem profitieren von besseren Produkten, Dienstleistungen, zufriedeneren Kund:innen und erzielen damit langfristigen Erfolg.

8.4.3 PDCA-Zyklus nach Deming

William Edwards Deming (1900–1993) war ein US-amerikanischer Physiker, Statistiker sowie Pionier im Bereich des Qualitätsmanagements. Seine in den 1940er-Jahren entwickelte prozessorientierte Sichtweise auf Unternehmen bildete später die Grundlage für zahlreiche Qualitätsmanagementmethoden innerhalb und außerhalb der Wirtschaft. Der »Kreislauf ständiger Verbesserung« (Abb. 8.4) hat auch im Coachingkontext Anwendung gefunden.

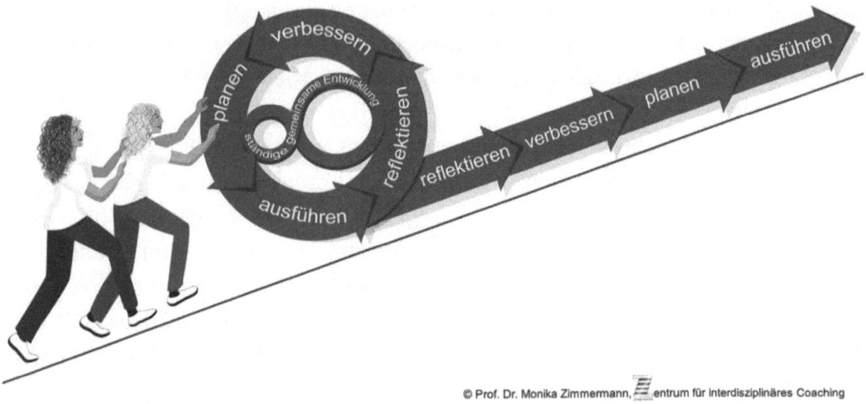

Abb. 8.4: PDCA-Zyklus im Coaching (angelehnt an Zimmermann 2011, S. 200)

Demings Ansatz fand in den USA zunächst keinen Anklang, jedoch gelang es ihm, seine Ideen in der Nachkriegszeit in japanischen Unternehmen zu implementieren. So entstand das *Kaizen* (jpn. für »Veränderung zum Besseren«) als Managementkonzept. Im engeren Sinne ist mit Kaizen ständige Verbesserung gemeint, in die Führungskräfte wie Mitarbeitende einbezogen werden. Gemäß der Kaizen-Philosophie weist nicht die sprunghafte Verbesserung durch Innovation, sondern die schrittweise Perfektionierung und Optimierung des bewährten Produkts den Weg zum Erfolg. Erwerb, Entwicklung und Verwendung von Kompetenzen, die letztlich auf Verhaltensänderungen abzielen, entstehen nicht in Form eines abrupten qualitativen Sprungs. Vielmehr entwickeln sie sich allmählich und brauchen Zeit. Kompetenzentwicklung ist ein aktiver Prozess, den Individuen weitgehend selbst gestalten. Auch dabei steht, wie beim Qualitätsmanagement, das stetige Bemühen im Vordergrund, die Qualität der Produkte und Prozesse zu steigern.

Im Westen wurde Kaizen in vielen Unternehmen unter der Bezeichnung *kontinuierlicher Verbesserungsprozess* (KVP) eingeführt. Zu diesem Prinzip gehören z. B. Einführung des betrieblichen Vorschlagswesens, Investitionen in die Weiterbildung der Mitarbeitenden, mitarbeiterorientierte Führung, Prozessorientierung sowie Einführung eines Qualitätsmanagements. Eine besondere Bedeutung kommt dabei den Mitarbeitenden zu, die ermutigt werden sollen, Verbesserungsvorschläge einzureichen, um die Prozessqualität zu erhöhen. Ein *Prozess* wird dabei wie folgt definiert (DIN EN ISO 9001:2015; Deutsches Institut für Normung 2015b, S. 11): »Eine Tätigkeit, die Ressourcen verwendet und die ausgeführt wird, um die Umwandlung von Eingaben in Ergebnisse zu ermöglichen, kann als Prozess angesehen werden.« So ergeben sich für ein Unternehmen Kern- und Unterstützungsprozesse. Diese Prozesse und ihre Produkte müssen vom Prozesseigner evaluiert werden. Somit wird sichergestellt, dass sich die Organisation sowohl inhaltlich als auch methodisch an den Bedürfnissen der Kund:innen orientiert. Nach Deming (1994, S. 132) lässt sich der Prozess der ständigen Verbesserung analytisch in die vier Phasen »Plan, Do, Check, Act« (PDCA; Abb. 8.4) aufteilen. Die Phasen sind kreisförmig angeordnet und zeigen eine prinzipielle Unabgeschlossenheit des

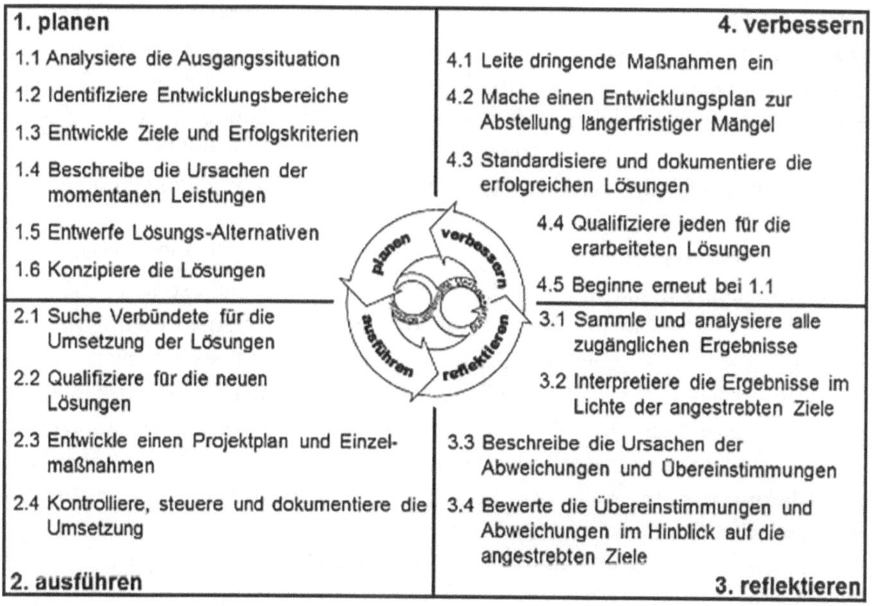

Abb. 8.5: Kreislauf der ständigen Verbesserung in Einzelschritten (Zimmermann 2011, S. 109)

Verbesserungsprozesses. Statt mit einem statischen Ist-Soll-Modell zu operieren, durchläuft die Organisation kontinuierlich die vier Phasen des Deming-Kreises. Diese Phasen wiederum bestehen aus diversen Teilschritten, wie Abbildung 8.5 verdeutlicht.

8.4.4 Zur Übertragbarkeit des Deming-Kreises auf Coachingprozesse

Das ursprünglich aus dem Wirtschaftssektor stammende Konzept des Deming-Kreises lässt sich in adaptierter Form auch auf Coachingprozesse übertragen. Dabei stellt sich allerdings die zentrale Frage, welche besonderen Anforderungen Coaching an ein Qualitätsmanagementsystem stellt. Anders als in der klassischen Produktion sind die Kund:innen (Klient:innen) aktiv am Entstehung- und Veränderungsprozess beteiligt und damit eine immerwährend zu berücksichtigende Variable im Qualitätsmanagement. Gleichzeitig müssen Coachingprozesse individuellen wie auch übergeordneten Ansprüchen gerecht werden – kurz-, mittel- und langfristig.

Vor diesem Hintergrund gilt es zu untersuchen, welche spezifischen Anforderungen Coaching an die Qualitätsentwicklung stellt. Dazu gehört die Analyse der Strukturen und Ebenen des Coachings ebenso wie die Frage, welche systematische Unterstützung sie benötigt und mit welchen Methoden, Instrumenten oder Managementansätzen sie geleistet werden kann. Der Anspruch auf kontinuierliche Verbesserung ist eine zentrale Triebkraft für Entwicklungsprozesse in Organisationen – ganz gleich, ob es sich um wirtschaftliche oder pädagogische Einrichtungen handelt. Qualität ist längst kein Thema mehr, das nur produzierende Betriebe betrifft. Auch in Dienstleistungsfeldern wie Coaching, Bildung und Gesundheitswesen rückt die Qualität und deren Steuerung zunehmend in den Fokus – nicht zuletzt, um langfristige Wirksamkeit, Anschlussfähigkeit und Existenzsicherung zu gewährleisten (Zimmermann 2011, S. 109).

Ein Vorteil von Qualitätsmanagementsystemen wie ISO 9001 besteht darin, dass sie keine festen Inhalte oder Methoden vorschreiben, sondern prozessorientiert arbeiten. Genau hierin liegt jedoch auch die Herausforderung für den Bildungs- und Coachingbereich: Die Qualitätsstandards müssen zunächst selbst definiert werden, insbesondere im Hinblick auf Lehr- und Lernprozesse, die sich nicht mit klassischen Dienstleistungslogiken vergleichen lassen. Der Coachingprozess ist – ähnlich wie der Bildungsprozess – ein komplexer, dynamischer Vorgang, der nur mit einem breit angelegten, evaluativen Instrumentarium sinnvoll erfasst werden kann (ebd., S. 110).

Hier kommt das Modell des PDCA-Kreises ins Spiel. Es bietet mit seinen vier Phasen einen zyklischen Rahmen, der Reflexion und Handlung konsequent miteinander verschränkt. Auf Coaching übertragen bedeutet dies: Der Coach oder die

Coachin agiert selbst als lernendes System, das sich durch fortlaufende Selbstbeobachtung und gezielte Veränderung weiterentwickelt. Die zyklische Struktur des Modells macht deutlich, dass Qualität kein fixer Zustand, sondern ein permanenter Prozess ist. Reflexionsphasen (Plan, Check) und Handlungsphasen (Do, Act) greifen dabei kontinuierlich ineinander (ebd.). Diese Dynamik entspricht dem professionellen Selbstverständnis reflexiver Coaches.

Zielgerichtete Selbst- und Fremdeinschätzung (letztere bezieht die Klient:innen als untrennbaren und unverzichtbaren Teil des Qualitätsmanagementsystems ein) ermöglichen es, Lücken zwischen Intention und Handlung zu erkennen und gezielt zu schließen. Festgefahrene Rollenbilder werden hinterfragt, neue Handlungsoptionen erprobt und reflektiert. Auf diese Weise entstehen konkrete Veränderungsschritte, die sowohl individuelles Handeln als auch institutionelle Strukturen betreffen können. Reflexionskompetenz bedeutet in diesem Sinne, einen kontinuierlichen Verbesserungsprozess zu initiieren – für Coaches ebenso wie für Klient:innen.

Qualität im Coaching entwickelt sich nicht durch normative Vorgaben, sondern durch dialogisch abgestimmte, praxisnahe Prozesse. Insbesondere die eigenverantwortliche Selbstevaluation nimmt in den Reflexionsphasen eine zentrale Rolle ein (Zimmermann 2011, S. 110 f.). Der Deming-Kreis kann somit als erprobbares Instrument zur Qualitätssicherung im Coaching verstanden werden. In einem konstruktiven Zusammenspiel aller Beteiligten – Coach, Coachee, Organisation – wird so eine systematische, partizipative und nachhaltige Entwicklung möglich. Dabei ist zu berücksichtigen, dass dieser Ansatz hohe Anforderungen an Professionalität, Zeitaufwand und institutionelle Einbettung stellt – aber eben auch großes Potenzial für die Steigerung der Qualität auf allen Ebenen bietet.

Aus diesen Ausführungen lässt sich ableiten, dass sich der Deming-Kreis im Coaching auf zwei Ebenen anwenden lässt:

- zur Entwicklung des Coachingprozesses (Tab. 8.1)
- zur Entwicklung der Coachingkompetenz (Tab. 8.2)

Eine solche Übertragung gibt es offenbar derzeit noch nicht; Coaching wird zwar als Strategie im PDCA-Zyklus erwähnt, nicht aber eine Übertragung des PDCA auf Coachingprozesse.

Schritt	**Übertragung auf Coachingleistung**	**Beispielhafte Umsetzung**
1) Plan (Planen)	Klärung von Anlass, Anliegen und Auftrag, Definition von Ziel(en) und Evaluationskriterien	Coach und Klient:in legen konkrete Ziele gemäß Coachingauftrag fest; Auswahl geeigneter Coachingansätze und Methoden; Festlegung von Evaluationsmethoden (z. B. regelmäßige Feedbackgespräche)

Schritt	Übertragung auf Coachingleistung	Beispielhafte Umsetzung
2) Do (Umsetzen)	Durchführung der Coachingsitzungen mit ausgewählten Perspektiven und Methoden	Coach setzt die gewählten Methoden ein, z. B. Werte-Arbeit, »Solution surfing«[24]; Zwischenziele werden regelmäßig überprüft; Klient:innen erhalten handlungsleitende Aufgaben, Reflexionsübungen
3) Check (Überprüfen)	Evaluierung der Effekte der Interventionen und der Entwicklung der Klient:innen	nach vereinbartem Zeitraum gemeinsame Reflexion, inwiefern die Klient:innen Fortschritte (gemäß eigenem Verständnis) erzielt haben (Anwendung von Feedbackmethoden)
4) Act (Verbessern)	Anpassung des Coachingprozesses basierend auf Evaluierungsergebnissen	falls Klient:innen Schwierigkeiten haben, alternative Methoden ausprobieren (z. B. veränderte Reflexionsübungen); war das Ziel zu ambitioniert oder hat es sich geändert, kann es angepasst werden; Erkenntnisse aus dem Prozess fließen in zukünftige Coachingarbeit ein

Tab. 8.1: Übertragung des Deming-Kreises auf die Ebene 1 des Coachingprozesses: die Entwicklung von Klient:innen & Coaches

Schritt	Übertragung auf Professionalisierung der Coaches	Beispielhafte Umsetzung
1) Plan (Planen)	Entwicklungsaufgaben und -felder identifizieren und Lernziele festlegen	Reflexion eigener Stärken, Handlungsmuster durch Selbstbewertung und externes Feedback; Definition von Zielen (Entwicklung, Haltung, Kompetenzen); Auswahl passender Weiterbildungsmaßnahmen, z. B. Seminare, Supervision
2) Do (Umsetzen)	geplante Maßnahmen zur Professionalisierung umsetzen	Teilnahme an Weiterbildung; Anwendung neuer Coachingmethoden in der Praxis; Austausch mit anderen Coaches (z. B. in Netzwerken oder durch Peercoaching)
3) Check (Überprüfen)	Fortschritte bewerten und Zielerreichung überprüfen	Feedback von Klient:innen einholen: Hat sich die Coachingqualität verbessert? Selbstreflexion: Lebe ich meine Haltung? Bin ich sicher in der Anwendung neuer Methoden? Dokumentation von Erfolgen, Schwierigkeiten
4) Act (Verbessern)	Weiterentwicklung basierend auf den Erkenntnissen anpassen und optimieren	falls Ziel nicht erreicht: Anpassung der Lernstrategie (z. B. intensivere Praxisphasen, zusätzliche Mentoringsitzungen); falls Fortschritte sichtbar sind: Integration neuer Methoden als Standard ins eigene Coaching; kontinuierliche Wiederholung des Zyklus für nachhaltige Entwicklung

Tab. 8.2: Übertragung des Deming-Kreises auf die Ebene 2 des Coachingprozesses: die Entwicklung der Coaches

24 Ziel dieser Methode aus der lösungsfokussierten Kurzzeittherapie ist, die positiven Veränderungen der Klient:innen zu verstärken, zu konkretisieren und mit kleinen Schritten zu verbinden. »Der Fokus der Aufmerksamkeit wird bewusst auf die kleinen wahrnehmbaren Zeichen am Anfang der Verbesserung gerichtet« (Szabó 2007, S. 7).

8.4.5 Zertifizierung von Coachingausbildungen

Im Folgenden werden Chancen und Grenzen einer Zertifizierung nach der Akkreditierungs- und Zulassungsverordnung Arbeitsförderung (AVAZ) dargestellt mit besonderem Blick auf ihre Relevanz für Anbieter von Coachingausbildungen. Die Darstellung fokussiert auf die im Jahr 2022 erfolgte erstmalige AZAV-Zertifizierung des »Zentrums für interdisziplinäres Coaching« als Träger und der dort angebotenen Coachingausbildung als nach dem Recht der Arbeitsförderung zugelassene Weiterbildungsmaßnahme sowie auf die seither gewonnenen Erkenntnisse, Erfahrungen und die damit verbundenen Abläufe. Sie gibt nur eine grobe Übersicht über das komplexe Gebiet der Arbeitsförderung und beansprucht keine Vollständigkeit. Abschließend wird die AZAV-Zertifizierung in Abschnitt 8.4.5.5 in Form eines Exkurses mit einer ISO-Zertifizierung verglichen.

8.4.5.1 AZAV-Zertifizierung[25]

Die Zertifizierung nach der Akkreditierungs- und Zulassungsverordnung Arbeitsförderung (AZAV)[26] konkretisiert die Zulassungskriterien für Träger und Maßnahmen auf dem Gebiet der Arbeitsförderung im Sinne des Dritten Buches des Sozialgesetzbuches (SGB III). So sollen die Träger, die für die Umsetzung der Ziele der Arbeitsförderung zuzulassen sind, gemäß § 178 SGB III beispielsweise die erforderliche Leistungsfähigkeit und Zuverlässigkeit besitzen und die Leitung, Lehr- und Fachkräfte über eine solche Aus- und Fortbildung sowie Berufserfahrung verfügen, die eine erfolgreiche Durchführung einer Maßnahme erwarten lassen.

Die von jenen Trägern angebotene Weiterbildungsmaßnahme ist nach dem Recht der Arbeitsförderung zuzulassen, wenn sie gemäß § 179 SGB III …

> »1. nach Gestaltung der Inhalte, der Methoden und Materialien ihrer Vermittlung sowie der Lehrorganisation eine erfolgreiche Teilnahme erwarten lässt und nach Lage und Entwicklung des Arbeitsmarktes zweckmäßig ist,
>
> 2. angemessene Teilnahmebedingungen bietet und die räumliche, personelle und technische Ausstattung die Durchführung der Maßnahme gewährleisten und
>
> 3. nach den Grundsätzen der Wirtschaftlichkeit und Sparsamkeit geplant und durchgeführt wird, insbesondere die Kosten und die Dauer angemessen sind; die Dauer ist angemessen, wenn sie sich auf den Umfang beschränkt, der notwendig ist, um das Maßnahmenziel zu erreichen.«

---

25 Vollständiger Titel: »Verordnung über die Voraussetzungen und das Verfahren zur Akkreditierung von fachkundigen Stellen und zur Zulassung von Trägern und Maßnahmen der Arbeitsförderung nach dem Dritten Buch Sozialgesetzbuch«; es handelt sich um eine Rechtsverordnung des Bundesministeriums für Arbeit und Soziales (BMAS) aufgrund von § 184 SGB III. Sie trat am 6. April 2012 in Kraft.

26 Gesetze und Rechtsnormen in Deutschland wie die AZAV können kostenfrei eingesehen werden unter https://www.gesetze-im-internet.de/, sie werden nicht im Literaturverzeichnis aufgeführt.

Der zweigliedrige Aufbau und die entsprechenden Zulassungsverfahren dienen vor allem der Qualitätssicherung. Konsequenterweise finden nicht nur im Zulassungsverfahren selbst, sondern auch im nachfolgenden Zulassungszeitraum Qualitätsprüfungen statt, etwa durch Auskunftsverlangen zum Verlauf und Eingliederungserfolg der Weiterbildungsmaßnahme sowie durch Überprüfung der Einhaltung der Voraussetzungen für die Zulassung des Trägers und seiner Weiterbildungsmaßnahme (§ 183 SGB III).

In der Akkreditierungs- und Zulassungsverordnung Arbeitsförderung (AZAV) werden die Anforderungen an Träger hinsichtlich Zuverlässigkeit, Leistungsfähigkeit sowie eines Qualitätsmanagementsystems formuliert (§ 2 AZAV). Ebenso für die Weiterbildungsmaßnahmen, die eine erfolgreiche Teilnahme der Zielgruppe erwarten lassen unter besonderer Berücksichtigung der aktuellen Entwicklungen des Ausbildungs- und Arbeitsmarktes (§ 3 AZAV). Es stehen primär die im SGB III formulierten Ziele der Arbeitsförderung im Vordergrund, also Vorbeugung bzw. Verkürzung von Arbeitslosigkeit und Ausgleich von Angebot und Nachfrage auf dem Ausbildungs- und Arbeitsmarkt.

Die Umsetzung dieser Ziele erfolgt unter anderem durch die Förderung von sowohl arbeitssuchenden als auch beschäftigten (!) Arbeitnehmenden durch volle oder teilweise Übernahme der Kosten für eine nach dem Recht der Arbeitsförderung zugelassene Weiterbildungsmaßnahme bei einem nach den zuvor genannten Kriterien zertifizierten Maßnahmenträger. Beide Bedingungen müssen kumulativ erfüllt sein. Hierfür erteilt die für die Teilnehmenden örtlich zuständige Agentur für Arbeit einen sogenannten Bildungsgutschein, der von den Teilnehmenden beim Bildungsträger eingelöst werden kann. Das ist sowohl für die Teilnehmenden als auch für den Bildungsträger attraktiv, da letzterem die Weiterbildungskosten unmittelbar durch die Agentur für Arbeit zufließen. Aus Sicht des Weiterbildungsträgers beispielsweise für Coachingausbildungen ermöglicht die AZAV-Zertifizierung den Zugang zu gefördert Teilnehmenden und damit eine strategische Marktöffnung.

Gleichzeitig wird beim Weiterbildungsanbieter durch die vom Verordnungsgeber vorgegebenen Mindeststandards in persönlicher wie auch sachlicher Beziehung, ohne die weder eine Träger- noch eine Maßnahmenzulassung erfolgt, sowie durch deren kontinuierliche Überprüfung während des Zulassungszeitraumes ein unabhängig geprüftes Qualitätsmanagementsystem etabliert. Dies beinhaltet im Wesentlichen

- das Zulassungsverfahren nach dem Recht der Arbeitsförderung für den Träger und die von diesem Träger angebotene Weiterbildungsmaßnahme;
- Dokumentation der Inhalte und des Verlaufes der Weiterbildungsmaßnahme durch die Teilnehmenden einschließlich der für die einzelnen Maßnahmenbestandteile aufgewandten (Lern-)Zeiten;
- regelmäßiges Feedback der Kund:innen im Hinblick auf lernförderliche Bedingungen und das Erreichen der Weiterbildungsziele (Lernerfolgskontrolle)

- interne Audits des Weiterbildungsträgers zur Überprüfung seiner Abläufe auf Einhaltung der den Zulassungsverfahren und der Zulassung zugrunde liegenden Kriterien und zur Vorbereitung externer Überwachungsaudits bzw. Zertifizierungen;
- jährliches Überwachungsaudit durch einen externen Auditor im Auftrag der fachkundigen Stelle zur Überprüfung der den Zertifizierungen zugrunde liegenden Bedingungen und
- periodisch erneute Zertifizierungen und Zulassungen für Träger und Weiterbildungsmaßnahme durch die fachkundige Stelle.

8.4.5.2 Customer Journey zur Steuerung des Ausbildungsprozesses

Eine »Customer Journey« macht die Zielgruppe des Produkts oder der Dienstleistung eines Anbieters, ihre Erlebnisse und Entscheidungen besser nachvollziehbar (Abb. 8.6). Als Marketingmaßnahme hilft eine solche Kundenreise Unternehmen dabei, dieser Zielgruppe »genau jene Information [zu] liefern, die sie zu einem bestimmten Zeitpunkt brauch[t]« (Eschbacher 2017, S. 100, zit. nach Birk 2020, S. 4), damit die interessierten Personen schließlich zu Kund:innen werden.

> »Der Begriff der Customer Journey steht für die Reise einzelner Personen einer Zielgruppe über unterschiedliche Kontaktpunkte hinweg. Auf dieser Reise geraten sie mit einem bestimmten Produkt, einer Marke oder einem Unternehmen – häufig sogar mehrfach – in Berührung, bevor schließlich ein Kaufabschluss erfolgt. An jedem Kontaktpunkt (Touchpoint) hat die Zielgruppe unterschiedliche Bedürfnisse und braucht somit auch jeweils anderen Content« (ebd.).

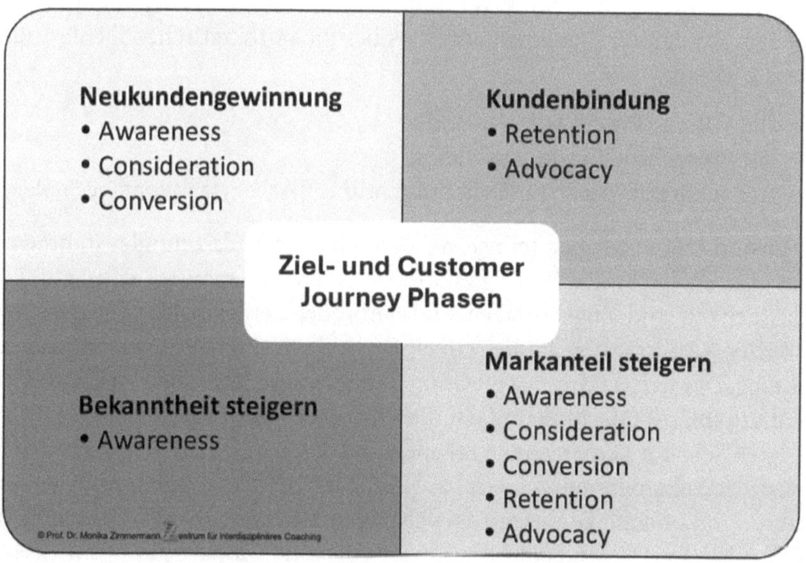

Abb. 8.6: Zusammenhang zwischen dem Ziel und den Phasen der Customer Journey (Birk 2020, S. 50)

Am Zentrum für interdisziplinäres Coaching wird der Ausbildungsprozess der Teilnehmenden an der Coachingausbildung anhand einer Customer Journey gestaltet. Diese »Kundenreise« zeigt auf, welche Schritte Teilnehmende von der ersten Kontaktaufnahme bis zum Ausbildungsabschluss durchlaufen, inklusive aller Beteiligten, Dokumentationen, Termine und Fristen, Qualitätsanforderungen usw.

Anlass war die aufgrund der AZAV-Zertifizierung notwendige Einführung eines vor allem prozessbezogenen Qualitätsmanagementsystems (wie zuvor beschrieben und im Weiteren noch vertieft wird) und die Erkenntnis, dass sich die dadurch in wesentlichen Teilen strukturierten Prozessabläufe hilfreich nutzen und erweitern lassen, auch für nicht geförderte Teilnehmende (Selbstzahlende). Dies ermöglicht eine Optimierung der Lehr-Lern-Prozesse bei gleichzeitig effizienter Nachverfolgung der individuellen und gruppenbezogenen Ergebnisse. So wird beispielsweise das durch die AZAV-Zertifizierungen veranlasste, regelmäßig einzuholende Feedback allen Teilnehmenden zur Verfügung gestellt und um solche Inhalte erweitert, die Verbesserungen im Nutzen und Erleben der Coachingausbildung erwarten lassen. Aus einem nur formellen Erfordernis der Zertifizierung kann auf diese Weise für die Teilnehmenden und den Weiterbildungsträger ein Mehrwert entstehen, den alle Beteiligten als sinnstiftenden, entwicklungsförderlichen und damit positiv konnotierten Bestandteil der Lernreise annehmen.

Insbesondere die aus der AZAV-Zertifizierung resultierenden Dokumentationspflichten lassen sich so statt als bürokratische Last positiv als lern- und entwicklungsgestaltend verstehen und in ein umfassendes Coaching- und Qualitätsmodell integrieren. Durch Verknüpfung mit den bewährten drei Coachingmodellen werden die Dokumentationen über die bürokratische Pflichterfüllung hinaus wirksam:

- sinnstiftend für die Teilnehmenden
- strukturgebend für die Ausbildung
- transparenzfördernd für Dritte (Agentur für Arbeit, fachkundige Stelle)

Die Customer Journey der Teilnehmenden wird dabei als zentraler Rahmen genutzt. Sie erhöht für alle Beteiligten die Transparenz, vermittelt das Gefühl von Verlässlichkeit und Zugehörigkeit und verbindet die formalen Anforderungen der AZAV-Zertifizierung an die Teilnehmenden mit sinnhafter persönlicher Entwicklung. Das steigert deren Motivation und reduziert Reaktanz. Im Zentrum für interdisziplinäres Coaching umfasst die Customer Journey die in Tabelle 8.3 aufgelisteten Schritte. Die einzelnen Etappen und deren Inhalte dienen den Mitarbeitenden des Weiterbildungsanbieters zugleich als handlungsleitende und -lenkende Struktur und sind mit konkreten Anweisungen, Hilfsmitteln und Zusatzinformationen verknüpft. Sie sind die Basis für ein jederzeit transparentes wie wirksames Qualitätsmanagementsystem im Hinblick auf die Zielerreichung der Teilnehmenden.

Etappe	Inhalte
Erstkontakt	TN trifft auf Angebot des Zentrums, z. B. Website, LinkedIn, Datenbank, Flyer usw.
Erstberatung	Infoabend oder individuelles Treffen mit Beratung zu Inhalten, Teilnahmevoraussetzungen, Kosten, Ablauf, Fördermöglichkeiten und Zielen der Maßnahme
Förderantrag	TN oder Arbeitgeber stellt Antrag auf Förderung der Weiterbildung, Zentrum unterstützt mit Maßnahmennummer, individuellem Angebot und allgemeinen Infos zur Antragstellung
Anmeldung	TN meldet sich online zunächst unverbindlich zur Coachingausbildung an mit Lebenslauf, Nachweisen über Bildungs- und Berufsabschlüsse und Motivationsschreiben
TN-Anlage	Anlegen TN und Übernahme der Anmeldedaten aus Onlineformular; Erstellung der individuellen Formblätter »Lernfortschritt« und »Verlaufsdokumentation«; die Formblätter, werden, wenn die TN und deren Ordner angelegt werden, mit deren Daten individualisiert
Zugangsvoraus-setzungen	Mitarbeitende überprüft anhand Anmeldung die Erfüllung der formellen Zugangsvoraus-setzungen
Eignungs-feststellung	Inhaberin prüft anhand Anmeldung in nachgelagertem Aufnahmegespräch die individuelle Eignung
Bildungs-gutschein	TN übermittelt Bildungsgutschein und ggf. Trägerbescheinigung für Lohnkostenzuschuss, Zentrum füllt beides aus und versendet an Agentur für Arbeit
Vertrag und Will-kommensmail	nach Erfüllung der Zugangsvoraussetzungen und Eignung Übermittlung des individuel-len Teilnahmevertrages mit Hinweisen zur Datenverarbeitung und Widerrufsbelehrung; Willkommensmail bestätigt Vertragsschluss
Maßnahmen-beginn (Baustein 1)	Einführung in die Maßnahme; Klärung Organisation, Inhalte, Verhaltensregeln; Formu-lierung/Analyse der Ausgangslage und der individuellen Erwartungen, Zielvorstellungen, Erfolgsaussichten
Einweisung in AZAV	TN einweisen in Dokumentationen (erklären, was warum wie in den vorgegebenen Form-blättern einzutragen ist, z. B. bezüglich des individuellen Lernfortschritts im Verlauf der Ausbildung)
Präsenzbau-steine (Bausteine 2–7)	theoretischer und fachlicher Input im Wechsel mit angeleiteten Übungen; ständiger Perspektivenwechsel durch Übung in Triaden (Coach – Coachee – Beobachter) und das Einnehmen verschiedener Metaebenen
Feedback	Kernerkenntnisse aus jedem Baustein (»Was nehme ich mit?«), TN-Befragung zu Ver-anstaltungsort, Lehrkräften, Lernumgebung und didaktischem Konzept
»Blended Learning«	Selbstlernphasen mit Literaturarbeit, Lerntagebuch, fallspezifischen Aufgaben, Selbst-erkenntnisphasen
Supervision	Besprechung fallspezifischer Aufgaben und Selbsterfahrungsaufgaben der TN
Lernfortschritt	individuelle TN-Gespräche etwa zur Mitte der Coachingausbildung (nach Baustein 3 oder 4)
Abschluss und Zertifizierung	Einreichen und Bewerten der Prüfungsleistungen; individuelle Vorstellung des Coaching-konzepts jeweils mit anschließender Diskussion
Abschlussf-eedback	TN-Befragung zu Veranstaltungsort, Lehrkräften, Lernumgebung und didaktischem Konzept
Lernerfolg	individuelle TN-Gespräche nach Abschluss der Coachingausbildung hinsichtlich Ziel-erreichung
Verbleibstudie	Befragung ehemaliger TN zu individueller Zielerreichung, beruflichen Veränderungen, coachenden Tätigkeiten in angestellter oder (teil)selbstständiger Beschäftigung, Ver-änderungen persönlicher Umstände, Grad der Zufriedenheit und allgemein »artgerechter Haltung« (Pinguinprinzip)

Tab. 8.3: Ablauf der Customer Journey der AZAV-geförderten Teilnehmenden (TN) im Zentrum für interdisziplinäres Coaching

8.4.5.3 Verknüpfung von AZAV-Zertifizierung und Customer Journey mit den drei Prozessmodellen

Sowohl die AZAV-Zertifizierung (im Folgenden verstanden als Träger- und Maßnahmenzulassung) als auch die wesentlich darauf beruhende Customer Journey lassen sich mit dem COACH-Modell nach Rauen und Steinhübel, dem PDCA-Zyklus nach Deming sowie Zimmermanns bbb-Modell verknüpfen. Dabei liegen die sich daraus ergebenen Ressourcen mal mehr in der individuellen Beziehung der Beteiligten, mal mehr auf der institutionellen Ebene des Weiterbildungsträgers in den dort angesiedelten Ablauf- und Prozessstrukturen.

COACH-Modell

Die Coachingausbildung ist als pädagogischer Doppeldecker konzipiert: Die Teilnehmenden durchlaufen auf der Ausbildungsebene den gleichen strukturellen Entwicklungsprozess, den sie später als Coaches mit ihren Klient:innen gestalten dürfen. Sie erleben den Ausbildungsprozess demnach analog zu einem Coachingprozess, in dem sie selbst zu Klient:innen ihrer eigenen Entwicklung werden. Dies führt zu hoher Identifikation, besserer Integration des Gelernten und einer sinnvollen Verzahnung von Selbsterfahrung und Professionalisierung. Das COACH-Modell bietet somit strukturelle Klarheit sowie ein solides Gerüst für Prozessstruktur und Nachvollziehbarkeit.

PDCA-Zyklus

Auf institutioneller Ebene ermöglicht die AZAV-Zertifizierung ein durch das Recht der Arbeitsförderung geprägtes Qualitätsmanagement, das hauptsächlich die berufliche Entwicklung der Teilnehmenden im Blick hat und dafür die Anforderungen an den Weiterbildungsträger wie auch dessen Weiterbildungsmaßnahme formuliert. Die Mitwirkung der aufgrund dieser Ziele begünstigten Teilnehmenden ist wesentlicher, wenngleich nicht einziger Bestandteil dieses Qualitätsmanagementsystems. Der PDCA-Zyklus unterstützt systematische Verbesserungen und lässt sich als lernförderliches Prinzip beschreiben. In der Umsetzung sind die in Tabelle 8.4 beschriebenen Schritte identifizierbar.

Schritt	AZAV-Zertifizierung	Customer Journey
»Plan«	Maßnahmenkonzept mit Curriculum und Einbezug aktueller Entwicklungen des Arbeitsmarktes; Qualitätshandbuch mit Festlegungen zu Prozess, Personal und Bildungsstätte; Zulassungsverfahren nach dem Recht der Arbeitsförderung, Träger- und Maßnahmenzertifizierung durch fachkundige Stelle; Zielvereinbarung mit Teilnehmenden	Erstkontakt ohne persönliche Begegnung; Erstberatung; Förderantrag; Anmeldung; TN-Anlage; Zugangsvoraussetzungen; Eignungsfeststellung; Bildungsgutschein; Vertrag und Willkommensmail; Maßnahmenbeginn (Baustein 1); Einweisung AZAV
»Do«	Dokumentation der Inhalte und des Verlaufs der Weiterbildungsmaßnahme	Präsenzbausteine; »Blended Learning«

Schritt	AZAV-Zertifizierung	Customer Journey
»Check«	regelmäßiges Feedback der Kund:innen (Lernerfolgskontrolle) und Beschwerdemanagement; interne Audits; jährliches Überwachungsaudit durch Externe; periodisch erneuerte Zertifizierungen und Zulassungen für Träger und Weiterbildungsmaßnahme	Feedback; Supervision; Lernfortschrittskontrolle; Abschlussfeedback; Lernerfolgskontrolle; Verbleibstudie
»Act«	Umsetzung der Erkenntnisse aus Kundenfeedback und Lernfortschrittskontrolle sowie internen und externen Audits mit Empfehlungen; weitere Dokumentation der Inhalte und des Verlaufs der Weiterbildungsmaßnahme	Anpassung des didaktischen Konzepts; weitere Präsenzbausteine; »Blended Learning«; Abschluss und Zertifizierung

Tab. 8.4: Inhalte der AZAV-Zertifizierung und der Customer Journey in Bezug auf die Schritte des PDCA-Zyklus

Das durch die AZAV-Zertifizierung etablierte Qualitätsmanagementsystem lässt sich ebenso wenig wie der PDCA-Zyklus in einem linearen Prozess abbilden. Es gibt mit den Lernfortschrittskontrollen, den Verlaufsdokumentationen der Teilnehmenden sowie den Audits (interne und externe) zwar Meilensteine, die nach dem Kalender und/oder dem Verlauf der Weiterbildungsmaßnahme vorgegeben und bestimmbar sind. Im Übrigen handelt es sich um einen iterativen Prozess, der in der Regel, aber nicht notwendigerweise sämtliche Schritte und Ereignisse mehrfach und abhängig vom Grad der Zielerreichung der Teilnehmenden beinhaltet. Dies ermöglicht es, sowohl die Maßnahme als Ganzes als auch individuelle Lernprozesse systematisch zu reflektieren, anzupassen und zu optimieren. Die Orientierung am PDCA-Zyklus gewährleistet daher die nachhaltige Qualitätssicherung im Sinne der AZAV-Zertifizierung. Der PDCA-Zyklus liefert zugleich das methodische Fundament für kontinuierliche Verbesserung, Selbstreflexion und Entwicklung der Teilnehmenden in der Coachingausbildung.

bbb-Modell nach Zimmermann (2011, S. 213 ff.)

Dieses Dreiphasenmodell ist zunächst für die Planung und Durchführung der Fortbildungsreihen entwickelt worden und dient der Beschreibung einer übergreifenden Strategie, um Teilnehmende bei der Entwicklung von Kompetenzen und der damit verbundenen Anpassung des professionellen Selbstkonzepts zu begleiten und zu unterstützen. Es wirkt als iterativer Entwicklungszyklus auf der Ebene der Ausbildung als Ganzes und zugleich auf der Ebene jedes einzelnen Ausbildungsmoduls. Mit der AZAV-Zertifizierung eingeführte, auf die Teilnehmenden bezogene Prozesse und die hieraus entwickelte Customer Journey lassen sich mit dem bbb-Modell gemäß Tabelle 8.5 in Beziehung setzen.

Phase	Customer Journey	AZAV-Zertifizierung
Begeistern	Erstkontakt ohne persönliche Begegnung; Erstberatung; Bildungsgutschein; Vertrag und Willkommensmail; Maßnahmenbeginn (Baustein 1); Lernerfolgsgespräche	Erfassung von Motivation und Ausbildungszielen
Bewusstmachen	Präsenzbausteine (Bausteine 2–7); Feedback; »Blended Learning«; Supervision; Lernerfolgsgespräche	Verlaufsdokumentation, Lernerfolgsgespräche, Feedback
Befähigen	Einweisung AZAV; Präsenzbausteine (Bausteine 2–7); Feedback; »Blended Learning«; Supervision, Abschlussfeedback	Verlaufsdokumentation, Steuerung und Unterstützung aufgrund von Lernerfolgsgesprächen und Feedback

Tab. 8.5: Inhalte der AZAV-Zertifizierung und der Customer Journey im bbb-Modell von Zimmermann

Das bbb-Modell ergänzt das zuvor genannte COACH-Modell und den PDCA-Zyklus durch seinen Fokus auf Beziehungsqualität, emotionale Anbindung und handlungsorientierte Befähigung, die für nachhaltiges Lernen und Veränderung im Sinne des didaktischen Doppeldeckers als essenziell anzusehen sind (Zimmermann 2022, S. 69).

8.4.5.4 Fazit

Die AZAV-Zertifizierung wird im Zusammenspiel mit den drei dargestellten Coachingmodellen nicht (nur) als bürokratische Pflicht, sondern als didaktisches und systemisches Steuerungsinstrument verstanden. Ziel ist ein Paradigmenwechsel vom reaktiven zum systemischen Qualitätsmanagement, das professionelle Entwicklung wirksam unterstützt und reflektierbar macht. Die AZAV-Zertifizierung ist mit all ihren Reflexions- und Dokumentationsaufgaben integraler Bestandteil eines ganzheitlichen Qualitäts- und Lernentwicklungsprozesses, der Teilnehmenden einer Coachingausbildung mittels Customer Journey erlebbar gemacht wird.

8.4.5.5 Exkurs: ISO-Zertifizierung (z. B. ISO 9001 Qualitätsmanagement)

Im Gegensatz zur AZAV-Zertifizierung verfolgt die ISO-Zertifizierung – insbesondere nach dem Standard DIN EN ISO 9001:2015 (Deutsches Institut für Normung 2015b) – das Ziel, ein systematisches Qualitätsmanagement innerhalb der Organisation nachzuweisen. Sie ist unabhängig von staatlicher Förderung und richtet sich auf die Optimierung interner Prozesse, Zufriedenheit der Kund:innen, Risikomanagement sowie Führung und Verantwortlichkeiten. Im Zentrum steht ein dokumentiertes, überprüfbares und kontinuierlich weiterzuentwickelndes Qualitätsmanagementsystem. Elemente wie strukturierte Feedbackprozesse, klare Zuständigkeiten und systematische Verbesserungszyklen sind dabei essenziell.

Viele dieser Anforderungen sind auch Bestandteil einer AZAV-Zertifizierung und damit im Ausbildungsinstitut der Autorin bereits erfolgreich umgesetzt. Der

Vorteil einer Zertifizierung auf der Grundlage der DIN EN ISO 9001:2015 für die Steuerung von Bildungs- und Coachingprozessen liegt darin begründet, Qualität nicht auf jeweils bestimmte Inhalte und Methoden festzulegen, sondern diese durch die Evaluation der Zufriedenheit der Kund:innen zu bestimmen. Damit kann sichergestellt werden, dass der Prozess permanent durch die Prozesseigner optimiert wird. Das heißt nicht, dass die Inhalte und Methoden nicht benannt werden. Sie werden allerdings nicht durch das Qualitätsmanagementsystem festgelegt, sondern durch die verantwortlichen Prozesseigner und deren didaktisch-methodische Kompetenzen aufgrund der forschungsbasierten Erkenntnisse.

Auch die ISO-Zertifizierung erfolgt durch unabhängige Dritte. Ein weiterer Vorteil liegt in der *internationalen Anerkennung*: Die ISO 9001, die mit der DIN EN ISO 9001:2015 national eingeführt ist, gilt weltweit als Qualitätsmaßstab und stärkt damit die Reputation insbesondere bei Firmenkund:innen, internationalen Teilnehmenden oder Kooperationspartner:innen aus dem Hochschul- und Unternehmensbereich. Anders als bei der AZAV-Zertifizierung liegt ihr Fokus stärker auf der *inhaltlichen und prozessualen Qualität* der Ausbildung – nicht allein auf der Integration in den Arbeitsmarkt. Somit dient die ISO-Zertifizierung der internen Professionalisierung und dem internationalen Reputationsaufbau.

Für Anbieter hochwertiger Coachingausbildungen ist die Kombination beider Systeme besonders sinnvoll: Die AZAV schafft wirtschaftliche Zugänge, die ISO belegt professionelle Exzellenz – beide können sich in ihrer Wirkung ergänzen.

8.5 Transfer in die Coachingpraxis: Qualitätsmanagement und die Spiralstruktur individueller Entwicklung

Nach der theoretischen Fundierung von Coachingprozessen, der Darstellung zentraler Modelle sowie der Verknüpfung mit Qualitätsmanagementsystemen richtet sich der Blick am Ende dieses Kapitels auf die konkrete Umsetzung: Wie lassen sich die zuvor entwickelten Erkenntnisse, Modelle und Steuerungsansätze wirksam in die Praxis übertragen?

Der Transfer in die Coachingpraxis bildet die entscheidende Brücke zwischen Theorie und Anwendung – sowohl für praktizierende Coaches als auch für Ausbildungsinstitutionen. Es geht darum, Methoden, Haltungen und Prozessarchitekturen so zu verankern, dass sie im Coachingalltag Orientierung bieten, Wirksamkeit entfalten und zugleich weiterentwickelt werden können. Anhand zweier Metaphern, der inneren Tür und der Lernspirale, zeigt dieser Abschnitt, wie Coachingprozesse in der Praxis initiiert und begleitet werden können und wie Reflexion zur kontinuierlichen Verbesserung der Coachingkompetenzen beiträgt.

Der Transfer von Coachingprozessen in die Praxis gelingt nicht allein durch die Anwendung von Modellen, sondern durch die bewusste Reflexion und Steuerung des eigenen Handelns im Sinne eines kontinuierlichen Lernprozesses. Coaching ist zwar zielgerichtet, aber nicht final »abgeschlossen« und daher immer wieder neu zu gestalten. In diesem Sinne verläuft auch Lernen nicht linear, sondern spiralförmig – mit wiederkehrenden Erfahrungen, die auf jeweils höherem Reflexionsniveau verarbeitet und angewendet werden. Insofern ähneln Coachingprozesse Ausbildungsprozessen im Rahmen einer zukunftsorientierten Didaktik. Zukunftsorientiert meint hier: Um ein positives professionelles Selbstkonzept entwickeln zu können, müssen angehende Coaches die Gelegenheit haben, im erfahrungsbasierten Lernprozess ihr Handeln zu reflektieren und bestehende Handlungsmuster zu erkennen, um diese ggf. verändern und anpassen zu können. Dieses Verständnis lässt sich mit dem Bild der *Lernspirale* veranschaulichen: Erfahrungen werden durchlaufen, gefühlt, reflektiert, in Wissen überführt, verstanden, erneut emotional berührt – und schließlich angewendet, bevor sich der Zyklus auf einer neuen Stufe wiederholt. Die Spiralstruktur bildet den inneren Kern eines professionellen Coachingverständnisses, das prozessorientiert, entwicklungsbezogen und reflexiv angelegt ist. Sie verdeutlicht, dass Entwicklung immer über Wiederholung und Vertiefung erfolgt – nicht als starre Wiederkehr, sondern als Fortschritt über zunehmende Integration. Lernen im Coaching wie in der Ausbildung bedeutet somit, sich auf diesen Prozess einzulassen und ihn durch dialogische Begleitung, methodische Rahmung und bewusst etablierte Qualitätssicherung zu gestalten.

Hier wird die Brücke zum Qualitätsmanagement besonders deutlich: Professionelles Coaching und professionelle Ausbildung erfordern eine Struktur, die diese nicht linearen Lernprozesse unterstützt, dokumentiert, begleitet und weiterentwickelt. Der Rückgriff auf Qualitätsentwicklungsinstrumente wie den PDCA-Zyklus bietet genau diese Struktur. Denn der Coach wird selbst zum Teil eines lernenden Systems: Planen (Zielklärung), Durchführen (Coaching), Prüfen (Evaluation) und Anpassen (Optimierung) bilden einen dynamischen Zyklus, der sich – wie die Lernspirale – wiederholt und fortschreitet.

Gerade im Kontext von Coachingausbildung erhält dieses Verständnis eine doppelte Bedeutung:

- Zum einen ist die Ausbildung selbst ein spiralförmiger Lernprozess, bei dem Inhalte wiederholt, vertieft und in unterschiedlichen Anwendungssituationen erprobt werden.
- Zum anderen müssen Coaches lernen, ihre eigenen Prozesse kontinuierlich zu hinterfragen, zu dokumentieren und weiterzuentwickeln.

Die »Verdoppelung von Reflexion« – auf der Inhaltsebene und der Metaebene – bildet das Fundament einer qualitätsbewussten Coachingpraxis. Die weiter oben dargestellte »Customer Journey« für AZAV-geförderte Coachingausbildungen zeigt exemplarisch, wie Qualitätsmanagementprozesse entlang solcher Lernspiralen gestaltet werden können: Jeder »Touchpoint« ist zugleich ein Reflexionspunkt.

Dadurch entsteht ein systematisch gestalteter, aber dynamisch durchlaufener Entwicklungsprozess, in dem Lernen und Qualität sich wechselseitig bedingen.

Coaching wird durch die Verbindung von Qualitätsmanagement und spiralartiger Lernstruktur zu einem Modell gelingender Veränderung – nicht nur für Klient:innen, sondern auch für Coaches, Organisationen und Ausbildungsinstitutionen. Die professionelle Haltung der Coaches zeigt sich nicht zuletzt in der Bereitschaft, diese Dynamik aktiv mitzugestalten. Immer mit dem Ziel, individuelle Entwicklung, strukturelle Qualität und institutionelle Anschlussfähigkeit miteinander in Einklang zu bringen.

Literatur

Benes, G. u. P. Groh (2022): Grundlagen des Qualitätsmanagements. München (Hanser), 5. Aufl.

Biberacher, L., M. Strack u. I. Braumandl (2011): Coaching von Studierenden für Studierende. Evaluation einer Ausbildung zum Karriere-Coach. *Wirtschaftspsychologie aktuell* (3): 50–52.

Birk, S. (2020): Content Marketing Strategie entlang der Customer Journey. Arbeitspapier Nr. 47. Offenburg (Hochschule Offenburg, Fakultät Medien und Informationswesen).

Braumandl, I., B. Amberger, F. Falkenberger u. S. Kauffeld (2016): Konzept-Coaching. Ausbildung zum Coach für Karriere- und Lebensplanung. In: R. Wegener, M. Loebbert u. A. Fritze (Hrsg.): Zur Differenzierung von Handlungsfeldern im Coaching. Wiesbaden (Springer VS), S. 76–86. DOI: 10.1007/978-3-658-12140-2_5.

Creutzburg, M. u. F. Perels (2016): Sicherung der Qualität einer Coaching-Ausbildung. Nutzung von summativen formativen Evaluationsmaßnahmen. In: R. Wegener, S. Deplazes, M. Hasenbein, H. Künzli, A. Ryter u. B. Uebelhart (Hrsg.): Coaching als individuelle Antwort auf gesellschaftliche Entwicklungen. Wiesbaden (Springer), S. 478–497. DOI: 10.1007/978-3-658-12854-8_44.

De Haan, E. u. C. Nieß (2018): Kritische Momente im Coaching. Wie Klienten und Klientinnen, Coaches und Interessengruppen Veränderungen wahrnehmen. In: R. Wegener, A. Fritze, M. Hänseler u. M. Loebbert (Hrsg.): Coaching-Prozessforschung. Forschung und Praxis im Dialog. Göttingen (Vandenhoeck & Ruprecht), S. 56–66.

Deming, W. E. (1994): The new economics for industry, government, education. Cambridge, Mass. (Massachusetts Inst. of Technology, Center for Advanced Engineering Study), 2nd ed.

Deplazes, S., E.-M. Graf u. H. Künzli (2018): Das TSPP-Modell – Eine Blaupause für die Coachingprozessforschung. *Coaching Theorie & Praxis* 4: 69–82. DOI: 10.1365/s40896-018-0025-0.

Deutsches Institut für Normung e. V. (Hrsg.) (2015a): Qualitätsmanagementsysteme – Grundlagen und Begriffe (DIN EN ISO 9000:2015). Berlin (Beuth).

Deutsches Institut für Normung e. V. (Hrsg.) (2015b): Qualitätsmanagementsysteme – Anforderungen (DIN EN ISO 9001:2015), Berlin (Beuth).

Dreyfus, H. L. a. S. E. Dreyfus (1980): A five stage model of the mental activities involved in directed skill acquisition. Berkley (Operations Research Center, University of Berkley). Verfügbar unter: https://apps.dtic.mil/sti/tr/pdf/ADA084551.pdf [06.01.2026].

Chapman, A. (2003): Conscious Competence Learning Model. Verfügbar unter http://www.businessballs.com/consciouscompetencelearningmodel.htm [06.01.2026].

Eschbacher, I. (2027): Content Marketing – Das Workbook. Schritt für Schritt zu erfolgreichem Content. Frechen (MITP).

Göppel, R. u. M. Zimmermann (2024): Über das Verhältnis von Bildung, Beratung und Coaching. In: M. Zimmermann (Hrsg.): Coaching – zum Wachstum inspirieren. Ein interdisziplinäres, integratives Handbuch. Heidelberg (Carl-Auer), S. 94–108.

Graf, E.-M. (2015): Kommunikative Basisaktivitäten im Coaching-Gespräch. Ein linguistischer Beitrag zur Coaching-Prozessforschung. *Coaching Theorie & Praxis* 1: 5–14. DOI: org/10.1365/s40896-015-0001-x.

Graf, E.-M. u. M. Ukowitz (2020): Transdisziplinarität in der Coaching-Prozessforschung – Neue Wege der Zusammenarbeit. *Coaching Theorie & Praxis* 6: 1–16. DOI: org/10.1365/s40896-020-00035-z.

Haga, K. u. J. Röpke (2008): Wie lernen Unternehmer »evolutorisch«? Von unbewusster Inkompetenz zu unbewusster Fähigkeit. In: A. Ebner, K. Heine u. J. Schnellenbach (Hrsg.): Innovation zwischen Markt und Staat. Die institutionelle Dynamik des wirtschaftlichen Wandels. Baden-Baden (Nomos), S. 41-66.

Heß, T. u. L. W. Roth (2001): Professionelles Coaching. Eine Expertenbefragung zur Qualitätseinschätzung und -entwicklung. Heidelberg (Asanger).

Indulska, M., P. Green, J. Recker a. M. Rosemann (2009): Business process modeling. Perceived benefits. In: A. H. F. Laender, S. Castano, U. Dayal, F. Casati, J. P. M. de Oliveira (eds.): Conceptual Modeling – ER 2009. Lecture Notes in Computer Science (LNCS). Berlin/Heidelberg (Springer), pp. 458–471. DOI: https://doi.org/10.1007/978-3-642-04840-1_34.

Korthagen, F. (1999): Linking reflection and technical competence. The logbook as an instrument in teacher education. *European Journal of Teacher Education* (22): 191–207.

Korthagen, F. (2002): Schulwirklichkeit und Lehrerbildung: Reflexion der Lehrertätigkeit. Hamburg (EB), S. 54–73.

Künzli, H., L. Calasso u. S. M. Hinzmann (2024): Manual für die Kodierung von Phasen im Coaching. Verfügbar unter: https://digitalcollection.zhaw.ch/server/api/core/bitstreams/ba6bd103-5633-4577-8e1b-6ef2ab28e2a1/content [25.02.2025].

Loebbert, M. (2018): Erfolgsfaktoren – wie Coaching wirksam wird. In: R. Wegener, A. Fritze, M. Hänseler u. M. Loebbert (Hrsg.): Coaching-Prozessforschung. Forschung und Praxis im Dialog. Göttingen (Vandenhoeck & Ruprecht), S. 194–214.

Loebbert, M., R. Wegener, A. Fritze u. M. Hänseler (2018): Einleitung der Herausgeberinnen und Herausgeber. In: R. Wegener, A. Fritze, M. Hänseler u. M. Loebbert (Hrsg.): Coaching-Prozessforschung. Forschung und Praxis im Dialog. Göttingen (Vandenhoeck & Ruprecht), S. 11–15.

Rauen, C. (2005): Handbuch Coaching. Göttingen (Hogrefe), 3. Aufl.

Rauen, C. u. A. Steinhübel (o. J.): COACH-Modell. Strukturmodell des Coachings. Verfügbar unter: https://www.rauen.de/coaching-report/coaching-ablauf/coach-modell.html [11.12.2025].

Rauen, C. u. A. Steinhübel (2019): Anforderungen an die Struktur und Didaktik einer Coaching-Ausbildung. Verfügbar unter: https://www.rauen.de/_res/849e9508d78700f248961b1659abbf1be4d1739e/infotext-stukur-und-didaktik-coaching-ausbildung.pdf [11.12.2025].

Rogers, C. R. (1961): The process equation of psychotherapy. *American Journal of Psychotherapy* 15: 27–45. DOI: 10.1176/appi.psychotherapy.1961.15.1.27.

Rogers, C. R. u. P. F. Schmid (1991): Person-zentriert. Grundlagen von Theorie und Praxis. Mainz (Grünewald).

Schiersmann, C. u. H.-U. Thiel (2018): Was wirkt eigentlich in der Beratung? Auf dem Weg zu einer allgemeinen Theorie der Beratung. In: R. Wegener, A. Fritze, M. Hänseler u. M. Loebbert (Hrsg.): Coaching-Prozessforschung. Forschung und Praxis im Dialog. Göttingen (Vandenhoeck & Ruprecht), S. 175–193.

Schiersmann, C. u. A. Wahl (2018): Veränderungsprozesse im Coaching sichtbar machen. Theoretische Herleitung und praktischer Nutzen eines onlinegestützten Verfahrens in der prozessorientierten Beratung. In: R. Wegener, A. Fritze, M. Hänseler u. M. Loebbert (Hrsg.): Coaching-Prozessforschung. Forschung und Praxis im Dialog. Göttingen (Vandenhoeck & Ruprecht), S. 158–174.

Schlippe, A. von u. J. Schweitzer (2017): Systemische Interventionen. Göttingen (Vandenhoeck & Ruprecht), 3. Aufl.

Schreyögg, A. (2012): Coaching. Eine Einführung für Praxis und Ausbildung. Frankfurt a. M. (Campus), 7. Aufl.

Szabó, P. (2007). Skalierungsfragen im Coaching: Ein einfaches und wirksames Instrument für die Praxis: https://www.ecole-coaching.ch/files/101/Skalierungsfragen-wirksames-Instrument.pdf (Abruf 18.07.2025)

Wegener, R. (2018): Konturen einer prozessorientierten Coaching-Forschung. In: R. Wegener, A. Fritze, M. Hänseler u. M. Loebbert (Hrsg.): Coaching-Prozessforschung. Forschung und Praxis im Dialog. Göttingen (Vandenhoeck & Ruprecht), S. 19–36.

Zimmermann, M. (2011): Naturwissenschaftliche Bildung im Kindergarten: Eine integrative Längsschnittstudie zur Kompetenzentwicklung von Erzieherinnen. Berlin (Logos).

Zimmermann, M. (2022): Im Doppeldecker. Was braucht es, damit sich Menschen zu wirksamen Coaches entwickeln? *Praxis Kommunikation* (2): 68–72.

Zimmermann, M. u. M. Fischer (2024): Aktueller Stand der Coachingforschung im Bereich Aus- und Weiterbildung. In: M. Zimmermann (Hrsg.): Coaching – zum Wachstum inspirieren. Ein interdisziplinäres, integratives Handbuch. Heidelberg (Carl-Auer), S. 109–125.

Zimmermann, M. u. M. Welzel-Breuer (2010): Wie entwickelt sich die Reflexionskompetenz von ErzieherInnen in Abhängigkeit spezifischer Coaching-Impulse? In: D. Höttecke (Hrsg.): Entwicklung naturwissenschaftlichen Denkens zwischen Phänomen und Systematik. Münster (LIT), S. 167–169.

9 Werte-Arbeit im Coaching – grundlegend und kraftvoll

Monika Zimmermann & Janine Wunder

9.1 Wozu ein Kapitel zu Werten?

Unser Coaching- und Führungsverständnis wird gespeist aus unseren Werten, unserem Selbst- und Menschenverständnis, impliziten Leitideen, Denk-, Erklärungs- und Handlungsmustern. Erst aus diesen ergeben sich Aufgaben und Ziele, deren Konkretisierung die einzige Möglichkeit ist, die Wahrscheinlichkeit ihrer Erreichung zu erhöhen. Unsere Werte bieten also Orientierung und beeinflussen unser Erleben, Urteilen und Handeln – sowohl auf individueller Ebene als auch in Gruppen und Kulturen (Blickhan 2021, S. 49). Kurz gesagt: Werte weisen den Weg.

Bei der aktiven Reflexion über Werte in Therapie und Coaching wird von *Werte-Arbeit* gesprochen. Die Spannbreite dieses Begriffs ist groß und kann von der Exploration der eigenen Werte bis hin zur Entwicklung von kollektiven Werten etwa für Unternehmen und Organisationen und auch ganze Kulturen reichen. Ebenso groß ist die Vielfalt an Methoden solcher Werte-Arbeit, aus denen je nach Situation und persönlicher Präferenz ausgewählt werden kann.

Zum Beispiel kann Rückbesinnung auf die eigenen Werte bei der Sinnfindung im (beruflichen oder privaten) Leben unterstützen und so Motivation stärken. Wertekonflikte beim Vergleich des eigenen Selbstbildes mit der Wahrnehmung bzw. Be-Wertung anderer, die zu Unzufriedenheit und Spannungen führen, können durch Werte-Arbeit identifiziert werden.

Werte sind tief verwurzelte, bedeutsame und durchdringende Überzeugungen, Haltungen (Einstellungen), Ideale und Bedürfnisse, die gewöhnlich von den Mitgliedern einer Gesellschaft auf unbestimmte Zeit individuell geteilt werden und zumeist das Gute oder Schlechte betreffen (European Ethika Network, o. J.). Das persönliche Wertesystem dient als Orientierung für das Leben. Unsere Werte leiten unser Denken, Handeln und Nichthandeln, Führen (Hauke 2001, S. 7). Die Art, wie wir Menschen sehen und ihr Verhalten erklären, steuert, wie wir mit ihnen kommunizieren und sie führen. All das mündet in unserer Identität. Ein hilfreiches Modell einer solchen Einordnung ist das Konzept »Fünf Säulen der Identität« nach Petzold (2012, S. 520), das den Menschen als ganzheitliches Wesen betrachtet: Die fünf Säulen – Leib (Körperlichkeit), soziale Beziehungen, Arbeit und Leistung, materielle und kulturelle Sicherheit sowie Werte – beschreiben die zentralen Lebensbereiche, deren Balance das subjektive Wohlbefinden maßgeblich beeinflusst (Zimmermann, Wilhelm u. Schäfer 2023, S. 26):

> »Werte (Zukunftsvision, Werte, Lebensphilosophie): Die fünfte tragende Säule der Identität betrifft die persönlichen Werte, Normen und Visionen, nach denen sich ein Mensch ausrichtet. Also das, was jemand für richtig und wichtig in Bezug auf sein Hier und Jetzt und seine Zukunft hält, wovon er überzeugt ist, wofür er eintritt und sich engagiert.«

Innerhalb des Modells »Fünf Säulen der Identität« nimmt die Säule der individuellen Werte also eine besondere Stellung ein: Sie wirkt integrierend und richtungsgebend nicht nur für sich, sondern auch für die anderen Lebensbereiche, da Werte Auslöser für Bedeutungszuschreibungen, Erklärungs- und Handlungsmuster sind (ebd., S. 28). Für das Selbstverständnis als Coach und die Coachingpraxis macht es einen wesentlichen Unterschied, ob neben dem Wissen über den aktuellen Zustand der einzelnen Lebensbereiche auch die zugrunde liegenden Werte betrachtet werden. Erst durch diese Basis wird es möglich, sich selbst, andere und die dahinter liegenden Dynamiken zu verstehen und gezielt zu bearbeiten.

9.2 Wodurch zeichnen sich Werte aus?

Doch was genau sind Werte, und was zeichnet sie aus? Bevor diese Frage aus der Perspektive verschiedener wissenschaftlicher Disziplinen genauer beantwortet wird, werden an dieser Stelle einige *philosophisch-psychologische Grundeigenschaften* von Werten erläutert:

- Werte sind abstrakte, situationsübergreifende und emotional eingefärbte Leitprinzipien, die eine starke Orientierungsfunktion haben und als Referenzpunkte für die Bewertung und Auswahl von Verhaltensoptionen dienen (Hauke 2001, S. 5).
- Werte sind nicht objektiv vorgegeben, sondern gewinnen ihre Bedeutung im Rahmen individueller Werterlebnisse und in der Beziehung zum wertenden Subjekt (Erpenbeck 2018, S. 144).
- Werte steuern unser Verhalten in einem tieferen Sinn: Sie wirken als Filter in Wahrnehmungs- und Entscheidungsprozessen, indem sie präferierte Handlungsmöglichkeiten mit unserem Selbstbild in Einklang bringen. Insofern sind sie verhaltenssteuernd und beeinflussen sowohl unsere Motivationen als auch unsere Zielvorstellungen (ebd., S. 143 f.).
- Die Tatsachen, dass Werte nicht fix, sondern biografisch erlernt und eigenverantwortlich gewählt sind und wieder abgelegt werden können, machen sie zu einem zentralen Gegenstand individueller Entwicklung und Selbstgestaltung (ebd., S. 144).

- Psychologisch stellen Werte einen konstitutiven Bestandteil von Identität und Selbstkonzept dar. Hauke bezeichnet sie sogar als »definierende Prinzipien« unserer Identität (Hauke 2001, S. 6). Sie ermöglichen es, Kohärenz im Erleben herzustellen und über wechselnde Lebensphasen hinweg eine gewisse Kontinuität des Selbst zu wahren (ebd., S. 7). Als solche sind Werte immer auch Ausdruck eines persönlichen Weltverhältnisses und drücken häufig bewusste oder implizite Lebensentwürfe aus.

Klarheit über die eigenen Werte trägt wesentlich dazu bei, in schwierigen Situationen handlungsfähig zu bleiben. Sie ermöglicht sichere Entscheidungen und dient als Maßstab für das eigene Tun (ebd., S. 9). Insbesondere bei inneren oder äußeren Konflikten kann die bewusste Rückbesinnung auf leitende Werte dabei helfen, tragfähige Lösungen zu entwickeln und innere Ambivalenzen auszubalancieren (ebd., S. 10).

Allerdings sind Werte, wie erwähnt, nicht unveränderlich: Ihre Bedeutung kann sich im Zuge biografischer Umbrüche oder nicht realisierbarer Lebenspläne wandeln. In solchen Fällen wird häufig eine Reorganisation der persönlichen Wertelandschaft nötig (ebd., S. 8). Wenn dieser Prozess scheitert oder die eigenen Werte unklar bleiben, kann dies zu Identitätskrisen oder Sinnverlust führen, wie in therapeutischen Kontexten beobachtet wird (ebd., S. 10).

Schließlich haben Werte nicht nur individuelle, sondern auch *gesellschaftliche Relevanz*. Sie bilden die kulturelle Grundlage für Normen, Regeln und Gesetze, unterscheiden sich jedoch grundlegend von diesen: Während Normen konkrete Verhaltensanforderungen formulieren, beschreiben Werte, was als erstrebenswert gilt. Werte sind normativ, aber nicht juristisch einklagbar – und dadurch zugleich Basis wie Grenze von Sozialordnung (Erpenbeck 2018, S. 144).

9.3 Definition und Bedeutung von Werten aus Sicht verschiedener Disziplinen

Das Wort »Wert« sowie dessen Plural »Werte« begegnen uns täglich in einer Vielzahl von Kontexten. Entsprechend vielfältig sind die Bedeutungen und Definitionen dieses Begriffs. Das betrifft nicht nur die Alltagssprache, sondern auch die Verwendung des Begriffs in verschiedenen wissenschaftlichen Disziplinen, deren Definition von Wert(en) jeweils unterschiedlich sind (Schlick u. Wipperfürth 2019, S. 444).

Im Folgenden wird zunächst auf das Verständnis von Werten in der Soziologie und Anthropologie sowie aktuelle Werteforschung in diesen Bereichen eingegangen, bevor Definitionen und Bedeutungen des Begriffs in den coachingnahen Disziplinen Psychotherapie, Positive Psychologie, Organisationsberatung und Pädagogik dargestellt werden. Zuletzt wird die Verwendung des Begriffs Werte im Coaching selbst näher betrachtet.

9.3.1 Werte in Soziologie und Anthropologie

In der Soziologie werden Werte als zentrale kulturelle Orientierungsmuster verstanden, die gesellschaftliches Handeln strukturieren und Identität stiften. Sie gelten als dauerhaft verinnerlichte Zielmaßstäbe, die sowohl individuelles Handeln motivieren als auch kulturelle Unterschiede zwischen Gesellschaften erklären (Welzel 2009, S. 109; Thome 2003, S. 4).

Die anthropologische Perspektive betrachtet Werte vor allem als soziale Konstrukte, die in symbolischen Ordnungssystemen verankert sind und in spezifischen kulturellen Kontexten erlernt werden (Kaasa 2021, p. 339; Goodwin, Williams a. Snell Herzog 2020, p. 2).

In der Sozialpsychologie gelten Werte als motivationale Konstrukte, die menschliches Verhalten über verschiedene Situationen hinweg leiten und mit Persönlichkeitsmerkmalen korrelieren (Saroglou, Delpierre a. Dernelle 2004, p. 722; Welzel 2009, S. 109).

Über alle Disziplinen hinweg zeigen sich Werte als dynamische, handlungsrelevante Konstrukte, die auf individueller, sozialer und kultureller Ebene Bedeutung entfalten.

Aktuelle Forschungsarbeiten belegen eine zunehmende Integration verschiedener Werteparadigmen, insbesondere durch Zusammenführung der Modelle von Hofstede, Schwartz und Inglehart zu einem konsistenten System kultureller Werte (Kaasa 2021, p. 340 f.). In der empirischen Soziologie steht der Wertewandel im Zentrum, der als Reaktion auf sozioökonomische Veränderungen verstanden wird, etwa in Richtung postmaterialistischer oder selbstentfaltungsorientierter Werte (Welzel 2006, S. 110 ff.; Thome 2003, S. 5). Die sozialpsychologische Forschung nutzt das Werteinventar von Schwartz, um individuelle Werteprioritäten zu messen und deren Zusammenhänge mit Verhalten, Religiosität oder politischer Orientierung zu analysieren (Saroglou, Delpierre a. Dernelle 2004, p. 723).

Eine große Herausforderung bleibt die Verbindung von theoretischer Konzeptualisierung und empirischer Messung, da viele Studien auf westlich geprägten Modellen basieren und lokale Kontexte oft unzureichend berücksichtigen (Goodwin, Williams a. Snell Herzog 2020, p. 2 f.). Insgesamt zeigt sich jedoch ein wachsendes Interesse an transkultureller Vergleichbarkeit und differenzierten Wertemodellen, die globale Entwicklungen, religiöse Prägungen und Generationenunterschiede berücksichtigen.

9.3.2 Werte in der Psychotherapie

Werte nehmen in der Psychotherapie eine zentrale Rolle ein, da Therapeut:innen ihre eigenen Wertvorstellungen unausweichlich in den Prozess einbringen – selbst bei dem Versuch, neutral zu bleiben. Studien zeigen, dass eine zunehmende Übereinstimmung (Konvergenz) zwischen den Werten von Patient:innen und Therapeut:innen während des Therapieverlaufs mit einem verbesserten Therapieerleben korrelieren kann, wobei insbesondere eine anfängliche Wertedifferenz diese Angleichung begünstigt (Kelly 1990, p. 172 f.). Zudem fungieren Werte als Orientierungssystem für Lebensführung, Identitätsarbeit und Sinngebung. Sie sind laut Hauke »ein einzigartiger Zugang zum Leben eines Menschen, seinen Krisen und Kämpfen« (Hauke 2001, S. 5).

Persönliche Werte strukturieren Entscheidungsprozesse, sind emotional tief verankert und helfen bei der Navigation durch biografische Brüche und Herausforderungen (ebd., S. 6 f.). Zudem ermöglichen Werte laut Hauke eine differenzierte Selbstexploration – auch bei therapiemüden oder depressiven Patient:innen – da sie als »nicht defizitorientierter« Gesprächseinstieg fungieren können (ebd., S. 10). Dabei wird zunehmend gefordert, Werte-Arbeit nicht nur funktional-psychologisch, sondern im Sinne einer »philosophischen Gesundheit« zu verstehen, die ethische Reflexionsfähigkeit, Selbstklärung und wertegeleitetes Handeln als essenzielle Bestandteile psychischer Gesundheit anerkennt (Martin 2023, p. 1192 f.).

In neueren Entwicklungen *kognitiver Verhaltenstherapien*, etwa in der Akzeptanz und Commitment Therapie (ACT) oder der Radikal-Offenen Dialektisch-Behavioralen Therapie (RO-DBT), wird Werte-Arbeit gezielt genutzt, um Motivation, Selbstverortung und psychologische Flexibilität zu fördern (ebd., p. 1190 ff.). Die ACT etwa versteht Werte als »Leitprinzipien«, die nicht wie Ziele erreicht, sondern gelebt werden sollen. Werte geben Richtung, dienen der existenziellen Sinngebung und sind zentral für psychische Flexibilität (Heidenreich et al. 2017, S. 477). Die ACT bietet ein evidenzbasiertes Konzept für werteorientiertes Handeln, das therapeutisch genutzt wird, um psychische Flexibilität und Sinn zu fördern (ebd.). Die systematische Übersichtsarbeit von Rahal und Gon (2020) identifizierte 17 Studien, die Werteinterventionen im Rahmen der ACT untersuchten. Wie die Ergebnisse zeigen, hatten solche Werteinterventionen in verschiedenen Kontexten und Populationen positive Effekte auf die untersuchten Variablen. Insbesondere wurde ein Zusammenhang festgestellt zwischen einer Zunahme wertorientierten Verhaltens und einer Abnahme psychischen Leidens (Rahal a. Gon 2020, p. 359 ff.).

Auch in der *Existenzanalyse* bilden Werte einen Grundpfeiler therapeutischer Arbeit. Laut Frankl findet der Mensch seinen Sinn, wenn er seine individuellen Lebenswichtigkeiten in den drei Wertekategorien verwirklicht (Frankl 2017, S. 91 ff.; vgl. Kap. 12): den Erlebniswerten (der Mensch macht Sinnerfahrungen), den schöpferischen Werten (der Mensch ist kreativ und erschaffend) und den Einstellungswerten (der Mensch wählt eine sinnvolle Einstellung gegenüber dem Unveränderlichen).

Längle versteht Werte nicht als Normen, sondern als subjektiv bedeutsame Erlebnisse, die durch emotionale Berührung im Fühlen erkannt werden. Das Werterleben basiert auf einer Resonanz zwischen dem Wertobjekt und dem individuellen Sein der Person und wird durch ein positives Grundverhältnis zum Leben – dem sogenannten Grundwert – überhaupt erst ermöglicht. Werte zeigen sich als das, »was das Leben fördert«, und führen über die Vitalität zur sinnstiftenden Handlung (Längle 2016, S. 117; Reitinger 2018, S. 180).

9.3.3 Werte in der Positiven Psychologie

Die Positive Psychologie entwickelte sich Ende des 20. Jahrhunderts als Reaktion auf die bis dahin vorherrschende defizitorientierte Ausrichtung der Psychologie. Ihr Ziel ist es, menschliches Wohlbefinden, Stärken und positive Erfahrungen systematisch zu erforschen. Einen entscheidenden Impuls gab Seligman, der als Präsident der American Psychological Association (APA) im Jahr 1998 dazu aufrief, sich stärker auf die positiven Aspekte des menschlichen Lebens zu konzentrieren (Blickhan 2021, S. 30). Er fragte nicht, wie psychische Krankheiten gelindert werden können, sondern vor allem danach, was Menschen dazu befähigt, aufzublühen (»flourishing«) und ein erfülltes Leben zu führen (Seligman 2011/2012). Eine entscheidende Rolle spielt dabei die »*Bewertung*«, verstanden als Erklärung von Erfolgen und Misserfolgen, also als Analyse und resultierende logische Schlussfolgerungen anstelle der in diesem Zusammenhang häufig missverstandenen »rosaroten Brille« (Zimmermann 2022).

Basierend auf dem Konzept der erlernten Hilflosigkeit hängen laut Seligman Glück und Lebensfreude stark von einer optimistischen, realitätsnahen Erwartungshaltung dem Leben gegenüber ab, und diese Erwartungshaltung kann gelernt werden (Seligman, Rashid a. Parks 2006, p. 777; Übers. d. Verf.):

> »Seligman […] schlug vor, dass eine Möglichkeit, Engagement und Flow zu fördern, darin besteht, die größten Talente und Stärken der Menschen zu identifizieren und ihnen dann dabei zu helfen, Möglichkeiten zu finden, diese Stärken besser zu nutzen. Wir bezeichnen die größten Stärken als Charakterstärken […]. Diese Ansicht ist so alt wie die von Aristoteles und steht im Einklang mit moderneren psychologischen Konzepten wie Rogers […] Ideal des voll funktionsfähigen Menschen, Maslows […] Konzept der Selbstverwirklichung und Ryan and Decis […] Selbstbestimmungstheorie.«

Die Positive Psychologie rückt somit das »Gelingende« menschlichen Lebens in den Fokus und fragt danach, was Menschen stärkt, motiviert und dabei unterstützt, ein erfülltes, sinnvolles Leben zu führen. Blickhan bezeichnet die Positive Psychologie als »Wissenschaft des gelingenden Lebens und Arbeitens« (Blickhan 2021, S. 18).

> »Der Abbau habitueller und unrealistischer Misserfolgsfurcht, die Förderung erfolgszuversichtlicher Kompetenzmotivation sowie die Entwicklung selbstbestimmter Interessen lassen sich als pädagogisch-psychologisch wünschbare Ziele begründen« (Rheinberg 1998, S. 359, zit. nach Zimmermann 2011, S. 86).

In der Positiven Psychologie spielen Werte eine zentrale Rolle und gelten neben Interessen (Was begeistert mich unabhängig von meiner Kompetenz?), Talent (Was kann ich gut, unabhängig davon, ob es mir Freude bereitet), Skills (erlernte Fertigkeiten) und Ressourcen (Was hilft?) als enge »Verwandte« von Stärken (dem Tun und Sein) (Blickhan 2021, S. 112 f.). Als persönliche, überdauernde Muster gelten Stärken als stete, doch nicht fixe, sondern veränderbare Muster von Gedanken, Gefühlen und Verhaltensweisen, die entwickelt und verfeinert werden können. Sie sind erlernt und basieren auf Erfahrungen und dem eigenen Handeln (ebd., S. 109 f.).

Individuelle Werte und diese nahen »Verwandten« zu identifizieren kann also in (verändertem) Handeln resultieren, um im Ergebnis ein erfüllteres Leben zu führen. Nur dann, wenn die Werte und ihre engen Angehörigen bekannt sind und gelebt werden, werden individuelles Wohlbefinden, Wachstum und die bewusste Gestaltung von Beziehungen auf individueller und auf systemischer Ebene möglich.

> »Werte sind innere Orientierungspunkte für das eigene Verhalten. Oft werden dafür Metaphern wie ›Leitstern‹ oder ›Leuchtturm‹ gewählt. Werte beschreiben das, was uns wichtig ist. Sie sind eng mit Stärken verwandt – wenn Stärken als ›Tun und Sein‹ verstanden werden. Dann vermitteln Werte zwischen beidem: Indem ich das tue, was mir wichtig ist, zeige und entwickle ich meine Stärken und meine Persönlichkeit« (Blickhan 2021, S. 113).

Ein weiteres zentrales theoretisches Rahmenmodell innerhalb der Positiven Psychologie ist das von Seligman (2012, S. 45) entwickelte *PERMA-Modell*. Es beschreibt fünf Kernkomponenten, die zum Wohlbefinden beitragen:

- Positive Emotionen
- Engagement
- »Relationship« (Beziehungen)
- »Meaning« (Sinn)
- »Accomplishment« (Erfolg, Zielerreichung)

Sie stellen grundlegende Bedingungen für ein erfülltes und psychisch gesundes Leben dar und lassen sich individuell sowie unternehmerisch und gesellschaftlich gezielt fördern. Dank ihnen kann erlernte Hilflosigkeit überwunden und (professionelle) Handlungsfähigkeit erlangt werden (Zimmermann u. Reyhing 2023, S. 419 f.). Damit bieten sie zugleich konkrete Ansatzpunkte für praktische Interventionen. Ebner (2016 o. S.) beschreibt auf dieser Basis ein auf dem PERMA-Modell aufbauendes Prinzip des »positive leadership«, das sich bei der Führungskompetenz auf Stärken anstelle von Defiziten konzentriert, und belegt die Wirksamkeit anhand fundierter Studienergebnisse.

9.3.4 Werte in der Organisationsberatung

Werte in Organisationen strukturieren die Unternehmenskultur und beeinflussen Führungsverhalten, Kommunikation sowie Veränderungsprozesse (Erpenbeck 2018, S. 228). Organisationale Werte sind dabei eingebettet in ein mehrstufiges System bestehend aus individuellen, Team- und kulturellen Werten (ebd.). Erpenbeck betont, dass nur wirklich verinnerlichte Werte handlungswirksam werden. Gelernte, aber nicht verinnerlichte Werte bezeichnet er als »wertlos«, da sie keinen Einfluss auf selbstorganisiertes Handeln haben (ebd., S. 143).

In *lernenden Organisationen* kommt Werten eine besonders zentrale Bedeutung zu: Werte schaffen die Voraussetzung für eine dialogische und fehlerfreundliche Kultur, die kollektives Lernen fördert. Eine lernende Organisation definiert sich als, »an dem Menschen kontinuierlich entdecken, dass sie ihre Realität selbst erschaffen« (Senge 2017, zit. nach Tscherne 2021, S. 57). Forschende plädieren für ein »agiles« Wertemanagement, bei dem Werte nicht »top-down« vorgegeben, sondern durch partizipative, iterative Lern- und Reflexionsprozesse auf individueller und organisationaler Ebene entwickelt werden (Sauter, Sauter u. Wolfig 2018, S. 134). Ein gemeinsam formuliertes Leitbild dient als verdichteter Ausdruck dieser Werte und wirkt nach innen orientierend, nach außen legitimierend (Tscherne 2021, S. 59).

Werte sind aus dieser Perspektive untrennbar mit Kompetenzentwicklung verbunden: Sie bilden die emotionale Grundlage, auf der Wissen handlungsrelevant und damit zu Kompetenz werden kann (Sauter, Sauter u. Wolfig 2018, S. VII). Damit wird Werte-Arbeit zur Voraussetzung für zukunftsfähiges Corporate Learning – ein Prozess, in dem Sinn, Identifikation und Kreativität ebenso wichtig sind wie Fachwissen oder methodische Standards.

9.3.5 Werte in der Pädagogik

In der schulischen Bildung gelten Werte explizit als curricularer Auftrag. So wird im österreichischen Schulorganisationsgesetz etwa formuliert, dass Schulen zur »Entwicklung der Anlagen der Jugend nach den sittlichen, religiösen und sozialen Werten« beitragen sollen (Schlick u. Wipperfürth 2019, S. 443). Auch Artikel 131 der Bayerischen Landesverfassung nennt Werte wie »Verantwortungsgefühl« oder »Verantwortungsbewusstsein für Natur und Umwelt« als konkrete Bildungsziele (Hackl 2011, S. 19).

Didaktisch lassen sich zwei Hauptansätze unterscheiden: materiale Wertevermittlung, die konkrete Werte und Tugenden lehrt, und formale Werteerziehung, die auf Werteklärung und Urteilskompetenz zielt (ebd., S. 20). Ergänzend dazu betonen konstruktivistische Modelle (z. B. Dilemmadiskussionen) die Bedeutung von Auseinandersetzung und Perspektivenübernahme in wertebezogenen Konfliktsituationen (ebd., S. 20 f.).

Laschet und Engartner fordern eine wertebewusste Schulbildung, die politische Mündigkeit durch das Prinzip der Kontroversität fördert. Die Auseinandersetzung mit kontroversen Themen wird als zentraler Schutz gegen Indoktrination definiert – eine Praxis, in der Lernende die Bedeutung von Pluralismus, Fairness und demokratischer Streitkultur erfahren sollen (Laschet u. Engartner 2023, S. 340 ff.).

Gleichzeitig wird die *Begrenztheit von Werteerziehung* reflektiert. Neumann betont, dass in pluralistischen Gesellschaften die Voraussetzungen für implizite Sozialisation durch gemeinsame Werte schwinden – weshalb Werte-Arbeit in Schule und Familie heute bewusst und intentional erfolgen muss (Neumann 2009, S. 72). Er warnt vor einem »naiv-rationalistischen« Vertrauen in die Wirkung moralischer Belehrung und plädiert für eine realistische, anthropologisch fundierte Perspektive, die die Ambivalenz menschlichen Moralverhaltens anerkennt (ebd., S. 70 ff.).

9.3.6 Werte im Coaching

Werte spielen im Coaching eine zentrale Rolle, weil sie als Leitprinzipien Orientierung für Entscheidungen, Verhalten und Identitätsbildung bieten. Sie sind »abstrakte Vorstellungen dessen, was eine Person als wünschenswert erachtet«, und wirken auf kognitive, emotionale und motivationale Prozesse (Hanke u. Boehnke 2018, S. 658). Anders als stabile Persönlichkeitsmerkmale sind Werte wandelbar: Sie entwickeln sich biografisch, sind kontextabhängig und werden im Coachingprozess oft erst durch gezielte Reflexion explizit gemacht (Moskaliuk 2016, S. 29).

Werte-Arbeit im Coaching dient unterschiedlichen Zwecken: zur Klärung von Zielen, zur Bewusstmachung innerer Konflikte, zur Förderung von Motivation und als Grundlage werteorientierter Entscheidungen. Dabei gilt es, individuelle Werte nicht nur zu identifizieren, sondern sie auch auf ihre Wirkung im aktuellen Lebens- und Arbeitskontext zu prüfen. Die Fähigkeit zur *Werteklärung* wird somit zur *Schlüsselkompetenz im Coachingprozess.*

Theoretisch fundierte Coachingmodelle – wie etwa das Wertequadrat nach Schulz von Thun – ermöglichen es, zwischen scheinbar gegensätzlichen Werten (z. B. Freiheit vs. Sicherheit) eine konstruktive Balance zu entwickeln (ebd., S. 30). Zentral ist dabei das Konzept der *Wertekongruenz*: Als Passung zwischen den persönlichen Werten der Coachees und den Anforderungen der Umgebung (z. B. Organisation, Team, Gesellschaft) beeinflusst sie maßgeblich Motivation, Wohlbefinden und Leistung. Auch die Kongruenz zwischen Coach und Coachee kann für den Coachingverlauf entscheidend sein (Hanke u. Boehnke 2018, S. 663). Eine hohe Werteübereinstimmung unterstützt eine vertrauensvolle Arbeitsbeziehung, während Divergenzen gezielte Reflexion und Aushandlungsprozesse erfordern.

Empirisch basiert das Coachingverständnis von Werten stark auf kulturvergleichenden und sozialpsychologischen Modellen, insbesondere dem *Wertemodell von Schwartz*, das universelle Wertedimensionen wie Selbsttranszendenz, Offenheit für Wandel oder Bewahrung beschreibt (ebd., S. 658). Dieses Modell bietet eine differenzierte Taxonomie, mit der individuelle Werteprofile erhoben und analysiert werden können. Eine weitere wichtige Quelle ist die Forschung von Inglehart zur *Wertewandeltheorie*. Sie zeigt, dass postindustrielle Gesellschaften eine Verschiebung von materiellen zu postmateriellen Werten erleben – also etwa von Sicherheit hin zu Selbstverwirklichung und Autonomie. Diese Erkenntnisse sind relevant für Coachingprozesse, in denen es um Neuorientierung, Sinnfindung oder Lebensgestaltung geht (ebd.). Hanke und Boehnke zufolge wird Werte-Arbeit mit affektiven und motivationalen Komponenten in der Praxis oft vernachlässigt. Dabei zeigen Forschungsergebnisse, dass die Aktivierung von Werten unmittelbare Effekte auf Verhalten und Emotionsregulation hat – was Coachingprozesse gezielt nutzbar machen können (ebd., S. 660).

Moskaliuk (2016, S. 30) plädiert in seinem Modell des *Wertecoachings* für eine systematische Einbettung von Werte-Arbeit in persönliche Lern- und Entwicklungsprozesse. Dabei betont er, dass Werte nicht nur individuelle Orientierung liefern, sondern auch zur Gestaltung sozialer Beziehungen und organisationaler Rahmenbedingungen beitragen. Coaching wird so zu einem Raum, in dem Werte erlebt, verhandelt und transformiert werden können.

9.4 Werte- und Entwicklungsquadrat

Das von Schulz von Thun entwickelte Werte- und Entwicklungsquadrat basiert auf der philosophischen Ethik Hartmanns sowie der psychologischen Weiterentwicklung durch Helwig. Hartmann formuliert in seiner Ethik die Idee, Werte würden nur in »Wertsynthese« mit einem positiven Gegenwert ihre konstruktive Wirksamkeit entfalten – eine Balance, die Polarisierung vermeidet und ethische Orientierung ermöglicht (Hartmann 1926, S. 530 ff.). Helwig hat diesen Gedanken auf charakterliche Eigenschaften übertragen und in seiner Charakterologie das Prinzip der »Entartungsform« als Übertreibung eines isolierten Wertes beschrieben, dem eine »Schwestertugend« fehle (Helwig 1936, S. 61 f.).

Schulz von Thun greift dieses Konzept auf und integriert es in seine Kommunikationspsychologie. Er spricht von einer »ausgehaltenen Spannung« zwischen konstruktiven Gegenwerten, ohne die jede Tugend zu ihrer entwertenden Übersteigerung verkommen kann (Schulz von Thun 1990, S. 38). In einer späteren Analyse würdigt Schulz von Thun die Beiträge Hartmanns und Helwigs als konzeptionelle Grundlage seines Modells (Schulz von Thun 2015, S. 88 f.).

Schulz von Thun geht von folgender Annahme aus (Schulz von Thun 2010, S. 13 f.): Jeder Wert steht in einem dreifachen Spannungsverhältnis zu

- seinem positiven Gegenwert,
- seiner entwertenden Übertreibung und
- seinem konträren Gegensatz.

Um dieses Prinzip zu veranschaulichen, kann es als Werte- und Entwicklungsquadrat grafisch dargestellt werden (Abb. 9.1): Die Entwicklungsrichtung verläuft dabei diagonal. Wer zum Beispiel den Wert »Vertrauen« übertreibt und der naiven Vertrauensseligkeit verfällt, dessen Entwicklung zielt diagonal nach rechts oben zur Vorsicht; komplementär empfiehlt es sich für Menschen, die unter paranoidem Misstrauen leiden, Vertrauen zu entwickeln.

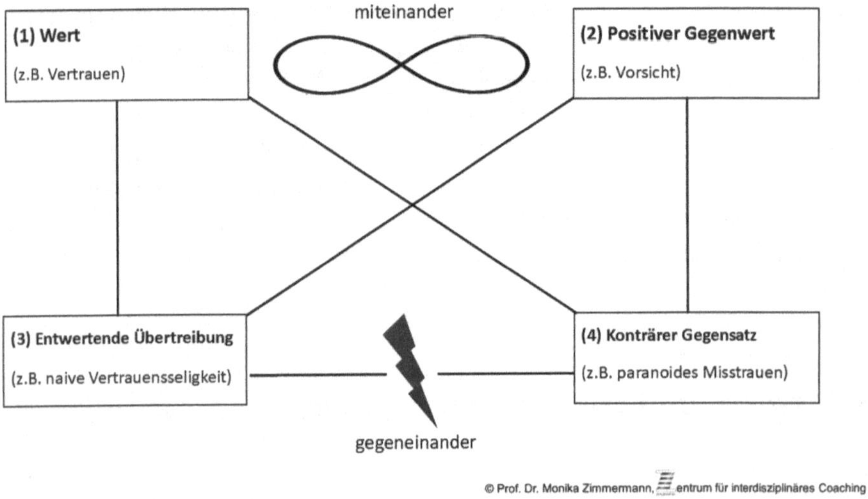

Abb. 9.1: Werte- und Entwicklungsquadrat nach Schulz von Thun (2010, S. 13 f.)

> »Was ist mit einem solchen Wertequadrat gewonnen?
>
> Zum einen schärft es den Blick dafür, dass sich in dem beklagten Fehler nicht etwas ›Schlechtes‹, ›Böses‹, ›Krankhaftes‹ manifestieren muss, das es auszumerzen gelte. Vielmehr lässt sich darin immer ein positiver Kern entdecken, dessen Vorhandensein zu schätzen ist und allein dessen Überdosierung (des Guten zu viel) problematisch erscheint. […]
>
> Zum anderen ist mit diesem Quadrat die Überzeugung verbunden, dass jeder Mensch mit einer bestimmbaren erkennbaren Eigenschaft immer auch über einen schlummernden Gegenpol verfügt, den er in sich wecken und zur Entwicklung bringen kann« (Schulz von Thun 1990, S. 40).

Das Werte- und Entwicklungsquadrat nach Schulz von Thun lässt sich im Wertecoaching einsetzen, um Klient:innen bei der Integration komplementärer Werte zu unterstützen und einseitige Übertreibungen zu vermeiden (Moskaliuk 2016, S. 30).

In der Praxis kann zudem die Verknüpfung mit der *Tetralemmamethode* spannend sein. Denn ethische oder moralische *Dilemmata* »entstehen [...] daraus, dass mehrere moralische Normen Geltung beanspruchen, nicht aber gleichermaßen umgesetzt werden können« (Großmaß u. Perko 2011, S. 42). Im alltäglichen Sprachgebrauch beschreibt das Dilemma schwierige Entscheidungssituationen, in denen wir uns zwischen zwei ähnlichen schlechten oder guten Möglichkeiten entscheiden müssen (Brune 2011, S. 331). Oft impliziert dies, zwischen zwei persönlichen Werten abwägen zu müssen und mit unserer Entscheidung einen Wert über den anderen zu stellen.

Das Tetralemma bildet dabei eine Entscheidungssituation in ihrer Gesamtheit ab und beinhaltet sowohl das ursprüngliche Dilemma als auch dessen mögliche Auflösung (Roth et al. 2021, S. 194). Es setzt sich aus den folgenden vier Elementen zusammen und kann einen erweiterten Handlungsspielraum erkennen helfen:

1) das Eine
2) das Andere
3) Beides
4) Keines von Beidem

Bezogen auf das Wertequadrat hilft das Tetralemma festzustellen, dass auch verschiedene Werte vereinbar sein können. Über den »Tetralemma-Weg zu Beidem« lässt sich die absolute Trennung beider Werte überwinden. Dabei pendelt man von einem zum anderen Wert mit der Absicht, beide miteinander zu verbinden. Eine ausführliche Beschreibung dazu ist online abrufbar.[27] Dort sind auch weitere Praxisimpulse für den Einstieg in die persönliche Werte-Arbeit und als Anstoß zur Selbstreflexion zu finden. Die beschriebenen Werteübungen können dazu anregen, sich der eigenen Werte bewusst zu werden bzw. sie in die Arbeit mit Coachees zu integrieren. Weitere Inspiration und verschiedenen Übersichten finden sich zudem in vielen Wertesammlungen, die es online und in der Fachliteratur gibt.[28]

9.5 Weitergedacht: Werte als Grundlage für Selbstbild, Menschenbild und Leitbild, als Individuum, Organisation und Coach

Werte bilden die Grundlage einer Reihe von Konzepten und Anwendungen. Darunter etwa die in Kapitel 7 dieses Bandes von Messer und Co-Autor:innen erläu-

27 Das Zusatzmaterial ist online verfügbar unter: https://www.carl-auer.de/media/carl-auer/sample/ZM/Zimmermann_Wunder_Zusatzmaterial_Werte.pdf

28 Wir empfehlen z. B. folgende Tests und Sammlungen: https://einguterplan.de/werte-test/; https://www.values-academy.de/werte-lexikon/alle-werte/; https://workwell.psy.unibe.ch/ [15.03.2026] (z. T. kostenlose Anmeldung notwendig).

terten Ethikkodizes, die die Formulierung ihrer Standards stets mit bestimmten Werten begründen. Des Weiteren bilden Werte das Fundament für die Innen- und Außensicht von Individuen und Organisationen sowie für deren Abgleich auf Stimmigkeit im Denken und Handeln (oder Behandelt-Werden), als Individuum, als Teil einer Gruppe oder eines Unternehmens. Bei allen daraus resultierenden möglichen Wechselwirkungen lohnt also auch im Bereich der Werte ein häufiger Perspektivenwechsel, um Verständnis und eine weitsichtige Basis für fruchtbare Diskussionen zu schaffen.

9.5.1 Selbstbild

Selbstbild und Selbstwert stellen in Coachingprozessen häufig bearbeitete Themen dar, die sowohl auf individueller Ebene als auch im Führungskontext und in der Teamarbeit relevant sind.

Selbstaufmerksamkeit kommt dabei eine besondere Rolle zu. Sie kann als kognitiver Prozess verstanden werden, der eine Selbstbewertung initiiert und dabei potenzielle Diskrepanzen zwischen aktuellem Selbst und idealisierten Selbstbildern sichtbar macht. Insbesondere dann, wenn diese Soll-Vorstellungen durch persönliche Werte geprägt sind, wird eine erlebte Diskrepanz besonders intensiv wahrgenommen, da Werte zentraler Bestandteil des Selbstkonzepts sind. Eine negative Diskrepanz kann dabei motivationale Prozesse in Gang setzen, mit dem Ziel, die Selbstbewertung zu verbessern oder die erlebte Inkongruenz durch Verhaltensänderung zu reduzieren (Hauke 2021, S. 10).

Im Rahmen des *Funktionsmodells der Identitätsregulation* wird die Wechselwirkung zwischen stabilen Aspekten der Identität und neuen Erfahrungen beschrieben. Dabei sind bestimmte Wahrnehmungsprozesse gezielt auf identitätsrelevante Umweltmerkmale ausgerichtet. Persönliche Werte spielen eine zentrale Rolle, da sie den Fokus auf Handlungsspielräume lenken, die zur Unterstützung und Weiterentwicklung der eigenen Identität beitragen. Dabei wirken Vorerfahrungen und bestehende Selbsteinschätzungen auf die Wahrnehmung ein, indem sie die Aufmerksamkeit auf Aktivitäten, Leistungen, soziale Rückmeldungen und symbolische Ausdrucksformen richten, die mit der gewünschten Selbstsicht in Verbindung stehen (ebd., S. 14).

Menschen achten in der Regel auf ihr Image, haben ein Bedürfnis nach positiver Selbstdarstellung und vermeiden Selbstabwertung. Letztere wird eher in Situationen mit Lob von anderen vorgenommen, um als bescheiden zu gelten. Neumann schließt daraus, dass die Wahrnehmung des eigenen Wertes eng mit sozialer Anerkennung verbunden ist (Neumann 2009, S. 13). Laut der *Selbstbestimmungstheorie nach Deci und Ryan* hängt auch die eigene Motivation mit dem Selbstbild und Kompetenzerleben zusammen (Deci u. Ryan 1993, S. 223):

> »Die Struktur des Selbst erweitert und verfeinert sich im Laufe der Entwicklung durch die Auseinandersetzung mit der sozialen Umwelt; sie ist das sich ständig ändernde Produkt von Prozessen und Strukturen dieser organismischen Dialektik.«

Ob beruflich oder privat – in jeder (Lebens-)Rolle stellt der Selbstwert und die eigene Identität, basierend auf den persönlichen und individuellen Werten, ein wichtiges Fundament dar.

9.5.2 Menschenbild[29]

Das Menschenbild ist ein gebräuchlicher Begriff für die Vorstellung vom Wesen eines Menschen.

> »Insofern der Mensch Teil der Welt ist, ist das Menschenbild auch Teil des Weltbildes. Daher sind es unterschiedliche Vorstellungen vom Menschen in verschiedenen Kulturen zu unterschiedlichen Epochen und mit unterschiedlichen Implikationen, die sich hierheraus ergeben […]« (Ponzelar 2018, S. 10).

Ein Menschenbild ist der begriffliche Rahmen, auf dessen Basis menschliches Tun beschrieben wird und der fundamentale Werte definiert, ein grundlegendes individuelles (und kollektives, sozialisiertes) Erklärungsmodell und ein Rahmen für die Entwicklung konkreter Handlungsstrategien. Jedes Menschenbild ist immer an eine Überzeugung/Lehre gebunden. Das menschliche Verhalten lässt sich besser verstehen und erklären, wenn bekannt ist, welches Menschenbild eine Person hat.

Probleme oder Situationen lassen sich auf der Basis eines Menschenbildes deuten und werden veränderbar.

> »So verstanden spielt das Menschenbild, spielen Menschenbilder auch im beruflichen Alltag eine bedeutende Rolle, auch wenn klar ist, dass ihre Wirkung nicht Wertung sein darf. […] Wir dürfen davon ausgehen, dass jedes Urteil zu einem Gegenüber neben den individuellen Einflussfaktoren vor allem von der Möglichkeit bestimmt ist, wie wir überhaupt glauben, den Menschen sehen zu können. Unser Urteil bestimmen daher Muster, die uns von außen erreichen« (Schumacher 2013, S. 74 f.).

Dieses jeweilige Menschenbild hat Einfluss darauf, wie Individuen wahrgenommen werden, wie sie in ihrem Lernen, ihren Fähigkeiten und Problemen, in ihrem Sozialverhalten usw. beurteilt werden, welche Entwicklungs- und Bildungschancen ihnen eingeräumt, wie Unterricht, Förderung, Therapie oder Begleitung sowie die Beziehung zu ihnen gestaltet, welche Rechte ihnen eingeräumt, welche sozialen oder ethischen Pflichten ihnen gegenüber geltend gemacht werden (Dederich 2006, S. 542 ff.).

Das Menschenbild spielt eine zentrale Rolle in der *Psychotherapie*, da es die grundlegenden Annahmen und Überzeugungen über die Natur des Menschen so-

29 Siehe dazu auch Zimmermann (in. Vorb.).

wie seine Beziehung zur Welt bestimmt. Wie Kriz hervorhebt, sind diese Annahmen entscheidend für das Verständnis und die Gestaltung der therapeutischen Beziehung. Unterschiedliche psychotherapeutische Schulen vertreten dabei jeweils eigene Menschenbilder, die das therapeutische Handeln maßgeblich beeinflussen. Kriz kritisiert ein rein mechanistisches Weltbild als unzureichend, um der Komplexität menschlicher Entwicklung und Verhalten gerecht zu werden (Kriz 2012, S. 143). Stattdessen plädiert er für ein systemisch-dynamisches Verständnis, das qualitative Entwicklungssprünge berücksichtigt. Dabei betont er die Notwendigkeit, dass sich Therapeut:innen (und damit auch Coaches) ihrer eigenen Menschenbilder bewusst sein sollten, um Verantwortung für ihre therapeutischen Entscheidungen übernehmen zu können. Das Menschenbild ist somit nicht nur theoretische Grundlage, sondern auch handlungsleitender Faktor in der psychotherapeutischen Praxis (ebd., S. 134).

Wir Autorinnen schließen uns im Rahmen unserer Coaching- und Werte-Arbeit ausdrücklich dem sich aus dem Gesagten ergebenden *humanistischen Menschenbild* an.

9.5.3 Leitbild

Die Werte eines Unternehmens bilden eine zentrale Grundlage für die Ausgestaltung und Umsetzung seines sogenannten *Purpose*, des Sinnes und Zweckes seiner Geschäftsaktivitäten. Sie dienen als handlungsleitende Prinzipien, die sowohl strategische Entscheidungen als auch das tägliche Verhalten im Unternehmen beeinflussen. Indem Werte in die Unternehmenskultur integriert werden, tragen sie dazu bei, dass der Purpose nicht nur theoretisch formuliert, sondern im organisationalen Alltag gelebt wird.

Dadurch wird der übergeordnete Sinn des Unternehmens als konkrete, gesellschaftliche Verpflichtung sichtbar, die sowohl die Identität des Unternehmens prägt als auch seine Verantwortung gegenüber internen und externen Anspruchsgruppen verdeutlicht (Brosch 2021, S. 36). Werte dienen als grundlegende Prinzipien, die Verhalten und Entscheidungen der Mitarbeitenden leiten. In vielen Fällen werden sie als Teil des Leitbildes explizit formuliert, um eine gemeinsame Identität zu fördern und ein positives Image der Organisation zu unterstützen (Klaußner 2016, S. 25).

Werte stellen einen zentralen Bezugsrahmen in der Entwicklung von Leitbildern dar und prägen maßgeblich die strategische Ausrichtung sowie das kulturelle Selbstverständnis einer Organisation. Sie fungieren nicht nur als normative Orientierung, sondern aktivieren zugleich einen emotional verankerten Wertekern, der sich in Grundhaltungen wie Fairness, Gerechtigkeit, Vertrauen, Respekt, Offenheit oder Gemeinschaftsgeist widerspiegelt. Diese Werte schaffen Identifikation und Sinn, insbesondere dann, wenn sie partizipativ entwickelt werden.

> »Wichtig hierbei ist die Authentizität eines Leitbildes. Entspricht dieses nicht der tatsächlichen Handlungskompetenz der Organisation, führt dies zum Verlust an Glaubwürdigkeit und Vertrauen. Daher sollte bei der Entwicklung eines Leitbildes eine umfängliche Partizipation der Beteiligten angestrebt werden« (Zimmermann, Adam u. Pečornik 2023).

Die Einbindung der Mitarbeitenden in die Werte-Arbeit erhöht die Akzeptanz der Ergebnisse und trägt zur Legitimation von Führungsentscheidungen bei. Gleichzeitig wird die organisationsinterne Transparenz gefördert, was wiederum das Vertrauen in Prozesse und Strukturen stärkt (Dürr 2020, S. 88).

Darüber hinaus dienen Werte als Kompass für die Entwicklung von Produkten und Dienstleistungen, die Unternehmen für den Markt und somit für Menschen, andere Lebewesen oder für die Gesellschaft produzieren. Heutzutage wird sehr oft *Nachhaltigkeit* als Wert genannt. Darunter können recycelbare Materialien, Langlebigkeit und umweltfreundliche Produktionsketten ebenso gefasst werden (*ökologische* Nachhaltigkeit) wie eine Schaffung wirtschaftlicher Stabilität (*ökonomische* Nachhaltigkeit) und die weiter oben beschriebene Aspekte für dauerhaft menschliches Wohlbefinden, soziale Gerechtigkeit, Teilhabe, Zusammenhalt und Chancengleichheit im Unternehmen. Gleichzeitig kann ein Unternehmen durch sein wirtschaftliches, gesellschaftliches und soziales Engagement nachhaltig nach außen wirken und z. B. direkt oder indirekt durch Innovationen und Design mit Mehrwert für Inklusion, Menschenrechte oder Demokratie einstehen (*soziale* Nachhaltigkeit; für mehr zu Werten im Design siehe auch Kapitel 19). Damit rückt Bildung als nachhaltiger Wert in den Vordergrund und kann beispielsweise durch Engagement im Bereich »Bildung für nachhaltige Entwicklung« (BNE) sogar strukturverändernd wirken.

In der Praxis stößt Werte-Arbeit in oder von Organisationen und Unternehmen jedoch auch auf Kritik – insbesondere dann, wenn sie weniger von echtem ethischem Engagement als von Imagepflege und symbolischer Kommunikation geprägt ist.

Eine Studie des Instituts der deutschen Wirtschaft (IW) zeigt beispielsweise auf, dass Werte das Potenzial haben, Vertrauen zu schaffen und Verhalten positiv zu beeinflussen (Heldman 2016, S. 1 f.). Dies gelingt jedoch nur dann, wenn sie authentisch kommuniziert und vor allem gelebt werden. Eine rein symbolische Werte-Arbeit ohne Verankerung in der Organisation und ohne Einbindung der Mitarbeitenden entfaltet wenig Wirkung. Stattdessen ist eine konsistente Umsetzung in Entscheidungsprozesse, Führungsverhalten und Unternehmenskultur erforderlich, um eine klare Handlungsorientierung zu leben (vorzuleben), um nicht zur bloßen Repräsentation eines gewünschten Selbstbildes zu verkommen (Brosch 2021, S. 39).

9.5.4 Coachingkonzept

Auch individuelle Coachingkonzepte beruhen auf den jeweiligen eigenen Werten. Diese sind, wie oben beschrieben, maßgebliche Grundlage für das Selbstbild, das Menschenbild und das unternehmerische Leitbild von Coaches. Nicht nur in der Arbeit mit anderen, sondern auch in der Bewusstwerdung und ständigen Überprüfung der eigenen Stärken, Bedürfnisse und inneren Leitplanken, der eigenen Motivation und Sinnzuschreibung der eigenen Tätigkeit, dem eigenen Coachingverständnis. Werte-Arbeit steht damit gerade für Coaches nicht nur im Zentrum der Arbeit mit den Coachees, sondern auch im Fokus ihrer eigenen Selbstreflexion, um mit den Werten als Brücke zwischen innerem Erleben und äußerem Handeln in den Sitzungen selbst kongruent sein zu können.

Werte stellen im Coachingkonzept die Grundlage für die Haltung als Coach, für die Methodenauswahl und Zielorientierung im Coachingprozess dar. Sie prägen wesentlich die Qualität des Coachings und schaffen ein tragfähiges Fundament für die eigene professionelle und wirksame Coachingpraxis.

Die von Rogers formulierten Grundhaltungen des WEK-Rufs – Wertschätzung, Empathie und Kongruenz – bilden einen zentralen Bestandteil des Werteverständnis der Autorinnen und sind ein kraftvolles Beispiel im werteorientierten Coaching. In ihrer Essenz spiegeln sie nicht nur eine professionelle Haltung wider, sondern auch tief verankerte Prinzipien, die die Beziehung zwischen Coach und Coachee maßgeblich prägen. Wertschätzung als Ausdruck bedingungsloser positiver Zuwendung verweist auf die Achtung der Individualität und Würde des Gegenübers. Empathie steht für die Fähigkeit, sich einfühlend in die Erlebniswelt des Coachees hineinzuversetzen – ein Wert, der Resonanz, Sicherheit und emotionale Verbundenheit schafft. Kongruenz im Sinne von Echtheit und innerer Stimmigkeit macht die Haltung von Coaches transparent und glaubwürdig. Wertschätzung, Empathie und Kongruenz wirken nicht nur als ethische Leitlinien, sondern verkörpern ein wertebasiertes Verständnis von Coaching, das auf Vertrauen, Authentizität und menschlicher Entwicklung aufbaut (Zimmermann 2011, S. 86 ff.; vgl. Kap. 2).

Literatur

Blickhan, D. (2021): Positive Psychologie im Coaching. Von der Lösungs- zur Wachstumsorientierung. Paderborn (Junfermann).

Brosch, N. (2021): Purpose in der Praxis. Insights einer Leitbildstudie aus der deutschen Wirtschaft. *Controlling*, Spezialausgabe Sommer 2021, 36–39. Verfügbar unter: https://www.horvath-partners.com/fileadmin/horvath-partners.com/assets/05_Media_Center/PDFs/Fachartikel/de/20210928_Purpose_in_der_Praxis_Brosch_g.pdf [01.05.2025].

Brune, J. P. (2011). Dilemma. In: M. Düwell, C. Hübenthal u. M. H. Werner (Hrsg.): Handbuch Ethik. Berlin/Heidelberg (Springer), 3. Aufl, S. 331–337.
Deci, E. L. u. R. M. Ryan (1993): Die Selbstbestimmungstheorie der Motivation und ihre Bedeutung für die Pädagogik. *Zeitschrift für Pädagogik* 39 (2): 223–238.
Dederich, M. (2006): Geistige Behinderung – Menschenbild, Anthropologie und Ethik. In: E. Wüllenweber, G. Theunissen u. H. Mühl (Hrsg.): Pädagogik bei geistigen Behinderungen. Ein Lehrbuch für Studium und Praxis. Stuttgart (Kohlhammer), S. 542–557.
Dürr, P. (2020): Leitbildentwicklung in Organisationen. Ein interaktiver Lernprozess zur nachhaltigen Transformation. In: H. W. Franz et al. (Hrsg.), Nachhaltig Leben und Wirtschaften. Management Sozialer Innovationen als Gestaltung gesellschaftlicher Transformation. Wiesbaden (Springer), S. 75–100. DOI: 10.1007/978-3-658-29379-6_5.
Ebner, M. (2016): Positive Leadership und Coaching. Das Positive-Leadership-Testverfahren. *Coaching Magazin* 3. Verfügbar unter: https://www.coaching-magazin.de/wissenschaft/positive-leadership-und-coaching [24.04.2025].
Erpenbeck, J. (2018): Wertungen, Werte. Das Buch der Grundlagen für Bildung und Organisationsentwicklung. Berlin (Springer). DOI: 10.1007/978-3-662-54777-9.
European Ethika Network (o. J.): Werte. Verfügbar unter: https://ethik-unterrichten.de/lexikon/werte/ [18.03.2025].
Frankl, V. E. (2017): Ärztliche Seelsorge. Grundlagen der Logotherapie und Existenzanalyse. München (dtv), 7. Aufl.
Goodwin, J. L., A. L. Williams a. P. Snell Herzog (2020): Cross-cultural values: A meta-analysis of major quantitative studies in the last decade (2010–2020). *Religions* 11 (8): Art. 396. DOI: 10.3390/rel11080396.
Großmaß, R. u. G. Perko (2011): Ethik für Soziale Berufe. Paderborn (Schöning).
Hackl, A. (2011): Konzepte schulischer Werteerziehung. In: A. Hackl, O. Steenbuck u. G. Weigand (Hrsg.): Werte schulischer Begabtenförderung. Begabungsbegriff und Werteorientierung. Frankfurt a. M. (Karg-Stiftung), S. 19–25. DOI: 10.25656/01:9125.
Hanke, K. u. K. Boehnke (2018): Werte und ihre Bedeutung im Coaching. In: S. Greif, H. Möller u. W. Scholl (Hrsg.): Handbuch Schlüsselkonzepte im Coaching. Berlin/Heidelberg (Springer), S. 657–665. DOI: 10.1007/978-3-662-49483-7_80.
Hartmann, N. (1926): Ethik. Berlin (de Gruyter).
Hauke, G. (2001): Persönliche Werte. *Psychotherapie* 6 (1): 5–28.
Heidenreich, T., A. Noyon, C. Grober u. J. Michalak (2017): Ziele, Werte und Sinn. Grundlagen und ihre Bedeutung in der aktuellen Verhaltenstherapie. *Psychotherapeut* 62: 469–482. DOI: 10.1007/s00278-017-0222-8.
Heldman, C. (2016): Werte schaffen Vertrauen, IW_Kurzberichte 16. Verfügbar unter: https://www.iwkoeln.de/studien/werte-schaffen-vertrauen-277660.html [01.05.2025]
Helwig, P. (1936): Charakterologie. Leipzig/Berlin (Teubner).
Kaasa, A. (2021): Merging Hofstede, Schwartz. and Inglehart into a Single System. *Journal of Cross-Cultural Psychology* 52 (4): 339–353. DOI: 10.1177/00220221211011244.
Kelly, T. A. (1990): The role of values in psychotherapy: A critical review of process and outcome effects. *Clinical Psychology Review* 10: 171–186.
Kibéd, M. V. von u. I. Sparrer (2023): Ganz im Gegenteil. Tetralemmaarbeit und andere Grundformen systemischer Strukturaufstellungen – für Querdenker und solche, die es werden wollen. Heidelberg (Carl-Auer), 12. Aufl.
Klaußner, S. (2016): Partizipative Leitbildentwicklung. Grundlagen, Prozesse und Methoden. Wiesbaden (Springer). DOI: 10.1007/978-3-658-13033-6.

Kriz, J. (2012): Menschenbilder in der Psychotherapie – eine schulenübergreifende Perspektive auf grundlegende Aspekte psychotherapeutischer Diskurse. In: H. Petzold (Hrsg.): Die Menschenbilder in der Psychotherapie. Wien (Krammer), S. 133–156.

Längle, A. (2016): Sich berühren lassen. Vom Zusammenspiel von Werten und Gefühlen in der existentiellen Psychotherapie. *PTT-Persönlichkeitsstörungen: Theorie und Therapie* 20 (2): 115–126.

Laschet, O. u. T. Engartner (2023): Kontroversität statt Neutralität – oder: Warum Werteerziehung unabdingbar ist. *Zeitschrift für Praktische Philosophie* 10 (1): 339–346. DOI: 10.22613/zfpp/10.1.15.

Levold, T. u. M. Wirsching (2021): Systemische Therapie und Beratung – das große Lehrbuch. Heidelberg (Carl-Auer), 4. Aufl.

Martin, S. (2023): Using values in cognitive and behavioral therapy: A bridge back to philosophy. *Journal of Evaluation in Clinical Psychology* 29: 1189–1195. DOI: 10.1111/jep.13872.

Moreno, S. (2021): Der persönliche Wertegang. *Coaching Magazin* 3. Verfügbar unter: https://www.coaching-magazin.de/coaching-tools/tools/der-persoenliche-wertegang [18.03.2025]

Moskaliuk, J. (2016): Generation Y als Herausforderung für Führungskräfte. Psychologisches Praxiswissen für wertorientierte Führung. Wiesbaden (Springer). DOI: 10.1007/978-3-658-13400-6_5.

Neumann, D. (2009): Zur Natur der Moral. Das Problem der Werte-Erziehung in der Schule. In: T. Hansel (Hrsg.): Werterziehung im Fokus schulischer Bildung. Freiburg (Centaurus), S. 65–77. DOI: 10.25656/01:3603.

Petzold, H. G. (2012): Transversale Identität und Identitätsarbeit. Die Integrative Identitätstheorie als Grundlage für eine entwicklungspsychologisch und sozialisationstheoretisch begründete Persönlichkeitstheorie und Psychotherapie – Perspektiven klinischer Sozialpsychologie. In: ders. (Hrsg.), Identität. Ein Kernthema moderner Psychotherapie – interdisziplinäre Perspektiven. Wiesbaden: Springer VS Verlag, S. 407–603.

Ponzelar, G. (2018): Menschenbild und Subjektkonstitution. Zum Zusammenhang von symbolischer Ordnung und Subjektentwicklung. Berlin (LIT).

Rahal, G. M. a. M. C. C. Gon (2020): A systematic review of values interventions in acceptance and commitment therapy. *International Journal of Psychology and Psychological Therapy* 20 (3): 355–372.

Reitinger, C. (2018): Zur Anthropologie von Logotherapie und Existenzanalyse. Wiesbaden (Springer Fachmedien). DOI: 10.1007/978-3-658-22026-6_11.

Remmert, G. W. (o. J.): Lösungen mit System. Methoden der lösungsfokussierten systemischen Strukturaufstellungen. Verfügbar unter https://www.wachstums-impulse.de/pdf/loesungen-mit-system-tetralemma.pdf [01.04.2025].

Roth, S., D. Schneckenberg, V. Valentinov a. H. Kleve (2021): Approaching management and organization paradoxes paradoxically. The case for the tetralemma as an expansive encasement strategy. *European Management Journal* 41: 191–198. DOI: 10.1016/j.emj.2021.12.002.

Saroglou, V., V. Delpierre u. R. Dernelle (2004): Values and religiosity. A meta-analysis of studies using Schwartz's model. *Personality and Individual Differences* 37 (4): 721–734. DOI: 10.1016/j.paid.2003.10.005.

Sauter, R., W. Sauter u. R. Wolfig (2018): Agile Werte- und Kompetenzentwicklung. Wege in eine neue Arbeitswelt. Berlin (Springer Gabler). DOI: 10.1007/978-3-662-57305-1.

Schlick, C. u. M. Wipperfürth (2019): Das Modell einer sinnorientierten Wertedynamik. Werte an Schulen (er)lebbar machen. *Erziehung und Unterricht* (5–6): 443–458.

Schulz von Thun Institut für Kommunikation (2025): Von Coach zu Coach. 6 typische Fehler bei der Arbeit mit dem Inneren Team – und wie du sie umgehst | Pt. 3. (LinkedIn-Post). Verfügbar unter: https://www.linkedin.com/posts/schulz-von-thun-institut-f%C3%BCr-kommunikation_von-coach-zu-coach-6-typische-fehler-bei-activity-7307687228753743872-MHB-/?utm_source=share&utm_medium=member_android&rcm=ACoAACTi7U4B97paH8WE6WyJ8tnN4fKM8tZQjE0 [20.03.2025].

Schulz von Thun, F. (1990): Miteinander reden, Bd. 2. Reinbek (Rowohlt).

Schulz von Thun, F. (2010): Das Werte- und Entwicklungsquadrat. Ein Werkzeug für Kommunikationsanalyse und Persönlichkeitsentwicklung. *Theorie und Praxis der Sozialpädagogik* 9: 13–17.

Schulz von Thun, F. (2015): Von wem stammt das Werte- und Entwicklungsquadrat? *SyStemischer* 7: 88–98.

Schumacher, T. (2013): Lehrbuch der Ethik in der Sozialen Arbeit. Weinheim (Beltz Juventa).

Seligman, M. E. P. (2001): Pessimisten küsst man nicht. Optimismus kann man lernen. München (Droemer Knaur).

Seligman, M. E. P. (2012): Flourish. Wie Menschen aufblühen. Die positive Psychologie des gelingenden Lebens. München (Kösel), 7. Aufl. 2023 [orig. (2011): Flourish. A new understanding of happiness and well-being, and how to achieve them. London (Brealey).]

Seligman, M. E. P., T. Rashid, a. A. C. Parks (2006): Positive Psychotherapy. *American Psychologist* Nov.: 774–778.

Steinhilber, A., L. Schäfer u. M. Zimmermann (2023): Tetralemma als Methode zur Konfliktlösung. Gemeinsam handlungsfähig werden. *Coaching Magazin* (1): 21–25.

Thome, H. (2003): Soziologische Wertforschung. Ein von Niklas Luhmann inspirierter Vorschlag für die engere Verknüpfung von Theorie und Empirie. *Zeitschrift für Soziologie* 32 (1): 4–28.

Tscherne, M. (2021): Orientierung durch Werte: Werte als Wegweiser in der lernenden Organisation. *#schuleverantworten* 1 (2): 57–63. DOI: 10.53349/sv.2021.i2.a84.

Welzel, C. (2009): Werte- und Wertewandelforschung. In: V. Kaina u. A. Römmele (Hrsg.): Politische Soziologie. Ein Studienbuch. Wiesbaden (VS Verlag für Sozialwissenschaften), S. 109–139.

Zimmermann, M. (2011): Naturwissenschaftliche Bildung im Kindergarten. Eine integrative Längsschnittstudie zur Kompetenzentwicklung von Erzieherinnen. Berlin (Logos).

Zimmermann, M. (2022): Pessimisten küsst man nicht … . Verfügbar unter: https://coaching-zentrum-zimmermann.de/pessimisten-kuesst-man-nicht/ [27.11.2025].

Zimmermann, M. (Hrsg.) (in Vorb.): Coaching-Konzepte entwickeln. Zur Professionalität zwischen Haltung. Wissenschaft und Praxis. Wiesbaden (Springer VS).

Zimmermann, M., K. Adam u. N. Pečornik (2023): Leitbildentwicklung – ein Best Practice-Beispiel. *PT-Magazin für Wirtschaft und Gesellschaft*. Verfügbar unter https://www.pt-magazin.de/de/specials/wissenschaft/leitbildentwicklung---ein-best-practice-beispiel_lptrxbfq.html [29.04.2023].

Zimmermann, M. u. Y. Reyhing (2023): Inspire, raise awareness and empower. Biographical online coaching as part of online training. *Organisationsberatung, Supervision, Coaching* 30 (3): 413–423. DOI: 10.1007/s11613-023-00833-3.

Zimmermann, M., T. Wilhelm u. L. Schäfer (2023): Die fünf Säulen der Identität. *Coaching Magazin* 3: 24–26.

10 Positionierung als Coach mit dem Positionierungskompass

Anke Vermeulen

10.1 Einordnung dieses Kapitels in den Band

Dieser Beitrag betrachtet Coaching durch die betriebswirtschaftliche Brille, genauer gesagt aus der Perspektive des Marketings. Wie bei jedem anderen Geschäft ist auch bei einem Coachingangebot eine strategische Ausrichtung von hoher Bedeutung. Es geht darum, den geeigneten Platz im Markt zu identifizieren, sich dort zu etablieren, und es geht darum, sichtbar zu werden. Wie kann das gelingen?

Am Markt und in der Literatur sind zahlreiche Erfolgsstrategien und Ansätze sowie Modelle zu Positionierungszwecken verfügbar, wie etwa das Business Model Canvas Framework, das Ikigai-Modell, der Effectuation-Ansatz und der Marketingmix. Jeder Ansatz hat spezifische Vorteile – in keinem jedoch sind vollumfänglich die Anforderungen abgebildet, derer es bei einer Positionierung im Bereich Coaching bedarf. So ist als Synthese der genannten ein neues Modell entstanden, der »Positionierungskompass für Coaches«.

Wie ist das Kapitel aufgebaut? Nach der Klärung des Begriffs Positionierung und der Einordnung in den Coachingkontext werden zunächst die vier genannten Ansätze beschrieben. Danach wird ein eigenentwickeltes Framework zur Positionierungsarbeit vorgestellt, und die Gemeinsamkeiten und Unterschiede zu den bereits etablierten Ansätzen werden herausgearbeitet, bevor dann auf die Struktur sowie auf die einzelnen Parameter des Positionierungskompasses im Detail eingegangen wird. Abschließend werden allgemeine Hinweise auf die Arbeit mit dem Modell gegeben.[30]

Wo liegen die Besonderheiten des Coachings? Wie lässt sich die eigene Persönlichkeit mit Coachingkompetenz, möglichen Zielgruppen und einer angemessenen Vergütung in Einklang bringen? Wie kann Sichtbarkeit hergestellt werden? Und wie lässt sich die Herangehensweise an den eigenen Positionierungsprozess strukturieren?

30 Eine detaillierte Arbeitsanleitung und ein persönlicher Erfahrungsbericht aus meiner Positionierungsarbeit findet sich online unter: https://www.carl-auer.de/media/carl-auer/sample/ZM/Vermeulen_Zusatzmaterial_Positionierung_als_Coach.pdf

Auf diese Fragestellungen wird im Folgenden eingegangen. Das Kapitel soll angehende sowie etablierte Coaches ermutigen, ihre ganz individuelle Positionierung zu finden und zu festigen.

10.2 Positionierung als Coach – Definition und Bedeutung

Einer wirtschaftswissenschaftlichen Definition (Gabler Wirtschaftslexikon 2018, S. 2715) zufolge ist Positionierung die

> »zielgerichtete Einordnung eines Objektes in einem mehrdimensionalen Merkmalsraum, z.B. in einem Koordinatenkreuz aus Marktattraktivität und Marktwachstum (Portfolio-Analyse). Positioniert werden können Unternehmen, Geschäftsfelder, Produkte (Produktpositionierung) oder Marken (Markenpositionierung)«.

Karlheinz Pflug wird in seinem Vertriebslexikon noch präziser (Pflug o. J.):

> »Positionierung ist der Prozess der Schaffung einer eindeutigen mentalen Position, Vision oder eines Bildes vom Unternehmen, Produkt oder einer Dienstleistung in den Köpfen der Kunden im Vergleich zu Wettbewerbern auf dem Markt. Die Positionierung trägt dazu bei, in den Köpfen der Kunden/Verbraucher ein einzigartiges Bild der Marke und des Produkts im Vergleich zu anderen Produkten oder Marken zu schaffen, die bereits auf dem Markt vorhanden sind.«

Wie ist in diesem Kontext Coaching einzuordnen? Zimmermann setzt sich intensiv mit der Definition des Begriffs Coaching aus unterschiedlichen Perspektiven, wie die der Betriebswirtschafts- und Organisationslehre, der Sozial- und Erziehungswissenschaften sowie der Psychologie auseinander und hält zusammenfassend fest (Zimmermann 2024, S. 37):

> »Coaching ist die professionelle Beratung, Begleitung, Unterstützung von Privatpersonen, Paaren, Gruppen und von Personen mit Führungs- bzw. Steuerungsfunktion in Unternehmen und anderen Organisationen. Als Sammelbegriff bezeichnet Coaching individuelle Formen von (personzentrierter) Beratung auf der Prozessebene.«

Nach der Ausführung von Stephan und Rötz in der 4. Marburger Coachingstudie (Stephan u. Rötz 2017, S. 12) handelt es sich bei Coaching

> »um eine Dienstleistung mit den Eigenschaften von Erfahrungs- und Vertrauensgütern. Die Coaching-Dienstleistung ist ein Erfahrungsgut, weil Nutzen und Qualität der Leistung erst nach dem Kauf bzw. der wiederholten Inanspruchnahme der Leistung abgeschätzt werden können. Ein Vertrauensgut ist Coaching ferner deshalb, weil die Einschätzung selbst nach wiederholter Inanspruchnahme durch die Nachfrager nicht immer eindeutig möglich ist. Diese Eigenschaften machen Coaching zu einer erklärungsbedürftigen Dienstleistung, deren zahlenbasierter Nutzen nicht seriös messbar ist. Coaching lebt also vom Vertrauen der Kunden in die Leistungsfähigkeit der

> Coaching-Dienstleister und vom Image der Dienstleistung bezogen auf seine nutzenstiftende Wirkung«.

Verbindet man diese Definitionen miteinander, so handelt es sich bei Coaching um das Geschäftsfeld der Dienstleistung mit Eigenschaften von Erfahrungs- und Vertrauensgütern.

Zunächst geht es bei der Positionierung darum, das eigene Coachingangebot unter den vielfältigen Möglichkeiten herauszuarbeiten sowie zu schärfen, klar zu benennen und abzugrenzen sowie schließlich am Markt zu etablieren.

Wenn ich Coaches frage, nach welchen Kriterien sie für eine Kontaktaufnahme oder Beauftragung ausgewählt werden und worauf sie selbst bei der Suche nach einem Coach achten würden, erhalte ich Antworten, die sich in der Regel mit meinen eigenen Erfahrungen decken: Es sind vor allem Persönlichkeitsfaktoren, die ausschlaggebend sind – Sympathie, Auftreten und eigene Erfahrungen. Ebenso wichtig ist die Kompetenz des Coaches sowie Empfehlungen und Bewertungen anderer Kund:innen.

Die hohe Bedeutung der Persönlichkeits- und Kompetenzfaktoren spiegelt sich auch in der 5. Marburger Coaching Studie (Stephan u. Wegner 2022) wider. Diese untersucht unter anderem die Wichtigkeit von Parametern bei der Auswahl von Coaches und vergibt – der Wichtigkeit nach steigend – hierfür bis zu 4 Punkte. Hiernach haben die Kriterien Berufserfahrung als Coach mit einem Wert von 3,38 Punkten, die Referenzen und positiven Erfahrungen Dritter mit ebenfalls 3,38 Punkten und schließlich das ethische Selbstverständnis des Coaches mit 3,34 Punkten jeweils besonders hohe Bedeutung. Auch die Ausbildung mit 3,29 Punkten und die Schwerpunktkompetenz des Coaches mit 3,27 Punkten werden als wichtig wahrgenommen (ebd., S. 19).

In der Rauen Coaching-Marktanalyse werden Wirkelemente von Coaching untersucht. Aus der retrograden Betrachtung zeigt sie, dass als wichtigstes Wirkelement von Coachings die Beziehung zwischen Coach und Coachee mit 24,57 % wahrgenommen und bemessen wird (Rauen et al. 2024, S. 52).

Umso relevanter ist es, dass Faktoren nach außen sichtbar werden, die Anknüpfungspunkte für einen Beziehungsaufbau bilden können. Coaches fällt die Aufgabe zu, diese herauszuarbeiten und sich anschließend im Coachingmarkt authentisch, klar und stimmig zu positionieren. Schulz von Thun (1981, S. 137) beschreibt den Begriff der Stimmigkeit wie folgt:

> »In Übereinstimmung mit der Wahrheit der Gesamtsituation, zu der neben meiner inneren Verfassung und meiner Zielsetzung auch der Charakter der Beziehung, die innere Verfassung des Empfängers und die Forderungen der Lage gehören.«

Stimmig ist eine Positionierung als Coach dann, wenn sie sich in dem Spannungsdreieck zwischen einer möglichst hohen eigenen Authentizität, den Bedürfnissen der Zielgruppe und den vom Coach angebotenen Dienstleistungen bewegt.

Nur wer sich mit der eigenen Persönlichkeit sowie dem eigenen Angebot klar und im oben genannten Sinne stimmig definiert, kann das nötige Vertrauen potenzieller Coachees aufbauen und diesen die Entscheidung erleichtern, den ersten Kontakt aufzunehmen. Die Positionierung ist ein Kompass, der (angehende) Coaches durch die vielfältigen Möglichkeiten führt: von der eigenen Persönlichkeit über Themen und Inhalte bis hin zu Zielgruppen und Angeboten. Mit einer stimmigen und authentischen Positionierung schafft man nicht nur Orientierung für potenzielle Kund:innen, sondern auch für sich selbst und für den Aufbau der eigenen Marke.

Auf dem Weg, die eigene Positionierung, bei der als Coach die eigene Persönlichkeit stark im Fokus steht, zu definieren und zu manifestieren, stellen sich zahlreiche Fragen und müssen in vielen Handlungsfeldern Entscheidungen getroffen werden. Die Arbeit mit einem Positionierungs-Framework, das diese Fragestellungen sortiert und strukturiert, kann dabei hilfreich sein. Nach konsequentem Abarbeiten der einzelnen Themenfelder lassen sich im nächsten Schritt die gewonnenen Erkenntnisse miteinander verweben und in einen Gesamtzusammenhang bringen.

10.3 Vier Positionierungsansätze im Überblick

10.3.1 Business Model Canvas

Die Business Model Canvas (BMC) wurde im Jahr 2011 von Osterwalder und Pigneur entwickelt. Dazu schreiben die Autoren (Osterwalder u. Pigneur 2011, S. 19),

> »dass man ein Geschäftsmodell am besten anhand von neun grundlegenden Bausteinen beschreiben kann, die zeigen, aufgrund welcher Logik ein Unternehmen Geld verdienen möchte. Die neun Bausteine decken die vier wichtigen Bereiche eines Unternehmens ab: Kunden, Angebot, Infrastruktur und finanzielle Überlebensfähigkeit«.

Im Einzelnen sind diese neun Bausteine: Kundensegmente, Wertangebote, Kanäle, Kundenbeziehungen, Einnahmequellen, Schlüsselressourcen, Schlüsselaktivitäten, Schlüsselpartnerschaften und Kostenstruktur (ebd., S. 20). Daraus haben Osterwalder und Pigneur ein Framework in Form einer »Alles-auf-einem-Blatt-Methode« entwickelt, das, großformatig in haptischer Form angelegt (Abb. 10.1), mit Haftnotizen befüllt werden kann. In den beiden Büchern »Business Model Generation« (ebd.) und »Business Model You« (Clark, Osterwalder u. Pigneur 2012) wird die Anwendung detailliert beschrieben und mit vielen Praxisbeispielen belegt. Letzteres Werk konzentriert sich dabei auf Erfolgsmodelle von Einzelunternehmer:innen.

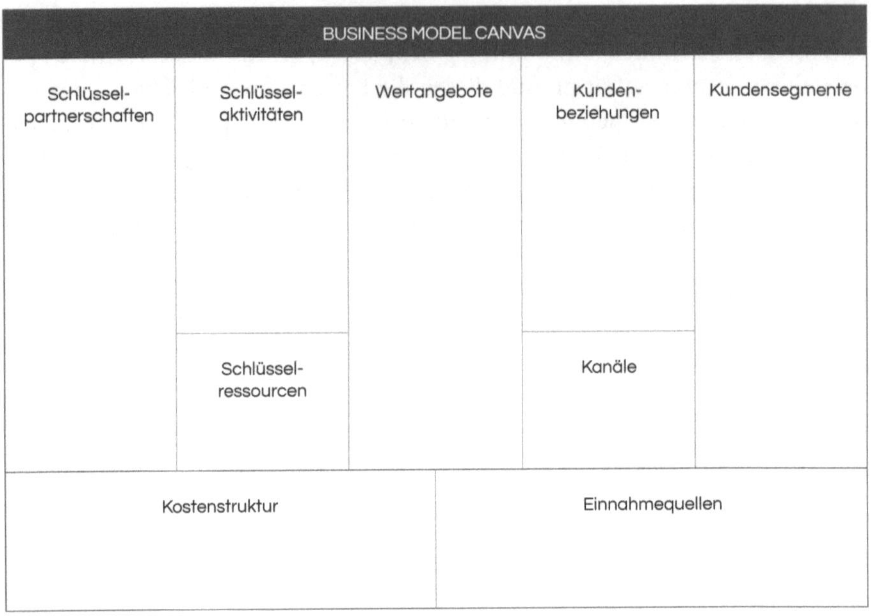

Abb. 10.1: Business Model Canvas (modifiziert nach Osterwalder u. Pigneur 2011, S. 48)

10.3.2 Ikigai

Ein weiterer Ansatz, aus dem sich viele sinnvolle und zielführende Fragestellungen für die eigene Positionierung ableiten lassen, ist das vierkreisige, in der westlichen Welt als Ikigai-Modell bekannt gewordene Framework.

An dieser Stelle muss differenziert werden, da zwei unterschiedliche Verständnisse von Ikigai im Umlauf sind. Tonn spricht in seinem Buch »Das Geheimnis der kleinen Dinge« in diesem Kontext »vom kleinen ›Ikigai Skandal‹ oder vom ›Ikigai Doppelgänger‹« (Tonn 2023, S. 11).

In der Literatur findet man zunächst Definitionen zu einer Geisteshaltung, die tief in der japanischen Kultur verwurzelt ist (Mogi 2017, S. 25).

> »Das Wort (IKIGAI) setzt sich zusammen aus *iki* für ›Leben‹ oder ›lebendig sein‹ und *gai* für ›sich lohnen, wertvoll sein‹. Ikigai könnte man also auch definieren als ›das, wofür es sich zu leben lohnt‹« (Miralles u. García 2018a, S. 13).

Die Geisteshaltung des Ikigai basiert auf den folgenden *fünf Säulen* (Mogi 2017, S. 11):

- klein anfangen
- Loslassen lernen
- Harmonie und Nachhaltigkeit leben

- Freude an den kleinen Dingen entdecken
- im Hier und Jetzt sein

Weiter schreibt Mogi, dass diese Säulen »das tragende Gerüst – als entscheidende Grundlagen – bilden, auf dem das ikigai gedeiht« (ebd.).

In der Literatur über diese Lebensphilosophie ist häufig ein Diagramm mit vier sich überschneidenden Kreisen abgebildet, zu denen in den Werken selbst jedoch kein Zusammenhang hergestellt wird. So finden sich die sich überschneidenden Kreise auf dem Cover des Buches »Ikigai. Die japanische Lebenskunst« des japanischen Neurowissenschaftlers Ken Mogi (2017). Ebenfalls abgebildet ist das Kreisdiagramm in »Ikigai. Gesund und glücklich hundert werden« von Francesc Miralles und Héctor García (2018b, S. 19) mit dem Hinweis darauf, dass es auf Marc Winn zurückzuführen sei. Beschriftet sind die vier Kreise mit den Fragestellungen

- was Sie lieben,
- worin Sie gut sind,
- was die Welt braucht und
- wofür man Sie bezahlen kann.

In der Schnittmenge der Felder »Was Sie lieben« und »Worin Sie gut sind« steht der Begriff *Leidenschaft*, die zwischen »Was Sie lieben« und »Was die Welt braucht« ist beschriftet mit *Aufgabe*, die Schnittmenge zwischen »Was die Welt braucht« und »Wofür man sie bezahlen kann« mit *Berufung* und die Schnittmenge der Kreise »Wofür man Sie bezahlen kann« und »Worin Sie gut sind« mit *Beruf*. Die Felder, in denen sich jeweils drei von vier Kreisen überschneiden, sind unbetitelt, während der Begriff Ikigai im Zentrum des Kreismodells in der Schnittmenge aller vier beschriebenen Fragestellungen steht (Abb. 10.2; Miralles u. García 2018b, S. 19).

Strengt man über Google eine Bildrecherche mit dem Begriff Ikigai an, so erscheint eine breite Auswahl an unterschiedlich gelayouteten, sich überschneidenden Kreisdiagrammen, die zwar im Wording leicht variieren, sich im Inhalt der oben genannten vier Fragestellungen jedoch gleichen. Die meisten Abbildungen geben keinen Verweis auf die Urheberschaft. Auch finden sich im Internet zahlreiche Angebote zur Sinnfindung oder zur Karriereplanung bei namhaften Schulungsinstituten, Akademien, Hochschulen und auch Industrie- und Handelskammern, die mit dem Ikigai-Kreismodell illustriert sind. Totoki Tonn schreibt dazu (Tonn 2023, S. 12 f.):

> »Das in den sozialen Medien mittlerweile millionenfach geteilte Venn-Diagramm stammt von dem spanischen Astrologen Andrés Zuzunaga. Er veröffentlichte sein vierkreisiges Modell unter dem Namen ›Propósito‹, was so viel wie ›Sinn‹ bedeutet, im Jahr 2012. […]
>
> Einige Jahre nach der Veröffentlichung stieß der Blogger und Autor Marc Winn auf das Venn-Diagramm und fand es hoch interessant […] Er überschrieb das Venn-Diagramm mit Ikigai und veröffentlichte es 2014 in seinem Blog.«

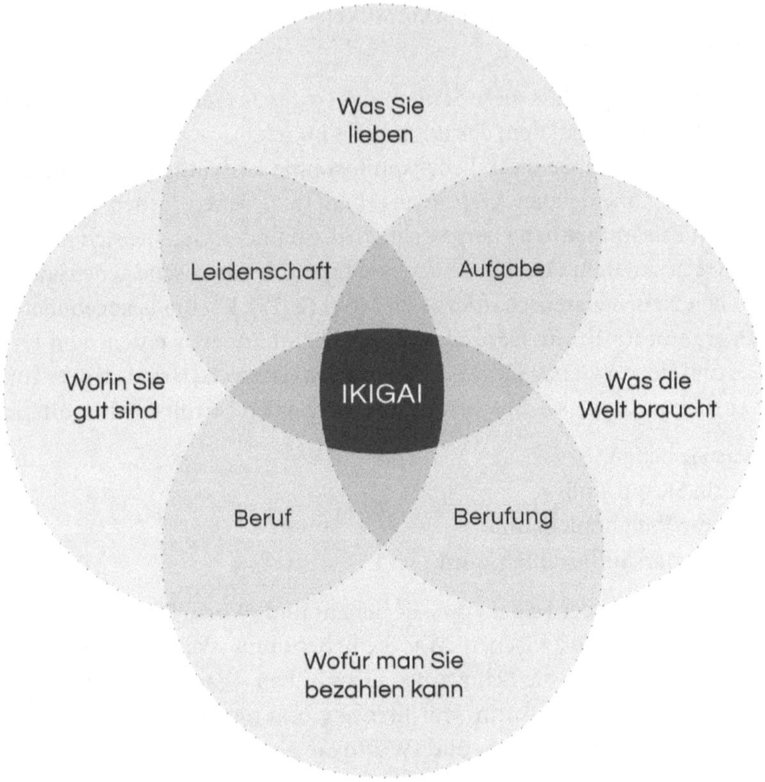

Abb. 10.2: Ikigai-Modell (modifiziert nach Miralles u. García 2018b, S. 19)

In einem Podcast über Ikigai wird Andrés Zuzunaga zu seinem Vier-Kreis-Modell interviewt, das später mit Ikigai betitelt wird (Ikigai Tribe 2020). In einem weiteren Podcast spricht Marc Winn über das von ihm so bezeichnete Ikigai Modell und gibt zu, die japanische Lebensphilosophie Ikigai mit dem oben beschriebenen Kreisdiagramm kombiniert zu haben (Ikigai Tribe 2019).

In den weiteren Ausführungen dieses Beitrags wird nicht auf das Ikigai im Sinne der japanischen Philosophie Bezug genommen, sondern auf das danach bezeichnete Kreismodell.

10.3.3 Effectuation

Der Effectuation-Ansatz bietet eine Herangehensweise an die Entscheidungsfindung und an den Aufbau von Geschäftsmodellen. Er knüpft an die Erkenntnisse von Saras D. Sarasvathy an. Nach deren eigener Definition ist Effectuation (Faschingbauer 2021, S. 8)

> »auf der einen Seite ein Set von Prinzipien, das auf praktische und sofort anwendbare Weise gelehrt und zum Aufbau eines neuen Unternehmens genutzt werden kann. Auf der anderen Seite ist Effectuation ein profundes und detailliertes Framework zum Verständnis von und zum Umgang mit echter Ungewissheit«.

Effectuation steht mit seinen folgenden *vier Prinzipien* im Gegensatz zu einem kausalen Ansatz (ebd., S. 69):

- Mittelorientierung
- leistbarer Verlust
- Umstände und Zufälle
- Vereinbarungen und Partnerschaften

Während ein klassischer, kausaler Ansatz von einem theoretischen, zielorientierten Geschäftsmodell ausgeht, das vom Reißbrett aus geplant wird, fragt der Effectuation-Ansatz in seiner ersten Dimension, der *Mittelorientierung* (ebd., S. 72): Wer bin ich? Was weiß ich? Wen kenne ich? Ein anschauliches Beispiel, das die Unterschiede zwischen einem kausalen und dem Effectuation-Ansatz aufzeigt, ist die Art, wie wir kochen (ebd.):

- *kausaler Ansatz:* Ein Gericht wird geplant, die Zutaten werden eingekauft, und dann wird das Gericht zubereitet.
- *Effectuation-Ansatz:* Wir durchsuchen Speisekammer und Kühlschrank, um mit den vorhandenen Zutaten ein Gericht zu kreieren.

In der Fragestellung »Wer bin ich?« geht es um die eigene Identität, welche eigene Werte, Charakterzüge, Vorlieben, Abneigungen und die Kultur beinhaltet. Die Fragestellung »Was weiß ich?« beleuchtet Wissen, Fertigkeiten und Erfahrungen und »Wen kenne ich?« Kontakte und Netzwerke (ebd.). Ein weder in Business Model Canvas noch Ikigai berücksichtigter Aspekt ist die Unsicherheit. So sind vor allem während der Coronapandemie Geschäftsmodelle aus dem Effectuation-Ansatz entstanden, von denen Faschingbauer 2023 einige in einem Podcastinterview (Evers 2023) beschreibt.

Der folgende Text bezieht sich hauptsächlich auf das erstgenannte Prinzip der Mittelorientierung. Der Vollständigkeit halber wird hier nur kurz auf die weiteren drei Prinzipien eingegangen.

Zum ersten Prinzip des leistbaren Verlusts schreibt Faschingbauer (2021, S. 87):

> »Im Effectuation-Prinzip des leistbaren Verlusts wird einmal mehr die kausale Logik auf den Kopf gestellt. Entscheidend für einen praktischen Schritt sind nicht die Fantasien über einen erhofften Ertrag, sondern der subjektiv leistbare Einsatz an Mitteln.«

Im Vergleich zur kausalen Logik, bei der ein avisiertes Ziel trotz sämtlicher Zustände und Zufälle weiter angestrebt wird, beschreibt Faschingbauer das dritte Prinzip der *Umstände und Zufälle* wie folgt (ebd., S. 105):

> »Effectuators haben gegenüber dem Unerwarteten eine grundsätzlich andere Einstellung. Sie arbeiten mit der Wirkung von Umständen und Zufällen und suchen vor allem

das Nutzenpotenzial von Überraschungen. Für sie bietet das Unerwartete die Chance, Kontrolle über die aktuell ungewisse Situation zu erlangen.«

Das vierte Prinzip des Effectuation-Ansatzes ist das der *Vereinbarungen und Partnerschaften*: Während im kausalen Ansatz der Zweck einer Allianz oder Partnerschaft nach der Definition des Geschäftsmodells ermittelt wird,

> »gehen Effectuators den umgekehrten Weg. Sie sondieren frühzeitig, wer Mittel für ein gemeinsames Vorhaben beisteuern kann und möchte. Sie treten mit anderen in Kontakt, noch lange bevor endgültig feststeht, was sie genau erreichen möchten, und handeln Richtung und Ziele der Partnerschaften aus« (ebd., S. 121).

10.3.4 Marketingmix

Zunächst wird hier ein Blick auf die Entwicklung des Begriffs Marketing an sich geworfen.

Im allgemeinen Sprachgebrauch wird *Marketing* oftmals gleichgesetzt mit Aktivitäten, die dem Sichtbarmachen und Anpreisen von Produkten wie Dienstleistungen dienen. Anfang des 20. Jahrhunderts, als der Begriff Marketing erstmalig in der Literatur auftaucht, ist das Marketing der Produktion nachgelagert und fokussiert stark auf Verkauf und Werbung. Seit dieser Zeit ist das Verständnis des Marketingbegriffs immer breiter geworden. Seit den 1980er-Jahren ist Marketing mit einer marktorientierten Unternehmensführung gleichgesetzt worden, die direkt am Kern des Daseins eines Unternehmens in seiner strategischen Ausrichtung ansetzt. Seit den 1990er-Jahren spielt im Marketing die Beziehungsorientierung eine wichtige Rolle.

Von Beginn der 1950er-Jahre bis heute bildet der Marketingmix das zentrale Instrument des Marketings.

Der Marketingmix besteht aus vier Komponenten:

- Die *Produktpolitik* legt das Produkt- oder Dienstleistungsangebot fest.
- Die *Preispolitik* entscheidet, zu welchem Preis Produkte oder Dienstleistungen angeboten werden.
- Die *Kommunikationspolitik* definiert, über welche Kommunikationskanäle und mit welchen Maßnahmen Produkte oder Dienstleistungen bekannt gemacht werden
- Die *Distributionspolitik* legt fest, über welche Kanäle der Vertrieb stattfindet (Homburg 2003, S. 6 f., Meffert et al. 1977, S. 6 f.).

10.4 Positionierungskompass für Coaches

In der Positionierungsarbeit mit Coaches arbeite ich mit allen vier beschriebenen Ansätzen. Jeder weist spezifische Schwerpunkte und Stärken auf. Gleichzeitig hat bisher eine Betrachtungsweise gefehlt, die alle Aspekte in einem einzigen Framework vereint.

Aus diesem Grund habe ich eine Synthese der beiden Frameworks Business Model Canvas und Ikigai, der Prinzipien der Mittelorientierung des Effectuation-Ansatzes sowie von Aspekten des marktgerichteten Marketingmixes entwickelt. Der so entstandene *Positionierungskompass für Coaches* verbindet zentrale Elemente dieser vier Ansätze, differenziert einzelne Bereiche, ergänzt neue Aspekte und schafft eine Struktur, die eine systematische Vorgehensweise einerseits und das Herstellen von Querverbindungen andererseits ermöglicht.

Ein zentraler Aspekt des Modells ist eine zweistufige Herangehensweise:

1) Zunächst konzentriert es sich auf die *inneren Faktoren*, die in der Persönlichkeit der einzelnen Coaches selbst verankert sind und die Grundlage für den weiteren Positionierungsprozess bilden.
2) Darauf aufbauend folgt in einer zweiten Stufe die Verbindung zu *äußeren, marktbezogenen Aspekten* mit dem Ziel, ein stimmiges Angebot zu entwickeln und am Markt sichtbar zu machen.

Der Positionierungskompass für Coaches beinhaltet insgesamt 14 Felder, die sich einen inneren und einen äußeren Kompass zuordnen lassen (Abb. 10.3):

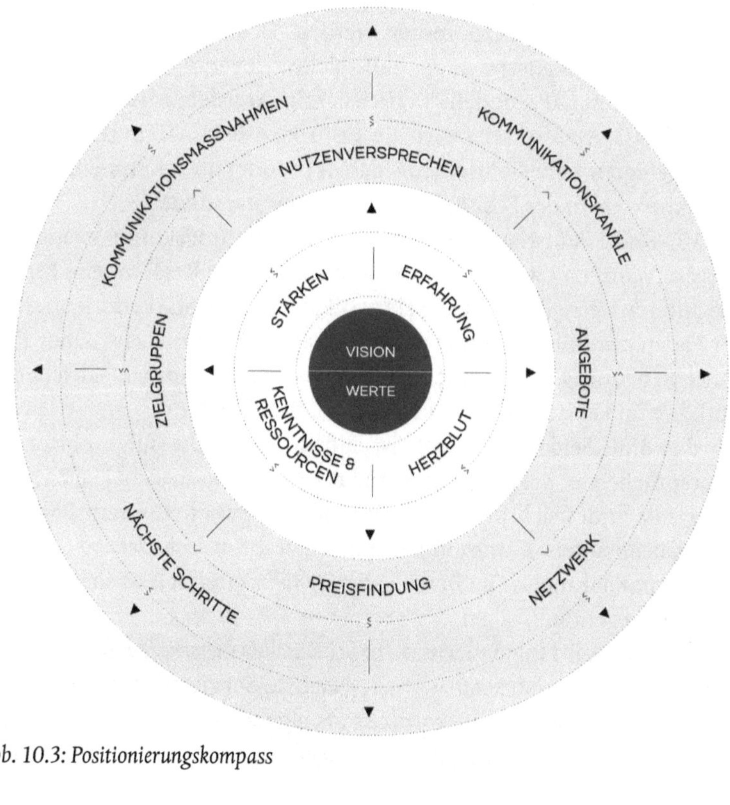

Abb. 10.3: Positionierungskompass

- Der *innere Kompass* umfasst die Felder Vision und Werte als Kern (dunkel im Bild) sowie Stärken, Kompetenzen & Ressourcen, Erfahrungen und Herzblut (auf hellem Grund).
- Der *äußere Kompass* (im Bild grau hinterlegt) setzt sich aus den Bereichen Zielgruppen, Nutzenversprechen, Angebote, Preisfindung, Netzwerk, Kommunikationsmaßnahmen, -kanäle sowie Nächste Schritte zusammen.

Bevor in den Abschnitten 10.4.2 und 10.4.3 auf die zugehörigen Felder eingegangen detailliert wird, vergleichen wir den Positionierungskompass mit den vier anderen Positionierungsansätzen.

10.4.1 Positionierungskompass im Vergleich mit Business Model Canvas, Ikigai, Effectuation und Marketingmix

In Tabelle 10.1 werden alle Parameter der vier angesprochenen Modelle zusammengetragen und dem Positionierungskompass gegenübergestellt.

10.4.1.1 Business Model Canvas

Die Business Model Canvas (BMC) weist vor allem zwei Stärken auf, die in den Positionierungskompass übernommen werden. Das ist einerseits die klare und strukturierte *Darstellungsform*, in der zahlreiche relevante Parameter für die Entwicklung eines Geschäftsmodells berücksichtigt werden, insbesondere jene im äußeren Kompass. Andererseits wird die *haptische Arbeitsweise* in Form einer großformatig angelegten »Alles-auf-einem-Blatt-Methode« übernommen, die den kreativen Denkprozess in der Positionierungsarbeit unterstützt.

Das BMC-Feld *Schlüsselressourcen* ist im Positionierungskompass auf zwei Felder aufgeteilt, nämlich »Stärken« sowie »Kenntnisse und Ressourcen«. Mir scheint hier eine differenzierte Betrachtung sinnvoll, da sich die Stärkenorientierung wie ein roter Faden durch meine eigene Arbeit als Coach zieht. Es ist daher für mich von großer Bedeutung, den Stärken ein eigenes Feld zu widmen. Gleichzeitig gilt es, Kenntnisse und andere Ressourcen zu berücksichtigen.

Auch das BMC-Feld *Wertangebote* ist auf zwei Bereiche aufgesplittet, auf das Nutzenversprechen an die Zielgruppe und die Angebote an sich. Die BMC-Rubrik *Kundensegmente* findet sich im Positionierungskompass unter dem Begriff »Zielgruppen«, *Kanäle* unter »Kommunikationskanäle«, *Kundenbeziehung* unter »Kommunikationsmaßnahmen«. Der Bereich der *Einnahmequellen* lässt sich dem Bereich »Preisfindung« gegenüberstellen.

Unterschieden wird folgendermaßen: *Schlüsselpartnerschaften* finden sich unter »Netzwerk« und *Schlüsselaktivitäten* unter »Nächste Schritte«. Der Aspekt der *Kostenstruktur* ist im Positionierungskompass als eigenes Feld außen vorgelassen, jedoch ist die Kostenbetrachtung unter »Preisfindung« berücksichtigt. Die Bereiche

Positionierungskompass		Business Model Canvas	Ikigai	Effectuation-Ansatz	Marketingmix
innerer Kompass	Vision				
	Werte			Mittelorientierung: Wer bin ich?	
	Stärken	Schlüsselressourcen	worin Sie gut sind	Mittelorientierung: Was weiß ich? / Was kann ich?	
	Kenntnisse und Ressourcen				
	Erfahrung			Mittelorientierung: Wer bin ich?	
	Herzblut		was Sie lieben	Mittelorientierung: Wer bin ich?	
äußerer Kompass	Nutzenversprechen	Wertangebote	was die Welt braucht		Produktpolitik
	Angebote		wofür man Sie bezahlen kann		
	Zielgruppen	Kundensegmente			
	Kommunikationskanäle	Kanäle			Kommunikationspolitik Distributionspolitik
	Kommunikationsmaßnahmen	Kundenbeziehung			Kommunikationspolitik
	Preisfindung	Einnahmequellen	wofür man Sie bezahlen kann		Preispolitik
	Netzwerk	Schlüsselpartnerschaften		Mittelorientierung: Wen kenne ich? Vereinbarungen, Partnerschaften	
	nächste Schritte	Schlüsselaktivitäten			
		Kostenstruktur		leistbarer Verlust	
				Umstände und Zufälle nutzen	

Tab. 10.1: Gegenüberstellung der vier etablierten Positionierungsansätze und des selbst entwickelten Positionierungskompasses

aus dem inneren Kompass »Vision«, »Werte«, »Herzblut« und »Erfahrungen« finden sich in der Business Model Canvas nicht wieder.

10.4.1.2 Ikigai-Modell

Das Ikigai-Modell wurde aus drei wesentlichen Gründen als Basis gewählt:

- Erstens zielt es stark auf individuelle Persönlichkeitsfaktoren ab und eröffnet im Vergleich zur Business Model Canvas mit der Frage *Was Sie lieben* eine neue Perspektive.

- Zweitens ist es interessant, die »Lebenszufriedenheit« in den Mittelpunkt zu stellen und darauf die eigene Positionierung aufzubauen.
- Drittens ist die Idee inspirierend, Schnittmengen zu bilden und verschiedene Elemente miteinander zu verknüpfen.

Die Fragestellung *Worin Sie gut sind*, deckt sich mit dem BMC-Feld »Schlüsselressourcen«, das, wie beschrieben, differenziert mit Stärken sowie Fähigkeiten und Ressourcen beleuchtet wird. Der Kreis, der für *Was Sie lieben* steht, fokussiert auf Leidenschaften und stellt einen einzigartigen Aspekt dar, den keiner der anderen Ansätze berücksichtigt. Das Feld wird übernommen und mit »Herzblut« betitelt.

Das Feld *Was die Welt braucht* lässt sich im Positionierungskompass dem »Nutzenversprechen« zuordnen. Die Fragestellung *Wofür man Sie bezahlen kann* ist nicht klar abgegrenzt, sondern sowohl »Angebot« als auch »Preisfindung« zugeordnet. Da hier eine differenzierte Betrachtung wichtig erscheint, sind diese beiden Bereiche getrennt in das Framework aufgenommen.

10.4.1.3 Effectuation-Ansatz

Die Einbeziehung des Effectuation-Ansatzes ist aus zwei Gründen sinnvoll. Erstens gibt er eine alternative Denkrichtung vor, indem er die klassische kausale Logik umkehrt: Statt von einem festen Ziel auszugehen und zu erkunden, wie dieses mit den vorhandenen Mitteln erreicht werden kann, setzt er auf eine *mittelorientierte Betrachtung*. Dabei steht zunächst die Reflexion darüber im Fokus, über welche Ressourcen man persönlich verfügt oder auf welche man im eigenen Netzwerk Zugriff hat, um daraus die eigenen Angebote und Maßnahmen abzuleiten.

In meiner Arbeit erlebe ich immer wieder, dass Coaches sich zwar ihrer persönlichen Faktoren bewusst sind, sich jedoch in den wenigsten Fällen intensiv damit auseinandergesetzt haben, welche Zielsetzungen sich daraus in Bezug auf Zielgruppen, Angebot und Kommunikation ableiten lassen.

Den zweiten Grund für den Effectuation-Ansatz als Basis bilden die Berücksichtigung von Unsicherheit angesichts der ungewissen Zukunft und die Nutzbarmachung von Zufällen.

Die Frage *Was weiß ich?* findet sich wie bei den beiden zuvor beschriebenen Ansätzen Business Model Canvas und Ikigai im Positionierungskompass in zwei Feldern wieder, in »Stärken« sowie in »Kenntnisse und Ressourcen«.

Die Frage *Wer bin ich?* lässt sich im Positionierungskompass den Feldern »Werte«, »Erfahrung« und »Herzblut« zuordnen. Die ersten beiden Aspekte finden weder in der Business Model Canvas noch im Ikigai Berücksichtigung.

Die Frage *Wen kenne ich?* ist analog zu »Schlüsselpartnerschaften« aus der Business Model Canvas und im Positionierungskompass mit »Netzwerk« betitelt.

10.4.1.4 Marketingmix

Den Marketingmix habe ich in den Vergleich aufgenommen, weil ich den Prozess der Positionierung als solchen der Disziplin des Marketings zuordne und den Positionierungskompass der Vollständigkeit halber in Beziehung zu allen vier Instrumenten des Marketings setzen möchte. Darüber hinaus bietet dieser Ansatz im Bereich der *Preispolitik* im Gegensatz zu den anderen drei Modellen als einziger konkrete Ansätze zur Preisfindung, die so namentlich im Positionierungskompass erscheint. Die *Produktpolitik* findet sich im Nutzenversprechen sowie im Angebot wieder, die *Kommunikationspolitik* in den Kommunikationsmaßnahmen und -kanälen und die *Distributionspolitik* ebenfalls in den Kommunikationskanälen.

10.4.2 Innerer Kompass aus Kern und umgebendem Ring

Der innere Kompass beleuchtet die Persönlichkeit des Coaches. Dabei bilden Vision und Werte im Positionierungskompass den Kern, um den sich ein Ring mit den Dimensionen Stärken, Kompetenzen und Ressourcen, Erfahrungen sowie Herzblut legt. Der innere Kompass bildet eine stabile Basis des eigenen Wirkens und hat somit einen eher statischen, sich wenig verändernden Charakter, gleichzeitig manifestiert er den Antrieb für die Positionierung nach außen.

10.4.2.1 Vision

Die Vision findet sich in keinem der anderen vier beschriebenen Ansätze. Nach der Leitbildstudie von Greiner und Brosch ist die Vision von Unternehmen eines der zentralen Elemente des Unternehmensleitbilds (Greiner u. Brosch 2020, S. 5). Sie ist »nach innen gerichtet und setzt den Maßstab, mit dem ein Unternehmen den Erfolg seiner Strategie definiert. Die Vision ist zukunftsorientiert, richtungsweisend, anspornend, anspruchsvoll und terminiert« (ebd.).

Diese Ausführungen lassen sich auch auf das *Coaching als Einpersonenunternehmen* übertragen. Das Zeichnen eines intuitiven Bildes von der eigenen Zukunft als Coach ist somit ein optimaler Startpunkt der Positionierung. Dabei ist sehr bewusst die Vision und nicht etwa Zielsetzung gewählt, da letztere mit den SMARTen Kriterien »spezifisch, messbar, attraktiv, realistisch, terminiert« in ein sehr enges Korsett gepresst sind und somit wertvollen Raum für freieres Denken nehmen.

Wo also sehen sich angehende Coaches genau? Welche Bilder entstehen in ihrem Kopf? Und wie lauten ihre Ausformulierungen der jeweils eigenen Vision?

10.4.2.2 Werte

Die Werte im Positionierungskompass finden sich in den anderen Modellen lediglich in der Mittelorientierung des Effectuation-Ansatzes mit der Fragestellung *Wer bin ich?* wieder. Sie sind nach oben genannter Leitbildstudie ein weiteres wichtiges Element zur Leitbildentwicklung, die im Unternehmenskontext als »mitarbeiterorientiert, verhaltensweisend, kulturprägend und langfristig« (ebd., S. 5) beschrieben werden. Während in Unternehmen eine Gruppe von Menschen die Werte entwickelt, gilt es für Coaches als Einzelpersonen, die eigenen Werte herauszuarbeiten, zu differenzieren, in ihrer Bedeutsamkeit gegeneinander abzuwägen und die drei bis fünf wichtigsten zu benennen.

Im Positionierungskompass bilden die Werte zusammen mit der Mission den Kern in der Positionierung. Vergleichbar mit der innersten Puppe einer Matroschka, die sich nicht wie die anderen weiter öffnen lässt, ist im Sinne der Positionierungsdefinition von Pflug (Abschn. 10.2) die mentale, innere Position unveränderbar.

10.4.2.3 Ring aus vier Feldern um den Kern

Um diesen Kern legt sich im inneren Kompass ein Ring aus den vier Feldern *Stärken, Kenntnisse & Ressourcen, Erfahrung* und *Herzblut*. Die ersten beiden Felder sind Bereiche, die sich auch in der Business Model Canvas, im Ikigai und in der Mittelorientierung des Effectuation-Ansatzes wiederfinden; bei diesen Modellen werden jedoch die Stärken sowie Kenntnisse und Ressourcen zusammengefasst.

10.4.2.4 Stärke

An dieser Stelle ist eine Differenzierung zwischen Charakterstärken und erlernten Fähigkeiten wichtig. Nach Seligman (2011, S. 64) sind *Charakterstärken* gekennzeichnet durch

> »ein Gefühl von Inhaberschaft und Authentizität; ein Gefühl der Begeisterung, während man sie zum Ausdruck bringt; eine steile Lernkurve bei der anfänglichen Einübung der Stärke; ein Verlangen danach, die Stärke auf neue Weise gebrauchen zu können; ein Gefühl der Zwangsläufigkeit, die Empfindung einer Belebung eher als einer Ermüdung bei der Anwendung der Stärke; das Entstehen und die Verfolgung persönlicher Projekte, die um die Stärke kreisen; Freude, Schwung, Enthusiasmus, ja sogar Ekstase bei der Anwendung der Stärke.«

Mangelsdorf (2020, S. 31) fasst das, was sie als *Signaturstärken* bezeichnet, wie folgt zusammen:

> »Unser persönliches Stärkenprofil ist wie unsere Unterschrift. Es ist ein Ausdruck unserer Individualität. [...] Der Signaturstärkenbegriff schließt allerdings auch ein, dass wir die jeweilige Stärke als authentisch und als Bestandteil des eigenen Selbstbildes erleben; Spaß dabei haben, sie auszuleben; erfolgreicher sind, wenn wir sie nutzen; kreativer sind, wenn wir die Stärke einsetzen und dass wir leichter zu guten Ergebnissen und in den Flow kommen.«

Frank Rebmann (2017, S. 76) ergänzt dies mit einer Formel:

Stärke = Talent + Wissen + Übung + Freude

Für die Stärken im Sinne der oben beschriebenen Signaturstärken, die sehr wirksame Antreiber für Kreativität und intrinsische Motivation sein können, ist ein eigenes Feld im Positionierungskompass vorgesehen.

10.4.2.5 Kenntnisse und Ressourcen

In einem nächsten Feld werden Kenntnisse und Ressourcen zusammengetragen. Hiermit gemeint sind einerseits erlernte Dinge, wie beispielsweise Sprachen, Fachwissen, Methodenwissen und andererseits Ressourcen, die außerhalb geistiger oder handwerklicher Fähigkeiten liegen. Das Gabler Wirtschaftslexikon (2018, S. 2950) definiert Ressourcen als »Bestände und Mittel, die in die Produktion von Gütern und Dienstleistungen eingehen«. Initialzündung könnte beispielsweise das eigene Pferd oder der eigene Hund sein, um ein tiergestütztes Coachingangebot zu entwickeln. Es kann auch eine Räumlichkeit sein, die man besitzt oder auf die man leichten Zugriff hat, um dort später beispielsweise Coachings oder Workshops anzubieten.

10.4.2.6 Erfahrung

In dem Feld Erfahrung, das sich neben dem Positionierungskompass auch in der Mittelorientierung des Effectuation-Ansatzes wiederfindet, kann der Coach entlang seiner Lebenslinie auf bisherige Erfahrungen zurückblicken und über sie reflektieren. Gemeint sind Erfahrungen und Erlebnisse, positive wie negative, denen möglicherweise bisher keine Beachtung geschenkt wurde, die jedoch später in der Arbeit am äußeren Kompass Rückschlüsse auf mögliche Zielgruppen, Nutzenversprechen und Angebote zulassen oder Anknüpfungspunkte für Kommunikationsmaßnahmen bieten.

10.4.2.7 Herzblut

Neben Visionen, Werten, Stärken, Kompetenzen und Erfahrungen spielen auch die Dinge eine wichtige Rolle, für die wir uns persönlich begeistern können, die uns intrinsisch motivieren. Im Sinne des Ikigai-Modells ist dieser Aspekt sehr wichtig für das Erreichen eines glücklichen und zufriedenen Lebens. Bewusst habe ich für dieses Feld den Begriff Herzblut gewählt, da ich ihn für meine Arbeit als Coach als einen von drei Kernwerten benannt habe. Es geht darum die folgenden Fragen zu beleuchten: Wofür brenne ich? Bei welchen Themen beginnen meine Augen zu leuchten? Wobei vergeht die Zeit wie im Flug? Was hat mich früher begeistert und ist vielleicht in Vergessenheit geraten? Aus der Sammlung der eigenen Herzblutthemen lassen sich später im äußeren Kompass möglicherweise Zielgruppen, Nutzenversprechen, Angebote und auch Kommunikationsmaßnahmen- und Kanäle ableiten.

10.4.3 Äußerer Kompass

Der äußere Kompass legt den Fokus auf die Marktseite. Er besteht aus insgesamt acht Feldern, die sich auf zwei Ringe aufteilen:

- *innerer Außenring:* Der sich direkt um den inneren Kompass legende Ring beleuchtet das »Was« der Coachingdienstleistung mit den Feldern *Zielgruppen, Nutzenversprechen, Angebot* und *Preisfindung* (im Uhrzeigersinn).

- *äußerer Außenring:* Der äußerste Ring umfasst *Kommunikationsmaßnahmen* und *-kanäle*, *Netzwerk* und *nächste Schritte*.

Der äußere Kompass steht mit dem inneren Kompass in Wechselwirkung und ist stärker als der innere Kompass von Entwicklung und Veränderung geprägt.

10.4.3.1 Innerer Außenring

Zielgruppen definiert das Gabler Wirtschaftslexikon (2018, S. 3349) als »Adressaten; Gesamtheit aller effektiven oder potenziellen Personen, die mit einer bestimmten Marketingaktivität angesprochen werden sollen«. Homburg unterscheidet bei den Zielgruppen nach soziodemografischen, geografischen, psychografischen, verhaltens- und nutzenorientierten Merkmalen (Homburg 2003, S. 519).

An wen also richtet sich das Coachingangebot? Bei der Identifikation der interessantesten und vielversprechendsten Zielgruppen kann eine aus verschiedenen Perspektiven beleuchtete intuitive Herangehensweise sinnvoll sein. Dabei helfen Fragen, die sich aus dem inneren sowie aus dem äußeren Positionierungskompass ergeben:

- *Vision:* Mit welcher Zielgruppe komme ich meiner Vision am nächsten?
- *Werte:* Welche Zielgruppen passen am besten zu meinen Werten?
- *Stärken, Kompetenz* und *Erfahrung:* Mit welcher Zielgruppe kenne ich mich gut aus? Zu welcher Zielgruppe habe ich den einfachsten Zugang?
- *Herzblut:* Die Arbeit mit Vertreter:innen welcher Zielgruppen würde mir die meiste Freude bereiten – unabhängig davon, ob diese überhaupt Coachings benötigen, wie sehr ich mir als Coach zutraue, für diese Zielgruppe zu arbeiten und ohne Berücksichtigung der möglichen Verdienstmöglichkeiten?
- *Nutzenversprechen:* Bei welcher Zielgruppe ist der sinnstiftende Aspekt der größte?
- *Preisfindung:* Welche Zielgruppe ist wie zahlungskräftig oder zahlungsbereit?
- *Netzwerk:* Wen kenne ich, und welche Zielgruppe ist für mich besonders gut zugänglich?

Das nächste Feld steht für das *Nutzenversprechen*. Dieser Aspekt ist bewusst zwischen Zielgruppe und Angebot platziert, da es ein Verbindungsglied zwischen beiden darstellt. In der klassischen Marketingtheorie wird häufig nach dem Alleinstellungsmerkmal, der »unique selling proposition« (USP; Meffert u. Burmann u. Kirchgeorg u. Eisenbeiß 2024, S. 64) eines angebotenen Produkts oder einer Dienstleistung gefragt. Damit gemeint ist ein »einzigartiges Verkaufsversprechen bei der Positionierung einer Leistung« (Gabler Wirtschaftslexikon 2018, S. 3515):

> »Der USP soll durch Herausstellen eines einzigartigen Nutzens das eigene Angebot von den Konkurrenzangeboten abheben und den Konsumenten zum Kauf anregen. Durch Marktsättigung und objektive Austauschbarkeit der Produkte erlangt der USP zunehmend an Bedeutung.«

Das Fokussieren auf Alleinstellungsmerkmale oder besondere Verkaufsversprechen allerdings zielt auf einen wettbewerbsorientieren Markt ab. Wer einen Coach auswählt, fragt in der Regel jedoch nicht: Wer ist der oder die Beste? Stattdessen lautet die Frage: Welcher Coach passt am besten zu meinem Anliegen? Also sollte es hier eher um ein *Nutzenversprechen in Richtung der Zielgruppe* gehen als um ein vom Anbieter ausgehendes Verkaufsversprechen. Es ist entscheidend, sich in die Zielgruppe hineinzuversetzen und zu überlegen, wo der Bedarf liegt und wie man dort einen konkreten Nutzen, einen Mehrwert, schaffen kann.

Aus Nutzengewinn bzw. Nutzenversprechen der Zielgruppe leitet sich unmittelbar das oder die *Angebote* ab. Je mehr sich die anvisierte Zielgruppe von Coaches angesprochen fühlt, desto höher ist das entgegengebrachte Vertrauen. Es empfiehlt sich, ein Angebotsportfolio zu erstellen, das sich aus dem inneren Kompass in Kombination mit den Zielgruppen herleitet.

Genau wie bei den Zielgruppen besteht auch hier die Möglichkeit einer spitzen oder breiten Aufstellung: Eine spitze Aufstellung hat den Vorteil, dass die Qualitätsvermutung höher sein kann als bei einem breiten Angebot. Gleichzeitig hat Letzteres den Vorteil, dass eine bestehende Beziehung zu den Kund:innen für verschiedene Themen nutzbar ist, und umgekehrt, dass Coachees gerne weitere und neue Anliegen mit dem oder der Coach ihres Vertrauens bearbeiten möchten.

Eine gemischte Variante zwischen einer spitzen und einer breiten Angebotspalette könnten verschiedene Themen sein, die gleichzeitig durch einen roten Faden verbunden sind.

Zwar ist in der Vergleichstabelle (Abschn. 10.4.1, Tab. 10.1) die *Preisfindung* dem Feld Einnahmequelle der Business Model Canvas zugeordnet. Hier gilt es jedoch zu differenzieren: Eine Einnahmequelle ist eher einer in einem Businessplan definierten Zielgröße zuzuordnen, wohingegen die Preisfindung als vorgelagerte Betrachtung und somit als zentraler Bestandteil der Positionierung zu sehen ist. Der Preis ist bei der Kaufentscheidung für eine Coachingleistung selten der ausschlaggebende Faktor: In der 5. Marburger Coachingstudie wurde der Wichtigkeit des Preises als Auswahlkriterium für Coaches mit 2,84 von 4 Punkten angegeben (Stephan u. Wegner 2022, S. 19). Gleichzeitig stehen Preise in engem Zusammenhang mit einer Qualitätsvermutung (Homburg 2020, S. 768):

> »Damit ist das Phänomen gemeint, dass Kunden insbesondere bei Unsicherheit über die Qualitätsbeurteilung eines Produktes vor dem Kauf aus den Preisinformationen Qualitätsbeurteilungen ableiten. Hierbei wird üblicherweise ein hoher Preis als Indikator für eine hohe Qualität, ein niedriger Preis dagegen als Indikator für eine minderwertige Qualität interpretiert.«

Somit kann vom Preis eine Rückkopplung zum Vertrauen, das in Coaches gesetzt wird, entstehen.

Mit ist es wichtig, die Preisgestaltung differenziert und aus unterschiedlichen Blickwinkeln zu betrachten und mit den folgenden Fragestellungen zu beleuchten:

Wie hoch muss mein Honorar mindestens sein, damit ich davon leben kann? Wie viele Coachings kann ich maximal pro Monat durchführen? Welche Honorare sind branchenüblich?[31] Wie lege ich mein Honorar fest: kosten-, markt- oder wettbewerbsorientiert. Welche Aussage treffe ich mit der Preisfestlegung? Welches Honorar ist für welche Zielgruppe angemessen? Nehme ich für alle Zielgruppen und Angebote einen identischen Stundensatz? Mit in die Überlegungen einbezogen werden sollten: die eigene Erfahrung, Referenzen, das eigene Selbstbewusstsein und die Frage: Wofür führe ich Coachings durch? Um meine Erfahrung zu erweitern? Um eine Referenz zu erhalten? Weil die Person eine multiplizierende Wirkung hat? Weil ich Gutes tun möchte? Weil es mir besonders viel Freude bereitet? Weil ich daran besonders viel verdiene?

Durch diese Fragen lassen sich Argumente dafür finden, niedrigere Preise anzusetzen. Betriebswirtschaftlich gesehen könnte man diese entgangenen Honorare als Investition etwa für Know-how-Aufbau, Marketing oder Vertrieb sehen. In der umgekehrten Betrachtung können Antworten auf beispielsweise die folgenden Fragen Argumente für hohe Preise liefern: Wie viel ist es dem Coachee wert, die eigenen Probleme zu lösen oder den Veränderungsprozess voranzutreiben? Wie viel ist es einer Personalentwicklungsabteilung wert, ihre Mitarbeitenden durch Coaching in deren Anliegen zu unterstützen? Zusammenfassend sollte auch hier der Aspekt der Stimmigkeit im Vordergrund stehen, und der Preis sollte zu den eigenen Werten, zum Angebot und zur Zielgruppe passen.

10.4.3.2 Äußerer Außenring

In den vier Feldern des inneren Außenkompasses wurden nutzenbringende Angebote für bestimmte Zielgruppen zu einem definierten Preis entwickelt. Nun geht es mithilfe von *Kommunikationsmaßnahmen* darum, diese sichtbar zu machen:

- Hierfür müssen in einem ersten Schritt Entscheidungen bezüglich des Corporate Designs, sprich des visuellen Teiles der eigenen Identität als Coach, getroffen werden. Das betrifft Namensfindung, Logogestaltung, Farbwelt, Fotografien, Website- und Portfoliogestaltung.
- In einem zweiten Schritt gilt es, Maßnahmen zu erarbeiten, die auf das Coachingangebot aufmerksam machen. Es stehen einerseits *digitale Varianten* wie SEO- und SEA-Maßnahmen, also Suchmaschinenoptimierung oder -werbung, Blogs, Whitepapers, Newsletter, Posts, Storys, Podcasts oder Webinare zur Verfügung. Andererseits bieten sich zahlreiche Möglichkeiten, die aus den *klassischen Bereichen* entstammen, wie zum Beispiel Printanzeigen, Rundfunk- und Fernsehwerbung, Flyer, Postkarten, Give-aways, Merchan-

31 Dazu geben die Homepages der Coachingverbände einen Überblick: Berufsverband für Training, Beratung und Coaching (DBVT; https://www.bdvt.de), European Coaching Association (ECA; https://european-coaching-association.de/), Deutscher Coaching Verband: (DVC; https://coachingverband.org/), Deutscher Bundesverband Coaching (DBVC; https://www.dbvc.de/) [03.06.2026].

dising-Artikel, Pressearbeit, Auftritte auf Messen, Videos, Interviews, Vorträge, Publikationen.

Von hoher Bedeutung ist bei allen Maßnahmen, welche Geschichte erzählt wird. Sehr treffend beschreibt Thomas Pyczak die Wichtigkeit von *Storytelling* mit »Soweit also die Fakten, aber welche Geschichte wollen wir erzählen?« (Pyczak 2020, S. 11). Wie sieht entsprechend das visuelle Erscheinungsbild aus? Mit welchen Maßnahmen mache ich auf mein Angebot aufmerksam? Und wie kann ich meine Erkenntnisse aus dem inneren Kompass hier einbringen?

In engem Zusammenhang mit den eben beschriebenen Maßnahmen stehen die *Kommunikationskanäle*. Maßnahmen an sich gelangen nicht automatisch zur Zielgruppe, sondern sie müssen aktiv in verschiedene Online- und Offlinekanäle gespielt werden. Auch hier sind die Möglichkeiten sehr zahlreich. Umso mehr ist es auch hier von hoher Bedeutung, stimmig zu agieren und den eigenen und individuellen Weg zu gehen. Je nach Zielsetzung der einzelnen Kommunikationsmaßnahmen, wie zum Beispiel Auftragsgewinnung, Netzwerkpflege mit Auftraggebenden, Kooperationen, Sparring oder Imagepflege, können verschiedene Wege zum Ziel führen. Im *Onlinebereich* gibt es unter anderem die folgenden Kanäle: Instagram, Facebook, LinkedIn, TikTok, Google, Google Maps für Rezensionen, Backlinks, E-Mail, KI-Plattformen und KI-gestützte Suchsysteme. Im *Offlinebereich* können beispielsweise Telefonate oder Kooperationspartner:innen zur Auslage von Flyern zielführende Kanäle sein. Auch kann das *persönliche Netzwerk* ein guter Kanal für Empfehlungen sein, denn, wie ja bereits beschrieben, ist die Beziehung zu den Kund:innen von sehr hoher Bedeutung und seit den 1990er-Jahren als elementarer Bestandteil in das Marketingverständnis integriert. Gerade bei Vertrauensgütern haben Empfehlungen einen sehr hohen Stellenwert.

Ein gut gepflegtes *Netzwerk* ist ein wertvolles Instrument, um sowohl beruflich als auch persönlich erfolgreich zu sein – umso mehr für am Markt selbstständig agierende Coaches. Kontakte mit anderen Coaches oder Menschen aus verwandten Berufen können hilfreich sein für Wissens- und Erfahrungsaustausch, Literaturempfehlungen, Supervision, Intervision, Inspiration, Kooperationen und Partnerschaften für gemeinsame Workshops, zur Akquise, Weitervermittlung, Einführung in neue Marktsegmente etc. In diesem Feld wird einerseits die aus dem Effectuation-Ansatz bekannte Frage »Wen kenne ich?« aufgegriffen, also die Frage nach bereits *bestehenden Kontakten*. Andererseits können in diesem Feld Kontakte gesammelt werden, die aufgebaut werden sollen.

Das Feld *nächste Schritte* im Positionierungskompass dient der Transferplanung. Optimalerweise wird dieses Feld nach und nach mit Aufgaben befüllt, die zu erledigen sind. Welche To-dos oder nächsten Schritte leiten sich aus der Bearbeitung der 13 anderen Kompassfelder ab?

10.5 Mit dem Positionierungskompass arbeiten

Die Arbeit mit dem Positionierungskompass lädt ein, in einer vorgegebenen Reihenfolge ausgehend vom Kern und dem ersten Ring des inneren Kompasses über die beiden Ringe des äußeren Kompasses die verschiedenen Bereiche zu reflektieren. Dabei sollte das Gesamtbild zunächst ausgeblendet werden, um sich nicht zu überfordern. Gleichzeitig dürfen alle Erkenntnisse, die im Bearbeitungsprozess entstehen und die möglicherweise anderen Feldern als dem gerade bearbeiteten zuzuordnen sind, festgehalten werden. Es geht also einerseits um die Fokussierung auf jeweils einen Bereich nach dem anderen und andererseits um eine Verknüpfung der einzelnen Bereiche untereinander. Für die eigene, individuelle Arbeit mit dem Positionierungskompass ist auf der Basis dieses Kapitels online[32] ein Artikel mit Beispielen aus meiner eigenen Positionierung einerseits und konkreten Handlungsideen für die Befüllung des eigenen Kompasses inklusive Druckvorlagen andererseits zu finden.

Auch wenn der innere Kompass weniger von Veränderungen geprägt ist als der äußere Kompass und als stabile Basis für die Ausrichtung auf den Markt dienen soll, so ist dennoch der gesamte Positionierungskompass in dauernder Bewegung. Es lohnt sich, diesen immer wieder regelmäßig zu reflektieren und sich zu fragen, was sich verändert hat, was beizubehalten lohnt und was zu welchem Zweck angepasst werden soll.

Literatur

Berufsverband für Training, Beratung und Coaching e. V. (BDVT) (2024): Honorarempfehlung 2024 für Training, Beratung und Coaching. Verfügbar unter: https://www.bdvt.de/bdvt-wAssets/docs/Aktuelles/Honorarempfehlung_2024_final.pdf [04.03.2025].

Clark, T., A. Osterwalder u. Y. Pigneur (2012): Business model You. Frankfurt a. M. (Campus).

Deutscher Bundesverband Coaching e. V. (DBVC) (o. J.): DBVC Standards für Coaching. Verfügbar unter: https://www.dbvc.de/mitglied-werden/qualitaetsstandards/coaching [27.11.2025].

Deutscher Coaching Verband e. V. (DCV) (o. J.): Honorarempfehlungen. Verfügbar unter: https://coachingverband.org/honorar-empfehlung-des-dcvs/ [27.11.2025].

European Coaching Association e. V. (ECA) (o. J.): Honorarrichtlinien. Verfügbar unter: https://european-coaching-association.de/wp-content/uploads/2020/02/eca-honorarrichtlinien4c.pdf [27.11.2025].

Evers, J. (2023): Entscheidungen unter Unsicherheit – Das Erfolgsrezept »Effectuation« [Michael Faschingbauer]. Ideen Couch #78: Podcast und Interview vom 19.04.2023 Verfügbar unter: https://open.spotify.com/episode/72nn8rwfbBciGdftgcAFLs [28.11.2025].

Faschingbauer, M. (2021): Effectuation. Wie erfolgreiche Unternehmer denken, entscheiden und handeln. Stuttgart (Schäffer-Poeschel), 4. Aufl.

32 Siehe: https://www.carl-auer.de/media/carl-auer/sample/ZM/Vermeulen_Zusatzmaterial_Positionierung_als_Coach.pdf

Gabler Wirtschaftslexikon (2018): Wiesbaden (Springer Gabler), 18. Aufl.
Greiner, O. u. N. Brosch (2020): Leitbildstudie 2020. Eine Analyse von Purpose, Mission, Vision, Leitsätzen und Werten der deutschen Wirtschaft. Verfügbar unter: https://www.horvath-partners.com/de/media-center/studien/leitbildstudie-2020-eine-analyse-von-purpose-mission-vision-leitsaetzen-und-werten-der-deutschen-wirtschaft [04.03.2025].
Homburg, C. (2003): Marketingmanagement. Strategie – Instrumente – Umsetzung – Unternehmensführung. Wiesbaden (Springer Gabler), 7. Aufl. 2020.
Ikigai Tribe (2019): 005 – Marc Winn on merging Ikigai with the Venn Diagram of Purpose. Dezember 2019. Verfügbar unter: https://ikigaitribe.com/ikigai/podcast05/ [04.03.2025].
Ikigai Tribe (2020): 007 – How the Andrés Zuzunaga Venn Diagram became Ikigai. 29. Januar 2020. Verfügbar unter: https://ikigaitribe.com/ikigai/podcast07/ [28.11.2025].
Mangelsdorf, J. (2020): Positive Psychologie im Coaching. Positive Coaching für Coaches, Berater und Therapeuten. Wiesbaden (Springer).
Meffert, H., C. Burmann, M. Kirchgeorg u. M. Eisenbeiß (1977): Marketing: Grundlagen marktorientierter Unternehmensführung. Konzepte – Instrumente – Praxisbeispiele. Wiesbaden (Springer Gabler), 14. Aufl. 2024.
Miralles, F. u. H. García (2018a): Finde dein Ikigai. Das japanische Geheimnis eines glücklichen Lebens. Berlin (Ullstein), 5. Aufl. 2022.
Miralles, F. u. H. García (2018b): Ikigai. Gesund und glücklich hundert werden. Berlin (Ullstein), 5. Aufl. 2021.
Mogi, K. (2017): Ikigai. Die japanische Lebenskunst. Köln (Dumont), 9. Aufl. 2021.
Osterwalder, A. u. Y. Pigneur (2011): Business model generation. Frankfurt a. M. (Campus).
Pflug, K. (o.J.): Was bedeutet Positionierung von Unternehmen, Produkten und Leistungen? Vertriebslexikon Verkaufslexikon. Verfügbar unter: https://www.vertriebslexikon.de/positionierung.html [29.11.2025].
Pyczak, T. (2020): Tell me! Wie Sie mit Storytelling überzeugen. Bonn (Rheinwerk), 3. Aufl. 2022.
Rauen, C., D. Barczynski, D. Ebermann, A. Plath u. I. Tanzil (2024): RAUEN Coaching-Marktanalyse 2024. Version vom 16.05.2024. Verfügbar unter: https://www.rauen.de/coaching-report/coaching-marktanalyse.html [18.11.2025].
Rebmann, F. (2017): Der Stärken Code. Die eigenen Talente entschlüsseln, anerkennen und weiterentwickeln. Frankfurt a. M. (Campus).
Schulz von Thun, F. (1981): Miteinander reden 1: Allgemeine Psychologie der Kommunikation. Reinbek (Rowohlt). Sonderausgabe 2019.
Seligman, M. E. P (2011): Flourish. Wie Menschen aufblühen. Die positive Psychologie des gelingenden Lebens. München (Kösel). 7. Aufl. 2023.
Stephan, M. u C. Rötz (2017): Coaching-Marktanalyse 2016/17. Ergebnisse der 4. Marburger Coaching Studie 2016/17. Verfügbar unter: https://www.uni-marburg.de/de/fb02/professuren/bwl/bwl01/forschung/2018-01_coaching_onelineversion.pdf [04.03.2025].
Stephan, M. u. C. Wegner (2022): Coaching-Marktanalyse 2021/2022. 5. Marburger Coaching-Studie. Verfügbar unter: https://www.uni-marburg.de/en/fb02/research-groups/business-administration/bwl01/research/2018-01_coaching_onelineversion.pdf [04.03.2025].
Tonn, M. (2023): Das Geheimnis der kleinen Dinge. Entdecke mit dem Ikigai die Reichtümer, die dein Leben schon bereithält. München (Yuna), 2. Aufl.
Zimmermann, M. (2024): Coaching – zum Wachstum inspirieren. Ein interdisziplinäres, integratives Handbuch. Heidelberg (Carl-Auer).

11 Onlinecoaching bleibt Coaching – Professionalität auch im virtuellen Kontext

Monika Zimmermann & Stefanie Rödel

11.1 Coaching im virtuellen Kontext

Onlinecoaching ist heutzutage eine unerlässliche Komponente von Coaching. Nicht erst durch die pandemiebedingten Kontaktbeschränkungen wurde die Digitalisierung im Coachingbereich ein relevantes Thema. Zeitgemäßes und zukunftsorientiertes Coaching muss sich mit der Digitalisierung in all ihren Facetten auseinandersetzen. In einer Zeit, in der Flexibilität und Effizienz wichtiger sind denn je, erschließt dieses Coachingformat völlig neue Potenziale: Es überwindet räumliche Distanzen, passt sich fließend in den Arbeitsalltag ein und ermöglicht, genau die richtigen Coaches für die eigenen Bedürfnisse zu finden – unabhängig vom eigenen Standort.

Doch Onlinecoaching ist weit mehr als nur eine bequeme Alternative zum klassischen Coaching. Es bietet eine einzigartige Intensität, die oft unterschätzt wird: eine fokussierte, ablenkungsfreie Atmosphäre, die erstaunlich schnell zu tiefen Erkenntnissen und nachhaltigen Veränderungen führt. Digitale Werkzeuge ermöglichen eine kontinuierliche Begleitung und nachhaltige Reflexion. Beispielsweise interaktiv bearbeitete Dokumente, multimediale Kommunikationsformate und asynchrone Austauschprozesse eröffnen vielfältige Möglichkeiten, um die Anliegen der Klient:innen in einem lebendigen, co-kreativen Coachingprozess adäquat zu bearbeiten (Geißler u. Rödel 2023, S. 95 f.).

Um die eigene Professionalität als Coach auch im virtuellen Setting zu wahren, ist mehr gefragt als die einfache Übertragung des Präsenzsettings auf digitale Kommunikationsmedien (Berninger-Schäfer u. Zimmermann 2024, S. 441). Vielmehr muss eine intensive Auseinandersetzung mit den veränderten Rahmenbedingungen, deren Einschränkungen und Möglichkeiten sowie dem eigenen Handlungsraum stattfinden. Nicht zuletzt müssen neue (Medien-)Kompetenzen erworben werden, die es Coaches ermöglichen, auch im virtuellen Kontext eine unterstützende Begleitung für die Klient:innen zu sein.

Der vorliegende Beitrag soll bei der Professionalisierung und als Ausgangspunkt für die weitere Beschäftigung mit dem Themenkomplex »Coaching im virtuellen Raum« unterstützen und inspirieren. Er gibt Einblicke in die Chancen, Methoden und Spezifika dieses modernen Coachingformats. Folgende Fragen sollen dabei aufgeworfen werden und zur weiteren Reflexion anregen: Was ist Onlinecoaching, und wie unterscheidet es sich von Coaching »face to face«? Was ist das Besondere bzw. das besonders Wirksame daran? Und wie können Coaches es für ihre Klient:innen optimal nutzen und auch im virtuellen Kontext professionell und handlungsbefähigend agieren?

11.1.1 Gesellschaftliche (Mega-)Trends und der Aufstieg des Onlinecoachings

Onlinecoaching ist eine zeitgemäße Antwort auf Megatrends wie Digitalisierung, Globalisierung und New Work, die schon seit Jahren unsere Arbeits- und Lebenswelten durchdringen. Die junge Generation wächst mit den neuen Medien auf, und eine ständige Erreichbarkeit (»on demand«) sowie das Arbeiten über größere Distanzen hinweg sind zum Standard unseres täglichen Tuns geworden (Armutat et al. 2015, S. 8). Entsprechend steigt bei Unternehmen der Bedarf an zeitgemäßen, flexiblen virtuellen Coaching- und Beratungsangeboten, um Personen bei ihrer persönlichen Entwicklung und der Bewältigung beruflicher Herausforderungen zu unterstützen. Aktuelle Trends des Coachingmarktes sprechen somit dafür, dass die Entwicklung digitaler Strategien und der Umstieg (zumindest in Teilen) auf Onlinecoaching die Existenz von Coaches sichern helfen können (Rauen et al. 2024, S. 25).

11.1.2 Onlinecoaching auf dem heutigen Coachingmarkt

In Anbetracht der sich anbahnenden Sättigung des Coachingmarktes und des stärker werdenden Wettbewerbs zwischen Anbieter:innen von Coaching ist es nicht verwunderlich, dass immer mehr Auftraggeber:innen (v. a. Unternehmen) auf möglichst flexible, kosten- und zeitsparende Coachingangebote zurückkommen (Wrede u. Zimmermann 2020, S. 16 f.). Aufgrund der zeit- und ortsunabhängigen Organisation kann Onlinecoaching weit mehr als traditionelles Präsenzcoaching diesen Anforderungen entsprechen.

In den letzten Jahren konnte sich das Telefoncoaching als Ergänzung etablieren. Aktuelle Umfragen legen zudem die Vermutung nahe, dass auch Onlinecoaching an Popularität gewinnt und fester Teil des Coachingmarktes wird (Rauen et al. 2024, S. 25; Berninger-Schäfer 2018, S. 8). Entsprechend wurden in den vergangenen Jahren und Jahrzehnten vermehrt E-Learnings und Coaching-Internetplattformen entwickelt, die mehrere Medien und Kommunikationsformen kombinieren.

Auch wenn Onlinecoaching zunehmend gesellschaftlich akzeptiert wird und augenscheinlich viele Vorteile mit sich bringt, stehen einige Menschen ihm aufgrund vermuteter Nachteile skeptisch gegenüber. Besonders in den Fachgebieten der Sozialen Arbeit, Pädagogik und Psychologie wird der persönliche Kontakt sehr geschätzt und als förderlich angesehen. Die Kommunikation im virtuellen Kontext unterscheidet sich in vielerlei Hinsicht von der unmittelbaren Präsenzbegegnung und folgt trotz Überschneidungen eigenen Prinzipien.

Hinzu kommt laut Wrede und Zimmermann (2020, S. 13), dass diejenigen Anbieter:innen, die schnell und kostengünstig virtuelle Coachingprodukte anbieten, zwar innovativ und mediengewandt sind, oft aber nicht die nötige Coachingkompetenz besitzen, die eine seriöse und professionelle Ausübung des Berufs erfordert. Dennoch passen sich das Coachingverständnis und die damit verbundenen Ansprüche an Coaching der Auftraggeber:innen an das vorhandene Angebot an. Diese könnten in Zukunft weniger bereit sein, den höheren Kosten- und Zeitaufwand für klassisches Face-to-face-Coaching zu tragen (ebd., S. 16 f.). Während rein toolbasiertes Coaching in naher Zukunft von kostengünstigen Apps und künstlicher Intelligenz abgelöst werden könnte, bleibt das auf Haltung und Beziehung basierende persönliche Coaching vorerst als Wirkungsraum »echter« Coaches erhalten (Ebermann 2017).

Coaches steht folglich die schwierige Aufgabe bevor, dieses Element der Professionalität zu bewahren und gleichzeitig der fortschreitenden Digitalisierung Rechnung zu tragen. Dafür müssen sie in der Lage sein, die Unterschiede des virtuellen und realen Raums produktiv dafür zu nutzen, den Rahmen und Coachingprozess entsprechend zu gestalten. Auch müssen sie ihre Kommunikationsweisen und das methodische Vorgehen, aber auch Beziehungsgestaltung und Prozesssteuerung professionell und kompetent anpassen. Darum geht es in diesem Kapitel.

11.2 Onlinecoaching – Begriffsdefinition

In diesem Beitrag wird Onlinecoaching überwiegend als Sammelbegriff für Coaching mithilfe internetbasierter Kommunikationsmittel verwendet. In der wissenschaftlichen Literatur wird Onlinecoaching zumeist unter Bezugnahme auf Coaching selbst definiert (Abschn. 11.2.2), wobei sich das Coachingverständnis von Coach zu Coach, Forschender zu Forschendem, Verband zu Verband unterscheiden kann.

Dennoch können der einschlägigen Literatur und dem Angebotsspektrum von (seriösen) Coaches einige grundlegende Merkmale von Onlinecoaching entnommen werden. Vor allem in Relation zu traditionellem Präsenzcoaching und in Abgrenzung zu anderen Onlineformaten (Lehre, Therapie, Beratung) lässt sich die Bedeutung des Begriffs sinnvoll einkreisen.

11.2.1 Begriffliche Abgrenzung

Als Alternativen zum klassischen Präsenzcoaching ist häufig die Rede von virtuellem Coaching, E-Coaching, »Blended Coaching«, digitalem Coaching usw. Häufig verbirgt sich hinter diesen Begriffen ein Coachingvorgehen mittels Video, Telefon, Chat, E-Mail bis hin zu Sprachnachrichten. Es werden auch kollaborative Plattformen genutzt, die z. B. das Arbeiten mit 2D-Anwendungen, Avataren, 3D-Räumen oder den Einsatz diverser Coachingtools (Aufstellungen, Fragensets, Bildmaterial usw.) ermöglichen. Somit sind sowohl synchrones und asynchrones, textgebundenes und nicht textgebundenes Arbeiten sowie Mischformen möglich (Berninger-Schäfer 2018, S. 28; Geißler u. Rödel 2023, S. 103 ff.).

Blended Coaching beschreibt ein Vorgehen, bei dem Face-to-Face-Coachings mit Onlinekomponenten verbunden werden. *Onlinecoaching* hingegen findet ausschließlich im virtuellen Kontext statt, es gibt keine Treffen in Präsenz (Graßmann a. Schermuly 2021, p. 110). Oft wird im Internet aus Vermarktungszwecken zwar Onlinecoaching angeboten, es handelt sich jedoch eher um Onlineberatung (Wrede u. Zimmermann 2020, S. 22). Entsprechend wird eine Abgrenzung von Onlinecoaching zu anderen Onlineformaten benötigt.

11.2.1.1 Onlineberatung

Gibt man in einer Onlinesuchmaschine den Begriff »Onlineberatung« ein, findet man eine Vielzahl von Angeboten, von Onlineseelsorge und Beratung für Menschen in Not bis hin zu Finanzberatung oder Beratung bei der Kücheneinrichtung. All diesen Angeboten ist das typische Beratungsverhältnis zwischen Hilfe-/Ratsuchenden einerseits und beratenden (angeblichen) Expert:innen andererseits gemein. Die Kommunikation zwischen beiden Parteien findet über das Internet (E-Mail, Chat usw.) statt (Engelhardt u. Storch 2013, S. 3 ff.).

11.2.1.2 Onlinetherapie

Von Onlinetherapie ist dann die Rede, wenn therapeutische Interventionen durch computergestützte Kanäle und Programme stattfinden (ebd., S. 8). Es gelten dieselben gesetzlichen Regelungen wie bei »normaler« Therapie. Im Übrigen darf laut Gesetz eine Psychotherapie nie ausschließlich online stattfinden, ein Teil der Behandlung muss im Präsenzsetting vollzogen werden (ebd.).

Ein entscheidender Unterschied zum Coaching ist das Arzt-Patienten-Modell, das ein Kompetenzgefälle abbildet: Therapeut:innen erstellen eine Diagnose und setzen sich dann für die Linderung von Störungen ein, während im Coaching von einem (relativ) gesunden Gegenüber ausgegangen wird, mit dem Coaches auf Augenhöhe zusammen eine individuelle Lösung erarbeiten.

11.2.1.3 Fernunterricht (DBVC, o. J.)

Bei *Fernunterricht* findet mehr als die Hälfte der Veranstaltung »asynchron« statt, und eine Lernerfolgskontrolle ist gegeben. Trifft eines dieser beiden Kriterien nicht zu, fällt die Veranstaltung nicht unter das Fernunterrichtsschutzgesetz (FernUSG). Im Unterschied zu Coaching, das auf Persönlichkeits- und Kompetenzentwicklung abzielt, ist *Unterricht* die Vermittlung von Wissen, Techniken und Methoden mit standardisierten Inhalten und Lernzielen.[33]

Ein wesentlicher Unterschied: Coaching, sei es virtuell oder in Präsenz, zeichnet sich durch Zieloffenheit und die Notwendigkeit, angemessene Ziele zu entwickeln, aus. Der Anspruch an Coaches ist, diese Ziele mithilfe einer dialektisch strukturierten Methode zu entwickeln und zu erreichen (Geißler u. Rödel 2023, S. 44) und dabei professionellen Standards gerecht zu werden.

11.2.2 Definitionen von Onlinecoaching

> »Online-Coaching ist die Bezeichnung für ein computergestütztes, multimediales und interaktives Vorgehen, bei dem professionelle Coaching-Prozesse gesteuert werden. Im Unterschied zum Online-Learning und zur Online-Therapie handelt es sich um eine hierarchiefreie, nicht beratende Vorgehensweise zur Selbstreflexion und Weiterentwicklung, die über das Internet durchgeführt wird und damit Zeit- und Ortsunabhängigkeit ermöglicht« (Ribbers a. Waringa 2015, S. 6).

Gemeinhin werden beim Onlinecoaching die Präsenzbegegnung und Kommunikation durch technische Medien, wie etwa Video, Telefon und Text ersetzt. Onlinecoaching findet also computergestützt, interaktiv und unter Nutzung unterschiedlicher Medien im virtuellen Raum statt. Zusätzlich können digitale Tools (z. B. Bild, 2D, 3D, Avatare) zur Problemlösung und Bearbeitung der Coachingthemen eingesetzt werden (Geißler u. Rödel 2023, S. 230 ff.; Armutat et al. 2015, S. 10). Der angemessene Einsatz solcher Tools kann gewinnbringend sein, er ist aber weder Voraussetzung für professionelles Onlinecoaching noch garantiert er dessen Professionalität. Auch im virtuellen Raum gilt, dass vor allem die Haltung und Professionalität der Coaches die Coachingqualität bestimmen.

Ein wesentlicher Unterschied zwischen Face-to-Face- und Online-Begegnungsformen besteht darin, dass bei vielen Onlineformaten Zeit oder Ort – oder beides – nicht geteilt werden. In synchronen Onlineformaten wie Videokonferenzen teilen die Beteiligten die Zeit, aber nicht den physischen Ort und möglicherweise auch nicht die Zeitzone. Die professionelle Kommunikation wird jeweils medial vermittelt. Der Coachingprozess selbst kann mit prozessleitenden Elementen und Onlinetools digital unterstützt werden. Gleichzeitig eröffnet sich eine Vielzahl von Kommunikationswegen, neben Videokonferenzen und Telefonaten gibt es Chats, Foren, virtuelle Räume, die Kombination synchroner und asynchroner Interventionen und vieles mehr. Auch die zeitliche Strukturierung des Coachingprozesses kann sich im Onlinesetting erheblich ändern: Elemente werden möglicherweise kürzer und häufiger, also z. B. kurze Transfercoachingeinheiten von 15 bis 20 Minuten, »Leadership Hot Calls« und vieles mehr. Diese können in verschiedenen Zeitzonen stattfinden.

33 Eine Stellungnahme des Sachverständigenrates des DBVC zu der Frage, wieso Coaching kein Fernunterricht ist, findet sich unter https://www.dbvc.de/news/coaching-als-fernunterricht [26.11.2024].

Auch kommt es zu neuen Vorgehensweisen (z.B. Coach on Demand, engmaschige virtuelle Begleitung »on the job«, automatisierte Matchingprozesse u. v. m.) sowie zu neuen Businessmodellen (z.B. Coachingflatrates). Die Professionalisierung von Onlinecoaches im digitalen Umfeld erfordert somit weitergehende Kompetenzen, als sie bisher für professionelles Coaching definiert worden sind (Abschn. 11.3).

11.2.3 Besondere Merkmale von Onlinecoaching

Die Verortung von Coaching im virtuellen Raum verändert in mancher Hinsicht dessen Charakter und Prozess. Onlinecoaching zeigt somit eine Reihe spezifischer Merkmale, die Armutat et al. (2015, S. 10) in Tabelle 11.1 kategorisieren und deren Vorteile und Besonderheiten die Autor:innen zugleich hervorheben.

Merkmale des Onlinecoachings	Vorteile und Besonderheiten
ausgeprägte Selbstlernkomponente	• Orts- und zeitunabhängig einsetzbar • Möglichkeiten der Vor- und Nachbereitung der Coachingsitzung für Coachees • Element des Selbstcoachings • Rollenänderung der Coaches: virtuelle Prozesssteuerung
automatisierte Dokumentation und Visualisierung	• nachhaltiger, dokumentierter Coachingprozess • Dokumentation hilft Coachees bei Reflexion • Dokumentation hilft Coaches bei passgenauer Prozessbegleitung • neue Visualisierungs- und Wahrnehmungsmöglichkeiten machen Visualisierung gedanklicher Prozesse möglich
Intervention »just in time« und »on demand«	• lebensweltliche, situative Passung • bedarfsgerechte Kurzinterventionen möglich • enge, flexible Begleitung möglich • flexible Zeitfenster können genutzt werden
betriebswirtschaftliche Vorteile	• keine Reisezeiten und -kosten • Dialog mit Expert:innen über räumliche Grenzen hinweg wird möglich
Erleichterung der Selbstoffenbarung, Begünstigung von Selbstreflexion	• völlige Anonymität ist möglich • Problematik sozial erwünschten Verhaltens wird reduziert • Diskretion ist gut zu wahren • virtuelle Distanz verringert Hemmschwelle, sich zu öffnen
Fokussierung und innere Distanz	• virtuelle Tools bieten Möglichkeiten, das Thema zu entpersonalisieren und Distanz zum Thema herzustellen • Fokussierung des Wahrnehmungsspektrums auf das für das Thema Relevante wird unterstützt
Umsetzungsanforderungen	• Schritt halten mit Digitalisierung der Arbeitswelt • spielerische Elemente • wissenschaftliche Fundierung und Begleitung • Anpassung von IT-Infrastruktur des Unternehmens teilweise erforderlich • hohe Bedeutung von Datenschutz, Vertraulichkeit durch Abhängigkeit von IT

Tab. 11.1: Besonderheiten des virtuellen Coachings (modifiziert nach Armutat et al. 2015, S. 10)

11.2.4 Vor- und Nachteile von Onlinecoaching

Neben den soeben gezeigten Potenzialen führen gewisse Nachteile des Onlinecoachings dazu, dass Coaches und Klient:innen weiterhin das klassische Setting bevorzugen. Einige ausgewählte Vor- und Nachteile sowie Punkte, an denen sich beide Formate überschneiden, werden in Tabelle 11.2 aufgelistet.

Vorteile (Kantouri 2020, S. 26 ff.)	Nachteile	Überschneidungspunkte mit Präsenzcoaching
zeitliche und finanzielle Vorteile: keine Reisezeiten und -kosten		
Häufigkeit der Termine kann erhöht und Dauer des Coachings verlängert werden (durch Zeitersparnis)	Coach läuft Gefahr, ständig erreichbar sein zu wollen/müssen	wirksame Prozessteuerung ist Verantwortung der Coaches (in Anpassung an die Bedürfnisse der Klient:innen)
Fokus auf die geschriebenen oder gesprochenen Inhalte, da Ablenkung durch visuelle oder auditive Reize eingeschränkt	Kanalreduktion (weniger bis keine nonverbale Kommunikation möglich, kein echter Blickkontakt)	zentrale Wirkfaktoren sind die Qualität der Klient-Coach-Beziehung, die gemeinsame Erarbeitung kongruenter Coachingziele, die strukturierte und professionelle Bearbeitung der Coachinginhalte sowie die Umsetzungsunterstützung (Geißler u. Rödel 2023, S. 287 ff.; Geißler u. Rödel 2024a, S. 174 f.)
verbesserte Zugangsoptionen jenseits geografischer Entfernungen für Coaches und Klient:innen	erhöhte Schwierigkeit für Klient:innen, seriöse und professionelle Angebote zu finden	Transparenz hinsichtlich der Zielsetzung, des Prozesses usw. ist grundlegend
Innovation: digitale Tools können in sicherer Umgebung angewendet werden	anfällig für (unbeabsichtigte) Datenschutzverstöße	Tools können hilfreich sein, sind aber nicht ausschlaggebend für Coachingerfolg

Tab. 11.2: Vor- und Nachteile von Onlinecoaching (Auswahl)

11.2.5 Einsatzbereiche

Dank der höheren Flexibilität und dem reduzierten Zeitaufwand kann Onlinecoaching vielseitig eingesetzt werden. Einige Einsatzbereiche sind für den Einsatz von Onlinecoaching besonders vorteilhaft:

- einfache Themen und Entscheidungsprozesse
- schnelle Bearbeitung von Themen in kürzeren Anständen
- schnelle, intensive und flexible Prozessbegleitung
- Erweiterung der Erlebniswelt der Klient:innen (Bache 2018, S. 207)
- Coaching auch von Menschen, die aufgrund ihrer Beeinträchtigungen nicht an Präsenzcoaching teilnehmen können
- Coaching von Menschen mit sozialen Ängsten und anderen Schwierigkeiten eines persönlichen Zugangs

- Coachen über räumliche Distanzen hinweg
- engmaschiges und langfristiges Begleiten von Menschen im Arbeitsalltag (»on the job«)

Als Beispiel aus der Praxis sei das virtuelle modular aufgebaute *Führungskräftecoaching* genannt, das einen höheren Anteil von Entwicklungsmaßnahmen für Führungskräfte enthält, in den fachliche Wissensvermittlung integriert sein kann. Führungskräfte profitieren hier von einer strukturierten Mischung aus Reflexion, Theorie und Praxis. Durch schriftliche Reflexionsfragen können sich Coachees asynchron vor der Sitzung gezielt auf Themen wie Konfliktmanagement oder Entscheidungsfindung fokussieren und vorbereiten. Während der Session können Coaches mittels Bildschirmteilung live psychoedukative oder betriebswirtschaftliche Modelle wie z. B. Change-Management-Frameworks während der Sitzung einbinden. Auch können so gemeinsam Fallanalysen durchgeführt oder reale E-Mails, Präsentationen oder Organigramme besprochen werden. Zudem können Coaches zwischen den Terminen Transferaufgaben vergeben, die es ihren Coachees ermöglichen, selbstständig Problemlösungsstrategien zu entwickeln und operative Themen praxistauglich nach vorne zu bringen. Das kann z. B. das Aufsetzen eines Workshopplans für eine Teamentwicklung sein, die dann in der nächsten Coachingeinheit gemeinsam kritisch und konstruktiv hinterfragt wird (Geißler u. Rödel 2023, S. 282 f.), oder eine Beobachtungs- und Reflexionsaufgabe nach gemeinsamer Aufstellung des Inneren Teams, die in einem Onlinejournal verschriftlicht werden soll (Rödel 2025, S. 188).

Das Onlinejournal ist ein gemeinsam genutztes Dokumentations-, Visualisierungs- und Arbeitstool, mit dem der gesamte Coachingprozesses transparent und nachvollziehbar festgehalten und nachgezeichnet wird (Rödel 2022, S. 1). Das Werkzeug wird in Abschnitt 11.3.2 näher beschrieben.

11.3 Professionalität als Coach im virtuellen Raum

Aus dieser starken Veränderung des Kontexts bzw. des Raumes, in dem Coaching stattfindet, leitet sich die Notwendigkeit entsprechender Kompetenzen ab, die auf das Onlinesetting angepasst sind. Nicht alle diese Kompetenzen müssen neu erlernt, viele müssen lediglich erweitert und auf das neue digitale Setting abgestimmt werden, damit die Wirksamkeit von Coaching weiterhin gegeben ist.

Im Folgenden werden einige grundlegende Kompetenzen für Onlinecoaching erläutert. Es sei zudem auf die Beiträge dieses Bands zum Thema Ethik (Kap. 7), Datenschutz (vgl. Kap. 7) und KI (Kap. 20) im Coaching hingewiesen, da diese Themen im Bereich Onlinecoaching von besonderer Bedeutung sind.

11.3.1 Medienkompetenz und Medienkommunikation

Da Onlinecoaching immer medial vermittelt stattfindet, ist eine große Medienkompetenz seitens der Coaches für den Erfolg des Coachingprozesses maßgeblich.

Diese beginnt mit der Auswahl der sinnvoll einsetzbaren Medien und Tools in der eigenen Coachingpraxis und erstreckt sich auf deren Einsatz und Kombination im Coachingprozess. Dabei sollte nicht nur auf grundlegende Charakteristiken des jeweiligen Mediums, wie etwa Verfügbarkeit und Datenschutz, geachtet werden, sondern auch verantwortungsvoll auf die Angemessenheit und den Nutzen für den konkreten Coachingprozess (Berninger-Schäfer 2018, S. 90).

Klient:innen müssen über die getroffene Auswahl an Tools und Plattformen aufgeklärt und ihre Fragen zum Datenschutz beantwortet werden, ggf. muss die Anwendung erläutert werden (Wrede u. Zimmermann 2020, S. 140). Um Störfaktoren im Coaching zu reduzieren, ist außerdem sicherzustellen, dass auf beiden Seiten die notwendigen technischen Anforderungen (Internetzugang mit ausreichender Bandbreite, Mikrofon, Kamera usw.) vorhanden sind (ebd., S. 89 f.). Hilfreich ist auch, sich auf alternative Kanäle wie z. B. das Mobiltelefon zu verständigen, falls das Internet nicht (mehr) verfügbar sein sollte.

Dank der Vielzahl an medialen und methodischen Formaten und der zusätzlichen Flexibilität, die der zeit- und ortsunabhängige Onlineraum bietet, können mit der nötigen Designkompetenz die Coachingangebote auf die jeweiligen Klient:innen und ihre Anliegen maßgeschneidert werden (Berninger-Schäfer u. Zimmermann 2024, S. 437 f.). Häufig wird in diesem Zusammenhang auf den »Medienreichtum« (Daft a. Lengel 1986, p. 554) verwiesen, was jedoch nicht nur auf die Kanäle und deren Übertragungsmöglichkeiten abhebt. Ebenso wichtig ist dieser Aspekt, wenn man an die Potenziale zur Problemlösung denkt, die aus der Kombination und sinnvollen Nutzung entstehen können, wie z. B. die Option zur Weiterverarbeitung bzw. Überarbeitung der Inhalte (z. B. durch Dokumentation), sofortiges Feedback, geschützter Rahmen für Entwicklung und Reflexion. Das spielt auch auf die »Media Synchronicity Theory« (Dennis a. Valacich 1999, p. 1) an, derzufolge es meistens am effektivsten ist, zu verschiedenen Zeitpunkten und für verschiedene Aufgaben unterschiedliche Medien einzusetzen (Geißler u. Rödel 2024a, S. 198).

Um mit den Einschränkungen und Möglichkeiten medialer Kommunikation bestmöglich umzugehen, braucht man als Coach zudem Kompetenzen im Bereich Medienkommunikation. Diese Fähigkeiten beinhalten ein Bewusstsein bezüglich des besonderen digitalen Interaktionssettings der Onlinekommunikation, etwa der Anfälligkeit für Missverständnisse aufgrund fehlender nonverbaler Signale (Berninger-Schäfer 2018, S. 91). Da unweigerlich eine Kanalreduktion erfolgt, können nicht mehr alle Sinne für eine ganzheitliche Wahrnehmung eingesetzt werden. Dabei können viele Hintergrundinformationen, die durch nonverbale Kommunikation (Körpersprache, räumliches Verhalten, Aussehen und Stimmklang) vermittelt werden, gar nicht, nur bedingt oder gar verfälscht wahrgenommen werden (Bauer u. Müßle 2020, S. 69 f.). Das wechselseitige Sich-Sehen und Sich-Hören ist zwar (ggf. eingeschränkt) gegeben, aber andere Sinneswahrnehmungen wie Geruch und Berührung fallen weg. Auch kann ein echter, direkter Augenkontakt mit Bildschirm und Kamera niemals hergestellt werden. Um diese Gegebenheiten auszugleichen, braucht es gekonnte und auf das jeweilige Medium angepasste Kommunikationsfähigkeiten. Hierzu zählen etwa das schnelle Formulieren kurzer Nachrichten im Onlinecoaching via Chat (inklusive Netzjargon, Emoticons und weiteren typischen Merkmalen), »aktives Lesen« (in Anlehnung an das aktive Zuhören) oder häufiges Nachfragen bei verbaler Kommunikation (ebd., S. 91 ff.).

Die *Designkompetenz* von Onlinecoaches geht also über die grundlegende und eher technikfokussierte Medienkompetenz hinaus. Sie geht aber auch über die grundsätzliche Problemlöse- und Beratungskompetenz professioneller Coaches hinaus, denn sie beschreibt die Fähigkeit, Coachingprozesse online aktiv so zu steuern, dass das Coaching gemeinsam mit den Klient:innen mittels eines ansprechenden, sinnlich wahrnehmbaren Medienmixes zu einem lebendigen, co-kreativen Prozess wird. Die Medien werden dazu in einer Weise intentional-methodisch ausgewählt sowie kombiniert und sequenziert, dass sie externe Impulse, selbstorganisierte Lernprozesse, Reflexionen und aktive Lösungsprozesse verbinden und die Klient:innen bei der Zielerreichung unterstützen. Die Medien sind dann nicht nur Kommunikationsmittel, sondern bekommen eine eigene Dimension als *Problemlösungsmedien* (z. B. Visualisierungsmöglichkeiten auf dem Whiteboard, Avatare, virtuelle Systembretter [Abb. 11.1]).

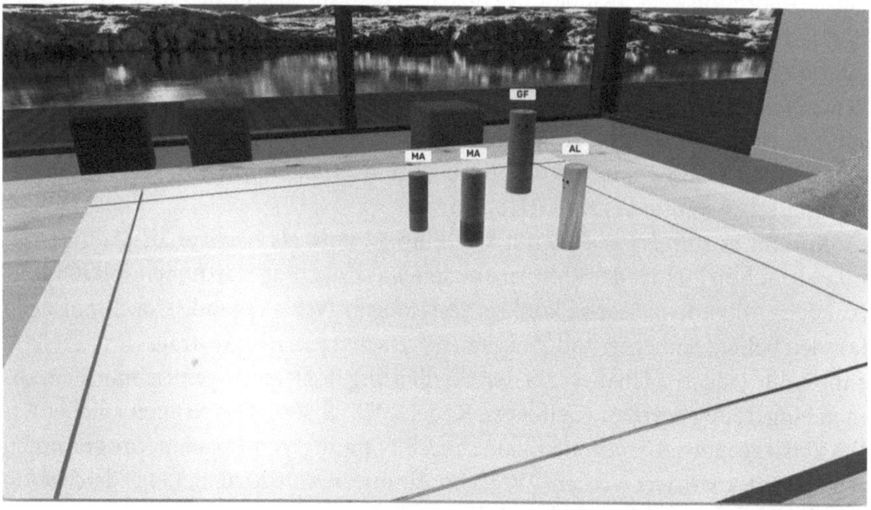

Abb. 11.1: Systemische Aufstellung auf einem virtuellen Systembrett (Beispiel aus Coachingspace o. J. mit freundl. Genehmigung)

Dadurch können die Möglichkeiten des Onlinecoachings wirksam ausgeschöpft und die Medien immer wieder zielführend und adressat:innengerecht neu zusammengestellt werden (Geißler u. Rödel 2023, S. 95 f.; Geißler u. Rödel 2024b, S. 199).

11.3.2 Prozesssteuerung

Der grundsätzliche Coachingprozess von der Auftragsklärung bis hin zur Evaluation und zum Abschlussgespräch bleibt beim Onlinecoaching bestehen. Allerdings verändern sich die konkreten Vorgehensweisen bei den einzelnen Schritten. Um im Onlinesetting Coachingerfolge zu erzielen, müssen Coaches den Prozess anpassen und angemessen steuern. Zum Beispiel können Onlinesitzungen aufgrund erhöhter Anstrengung nicht wie im traditionellen Setting mehrstündig sein bzw. benötigen mehrere Pausen, um der schneller eintretenden Erschöpfung entgegenzuwirken. Also gilt es, eine zusätzliche Metaebene einzuführen: Vor oder nach welchen kürzeren Einheiten kann der Prozess am besten unterbrochen werden? In welchem Zustand werden die Klient:innen aus dem Coaching entlassen?

Es ist wichtig zu beachten: Die Erweiterung der Formate, des Tempos und der inhaltlichen Gestaltungsmöglichkeiten von Onlinecoaching hat rückwirkenden Einfluss auf die Beziehungsgestaltung und die Prozesssteuerung im Coaching (Berninger-Schäfer u. Zimmermann 2024, S. 444). Ähnliche Erwägungen und Fragen sind bei jedem Schritt im Onlinecoachingprozess zu bedenken.

Coaches können schon *vor dem Erstkontakt* mit ihren Klient:innen Einfluss auf den Coachingprozess ausüben. Nicht selten beginnt die Suche nach Coaches bei Klient:innen online, auf Suchmaschinen oder speziellen Matching-Plattformen (Dundler 2020, S. 39). Entsprechend hat der *Onlineauftritt von Coaches* große Bedeutung: Um Klient:innen zu gewinnen, deren Anliegen dem eigenen Profil entspricht, ist eine aussagekräftige, authentische Selbstdarstellung wichtig, welche die präzisen Eigenschaften, Kompetenzen und Erfahrungen von Coaches offenlegt (Besser-Siegmund et al. 2021, S. 115 ff.)

Kommt es zum *Erstkontakt* mit Kund:innen, steht als Nächstes die *Auftragsklärung* an. Schon hier ist der Rahmen, in dem das Coaching stattfinden soll (Online, Blended) mitzudenken und konkret festzulegen. Vorbereitende Coachingfragen können helfen, Anliegen und Zielsetzung zu schärfen. Der Auftrags- und Zielklärung sollte jedoch nach dieser ersten Sondierung noch ein angemessener Zeitrahmen eingeräumt werden (Geißler u. Rödel 2023, S. 180). Das Senden solcher Reflexionsfragen an Klient:innen kann durch Nutzung von Coachingprogrammen oder KI automatisiert werden (Wrede u. Zimmermann 2020, S. 134). Gleichzeitig mit der Auftragsklärung sind im Fall von Onlinecoaching Kommunikationsweise(n) und -verhalten beidseitig zu klären, um Missverständnissen vorzubeugen (ebd., S. 151). Etwa sollte bei asynchronem Coaching klar sein, wie oft kommuniziert wird, bis wann eine Antwort spätestens zu erwarten ist, usw. Auch ein

Systemtest vor dem eigentlichen Beginn des Coachings ist hilfreich, um sicherzustellen, dass alle technischen Hilfsmittel funktionieren und Klient:innen im erforderlichen Maße mit ihnen umgehen können (Dundler 2020, S. 40).

Ist die Auftragsklärung abgeschlossen und ein Coachingvertrag unterschrieben worden, geht der Coachingprozess in die *Hauptphase der Ressourcenfindung und Zielerreichung*. In dieser Phase sind die Unterschiede zum klassischen Präsenzsetting wohl am deutlichsten spürbar, denn der virtuelle Raum eröffnet eine Vielzahl neuer Möglichkeiten, diese Prozesse zu gestalten (Berninger-Schäfer 2018, S. 64). Eine fast unbegrenzte Zahl an Kombinationen von Formaten, Settings, speziellen Coachingplattformen und digitalen Tools bietet Freiraum für individuelle Anpassungen, die Coaches gekonnt steuern müssen. Auch hier können die Terminplanung (sofern synchrone Phasen Teil des Prozesses sind), die Vorbereitung und das Follow-up in Teilen automatisiert werden. Klient:innen können somit individuell begleitet werden, z. B. durch Reflexionsfragen in Vorbereitung auf eine Sitzung oder durch regelmäßige Nachfragen zur Umsetzung etwaiger Handlungsansätze im Follow-up (Wrede u. Zimmermann 2020, S. 135).

Ein wertvolles Tool ist das *Onlinejournal* (Rödel 2022, S. 1; Geißler u. Rödel 2023, S. 272 ff.), ein gemeinsam von Coach und Coachee genutztes Dokument (z. B. auf einem sicheren Server abgelegt), das synchron im Coachingprozess oder asynchron zwischen den Terminen genutzt wird. Als »Diary« eingesetzt, erlaubt es eine effiziente und transparente Dokumentation des gesamten Coachingprozesses. Es kann grafische Vorlagen für Interventionen sowie textbasierte, vorstrukturierende Fragen enthalten oder spontan als Whiteboard genutzt werden.

Das Onlinejournal fördert die Nachhaltigkeit und Effektivität von Veränderungsprozessen der Klient:innen, die über die Coachingsession hinaus angeregt werden, sich mit ihren Entwicklungsthemen zu befassen. Diese Form der erweiterten Interaktion schafft außerdem eine Verbundenheit zwischen Coaches und Coachees, die das Vertrauen und die Beziehung stärkt, weil beide gemeinsam ein Stück des Weges gehen und in einem co-kreativen Schöpfungsprozess nachvollziehbare Lösungen erarbeiten und visualisieren. Durch das Sichtbarmachen wird Coachees die eigene Entwicklung wortwörtlich vor Augen geführt – kohärent, anschaulich und ästhetisch aufbereitet. Dies unterstützt den nachhaltigen Transfer des Erarbeiteten aus der Coaching- in die Lebenspraxis der Coachees, indem das Onlinejournal Anknüpfpunkte schafft und Erinnerungen festhält und letztlich die Verbindlichkeit erhöht, das Selbstmanagement fördert und motivierend wirkt. Ergänzt werden kann dieses Format durch einen weiteren Medieneinsatz, etwa durch Erinnerungsnachrichten per Messenger, SMS oder E-Mail, um zwischen den Sitzungen mit den Coachees im Kontakt zu bleiben. Dieser Aufwand ist allerdings gegebenenfalls in der Angebotsstruktur zu berücksichtigen (Rödel 2022, S. 1; Geißler u. Rödel 2022, S. 274 ff.).

Zuletzt finden das *Abschlussgespräch* und die *Evaluation* statt. Darin sollte explizit auf das Setting im virtuellen Raum, das heißt die Nutzung digitaler Medien und die damit verbundenen Kompetenzen der Coaches eingegangen werden (Dundler 2020, S. 43). Basierend auf diesem Feedback können Coaches ihre Onlinecoachingpraxis kontinuierlich weiterentwickeln.

11.4 Wirkfaktoren des Onlinecoachings

Egal ob offline oder online, gute Coaches brauchen ein fundiertes Coachingkonzept, das auf erforschten und erwiesenen Wirkfaktoren basiert. Dazu gehört auch, die spezifischen Wirkfaktoren im Onlinecoaching zu kennen. Obgleich Onlinecoaching ein sehr junges Feld ist, lässt sich einiges Studienmaterial aus der Medien- und Kommunikationspsychologie sowie dem psychotherapeutischen Bereich (z. B. Greif, Schmidt u. Thamm 2012) übertragen. Aus diesen verwandten Themenfeldern lassen sich wertvolle Erkenntnisse ziehen.

Einige der Wirkfaktoren, die für das Coaching allgemein bezeichnend sind, finden sich auch im Onlinesetting wieder. Im Folgenden werden die relevantesten Wirkfaktoren des Onlinecoachings vorgestellt:

- Präsenz der Coaches
- Tendenz zu erhöhter Selbstoffenbarung der Klient:innen
- Vertrauens- und Beziehungsaufbau

11.4.1 Präsenz der Coaches

Gerade in professionellen Beziehungsgestaltungen wie im Rahmen von Therapie, Coaching, Beratung und Supervision ist eine hohe Präsenz der Person zwingend notwendig, wenn sich befriedigende Ergebnisse einstellen sollen. Damit ist nicht die Co-Präsenz im gleichen Raum gemeint, sondern das Sich-Einlassen auf die jeweils andere Person, die Konzentration auf und die Bereitschaft für diese Begegnung. Die innere Haltung ist ausschlaggebend für die Präsenz, die Coaches vermitteln. Diese muss den Klient:innen im Onlinesetting auf andere Weise gezeigt werden als in Präsenz (Wrede u. Zimmermann 2020, S. 143 f.).

Zunächst ist es hilfreich, synchrone Onlinebegegnungen tatsächlich als Zusammenkommen zweier Präsenzen im virtuellen Raum zu verstehen und zu behandeln. Durch entsprechende Gestaltung der eigenen Kommunikation mit den Klient:innen wird dieser Eindruck auch weitergegeben (ebd., S. 144 f.). Des Weiteren hilft eine größtmögliche Natürlichkeit in der vermittelten Präsenz, etwa durch gute Ton- und Bildqualität bei Videokonferenzen und bewussten Sprachgebrauch in schriftbasierter Kommunikation (ebd., S. 149). Präsenz im Onlinecoaching entsteht also gerade nicht durch physische Nähe, sondern durch bewusste, wertschätzende Kommunikation sowie dank durchdachter medial-methodischer Strukturen.

11.4.2 Tendenz zu erhöhter Selbstoffenbarung der Klient:innen

Es ist wissenschaftlich belegt, dass Menschen im Onlinesetting eine höhere Selbstoffenbarungstendenz aufweisen, also schnell und viel über sich selbst preisgeben (Berninger-Schäfer 2018, S. 51). Grund dafür ist die reduzierte nonverbale Kommunikation, die es den Beteiligten ermöglicht, sich auf den ehrlichen Ausdruck ihrer Identität zu fokussieren (Coller-Peter a. Manzini 2020, p. 4). Zudem haben Coachees bei asynchroner Kommunikation die Möglichkeit, in ihrem eigenen Tempo zu antworten und über ihre Überlegungen nochmals nachzudenken, was zu einer tieferen Selbstoffenbarung führen kann.

Onlinecoaching bietet einen Grad an Distanz, der je nach Ausgestaltung des Formats unterschiedlich groß ausfällt. Von kompletter Anonymität in textbasierter Onlinekommunikation bis hin zu dem beruhigenden Gedanken, dass man seine:n Coach aus den Videokonferenzen möglicherweise nie im echten Leben treffen wird, erlaubt diese Distanz einigen Klient:innen, Gefühle von Furcht und Scham loszulassen (Petzold 2006, S. 9). Auch die Vermutung liegt nahe, dass Klient:innen den Mangel an physischem Kontakt durch die Offenbarung persönlicher Details kompensieren möchten (Berninger-Schäfer 2018, S. 51). Unterstützt wird dieser Effekt durch das Gefühl von Kontrolle, dass mit Onlinekommunikation einhergeht. Personen können selbst entscheiden, ob und wann sie sichtbar oder hörbar sein möchten, wann sie online sind, auf welche Tools und Mittel sie sich einlassen (ebd., S. 52). Die Fülle an zusammengeführten und dokumentierten Informationen über die Klient:innen führt zu erhöhter Selbstreflexion. Die Kontrolle über die Selbstdarstellung im Onlinebereich fördert das Nachdenken über sich selbst und stärkt das Identitätsbewusstsein (ebd., S. 51 f.). Coaches müssen den Klient:innen also mitunter weniger aktive Anreize zur Selbstreflexion geben, da dieser Prozess im Onlinesetting ohnehin begünstigt wird.

Allerdings birgt die Tendenz zur erhöhten Selbstoffenbarung der Klient:innen auch *Herausforderungen*. Auch mittels oder gerade in Onlinemedien wird hoch emotional agiert. Der Umgang mit einem möglicherweise erhöhten Maß an kritischen Themen von Klient:innen im Onlinesetting und eventuell notwendigen Kriseninterventionen muss gelernt, das heißt professionalisiert werden. Dabei müssen Coaches sich intensiv damit beschäftigen, wie etwa höhere Selbstoffenbarungstendenzen oder Kontrollgefühle als Herausforderungen und Chancen des Onlinecoachings gesehen werden können.

11.4.3 Vertrauens- und Beziehungsaufbau

Zentraler Wirkfaktor im Coaching ist die »working alliance«, sprich die Beziehungsqualität zwischen Klient:in und Coach. Ein nicht unerheblicher Teil jeder Coachingsitzung ist mit dem Aufbau einer solchen vertrauensvollen Beziehung beschäftigt (Abb. 11.2).

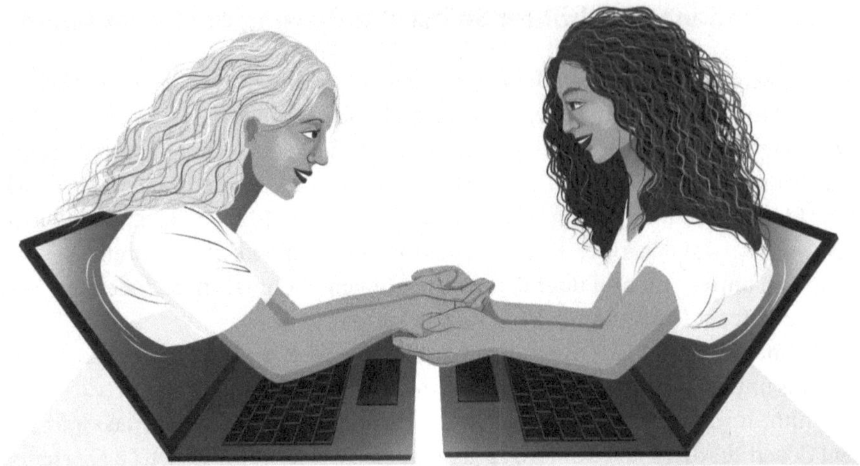

Abb. 11.2: Vertrauensbeziehung im Onlinecoaching

Doch durch die Kanalreduktion in der Onlinebegegnung fallen die für uns wichtigen, interaktiven ganzkörperlichen Zeichen von Empathie teilweise bis vollständig weg. Zudem fehlt die Verbindung über den geteilten Raum, die im Präsenzsetting automatisch gegeben ist. Der Raum prägt das gemeinsame Wahrnehmen und die Empfindungen der Beteiligten. Erinnerungen an einen Raum können negativ wie positiv beeinflussen. Der (eigene) Raum hat also eine starke, individuelle Wirkung. Im Gegensatz zum Präsenzcoaching kann der Coach den Raum online nur bedingt gestalten oder beeinflussen, in dem sich seine Klient:innen aufhalten. All diese »Mängel« müssen im Onlinecoaching bewusst kompensiert werden, um einen vergleichbaren Beziehungsaufbau zu ermöglichen. Gleichzeitig schafft das co-kreative gemeinsame Arbeiten in und mithilfe von digitalen Tools neue synchron oder asynchron genutzte Begegnungs- und Reflexionsräume. Schon in der Phase des Kennenlernens kann es hilfreich sein, zunächst durch Small-Talk Anknüpfungspunkte für das weitere Gespräch zu finden. Coaches sollten bewusst Zeit für solche Phasen der Beziehungsarbeit und Schaffung von menschlicher Nähe einplanen (Dundler 2020, S. 41). In Abwesenheit nonverbaler Signale müssen Zeichen des Verständnisses, der Bestätigung, der Empathie, auch der Kritik oder Abwehr usw. sehr viel bewusster angewendet und gedeutet werden. Ebenfalls ist darauf zu achten, dass durch den Kamerazoom das Sichtfeld eingeschränkt ist und mögliche Gesten eventuell bewusst mit höher gehobenen Händen gemacht werden sollten, damit sie das Gegenüber überhaupt wahrnehmen kann.

Generell gilt, dass alles, was sonst ungesagt bleibt, stets verbalisiert werden muss (Coller-Peter a. Manzini 2020, p. 6). Doch auch das will und muss gelernt sein: Wir brauchen online viel mehr Worte und die Fähigkeit, unsere Gefühle in Sprache zu übersetzen. Kulturelle und soziale Eigenarten beispielsweise, die sich oft primär sprachlich zeigen, verlangen eine erweiterte Wahrnehmung und Steuerung (Wrede u. Zimmermann 2020, S. 155). Bei rein textlicher Kommunikation können die entsprechenden Signale typografisch vermittelt werden, etwa in Form von Zeichenkombinationen, Akronymen und Smileys (Weinzinger 2016, S. 118), oder sogar mittels Emoticons, Bildern und anderweitigen Visualisierungen. Auch konkrete Anreize zum »Kontakt« in Form von Fragen und regelmäßige (emotionale) Check-ins können den Beziehungsaufbau fördern (Besser-Siegmund et al. 2021, S. 17).

Zusätzlich ist es wichtig, den *virtuellen Raum* zu *gestalten*, etwa indem man Dinge (z. B. symbolträchtige Gegenstände) in den Bildschirm hält oder Gemeinsamkeiten durch Sound- und Bilderlebnisse schafft. Die Echtheit des Raumes kann das Vertrauen fördern. Metaphern kommen hier ebenso eine große Rolle zu, und Coaches können den eigenen (realen) Raum in einer Art und Weise arrangieren, die Gefühlen von Wohlbefinden, Geborgenheit und Sicherheit dienlich ist. Möchte man hingegen eher professionell und sachlich wirken, zum Beispiel, wenn man einen klaren Businessfokus hat, kann ein aufgeräumter, klarer Hintergrund oder ein Bücherregal die richtige Wahl sein. Eine andere Möglichkeit ist, den Hintergrund von der Übertragungssoftware weichzeichnen zu lassen oder als Background ein Bild/Video zu verwenden, in das man das eigene Logo einbindet. Durch einen künstlichen Hintergrund bleibt dann der echte Raum im Verborgenen.

In jedem Fall transportiert man mit einem ästhetisch gestalteten Hintergrund die eigene Professionalität als Coach und setzt sich gewissermaßen positiv in Szene (Geißler u. Rödel 2023, S. 117). Auch die eigene Positionierung im Raum beeinflusst das Gefühl von Nähe oder Distanz, das bei Klient:innen entsteht (Wrede u. Zimmermann 2020, S. 154). Coaches sollten darauf ebenso im Raum der Klient:innen achten, als wären sie Gastgebende. Dies kann durch behutsame Impulse an die Klient:innen geschehen.

Im Onlinecoaching entsteht eine tragfähige Beziehung also nicht nur durch bewusste Kommunikation, sondern vor allem durch eine starke »working alliance«, also die gemeinsame Arbeit an Zielen, Aufgaben und Entwicklungen. Besonders der Bond-Aspekt, also das Vertrauen und die emotionale Verbindung zwischen Coach und Coachee, wächst durch kontinuierliche, zielgerichtete Interaktion und das Erleben von Fortschritt. So wird die Beziehung nicht nur gestaltet, sondern aktiv erlebt – auch ohne physische Präsenz.

11.5 Fazit

In der Praxis zeigt sich deutlich, dass Professionalität und Haltung von Coaches im Onlinecoaching genauso entscheidend sind wie im Präsenzcoaching. Ein didaktisch durchdachtes, methodisch fundiertes und transparent kommuniziertes Onlinecoachingkonzept kann jedoch zusätzliche Möglichkeiten eröffnen, um die

Klient:innen effektiv zu unterstützen. Onlinecoaching ist ein co-kreativer Prozess, der auch im virtuellen Raum nachhaltige Beziehungen ermöglichen kann. Moderne digitale Werkzeuge, Whiteboards oder 2D- oder 3D-Anwendungen sowie ein gemeinsam genutztes Onlinejournal, fördern den kontinuierlichen Dialog und vertiefen die Zusammenarbeit. So wird aus dem Onlinecoaching ein dynamischer Prozess, der sich nicht allein auf die einzelnen Sessions beschränkt, sondern auch in den Phasen dazwischen weiterwirkt. Die multimediale Vielfalt bringt Lebendigkeit in den Austausch, während asynchrone und synchrone Kommunikationsformen eine kontinuierliche Interaktion ermöglichen. Onlinecoaching schafft damit einen Raum für eine authentische, co-kreative Zusammenarbeit, in der Coach und Coachee aktiv den Prozess gestalten.

Der Schlüssel zum erfolgreichen Beziehungsaufbau im Onlinecoaching liegt in der gezielten und achtsamen Nutzung digitaler Möglichkeiten, in klaren Strukturen, in der gemeinsamen Ausrichtung auf die Coachingziele und in einer empathischen und dem Medium angemessenen Kommunikation. Trotz räumlicher Distanz können dadurch vertrauensvolle Beziehungen aufgebaut werden, da der virtuelle Raum zusätzliche Reflexions-, Dokumentations- und Flexibilitätsmöglichkeiten bietet. Die digitale Umgebung senkt zudem Hemmschwellen, eröffnet innovative Analysemöglichkeiten und kann somit sogar intensivere, vertrauensvolle Verbindungen schaffen als klassische Face-to-Face-Sitzungen. Onlinecoaching als flexible und effektive Methode ist also nicht nur eine gleichwertige Alternative, sondern kann das klassische Präsenzcoaching in vielen Aspekten ergänzen und erweitern.

Literatur

Armutat, S., E. Berninger-Schäfer, R. Borlinghaus, K. Döllinger, M. Fritsch, H. Geißler, C. Grabow, U. Schnee, B. Skottki, S. Thompson, A. Ulmer u. H. Wetzchewald (2015): Virtuelles Coaching. Bilanz und Orientierungshilfe. Düsseldorf (Deutsche Gesellschaft für Personalführung).

Bache, J. (2018): Präsenz-Coaching im Vergleich zu Coaching mit digitalen Medien – eine kritische Betrachtung aus der Praxis. In: J. Heller, C. Triebel, B. Hauser u. A. Koch (Hrsg.): Digitale Medien im Coaching. Grundlagen und Praxiswissen zu Coaching-Plattformen und digitalen Coaching-Formaten. Berlin (Springer), S. 197–210.

Bauer, M. J. u. T. Müßle (2020): Psychologie der digitalen Kommunikation. München (utz).

Berninger-Schäfer, E. (2018): Online-Coaching. Wiesbaden (Springer).

Berninger-Schäfer, E. u. M. Zimmermann (2024): Online-Coaching – zum Wachstum inspirieren – auch ohne reale Begegnung, Elke Berninger-Schäfer im Interview mit Monika Zimmermann. In: M. Zimmermann (Hrsg.): Coaching – zum Wachstum inspirieren. Ein interdisziplinäres und integratives Handbuch. Heidelberg (Carl-Auer), S. 434–449.

Besser-Siegmund, C., H. Siegmund, L. Siegmund u. M. Landgraf (2021): Praxisbuch Online-Coaching. Verbindung herstellen mit NeuroRessourcen. Paderborn (Junfermann).

Coachingspace (o. J.): Online Systembrett. Systemische Beratung im digitalen Zeitalter – entwickelt mit Kurt Ludewig und Ulrich Wilken. Verfügbar unter: https://coachingspace.net/tools/systembrett [19.03.2025].

Coller-Peter, S. van a. L. Manzini (2020): Strategies to establish rapport during online management coaching. *SA Journal of Human Resource Management* 18 (0): a1298. DOI: org/10.4102/sajhrm.v18i0.1298.

Daft, R. L. u. R. Lengel (1986): Organizational information requirements, media richness and structural design. *Management Science* 32: 554–571.

Dennis, A. R. a. J. S. Valacich (1999): Rethinking media richness. Towards a theory of media synchronicity. *Proceedings of the Hawaii International Conference on System Sciences* 1–10. Verfügbar unter: https://collablab.northwestern.edu/CollabolabDistro/nucmc/DennisAndValacich-RethinkingMediaRichness-HICSS-1999.pdf [05.05.2025].

Deutscher Bundesverband Coaching e. V. (DBVC) (o. J.): Coaching als Fernunterricht. Verfügbar unter: https://www.dbvc.de/coach-finden/news/coaching-als-fernunterricht [19.03.2025].

Dundler, S. (2020): Phasen im Online-Coaching-Prozess. Der virtuelle Weg. *Training aktuell* 6: 39–43.

Ebermann, D. (2017): Coaching im Digitalen Wandel. Teil 1: Wie verändern sich Branche und Markt? *Coaching-Magazin* (1): 9–11. Verfügbar unter: https://www.coaching-magazin.de/beruf-coach/coaching-digitaler-wandel-teil-1 [19.03.2025].

Engelhardt, E. M. u. S. D. Storch (2013): Was ist Onlineberatung? – Versuch einer systematischen begrifflichen Einordnung der »Beratung im Internet«. *e-beratungsjournal.net* 9 (2). Verfügbar unter: https://e-beratungsjournal.net/ausgabe_0213/engelhardt_storch.pdf [05.05.2025].

Fritsch, M. (2016): Praxisfelder im Coaching. Ergebnisse der ICF Global Coaching Study. In: R. Wegener, A. Fritze u. M. Loebbert (Hrsg.): Zur Differenzierung von Handlungsfeldern im Coaching. Die Etablierung neuer Praxisfelder. Wiesbaden (Springer), S. 287–296. DOI: org/10.1007/978-3-658-12140-2_22.

Geißler, H. (2014): Traditionelle und moderne Medien im Coaching. In: R. Wegener, A. Fritze u. M. Loebbert (Hrsg.): Coaching-Praxisfelder. Wiesbaden (Springer), S. 135–158.

Geißler, H. u. S. Rödel (2023): Praxishandbuch professionelles Online-Coaching. Weinheim (Beltz).

Geißler, H. a. S. Rödel (2024a): Creating media rich environments for digital coaching. In: J. Passmore, S. J. Diller, S. Isaacson a. M. Brantl (eds.): The digital and AI coaches' handbook. The complete guide to the use of online, AI, and technology in coaching. London/New York (Routledge), pp. 166–181.

Geißler, H. a. S. Rödel (2024b): Relational factors in digital coaching. In: J. Passmore, S. J. Diller, S. Isaacson a. M. Brantl (eds.): The digital and AI coaches' handbook. The complete guide to the use of online, AI, and technology in coaching. London/New York (Routledge), pp. 182–202.

Geißler, H., S. Rödel, M. Metz u. M. Bosse (2023): Erfolgsfaktoren im Online-Coaching. *Organisationsberatung Supervision Coaching* 30: 7–25.

Graßmann, C. a. C. C. Schermuly (2021): Coaching with Artificial Intelligence: Concepts and capabilities. *Human Resource Development Review* 20 (1): 106–s126.

Greif, S., R. Schmidt u. A. Thamm (2012): Warum und wodurch Coaching wirkt. Ein Überblick zum Stand der Theorieentwicklung und Forschung über Wirkfaktoren. *Organisationsberatung Supervision Coaching* 19 (4): 75–90.

Kanatouri, S. (2020): The digital coach. London/New York (Routledge).

Petzold, M. (2006): Psychologische Aspekte der Online-Kommunikation. *e-beratungsjournal.net* 2 (2). Verfügbar unter: https://www.e-beratungsjournal.net/ausgabe_0206/petzold.pdf [05.05.2025].

Rauen, C., D. Barczynski, D. Ebermann, A. Plath u. I. Tanzil (2024): RAUEN Coaching-Marktanalyse 2024. Version vom 16.05.2024. Verfügbar unter: https://www.rauen.de/coaching-report/coaching-marktanalyse.html [18.11.2025].

Ribbers, A. a. A. Waringa (2015): E-Coaching. Theory and practice for a new online approach to coaching. New York (Routledge).

Rödel, S. (2022): Online-Journaling, Coachingkarte 4. In: L. Mundelsee u. D. Sawatzki (Hrsg.): 50 Coachingkarten Blended Coaching & Counseling. Weinheim/Basel (Beltz).

Rödel, S. (2025): Meine unsichtbaren Fesseln. Coaching bei sozial vorgeschriebenem Perfektionismus. In: S. Rödel, M. Bathen-Gabriel u. M.-K. Rehfeld (Hrsg.): Perfektionismus, Imposter-Phänomen und Prokrastination. Perspektiven, Zusammenhänge und Lösungsansätze für Personalentwicklung und Beratung. Wiesbaden (Springer Gabler), S. 181–205.

Roundtable der Coachingverbände (RTC) (2014): Profession: Coach. Ein Commitment des Roundtable der Coachingverbände. Verfügbar unter: https://www.roundtable-coaching.eu/wp-content/uploads/2015/03/RTC-Profession-Coach-2015-03-19-Positionspapier.pdf [19.03.2025].

Weinzinger, C. (2016): »genau darum gez doch« – (Nicht-)Wissenszuschreibungen als vertrauensbildende Maßnahme in Online-Coaching. In: A. Groß u. I. Herren (Hrsg.): Wissen in institutioneller Interaktion. Berlin (Peter Lang), S. 113–143. Verfügbar unter: https://www.peterlang.com/document/1067664 [05.05.2025].

Wrede, B. u. B. A. Zimmermann (2020): Coaching und Digitalisierung. Potentiale erkennen, Chancen nutzen, Fehler vermeiden. Basel (Beltz).

III Ausgewählte Schulen und methodische Vertiefungen

12 Was die Logotherapie und Existenzanalyse Viktor Frankls im Coaching kann – Das Motto »Du bist die Methode!« sinnzentriert betrachtet

Sabine Rettinger & Elli Kobela

12.1 Einleitung

Die Frage nach dem Sinn zählt zu den grundlegendsten menschlichen Anliegen. Gerade in Zeiten tiefgreifender gesellschaftlicher und wirtschaftlicher Veränderungen suchen immer mehr Menschen nach Orientierung. In einer Welt, die durch technologische Disruption, kulturellen Wandel und zunehmende Unsicherheiten geprägt ist, gewinnt die Frage nach dem Wofür an Bedeutung – und ist doch zugleich eine altbekannte. Der von Viktor E. Frankl bereits in der ersten Hälfte des 20. Jahrhunderts entwickelte Ansatz der *Logotherapie und Existenzanalyse* (L-EA) stellt die grundlegende Sinnorientiertheit des Menschen in den Mittelpunkt aller Überlegungen. In Abgrenzung zu den vorherrschenden Menschenbildern seiner Zeit beschreibt Frankl den Menschen als nicht hauptsächlich von Lust und Macht getrieben, sondern grundlegend von Werten angezogen sowie am Sinn orientiert. Damit fokussierte Frankls Ansatz als erste therapeutische Schule den existentiellen[34] Aspekt unseres Menschseins (Frankl 1946, S. 335).

Der Mensch wird aus der Perspektive der Logotherapie und Existenzanalyse als *sinnorientiert* (Frankl 1946, S. 21 f.) beschrieben, alle daraus abgeleiteten Anwendungen der L-EA in den unterschiedlichsten Handlungsfeldern und Einsatzbereichen einem Fachterminus Frankls folgend als *sinnzentriert* (Frankl 1972, S. 241).

Während Frankls Logotherapie und Existenzanalyse seit ihrer Entwicklung vor bald hundert Jahren weltweit Erfolge feierte und in den meisten Ländern zu den sogenannten Richtlinienverfahren der Psychotherapie gehört, hat sie sich auch in andere Anwendungsgebiete hineinentwickelt. Längst ist sie nicht mehr nur ein psychotherapeutisches Verfahren, sondern für zahlreiche professionelle Handlungsfelder gewinnbringend weiterentwickelt worden: Seit vielen Jahren ha-

34 Der philosophische Fachterminus *existentiell* der deutschsprachigen Existenzphilosophie wird sprachlich vom Adjektiv »existenziell« der Alltagssprache mit beispielsweise Bezugnahme auf die wirtschaftliche Lebensgrundlage oder Existenz eines Menschen unterschieden.

ben sich etwa die *sinnzentrierte Beratung* im Bereich der psychosozialen Beratung sowie das *Sinnzentrierte Coaching*[35] erfolgreich jenseits des heilberuflichen Bereichs von Psychiatrie und Psychotherapie etabliert. Welches Potenzial dieser Ansatz für das Coaching bereithält, will dieser Beitrag aufzeigen.

Gerade für das diesem Band zugrunde liegende Motto »Du bist die Methode!« bietet die klassische Logotherapie und Existenzanalyse dabei eine tragfähige Basis. Dieser Beitrag gibt einen Einblick in die Grundlagen der Logotherapie und Existenzanalyse sowie ihre Anwendung als eigenständige Weiterentwicklung im Coaching und zeigt die Bedeutung dieses Ansatzes für Coaches und Coachees gleichermaßen auf – gerade in von Unsicherheiten geprägten Zeiten.

12.2 Grundannahmen von Logotherapie und Existenzanalyse und ihr Potenzial im Coaching

Sollen Aspekte wie Sinn und Werte im Coaching ihren Einsatz finden, muss zwangsläufig eine Auseinandersetzung damit erfolgen, wie ein solches Coaching sich zu dem Ansatz positioniert, der dies zum ersten Mal tat: der klassischen Logotherapie und Existenzanalyse Viktor Frankls. Für den Einsatz in Psychiatrie und Psychotherapie konzipiert, sind Medizin und Psychologie die Hauptbezugsdisziplinen der L-EA – doch weist diese zugleich weit über sie hinaus.

Der vom Professor für Neurologie und Psychiatrie und Philosophen Viktor Frankl begründete Ansatz der klassischen Logotherapie und Existenzanalyse war zunächst als Gegenentwurf bzw. Ergänzung zu den noch jungen Psychotherapieverfahren der ersten Hälfte des 20. Jahrhunderts entstanden. In der Folge hat Frankl ihn zu einer eigenständigen Psychotherapieform entwickelt. Seit inzwischen über 50 Jahren sind aus diesem heilberuflichen Verfahren Ansätze für psychosoziale Beratung, Pädagogik, Trauerbegleitung, Geragogik[36] und Gerontologie, Pflege und seit geraumer Zeit auch für das Coaching entstanden und gereift.

Als aus dem medizinischen Bereich heraus entstandener Ansatz besitzt die klassische Logotherapie und Existenzanalyse eine solide Basis in den Human- und Naturwissenschaften. Darüber hinaus ist sie tief verankert in den Geisteswissenschaften, allen voran in der Philosophie mit besonderem Bezug zur deutschsprachigen Existenzphilosophie. Frankl wagt mit seiner L-EA einen Spagat zwischen den Wissenschaftsdisziplinen Psychologie, Psychiatrie, Neurologie und Philoso-

35 Seit Jahren arbeiten wir als Vorstand des Berufsverbands Deutsche Gesellschaft für Logotherapie und Existenzanalyse (DGLE) daran, die fälschlicherweise kursierenden Bezeichnungen wie »Logotherapie-Coach« bzw. »Logotherapeutischer Coach« sowie die inkorrekten Formulierungen, man betreibe »Logotherapie im Coaching« oder »Logotherapeutisches Coaching« zu korrigieren, indem wir auf die fachlich korrekte Bezeichnung »Sinnzentriertes Coaching« verweisen.

36 Wissenschaft von der Bildung im Alter sowie der Weiterbildung älterer Menschen.

phie und steht damit in guter Tradition mit den großen Vordenkern,[37] auf die er sich in seinem Ansatz vornehmlich bezieht.

Gerade die Kombination der verschiedenen akademischen Fachdisziplinen und ihrer Expertisen und Blickwinkel auf das menschliche Leben erlauben tiefe Einblicke in die Prozesse unserer Kognition und Psyche. Darüber hinaus ermöglicht der existenzphilosophische Hintergrund einen fundierten Umgang mit Phänomenen wie Werten, Sinn und Verantwortung jenseits der Oberfläche der alltäglichen Begrifflichkeiten.

In den letzten Jahren erfreuen sich Begriffe wie Sinn und Werte zunehmend größerer Beliebtheit. Es scheint ein regelrechter Trend für beides auf dem Buchmarkt im Bereich der Selbsthilferatgeber zu bestehen. Darüber hinaus halten beide Konzepte vermehrt Einzug in das Coaching. Was dabei häufig auf der Strecke bleibt, ist eine klare Begriffsbestimmung sowie eine damit einhergehende fachliche Verortung.

Im Rahmen der klassischen Logotherapie und Existenzanalyse nach Viktor Frankl sind Sinn und Werte die zentralen Grundkonzepte, die nicht beliebig definiert werden können, sondern auf komplexen existenzphilosophischen Begriffsverständnissen beruhen (Abschn. 12.3.1 und 12.3.2). Darüber hinaus sind Sinn und Werte eng mit der eigentlichen Grundlage des sinnzentrierten Ansatzes verknüpft: dem existenzphilosophisch fundierten Menschenbild der L-EA sowie all ihrer für spezifische Anwendungsbereiche konzipierten Weiterentwicklungen außerhalb des therapeutischen Kontexts.

Die Logotherapie und Existenzanalyse ergänzte als neue Entwicklung in Psychiatrie und Psychotherapie vor inzwischen bald hundert Jahren die bestehenden Ansätze und Verfahren um die existenzielle Dimension. Sie basierte von Beginn an auf einem Menschenbild, das sich nicht nur in zentralen Punkten vom Menschenbild der anderen etablierten Ansätze unterschied, sondern diesen vielmehr direkt widersprach (Frankl 1946, S. 55). Im spezifischen Menschenbild der klassischen Logotherapie und Existenzanalyse steckt die gesamte fachliche Grundlage für alle weiteren Grundüberzeugungen und Methoden des sinnzentrierten Ansatzes.

37 Frankl und seine wichtigsten Vordenker im philosophischen wie psychologisch-psychiatrischen Bereich waren Grenzgänger zwischen den akademischen Disziplinen: *Viktor Frankl (1905–1997)* – Studium der Medizin, Dissertation in Medizin (1930) sowie in Philosophie (1948), Professur für Neurologie und Psychiatrie; *Karl Jaspers (1883–1969)* – Studium der Rechtswissenschaft und Medizin, Dissertation in Psychiatrie (1908) und Habilitation in Psychologie (1913), Professuren für Philosophie; *Max Scheler (1874–1928)* – Studium der Medizin, Philosophie, Psychologie und Soziologie, Dissertation (1897) und Habilitation (1899) in Philosophie, Professuren für Philosophie und Soziologie; *Nicolai Hartmann (1882–1950)* – Studium der Medizin, klassischen Philologie und Philosophie, Dissertation (1907) und Habilitation (1909) in Philosophie.

12.2.1 Mehr als Körper, Psyche und Verstand

Als eines der zentralen Kernkonzepte der Logotherapie und Existenzanalyse ist das spezifische Menschenbild zu nennen, wie Frankl es bereits zu Beginn seines umfassenden Werks beschrieben und in Texten wie Vorträgen über mehrere Jahrzehnte erläutert und verfeinert hat. Dabei unterscheidet es sich grundlegend von allen anderen Menschenbildern, auf denen die unterschiedlichen Ansätze für Therapie, Beratung und Coaching aufbauen (Danzer 2011: Kriz 2007; Petzold 2012).

Das wortwörtliche Herzstück bildet dabei die dritte Dimension des von Frankl beschriebenen Menschenbildes, in der er den Menschen in einer über seine physiologisch-psychologische Konstitution hinausgehenden Seinsweise verortet (Frankl 1946, S. 17). Diese dritte Dimension besitzt als Bezugswissenschaft nicht Biologie, Medizin und Psychologie, sondern die Philosophie – präziser formuliert: die deutschsprachige Existenzphilosophie des 20. Jahrhunderts – allen voran fokussiert auf die nicht nur zum Zeitpunkt ihrer Veröffentlichung wegweisenden Ausführungen zur philosophischen Anthropologie von Scheler (1928) und Jaspers (1932).

Frankl, der zusätzlich zu seiner medizinischen Karriere als Klinikleiter auch in Philosophie promovierte, bezieht sich dabei vor allem auf Scheler (1928), der in seinem letzten Werk eine kurze, aber bestechende Skizze unseres Menschseins liefert, das über die Ebenen von Organismus und Psyche hinausreicht. Frankl greift dieses Menschenbild zu einem Großteil auf und verwendet es als Ausgangspunkt der Entwicklung seines therapeutischen Ansatzes, der erstmals die existenzielle Dimension unseres Menschseins mit einbezieht.

In seiner *Dimensionalontologie* beschreibt Frankl unser Menschsein mithilfe von drei Dimensionen: Körper, Psyche und dem, was uns eigentlich als Menschen ausmacht (Frankl 1953, S. 186; 1946, S. 51 ff.). Dabei folgt er Scheler (1928) sowohl in der grundlegenden Struktur von dessen dreiteiliger Beschreibung als auch in Bezug auf das als spezifisch menschlich Benannte. Während wir durch unseren Körper und unsere Psyche unsere eigene Bedingtheit in dieser Welt erfahren, bleibt die dritte von Frankl benannte Dimension unseres Menschseins davon unberührt. In eine Formel gebracht, können wir formulieren:

> »Wir haben einen Körper, wir haben eine Psyche – mit beidem können wir uns in dieser Welt ausdrücken, aber auch die Welt hinterlässt ihre ›Ein-Drücke‹[38] und Spuren in uns in diesen beiden Dimensionen. Geradezu ›un-be-eindruckt‹ lässt dies hingegen unsere von Frankl als spezifisch humane benannte dritte Dimension« (Rettinger u. Kobela 2025, S. 19 f.).

Und gerade diese dritte Dimension ist es, die uns das Erfahren unserer eigenen Freiheit ermöglicht (Frankl 1946, S. 51; *Hervorh.* i. Orig.):

38 Typografische Setzung, um unser in diesem Kontext sprechendes deutsches Wort auch visuell in seinen Wortbestandteilen aufleuchten zu lassen.

> »Selbstverständlich ist der Mensch determiniert, d. h. Bedingungen unterworfen, mag es sich nun um biologische, psychologische oder soziologische Bedingungen handeln, und in diesem Sinne ist er keineswegs frei – er ist nicht frei von Bedingungen, er ist überhaupt nicht frei von etwas, sondern frei zu etwas, will heißen frei zu einer *Stellungnahme* gegenüber all den Bedingungen […].«

Frankl nennt dies unsere »eigentliche menschliche Möglichkeit« (ebd.), uns gegenüber den Gegebenheiten unseres Lebens aktiv zu positionieren – und wurde dabei auch nicht müde, seine eigene Lebenserfahrung als Referenz anzuführen (ebd., *Hervorh.* d. Verf.):

> »Niemand braucht mich erst aufmerksam zu machen auf die Bedingtheit des Menschen – schließlich bin ich Facharzt für zwei Fächer, Neurologie und Psychiatrie, und als solcher weiß ich sehr wohl um die biopsychologische Bedingtheit des Menschen; aber ich bin nicht nur Facharzt für zwei Fächer, sondern auch Überlebender von vier Lagern, Konzentrationslagern, und so weiß ich denn auch um die Freiheit des Menschen, sich über all seine Bedingtheit hinauszuschwingen und selbst den ärgsten und härtesten Bedingungen und Umständen entgegenzutreten, sich entgegenzustemmen, kraft dessen, was ich die *Trotzmacht des Geistes* zu nennen pflege.«

Während Frankl, Schelers Personenbegriff folgend (Scheler 1928, S. 62 f.), in seinem Ansatz der Logotherapie und Existenzanalyse meist von »geistiger Person« spricht, um diese dritte zentrale Dimension unseres Menschseins zu beschreiben, hat es sich in der Praxis bewährt, hierfür den Begriff *Personsein* zu verwenden, den Frankl selbst synonym verwandte (Frankl 1946, S. 126 f.).

Zum einen vermeidet dies konzeptuell einen Begriff, der verstärkt etwas Separates, Abgetrenntes suggeriert, obgleich Frankl stets betonte, die drei Dimensionen unseres Menschseins könnten lediglich heuristisch voneinander getrennt werden, da sie eigentlich untrennbar und komplex miteinander verwoben wären und in jedem Punkt unseres Seins zusammenkämen (ebd., S. 46). Zum anderen unterstreicht Personsein den Verbcharakter dieses zentralen Konzepts im sinnzentrierten Ansatz, der sich kondensiert ausdrücken lässt in den Formeln:

> Wir haben einen *Körper*, aber wir sind nicht unser Körper.
>
> Wir haben eine *Psyche*, aber wir sind nicht unsere Psyche.
>
> Was wir *sind*, ist *Person*. Und als solche sind wir weder gebunden an Raum noch Zeit, noch gebeutelt von Bedürfnissen oder Befindlichkeiten.

Das Personsein ist nichts naturwissenschaftlich Messbares – und zeigt sich doch in all unseren Biografien. Scheler versucht das kaum in Worte Fassbare wie folgt zugänglicher zu machen (Scheler 1928, S. 61 f., *Hervorh.* i. Orig.):

> »[…] die Person ist […] weder gegenständliches noch dingliches Sein, sondern nur ein in sich selbst stetig *selbst sich vollziehendes* (*wesen*haft bestimmtes) *Ordnungsgefüge von Akten*.«

Für die Praxis hat es sich zudem bewährt, Frankls ursprüngliche Begriffe sowie ihre zahlreichen Synonyme für die drei Dimensionen seiner Dimensionalontologie konsequent mit drei gleich bleibenden Fachtermini zu benennen, die möglichst transparent und für andere Disziplinen anschlussfähig sind. Im *3P-Modell* (Rettinger u. Kobela 2023, S. 8) haben wir dies auf die alliterative Formel *Physis, Psyche* und *Personsein* gebracht (Tab. 12.1).

3P-Modell (Rettinger u. Kobela 2023)	Frankls zentraler Begriff	Von Frankl verwendete Synonyme
Personsein	geistige Person	Nous, Personsein, personale Existenz
Psyche	Psyche	Seele, Seelisches
Physis	Körper	Soma, Somatisches

Tab. 12.1: Zentrale Fachtermini für die drei Dimensionen des sinnzentrierten Menschenbilds und ihre Verbindung zur Dimensionalontologie Frankls im Überblick

Die beiden Dimensionen Körper und Psyche fasst Frankl gern unter dem Begriff *Psychophysikum*[39] zusammen und betont so die gemeinsamen Charakteristika der beiden Dimensionen sowie ihre parallele Struktur: Beide sind nicht frei von den äußeren Bedingtheiten und lassen sich mit Scheler (1928) als an Raum und Zeit gebunden beschreiben. Für unser Personsein gilt beides nicht. Erscheint uns dieser Gedanke nur schwer zugänglich, so finden wir bei keinem geringeren als Immanuel Kant Beruhigung. Frankl (1977, S. 76) zitiert Kant sinngemäß wie folgt:

> »Genauso, wie wir seit Kant wissen, dass es irgendwie sinnlos ist, über Kategorien wie Raum und Zeit hinaus zu fragen, einfach darum, weil wir nicht denken und so denn auch nicht fragen können, ohne Raum und Zeit immer schon vorauszusetzen – genauso ist das menschliche Sein immer schon ein Sein auf den Sinn hin, mag es ihn auch noch so wenig kennen: Es ist da so etwas wie ein Vorwissen um den Sinn; und eine Ahnung vom Sinn liegt auch dem ›Willen zum Sinn‹ zugrunde.«

12.2.2 Unsere menschliche Superpower: Selbstdistanzierung und Selbsttranszendenz

Trotz aller Komplexität bleibt Frankls Beschreibung unseres Menschseins, seine logotherapeutische Anthropologie, kein reines Theoriekonstrukt. Vielmehr macht es sich verdient als Denkmodell zur Beschreibung der eindrucksvollen Fähigkeiten des Menschen, sobald dieser nicht ausschließlich mit sich selbst beschäftigt ist, sondern den Blick hebt und auf andere blickt sowie auf die Welt, die ihn umgibt. Frankl benennt diese grundlegenden Charakteristika mit zwei Begrifflichkeiten: Selbstdistanzierung und Selbsttranszendenz.

39 Altgr. *psyche* für »Psyche« und *physis* für »Körper«.

Die *Selbstdistanzierung* beschreibt unsere Fähigkeit, immer auch einen Schritt zur Seite und uns selbst bewusst gegenübertreten zu können. Für Frankl ist diese grundlegende menschliche Fähigkeit zur Selbstdistanzierung eng verknüpft mit unserer Fähigkeit zu Humor und Selbstironie (Frankl 1982, S. 20):

> »Der Humor ist deshalb eine spezifisch menschliche Fähigkeit, weil er voraussetzt, dass der Mensch lachen kann, und zwar auch über sich selber lachen kann, über seine eigenen Ängste lachen kann.«

Weite Verbreitung erfahren hat dieser grundlegende Aspekt des sinnzentrierten Ansatzes durch die von Frankl (1992, S. 128) selbst augenzwinkernd formulierte Frage »[...] muss man sich denn von sich selbst auch alles gefallen lassen?«.

Einen wörtlichen Schritt weiter geht unsere Fähigkeit zur *Selbsttranszendenz*, die laut Frankl (1946, S. 213) »den grundlegenden anthropologischen Tatbestand« beschreibt,

> »dass Menschsein immer über sich selbst hinaus auf etwas verweist, das nicht wieder es selbst ist – auf etwas oder auf jemanden: auf einen Sinn, den da ein Mensch erfüllt, oder auf mitmenschliches Sein, dem er da begegnet« (ebd.).

Mit seinem Begriff Selbsttranszendenz, der begrifflich auf lat. *transcendere* für dt. »überschreiten«, aufbaut, beschreibt Frankl aber nicht nur eine menschliche Fähigkeit unter vielen. Vielmehr stellt Selbsttranszendenz den Dreh- und Angelpunkt des sinnzentrierten Ansatzes dar, die durch einen grundlegenden Perspektivwechsel so manches in einem anderen Licht erscheinen lässt. Gemäß Frankl (1982, S. 31 f.) bedeutet Selbsttranszendenz,

> »dass man nicht sich beobachtet, dass man nicht sich belauert, dass man nicht sich fortwährend befragt – außer in einer kritischen Situation, die eine kritische Hinterfragung notwendig macht«.

Frankl wählt klare Worte, wenn er schreibt, er gehe davon aus, »dass wir die Selbsttranszendenz in den Blick [...] und die Selbstdistanzierung in den Griff bekommen« (Frankl 1986, S. 34) müssen, nur um dann zu konstatieren (ebd.): »Beides ist aber nicht möglich, wenn wir im Menschen ein Tier sehen. Kein Tier schert sich um den Sinn des Lebens, und kein Tier kann lachen.«

12.2.3 Zwei Pole unseres Menschseins: Freiheit und Verantwortung

Doch mit dem bisher Gesagten ist das Menschenbild des sinnzentrierten Ansatzes noch nicht abschließend beschrieben. Frankls Dimensionalontologie (Frankl 1953, S. 186; 1946, S. 51 ff.) muss um die horizontale Achse ergänzt werden, die unser Menschsein beschreibt als aufgespannt zwischen *Freiheit* und *Verantwortung*. Frankls Freiheitsbegriff beschreibt auf der Basis von Jaspers und Schelers existenzphilosophischen Grundlagen (Scheler 1928; Jaspers 1932) unsere spezifisch menschliche

Fähigkeit, »immer auch anders zu können«, nicht gesteuert von den Bedürfnissen unseres Körpers oder unserer Psyche, aber zu einem Großteil auch unabhängig von dem, was in der Welt um uns herum geschieht. Freiheit und Verantwortung als grundlegende Charakteristika unseres Menschseins zusammengenommen finden sich bei Frankl wie folgt verknüpft (Frankl 1946, S. 130 f.; bewusste Silbentrennung i. Orig.): »Das menschliche Dasein ist Verantwortlich-sein, weil es Frei-sein ist. Es ist ein Sein, das – wie Jaspers sagt – jeweils erst noch entscheidet, was es ist: Es ist ›entscheidendes Sein‹.«

Erst durch unsere Fähigkeit, zwischen verschiedenen Optionen wählen und Entscheidungen treffen zu können, ergibt sich unsere Möglichkeit, auf die Fragen, die das Leben uns stellt, antworten zu können: unsere eigene Antwort in einer konkreten Situation zu geben. Im Deutschen zeigt Frankl dies im typografischen Spiel mit der Silbentrennung im Wort »Ver-Antwortung«. Im Englischen lässt sich »responsibility« noch eindrucksvoller aufsplitten in »response« (Antwort) und »ability« (Fähigkeit). Unsere Verantwortung ist aus dieser Perspektive nicht mehr und nicht weniger als unsere Fähigkeit, zu antworten – auf die Fragen, die das Leben uns allen fortwährend stellt.

12.2.4 Das sinnzentrierte Menschenbild in der Praxis

Das Menschenbild des sinnzentrierten Ansatzes ist dabei nicht nur Ausgangspunkt, sondern zugleich Methode: Als von Coaches im sinnzentrierten Coaching gelebtes Menschenbild wird es für Coachees erfahrbar im Coachingprozess. Als Analysetool und perspektivische Ausrichtung liefert es die Grundlage für Entscheidungsfindung und Problemlösung. Darüber hinaus birgt es eine Mut machende wie inspirierende Botschaft in sich: Es ist gerade die einzigartige Kombination, in der Physis, Psyche und Personsein in einem Menschen zusammenkommen, die unsere *Einzigartigkeit* ausmachen. Ein einmaliges Zusammentreffen aus Genen und Grunddispositionen, Erlebnissen und Widerfahrnissen, Erfahrungen und Entscheidungen, einmalig verortet in einem spezifischen zeitlichen, räumlichen wie kulturellen Kontext. Es ist diese Einzigartigkeit, die jedes Individuum aus Sicht des sinnzentrierten Ansatzes so *»unvertretbar«* (Frankl 1946, S. 35 u. 129)[40] und *»unaustauschbar«* (ebd., S. 124) macht.

Dabei können wir effektiv mit dem Bild der *inneren Kommandozentrale* (Rettinger u. Kobela 2025) arbeiten – entwickelt analog zum US-amerikanischen

40 »Innerhalb seines gleichsam exklusiven Schicksalsraumes ist jeder Mensch *unvertretbar*. Diese seine Unvertretbarkeit macht seine Verantwortlichkeit für die Gestaltung seines Schicksals aus. [...] Mit seinem einzigartigen Schicksal steht jeder einzelne Mensch sozusagen im ganzen Kosmos einzig da. Sein Schicksal wiederholt sich nicht. Niemand hat die gleichen Möglichkeiten wie er, und er selbst hat sie nie wieder. Was ihm widerfährt an Gelegenheiten zur [...] Wertverwirklichung, was ihm an eigentlich Schicksalhaftem begegnet – was er also nicht ändern kann, sondern im Sinn von Einstellungswerten tragen muss –, all dies ist einzigartig und einmalig« (ebd., S. 129).

Computeranimationsfilm »Alles steht Kopf«[41] aus dem Jahr 2015: Die elfjährige Riley wird darin als Protagonistin emotional stark herausgefordert, als sie bedingt durch den Job ihres Vaters mit ihren Eltern umziehen muss. Als Zuschauer erhalten wir Einblick in diesen Tumult der Gefühle, indem wir die einzelnen Emotionen visualisiert als kleine comicartige Figuren in Rileys Innerem kennenlernen. Während sich im Film jedoch verschiedene Gefühle Rileys innere Schaltzentrale samt aller entsprechenden Hebel und Knöpfe teilen, ist es aus dem Blickwinkel der sinnzentrierten Perspektive ein anderes Set-up: Hier teilen sich nur drei Instanzen die Kommandozentrale: Körper, Psyche sowie unser Personsein. In der Praxis hat sich bewährt, in manchen Coachingprozessen den Verstand als zusätzlichen Player mit aufzunehmen, der in der Schnittmenge von Physis und Psyche verortet ist. Die entscheidende Frage auf der Grundlage dieses Bildes lautet dann: Wen lassen wir in unserer inneren Kommandozentrale an die Schalthebel? Wen lassen wir antworten auf die Fragen, die das Leben uns stellt?

12.3 Kernkonzepte des sinnzentrierten Coachings

Sinnzentriertes Coaching auf Basis der klassischen Logotherapie und Existenzanalyse bietet einen innovativen Ansatz, der die Frage nach dem Wofür, unsere grundlegende Sinnorientiertheit als Menschen, in den Mittelpunkt stellt. Dabei geht es stets darum, Menschen zu befähigen, den eigenen Handlungsspielraum sinnzentriert und wertorientiert in ihren individuellen Lebenskontexten zu entdecken und zu gestalten. Sinnzentriertes Coaching bereichert das Repertoire von Coaches um zahlreiche elementare Strategien und effektive Methoden, um dem menschlichen Grundbedürfnis nach Sinn zu begegnen. Es erweitert die Perspektive im Coaching um die *existenzielle Dimension*, um Sinn, Werte und die Suche nach dem aktuellen eigenen Wofür sowie nach der eigenen Verantwortung.

Auch bezogen auf Spiritualität und Glaube bietet das Sinnzentrierte Coaching eine tragende, weltanschaulich ungebundene Basis, die für alle Lebensentwürfe offen ist. Und nicht zuletzt für das diesem Band zugrunde liegende Motto »Du bist die Methode!« bietet es eine tragfähige Basis: Coaches als Zugang zur sinnzentrierten Perspektive auf das Leben und die aktuelle eigene Situation sowie als lebendes Beispiel für eine sinnzentrierte Haltung – im Coaching wie darüber hinaus.

41 Originaltitel »Inside Out« (Docter u. del Carmen 2015).

12.3.1 Der Sinnbegriff des sinnzentrierten Coachings

Was im Zentrum des sinnzentrierten Coachings steht, erschließt sich mit Blick auf den Namen wohl recht leicht, was damit konkret gemeint ist, schon weniger. Der Sinnbegriff des sinnzentrierten Coachings folgt dem der klassischen Logotherapie und Existenzanalyse Viktor Frankls. Sinn ist demnach vor allem anderen stets *transsubjektiv*, das heißt, er übersteigt das Individuum und erscheint damit als genuiner Gegenentwurf zu den zahlreichen auf das Individuum und seine jeweiligen Bedürfnisse und Ziele fokussierten Ansätze.

Frankl beschreibt den Menschen als grundlegend nach Sinn ausgerichtet (Frankl 1986, S. 34). Sinn erscheint in dieser Perspektive nicht als Krönung eines gelungenen Lebens oder als eine der möglichen positiven Erfahrungen unseres Menschseins, sondern als grundlegendes Charakteristikum unseres Menschseins.

Doch bleiben selbst aktuelle Publikationen namhafter Verlage eine Definition dieses Sinnbegriffs meist schuldig. Andere Veröffentlichungen wiederholen die immer gleichen Zitate Frankls und verschaffen keinen echten Zugang zum Verständnis des nach wie vor vergleichsweise ungewöhnlichen Sinnbegriffs Frankls. Wir versuchen deshalb im Folgenden den simplen wie zentralen Zugang zum Sinnbegriff der L-EA wie des sinnzentrierten Coachings schrittweise aufzuzeigen.

Wir sprechen im Kontext der Logotherapie und Existenzanalyse vom *transsubjektiven Logos*[42] (Frankl 1946, S. 86), der Sinn und zugleich Werte (Abschn. 12.3.2) umfasst. Vor allem diese transsubjektive Ausrichtung des logotherapeutischen Sinnbegriffs scheint vielfach zunächst wenig zugänglich zu sein. Dabei steht es in direktem wie logischem Zusammenhang zum bereits betrachteten Menschenbild Frankls (Abschn. 12.2.2).

Zum einen bedeutet Menschsein laut Frankl, ausgerichtet zu sein auf etwas oder jemanden (ebd., S. 112), »das nicht wieder es selbst ist« (ebd., S. 213; vgl. Abschn. 12.2.2). Zum anderen kann der Mensch vor allem anderen beschrieben werden durch seinen Willen zum Sinn auf der Grundlage des motivationstheoretischen Konzepts der Logotherapie und Existenzanalyse (ebd., S. 214). Beide Postulate lassen sich in eine *logische Formel* setzen, um den Sinnbegriff des sinnzentrierten Coachings sowie des ihm zugrunde liegenden Ansatzes der L-EA Viktor Frankls zu beschreiben (Rettinger u. Kobela 2025, S. 10):

> »Wenn Menschsein bedeutet, ausgerichtet zu sein auf anderes und andere als wir selbst, und Menschsein vor allem anderen nach Sinn strebt, dann muss dieser Sinn ein ebensolcher sein, der nicht nur einem selbst von Nutzen ist, sondern sich eben vornehmlich ebenfalls ausrichtet auf etwas oder jemanden, was nicht wieder wir selbst sind.«

42 Altgr. *logos* für »Sinn«.

Einen solchen Sinn kann man dann präzise als *trans-subjektiv*, als über den einzelnen Menschen als Individuum hinausreichend, bezeichnen. Dabei ist ein solches Sinnverständnis in einem sinnzentrierten Ansatz, der auf der Logotherapie und Existenzanalyse Frankls aufbaut, weder optional noch verhandelbar.

Der Begründer des transsubjektiven Sinnbegriffs, Viktor Frankl, betont die zentrale Verankerung dieser Perspektive im Menschenbild der L-EA wie folgt (Frankl 1977, S. 76):

> »Tatsächlich geht menschliches Dasein immer schon über sich hinaus, weist es immer schon auf einen Sinn hin. In diesem Sinne geht es dem Menschen in seinem Dasein nicht um Lust oder um Macht, aber auch nicht um Selbstverwirklichung, vielmehr um Sinnerfüllung. In der Logotherapie sprechen wir da von einem ›Willen zum Sinn‹.«

Dabei spricht aus sinnzentrierter Perspektive nichts gegen eine Selbstverwirklichung, nur ist sie laut Frankl nicht Selbstzweck, sondern vielmehr Ergebnis (Frankl 1946, S. 112):

> »Aber nur in dem Maße, in dem der Mensch Sinn erfüllt, in dem Maße verwirklicht er auch sich selbst: Selbstverwirklichung stellt sich dann von selbst ein, als eine Wirkung der Sinnerfüllung, aber nicht als deren Zweck. Nur Existenz, die sich selbst transzendiert, kann sich selbst verwirklichen, während sie, sich selbst bzw. Selbstverwirklichung intendierend, sich selbst nur verfehlen würde.«

Frankl geht noch einen Schritt weiter und wählt für seinen Sinnbegriff das altgriechische Wort *Logos*. Er subsumiert darunter sowohl das oben beschriebene Verständnis von Sinn als auch Werte (Frankl 1972, S. 164 sowie Frankl 1975, S. 160): »Sinn und Werte sind der Logos, auf den hin die Psyche sich selbst transzendiert.« So wird deutlich, worum es bei all dem geht: Auf der Grundlage des Menschenbilds der Logotherapie und Existenzanalyse sowie eines transsubjektiven Sinnverständnisses besteht stets die Möglichkeit, »sich von sich selbst auch nicht alles gefallen lassen« zu müssen (Frankl 1992, S. 128), nicht nur an sich selbst zu denken, sondern vielmehr über sich selbst hinausdenken zu können. In einer Zeit und Gesellschaft, in der sich Konzepte wie Selbstliebe sowie Grenzensetzen und Neinsagen lernen auf dem Selbsthilferatgeber- und Seminarmarkt ausdauernd großer Nachfrage erfreuen, mutet ein solcher Sinnbegriff geradezu aus der Zeit gefallen an – und ist doch zeitgemäßer denn je. Steht ein solcher Sinnbegriff im Zentrum des Fokus, ist das Ausgerichtetsein auf etwas oder jemand, der – wie Frankl formulierte – nicht wieder ich selbst bin (Frankl 1946, S. 54 f. u. 213 f.), kein zeitlich begrenzter Altruismus auf Wohltätigkeitsveranstaltungen. Vielmehr findet es sich fest verankert im eigenen Alltag, in den unzähligen Situationen der Begegnung mit anderen und des Engagements für etwas.

Dass ein solcher Perspektivwechsel dabei nicht nur für eine willkommene Abwechslung sorgt, sondern sich darüber hinaus auf die gesamte Gesundheit positiv auswirkt sowie, gesamtgesellschaftlich betrachtet, eine geradezu drängende Brisanz besitzt, betonen inzwischen längst auch Expert:innen, deren Bezugsdisziplinen bzw. -ansätze die entsprechenden Konzepte ursprünglich überhaupt erst hervorbrachten.[43]

Ein in diesem Verständnis transsubjektiver Sinn weist dabei aber nicht nur über den Einzelnen als Individuum hinaus, er ist auch an genau dieses Individuum gebunden (Frankl 1956, S. 186):

> »Der Sinn ist ein konkreter, und diese seine Konkretheit bezieht sich sowohl auf die Einzigartigkeit jeder Person als auch auf die Einmaligkeit jeder Situation. Der jeweilige Sinn ist einer ad personam et ad situationem.«[44]

12.3.2 Der Wertbegriff des sinnzentrierten Coachings

Im Gegensatz zum allgemeinen Sprachgebrauch umfasst der Wertbegriff des sinnzentrierten Coachings nicht beliebig Ersehntes oder Gewünschtes bzw. für erstrebenswert oder wichtig Erachtetes eines Individuums oder sozialer Gruppierungen. Nach dem Verständnis des sinnzentrierten Coachings, das auf dem Wertbegriff der klassischen Logotherapie und Existenzanalyse aufbaut, sind Werte *handlungsleitende Orientierungshilfen in Form abstrakter Ideale*, die in ihrer Abstraktheit für *alle* Menschen Gültigkeit besitzen, sich in unserer Lebenswirklichkeit aber nur in Form von Wort und Tat zeigen, verwirklicht durch ein spezifisches Individuum in einer konkreten Situation (Frankl 1946, S. 89):

> »Während nun der Sinn an eine einmalige und einzigartige Situation gebunden ist, gibt es darüber hinaus Sinn-Universalien, die sich auf die condition humaine als solche beziehen, und diese umfassenden Sinnmöglichkeiten sind es, die Werte genannt werden.«

Damit ist klar beschrieben, wie Werte uns handlungsleitende Orientierungshilfe geben können: stets nur *situativ*, in einer konkreten Situation – hier und jetzt. Dabei sind die Effekte des so in unsere Lebenswirklichkeit Gebrachten niemals nur für das Individuum intendiert, das den Wert verwirklicht. Als *Sinn-Universalien* sowie in ihrer Bezogenheit auf die *condition humaine* als Ganzes, gelten Werte aus sinnzentrierter Perspektive

> »nicht bloß für unverwechselbare Personen, die in unwiederholbare Situationen hineingestellt sind, vielmehr erstreckt sich ihre Geltung über weite Areale sich wiederholender, typischer Situationen« (ebd., S. 90).

Frankl greift die Systematik von Schelers Wertbegriff (1913) und Hartmanns Wertethik (1925) auf. Dabei geht er pragmatisch vor und überführt Schelers philosophische Grundlegungen in drei auf jeden Alltag übertragbare Kategorien:

43 Vergleiche z. B die *Harvard-Grant-Studie*, die längste prospektive Studie der Medizingeschichte: Begonnen im Jahr 1938 an der Harvard Medical School, liefert die Studie nach wie vor aufschlussreiche Einblicke in Faktoren für ein langes gesundes Leben (verfügbar unter: https://www.adultdevelopmentstudy.org [03.12.2025]).

44 Lat. *ad personam* – an die Person gebunden, *ad situationem* – an die Situation gebunden.

- die Kategorie der *schöpferischen Werte*, die ein Handeln in den Fokus stellt
- die Kategorie der *Erlebniswerte*, die unsere »Pflicht zur Freude« (Frankl 1946, S. 94) betont
- die Kategorie der *Einstellungswerte*, die daran erinnert, dass wir auch Herausforderndes bewusst entschieden aushalten lernen können

Für die Praxis haben wir diese drei grundlegenden Wertkategorien der klassischen Logotherapie und Existenzanalyse noch zugänglicher gemacht (Rettinger u. Kobela 2023, S. 10 f.). Durch die Übersetzung der Kategoriebezeichnungen Frankls in Verben wird gängigen Fehlinterpretationen vorgebeugt und die Handlungsfokussierung betont.

Wertkategorien der L-EA	**Wertverwirklichungsbereiche des sinnzentrierten Coachings**
schöpferische Werte	gestalten
Erlebniswerte	genießen
Einstellungswerte	aushalten

Tab. 12.2: Wertkategorien der klassischen Logotherapie und Existenzanalyse und ihre Übersetzung in Handlungsverben im sinnzentrierten Coaching

Dabei ist zentral: Keine der drei Kategorien meint Beliebiges, frei Würfelbares zur Wahl, sondern steht stets in Kombination mit der Grundperspektive der Logotherapie und Existenzanalyse sowie des sinnzentrierten Coachings: Das Leben fragt uns, und wir dürfen unsere Antwort wählen.

Wählen wir in einer konkreten Situation einen in die Wirklichkeit drängenden Wert zur Verwirklichung durch Wort und Tat aus, wird diese Entscheidung ein Schritt auf dem Weg zum Sinn sein und eine Sinnerfahrung ermöglichen:

- *Gestalten* nicht um des Gestaltens willen, sondern auf der Grundlage der situativ in die Wirklichkeit drängenden Werte. In einer konkreten Situation werden wir als Individuum vor die Frage gestellt: Wie wollen wir die sich uns zeigende Situation gestalten? Wie wollen wir auf sie einwirken? Was wollen wir tun, um die Situation so zu verändern, dass wir die Welt ein kleines bisschen besser zurücklassen, als wir sie vorgefunden hatten?
- *Genießen*, verstanden als »wirk-liches«, wirkendes Genießen, das der von Frankl formulierten »Pflicht zur Freude« (Frankl 1946, S. 94) entspricht – kein schneller, oberflächlicher Genuss oder gar reine Bedürfnisbefriedigung.
- *Aushalten* wiederum muss bewusst entschieden worden sein und darf erst nach klarem Abwägen erfolgen, ob nicht doch eine Veränderung dessen möglich wäre, was dann ja auch gar nicht ausgehalten werden muss.[45]

45 Ein ähnlicher Gedanke liegt dem vom US-Theologen Reinhold Niebuhr verfassten »kleinen Gebet« zugrunde, das unter anderem von den Anonymen Alkoholikern übernommen und damit einem breiten internationalen Publikum zugänglich gemacht wurde: »Herr, gib uns den Mut zu ändern, was geändert werden muss, die Gelassenheit zu akzeptieren, was nicht geändert werden kann, und die Weisheit, das eine vom anderen zu unterscheiden.«

Die drei Wertkategorien sind stets komplex verwoben mit den weiteren Grundelementen von Frankls existenzphilosophisch fundiertem Ansatz. Nur so kann verhindert werden, dass die Werte in Logotherapie und Existenzanalyse sowie sinnzentriertem Coaching nicht missverstanden werden als beliebig wählbare Dinge, die man gerne hätte oder die eben nun gerade passend erscheinen bzw. getan werden müssen. Denkt man Frankls Wertkategorien zusammen mit einem transsubjektiven Sinn, dann kann dabei nicht herauskommen, es sei immer sinnvoll, einem kreativen Hobby nachzugehen, nur weil Kreativität generell gut ist. Zusammengefasst lässt sich der für das Sinnzentrierte Coaching so essenzielle Wertbegriff wie folgt charakterisieren (Rettinger u. Kobela 2025):

> Wenn Werte aus sinnzentrierter Perspektive »abstrakte Sinn-Universalien« sowie »umfassende Sinnmöglichkeiten« (Frankl 1946, S. 89) darstellen, sind sie zum einen *abstrakte Einheiten*, die eine *Übersetzung durch Wort oder Tat* benötigen, um sich in unserer Wirklichkeit zeigen zu können.
>
> Zum anderen besitzen sie *universale Gültigkeit* und sind *stets auf Sinn bezogen*. Damit können sie nie nur für ein einzelnes Individuum von Vorteil sein, auf Kosten anderer intendiert sein oder dem Sinn im Verständnis eines transsubjektiven Sinns nicht zuträglich sein.
>
> Stets benötigen Werte dabei das Individuum, das sie in einer konkreten wie einmaligen Situation in seiner Einzigartigkeit in die Realität (über)setzt – das sie, wie Frankl formuliert, »ver-wirklicht«.

Schnell dürfte deutlich werden, wie anders dieser Wertbegriff Frankls im Vergleich zu unserem allgemeinen Sprachgebrauch ist, wenn über »Werte« gesprochen wird. So findet sich häufig keine trennscharfe Verwendung des Begriffs *Werte* in Abgrenzung zu Begriffen wie *Ziele, Wünsche* und *Bedürfnisse.*

Im sinnzentrierten Coaching wie in der ihm zugrunde liegenden Logotherapie und Existenzanalyse Viktor Frankls hingegen findet eine präzise Unterscheidung zwischen Werten, Zielen, Wünschen und Bedürfnissen statt sowie eine Verortung derselben im sinnzentrierten Menschenbild (Rettinger u. Kobela 2023, S. 8 f.; Rettinger u. Kobela 2025):

- *Bedürfnisse,* verstanden als Summe der allgemeinen Grundbedürfnisse aller Menschen sowie der darüber hinausgehenden spezifischen Grundbedürfnisse eines Individuums, lassen sich im sinnzentrierten Menschenbild den Dimensionen von Physis und Psyche sowie dem umgebenden sozialen Rahmen zuordnen. Sie umfassen grundlegende Notwendigkeiten, die Menschen besitzen, um ihr physisches, psychisches oder soziales Wohlbefinden zu erhalten oder zu verbessern, und entsprechen in ihrem Verständnis der psychologischen Fachliteratur auf diesem Gebiet (Maslow 1971; Kuhl 2001; Rheinberg 2008).
- *Wünsche* und *Ziele* lassen sich in der sinnzentrierten Perspektive den Bereichen Psyche und Kognition zuordnen. Konzeptuell entspricht das Verständ-

nis der Wünsche im sinnzentrierten Ansatz am ehesten dem der von Reiss (2000) beschriebenen »desires«.
- *Werte* sind im Gegensatz zu Bedürfnissen, Wünschen und Zielen als einzige dieser Kategorien unserem Personsein zugehörig.

Die Unterscheidung zwischen (Grund-)Bedürfnissen und (Grund-)Werten ist dabei für den sinnzentrierten Ansatz so simpel wie essenziell. Blicken wir zur Veranschaulichung auf ein konkretes Beispiel aus der Praxis:

Praxisbeispiel

Eine Coachee nennt als Wert im Rahmen der Wertarbeit eines sinnzentrierten Coachings »Zeit für mich«. Worum handelt es sich dabei aber eigentlich? Sicherlich um eine gut nachvollziehbare Sehnsucht in einem dichten, fordernden Alltag der Klientin, vor allem um einen Wunsch, ein Bedürfnis – nicht aber einen Wert nach dem Wertverständnis des sinnzentrierten Coachings. Nur über die Verwirklichung von Werten führt nach Überzeugung des sinnzentrierten Coachings der Weg langfristig zu Lebensqualität und Zufriedenheit. Dies hieße im konkreten Fall: Zeit für sich selbst im dichten Alltag einzuplanen und verbindlich umzusetzen, gehört als zentraler Baustein zu den Bereichen Selbstfürsorge, Psychohygiene und folglich Krisenprävention.

Ohne die an diese Kante gesetzte Verwirklichung von Werten bleibt das uns allen als Menschen zugeschriebene Grundstreben nach Sinn in unserem Leben unerfüllt. Es gehört zu den basalen Grundüberzeugungen des sinnzentrierten Coachings, dass erst dann, wenn neben die Erfüllung von Grundbedürfnissen das Verwirklichen von Werten tritt, Coachees ihre Coachinganliegen wie allgemeine Unzufriedenheit, Sinnlosigkeitsgefühl und Umgang mit akuten Krisen nachhaltig lösen können.

Werte bleiben in diesem Kontext keine abstrakten Größen, sondern fordern uns zur Verwirklichung heraus, zur Setzung in die Wirklichkeit, zur Übersetzung unserer Werte in die Sichtbarkeit unseres Handelns[46] – in Wort und Tat (Frankl 1986, S. 86):

> »Die Werte gehen in Forderungen des Tages und in persönlichen Aufgaben auf; die hinter diesen Aufgaben stehenden Werte lassen sich anscheinend nur durch die Aufgaben hindurch intendieren.«

Dass wir dabei fast von mehr als einem Grundcharakteristikum unseres Menschseins sprechen könnten, das sich geradezu als Grundbedürfnis unseres Personseins beschreiben ließe, wird an der folgenden Formulierung Frankls (1975, S. 106) deutlich:

> »In Wirklichkeit ist der Mensch aber nicht ein von Triebhaftem getriebener, sondern er wird von Werthaftem – gezogen. Die Werte ziehen mich an, aber sie treiben mich nicht an. Für die Verwirklichung von Werten entscheide ich mich in Freiheit und Verantwortlichkeit, zur Verwirklichung von Werten entschließe ich mich, der Welt der Werte erschließe ich mich; aber bei alledem kann nicht von Triebhaftigkeit die Rede sein.«

46 Wohl kaum besser wurde dieser Aspekt je in Worte gefasst als in der wunderbaren Rede Carolin Emckes (2016) anlässlich der Eröffnung der Ruhrtriennale im Jahr 2016.

Der Hauptunterschied in dieser nur bei rein oberflächlicher Betrachtung als Benennungsfeinheit erscheinenden Differenzierung liegt im Mitspracherecht des Individuums: Als von den eigenen Trieben Getriebene besitzen wir keine Möglichkeit, das Getriebensein zu lassen. Im Vergleich dazu kommt in Frankls Formulierung unseres Angezogenseins von Werten ein entscheidendes Element hinzu: unsere Freiheit, uns bewusst für die Verwirklichung von Werten zu entscheiden, zu wählen, getreu unserer Werte leben zu wollen – und dies dann auch Tag für Tag, Situation für Situation in unserem Alltag zu tun.

12.4 »Du bist die Methode!« im sinnzentrierten Coaching

Für das diesem Band zugrunde liegende Motto »Du bist die Methode!« bietet das Sinnzentrierte Coaching eine tragfähige Basis. Aus sinnzentrierter Sicht trifft »Du bist die Methode!« sogar auf doppelte Weise zu. Betrachten wir »Methode« im etymologischen Ursprung, so erhalten wir ein eindrücklich sprechendes Bild. Das aus dem Altgriechischen stammende Wort *Mét-hodos* (μέθοδος) ist zusammengesetzt aus:

- *metá* (μετά): Adverb mit verschiedenen räumlichen und zeitlichen Bedeutungsnuancen, in Fachtermini häufig als Vorsilbe gebraucht – in diesem Fall am besten zu übersetzen mit »zu etwas hin«
- *hodós* (ὁδός) – »Weg«

Kombinieren wir die beiden Wortbestandteile wörtlich wie sinnbildlich, können wir »Methode« verstehen als *Weg zu etwas*, als »Zu-Gang«. In diesem Verständnis gilt für das Sinnzentrierte Coaching tatsächlich: »Coaches *sind* die Methode«. In einem ersten Schritt sind sie der *Zugang zur sinnzentrierten Perspektive.* Sie eröffnen Coachees einen (je nach deren Vorerfahrung ersten oder vertiefenden) Zugang zum sinnzentrierten Menschenbild der klassischen Logotherapie und Existenzanalyse Frankls (Abschn. 12.2.1), dem das sinnzentrierte Coaching folgt, und ermöglicht auf dieser Basis den ersten entscheidenden Perspektivwechsel im Coachingprozess – die Erkenntnis, dass wir nicht mit der Frage nach dem »Warum?« von herausfordernden Lebensereignissen weiterkommen, durchaus aber dadurch, dass wir unsere Sichtweise auf das Leben als das uns Befragende ändern.

In einem zweiten Schritt sind es im sinnzentrierten Coaching die Coaches selbst, die aufgefordert sind, eine *sinnzentrierte Haltung* auf der Basis des logotherapeutischen Menschenbildes sowie der daraus ableitbaren Grundüberzeugungen zu besitzen, um so als praktizierende Vorbilder den Coachees einen Zugang wie gelebten Einblick in die sinnzentrierte Perspektive anbieten zu können. Eine solche Haltung ist dabei nichts, was man im Rahmen eines Wochenendseminars erlernen oder wie den weißen Klinikkittel mit Ende des Arbeitstages an den sinnbildlichen Nagel hängen könnte. Die sinnzentrierte Haltung ist keine Technik, die man nur im Kontext des sinnzentrierten Coachings anwenden könnte und keine Methode, rein prozesshaft verstanden als Instrument der Zielerreichung. Sie ist professionelle Haltung als Coach im Coaching und darüber hinaus Lebenshaltung, die umfassendes Commitment zur Sinnbejahung des Lebens an sich benötigt. Wie Frankl (1986, S. 72; bewusste Silbentrennung im Orig.) formuliert:

> »Bei alledem ist es letztlich nicht am Menschen, nach dem Sinn seines Lebens zu fragen. Sondern eigentlich hätte der Mensch sich selbst als einen zu verstehen, der gefragt wird, und zwar ist es das Leben selbst, das ihn fragt, und er hat zu antworten, sein Leben zu verantworten.«

Es ist eine der zentralen Aufgaben von Coaches im sinnzentrierten Coaching, den Coachees das jedem sinnzentrierten Coachingprozess zugrunde liegende sinnzentrierte Menschenbild *zugänglich* und *erfahrbar* zu machen. Im Kontakt mit Coachees zentriert sich jedes Sinnzentrierte Coaching nicht – wie irrtümlicherweise vom Namen abgeleitet werden könnte – um die Frage nach dem Sinn einer Situation oder gar des Lebens als Ganzes, sondern um die Art, wie man miteinander in Kommunikation tritt. Im sinnzentrierten Coaching sind wir als Coaches dazu aufgerufen, den Coachees auf personaler Ebene zu begegnen – in *Personaler Begegnung*: von Person zu Person, ausgerichtet auf die Person, die das Gegenüber ist, nicht statt- und währenddessen beschäftigt mit den eigenen Interessen, Intentionen und Ideen.

Viktor Frankl (1985, S. 38) beschreibt dies wie folgt:

> »In der Begegnung transzendiere ich mich selbst, wenn sie echt ist, und bringe nicht nur mich selbst zum Ausdruck. Und zwar transzendiere ich mich selbst auf den Logos hin. Die Pseudo-Begegnung basiert aber nicht auf einem echten Dialog, sondern auf einem Dialog ohne Logos, und dient daher nur als ein Forum, um sich gegenseitig zum Ausdruck zu bringen.«

Als die *sinnzentrierte Haltung* praktizierende Coaches ermöglichen wir Coachees die Erfahrung, wie das sinnzentrierte Menschenbild sowie eine angewandte sinnzentrierte Haltung das kommunikative Miteinander sowie die eigene Perspektive auf das Leben prägen. Dabei geht eine Interaktion, im sinnzentrierten Coaching verstanden als Personale Begegnung, weit über das noch so professionelle interaktionale Rollenverhalten von Coaches hinaus (Rettinger 2011) und fokussiert vor allem das Verstehenwollen des anderen in seiner Einzigartigkeit und Einmaligkeit (Rettinger 2020): in echtem »Inter-Esse«[47], im Raum zwischen mir und meinem Gegenüber (Rettinger u. Kobela 2023).

Wie wesentlich die sinnzentrierte Haltung von Coaches im sinnzentrierten Coaching ist und wie sehr wir von einer »ernst gemeinten« verinnerlichten sinnzentrierten Haltung getragen werden, zeigt sich nicht nur im Coachingprozess selbst, sondern stets auch im Blick auf das Leben als Ganzes. Coachees dabei zu

47 Das Wort »Interesse« setzt sich zusammen aus den beiden lateinischen Wörtern *inter* (»zwischen«) und *esse* (»sein«), wörtlich lesbar als »Zwischen-Sein«.

begleiten, die eigenen Werte zu reflektieren, bedeutet im sinnzentrierten Coaching ein gemeinsames Herausarbeiten dessen, was wirklich wichtig und zudem in der jeweiligen Lebenssituation der Coachees gefragt ist. Dies entspricht dem Sinn- und Wertverständnis des sinnzentrierten Coachings, situativ die aktuelle Frage des Lebens an Coachees »hier und jetzt« (Abschn. 12.3.2) in den Fokus zu nehmen, wobei diese nicht selbst nach Gusto wählen können, »was wirklich wichtig« und »in dieser aktuellen Situation gefragt« ist. Dem Sinnverständnis als transsubjektiver Logos entsprechend (Abschn. 12.3.1), ist es nicht am Individuum, ausschließlich den eigenen Wünschen und Bedürfnissen zu folgen, sondern vielmehr, sich als vom Leben befragt zu verstehen.

Neben dem klassischen Coachinggespräch bieten sich im sinnzentrierten Coaching eine Vielzahl multimodaler, kreativ-plastischer Methoden an, welche die auf den ersten Blick schwer fassbaren Grundkonzepte des sinnzentrierten Coachings begreifbar machen (Rettinger u. Kobela 2024). Dabei darf auch der Humor, nicht nur wohldosiert über den Verlauf eines Coachings hinweg, sondern in Kombination mit der generellen Haltung dem Leben gegenüber und seinen Fragen an uns, nicht zu kurz kommen. Hierbei geht es nicht um jenes Verständnis von Humor, das an Witze denkt oder das Lachen auf Kosten anderer. Vielmehr ist der Humor im sinnzentrierten Ansatz eine Grundhaltung, die versucht, so manche Frage des Lebens ganz im alltagssprachlichen Verständnis »mit Humor« und sich selbst dabei nicht allzu wichtig zu nehmen – ganz getreu Frankls Motto (Frankl 1992, S. 128): »Ich muss mir doch von mir selbst auch nicht alles gefallen lassen«.

12.5 Zur Aktualität des sinnzentrierten Coachings

So kommen wir nicht weiter – was Michel Serres bereits 1990 in seiner wegweisenden Publikation »Le contrat naturel« aufgezeigt hat, gilt heute mehr denn je: Die Haltung »anything goes« führt nicht zu immer mehr Fortschritt und Wohlstand – sie führt längst in eine Sackgasse. Damit diese nicht die längste der Menschheitsgeschichte wird, lohnt es sich, auch und gerade im Coaching, den Blick zu weiten auf größere Zusammenhänge als unsere eigenen Ziele und Bedürfnisse. Die sinnzentrierte Perspektive bietet dafür einen breit gefächerten wie nachhaltigen Ansatz. Der sich ausbreitenden Verunsicherung, welche die einen zu Niedergeschlagenheit und Ohnmachtsempfindungen bringt, während andere in Hedonismus und Aktionismus abtauchen, stellen wir die tiefe Überzeugung des sinnzentrierten Coachings entgegen, dass es nicht stimmt, dass wir nichts tun können: Uns bleibt immer eine Wahl – selbst wenn wir diese gern leugnen (Frankl 1946, S. 131):

> »Dem Zwang zur Wahl unter den Möglichkeiten entgeht der Mensch in keinem Augenblick seines Lebens. Er kann so tun, ›als ob‹ er keine Wahl und keine Entscheidungsfreiheit hätte. Dieses ›Tun als ob‹ macht ein Stück der Tragikomik des Menschen aus.«

In paralleler Anlehnung an Frankls flammendes Plädoyer für eine neue, rehumanisierte Psychotherapie (Frankl 1986, S. 34), wagen wir für den Kontext des Coachings zu formulieren: Nur ein Coaching, das es wagt, über Psychodynamik, Verhaltensforschung und Neurobiologie hinauszugehen und in die Dimension der spezifisch humanen Phänomene einzusteigen, mit einem Wort, nur ein *rehumanisiertes* Coaching wird imstande sein, die Zeichen der Zeit zu verstehen und sich den Nöten der Zeit zu stellen. Um mit Frankl (ebd.) zu schließen:

> »Mit anderen Worten, es dürfte inzwischen klar geworden sein, dass wir [...] im Menschen ein Wesen sehen müssen, das – kraft seiner Selbst-Transzendenz – ständig auf der Suche nach Sinn ist.«

Literatur

Danzer, G. (2011): Wer sind wir? Anthropologie im 20. Jahrhundert. Ideen und Theorien für die Formel des Menschen. Berlin/Heidelberg (Springer).
Docter, P. a. R. del Carmen (2015): Inside Out [Film]. Emeryville (Pixar).
Emcke, C. (2016): Vom Übersetzen. Festspielrede zur Eröffnung der Ruhrtriennale 2016. Verfügbar unter: https://archiv.ruhrtriennale.de/2016/de/blog/2016-08/vom-uebersetzen-festspielrede-von-carolin-emcke.html [10.12.2024].
Frankl, V. (1946): Ärztliche Seelsorge. Wien (Deuticke), 11. Aufl. 2005.
Frankl, V. (1953): Dimensionen des Menschseins. *Jahrbuch für Psychologie und Psychotherapie* 1 (2): 186–195.
Frankl, V. (1956): Theorie und Therapie der Neurosen. München (Reinhardt), 4. Aufl. 1975.
Frankl, V. (1972): Der Wille zum Sinn. Ausgewählte Vorträge über Logotherapie. München (Piper), 4. Aufl. 1997.
Frankl, V. (1975): Der leidende Mensch. Anthropologische Grundlagen der Psychotherapie. Bern (Huber), 2. Aufl. 1998.
Frankl, V. (1977): Der unbewusste Gott. München (Kösel)
Frankl, V. (1982): Im Anfang war der Sinn. Von der Psychoanalyse zur Logotherapie. Ein Gespräch. München (Piper), 4. Aufl. 1997.
Frankl, V. (1985): Der Mensch vor der Frage nach dem Sinn. München (Piper), 9. Aufl. 1993.
Frankl, V. (1986): Psychotherapie in der Praxis. München (Piper), 2. Aufl. 1991.
Frankl, V. (1992): Psychotherapie für den Alltag. Freiburg (Herder).
Hartmann, N. (1925): Ethik. Berlin/Leipzig (de Gruyter), 4. Aufl. 1962.
Jaspers, K. (1932): Philosophie II – Existenzerhellung. Berlin/ Heidelberg/ New York (Springer), 4. Aufl. 1973.
Kriz. J. (2007): Grundkonzepte der Psychotherapie. Weinheim (Beltz).
Kuhl, J. (2001): Motivation und Persönlichkeit. Interaktionen psychischer Systeme. Göttingen (Hogrefe).
Maslow, A. H. (1971): The farther reaches of human nature. New York (Viking).
Petzold, H. G. (Hrsg.) (2012): Die Menschenbilder in der Psychotherapie. Interdisziplinäre Perspektiven und die Modelle der Therapieschulen. Wien (Krammer). Leseprobe (Inhaltsverz. u. Einführung) verfügbar unter: https://www.aisthesis.de/WebRoot/Store20/Shops/63645342/MediaGallery/leseproben/9783849811419.pdf [30.03.2026].
Reiss, S. (2000): Who am I? The 16 basic desires that Motivate Our Behavior and Define Our Personalities. New York (Berkeley Books).

Rettinger, S. (2011): Das Coaching-Erstgespräch. »Handlungsidentitäten« in der Beziehungsgestaltung zwischen Coach und Klient. In: E.-M. Graf, Y. Aksu, I. Pick u. S. Rettinger (Hrsg.): Beratung, Coaching, Supervision – Multidisziplinäre Perspektiven vernetzt. Wiesbaden (Springer VS), S. 149–166.

Rettinger, S. (2020): Empathie und Interkulturalität. In: K. Jacob, K.-P. Konerding u. W.-A. Liebert (Hrsg.): Sprache und Empathie. Berlin/Boston (de Gruyter), S. 175–216.

Rettinger, S. u. E. Kobela (2023): Das kleine 1x1 der Logotherapie und Existenzanalyse. Ein Hand-Buch in Bildern für die Aus- und Weiterbildung. Karlsruhe/Trier (ILOPP).

Rettinger, S. u. E. Kobela (2024): Methodenblätter Logotherapie und Existenzanalyse. Handwerkszeug für Beratung und Coaching. Karlsruhe/Trier (ILOPP), 9. Aufl.

Rettinger, S. u E. Kobela (2025): Das logotherapeutische 3x3 – Ein neuer Zugang zu den Grundkonzepten der klassischen Logotherapie und Existenzanalyse Viktor Frankls. *Existenz und Logos* 33 (33).

Rheinberg, F. (2008): Motivation. Stuttgart (Kohlhammer).

Scheler, M. (1913): Der Formalismus in der Ethik und die materiale Wertethik (mit besonderer Berücksichtigung der Ethik Immanuel Kants). Neuausgabe (2014): Hamburg (Meiner).

Scheler, M. (1928): Die Stellung des Menschen im Kosmos. Darmstadt (Reichl). Neuausgabe (2018): Hamburg (Meiner).

Serres, M. (1990): Contrat naturel. Paris (Bourin) [dt. (1994): Der Naturvertrag. Frankfurt a. M. (Suhrkamp)].

Sprenger, R. (2016): Die Entscheidung liegt bei dir! Wege aus der alltäglichen Unzufriedenheit. Frankfurt a. M. (Campus).

13 Empathie als Wegweiserin – Einsatz der Gewaltfreien Kommunikation in der Coachingpraxis

Ulrike Kahmann

13.1 Einführung

In der sich ständig weiterentwickelnden Welt des Coachings suchen Coaches kontinuierlich nach effektiven Ansätzen, um ihre Coachees bestmöglich zu unterstützen. Zimmermann (2024, S. 15 f.) beschreibt anhand des Elefantengleichnisses (vgl. die Einleitung dieses Bandes) die Notwendigkeit, in einem interdisziplinären Ansatz ein ganzheitliches Verständnis von Coaching zu entwickeln. Eine Schule, die in den letzten Jahren zunehmend an Bedeutung gewonnen hat, ist die Gewaltfreie Kommunikation (GFK). Die GFK lädt dazu ein, den »Elefanten« in seiner Gesamtheit zu betrachten. Sie fördert eine Haltung der Empathie und des Zuhörens, die es ermöglicht, die Bedürfnisse und Gefühle des Coachees umfassender zu verstehen.

13.1.1 Definition und Ursprung der Gewaltfreien Kommunikation

Gewaltfreie Kommunikation ist ein in den 1960er-Jahren vom US-amerikanischen Psychologen und vergleichenden Religionswissenschaftler Marshall B. Rosenberg entwickelter Ansatz zur menschlichen Kommunikation und Beziehungsgestaltung (Michalski u. Lang-Wojtasik 2022, S. 1). Rosenberg, der sich stark auf die humanistische Psychologie seines Lehrers Carl Rogers stützte, entwickelte die GFK als Methode, um durch die Fokussierung von *Bedürfnissen* Verbindung und Lösungen zu schaffen, statt Schuld zuzuweisen (Rosenberg 2013, S. 42; Rogers 1961, p. 33). Die GFK basiert auf den Annahmen, dass alle Menschen die gleichen Grundbedürfnisse teilen und dass unsere Verhaltensweisen Versuche sind, diese Bedürfnisse zu erfüllen. Die GFK lehrt uns, unsere Beobachtungen, Gefühle, Bedürfnisse und Bitten klar und ohne Vorwürfe oder Kritik auszudrücken (Rosenberg 2013, S. 21 ff.).

13.1.2 Relevanz der GFK im Coachingkontext

Zimmermann (2024, S. 13) definiert Coaching als »prozessbezogene, professionelle Begleitung von Klient:innen im Kontext von Bildung, persönlichen Entwicklungsprozessen und Beruf und/oder Beschäftigung«. Ein derart verstandenes Coaching auf Basis der GFK eröffnet vielfältige Möglichkeiten für Coaches und ihre Coachees:

- *Verbesserung der Selbstwahrnehmung:* Die GFK hilft Coachees, ihre eigenen Gefühle und Bedürfnisse besser zu erkennen und zu artikulieren. Dies ist oft der erste Schritt zu persönlicher Weiterentwicklung.
- *Förderung der Empathie:* Durch Anwendung der GFK-Prinzipien lernen Coachees, auch die Gefühle und Bedürfnisse anderer wahrzunehmen und zu respektieren. Dies kann zu einer deutlichen Verbesserung zwischenmenschlicher Beziehungen führen.
- *Konfliktlösung:* Die GFK bietet einen strukturierten Ansatz zur Konfliktlösung, der es Coachees ermöglicht, Konflikte konstruktiv und ohne Eskalation anzugehen.
- *Stärkung der emotionalen Intelligenz:* Indem Coaches auf Basis der GFK arbeiten, unterstützen sie ihre Klient:innen dabei, ihre emotionale Intelligenz zu entwickeln – eine Schlüsselkompetenz in der heutigen Arbeitswelt (Goleman 1995, S. 64 ff.).
- *effektive und effiziente Kommunikation:* Die GFK fördert eine klare, ehrliche und respektvolle Kommunikation, die es Coachees ermöglicht, ihre Anliegen effektiv auf den Punkt zu bringen und gleichzeitig die Bedürfnisse anderer zu berücksichtigen.

Im Coachingkontext hilft die konzeptionelle Nähe der GFK zu Rogers Ansatz. Dieser beschreibt drei Kernzustände, die vorliegen müssen, um eine Persönlichkeits- bzw. Verhaltensänderung herbeizuführen: Kongruenz/Authentizität, Empathie, bedingungslose positive Wertschätzung (Kap. 2; Mayes 2011, p. 92 f.).

Gewaltfreie Kommunikation stellt sich damit als wertvoller Ansatz im Coachingprozess dar. Sie ermöglicht es Coaches, eine tiefere Verbindung zu ihren Klient:innen aufzubauen und ihnen gleichzeitig praktische Kommunikationsstrategien an die Hand zu geben, die weit über die Coachingsitzungen hinaus Anwendung finden können.

In diesem Beitrag werden Theorie und Praxis verknüpft, um Coaches konkrete Methoden des GFK-Ansatzes aufzuzeigen. Dabei wird die GFK aber stets im Kontext ihrer wissenschaftlichen Wurzeln (Rogers 1961, p. 58 ff.) und der modernen Forschung (Neurowissenschaft, Emotionspsychologie) betrachtet.

13.2 Grundlagen der Gewaltfreien Kommunikation

GFK basiert auf Grundsätzen und vier Kernkomponenten, auch Schritte genannt, die zusammen ein leistungsfähiges Modell für effektive und empathische Kommunikation bilden. In diesem Abschnitt werden die für das Coaching relevanten Grundsätze vorgestellt, die vier Komponenten im Detail betrachtet und die grundsätzliche Bedeutung für den Coachingprozess dargestellt.

13.2.1 Grundsätze der GFK

Rosenbergs Vision einer »Sprache des Lebens« zielte darauf ab, eine Kommunikationskultur zu schaffen, die globalen Frieden und zwischenmenschlichen Respekt fördert (Rosenberg 2013, S. 22 f.). Dieses Vorhaben erforderte nicht nur eine Veränderung der sprachlichen Ausdrucksformen, sondern auch eine tiefgreifende innere Haltungsänderung. Rosenberg betonte, dass wahres Zuhören eine vollständige Präsenz erfordert: »Den Verstand leer machen und mit dem ganzen Wesen zuhören« (ebd., S. 113). Auf dieser Haltung und auf einer Reihe tiefgreifender Grundsätze[48], die uns helfen, eine Verbindung zu uns selbst und anderen aufzubauen, die von Empathie und Verständnis geprägt ist, basiert die Gewaltfreie Kommunikation.

Elf ausgewählte GFK-Grundsätze

1) Bedürfnisse sind universell, das heißt, alle Menschen bedienen sich aus dem gleichen Bedürfnispool.
2) Alles, was wir tun, tun wir, um unsere Bedürfnisse zu erfüllen.
3) Wenn die beiden Grundsätze 1 und 2 der GFK für uns gelten, gelten sie auch für unser Gegenüber.
4) Aus dem 3. Grundsatz ergibt sich, dass jeder Vorwurf, jedes Urteil, jede Beleidigung nichts anderes ist als ein tragischer Ausdruck, dass ein Bedürfnis in Mangel ist.
5) Die Bedürfniserfüllung ist personenunabhängig.
6) Es gibt viele Strategien, um sich ein Bedürfnis zu erfüllen.
7) Jeder und jede ist für die eigene Bedürfniserfüllung selbst verantwortlich. Daraus ergibt sich, dass ich nicht für die Bedürfniserfüllung meines Gegenübers verantwortlich bin.
8) Angenehme Gefühle machen uns auf erfüllte Bedürfnisse aufmerksam und unangenehme Gefühle auf unerfüllte Bedürfnisse.
9) Jeder und jede ist für die eigenen Gefühle verantwortlich. Daraus ergibt sich, dass ich nicht für die Gefühle meines Gegenübers verantwortlich bin.
10) Jeder und jede ist für das eigene Handeln verantwortlich.

48 Diese Grundsätze lassen sich im Einzelnen nicht bibliografisch belegen. Sie präsentieren vielmehr Zusammenfassungen der Ideen Rosenbergs. Die Essenz dieser Grundsätze findet sich im gesamten Werk Rosenbergs, insbesondere in der Betonung von universellen Bedürfnissen, Eigenverantwortung und Empathie.

11) Sich über das Bedürfnis mit dem Gegenüber zu verbinden, bedeutet nicht, mit der Strategie, die mein Gegenüber gewählt hat, um sich das Bedürfnis zu erfüllen, einverstanden zu sein.

13.2.2 Die vier Schritte der GFK

Rosenberg beschreibt vier Bereiche als zentrale Komponenten für den Prozess der GFK: Beobachtung, Bewertung, Bedürfnis und Bitte (Rosenberg 2013, S. 25). Zentral ist die Unterscheidung zwischen Beobachtungen und Bewertungen – ein Konzept, das auf Carl Rogers Grundsatz der »kongruenten Kommunikation« aufbaut (Abschn. 2.4; Rogers 1961, p. 33).

13.2.2.1 Schritt 1: Beobachtung

Der erste Schritt der GFK bezieht sich auf die objektive Wahrnehmung einer Situation, also frei von Bewertungen oder Interpretationen. Im Coachingkontext ermutigen wir Klient:innen, Situationen neutral zu beschreiben, ohne sofort zu urteilen.

Ein zentrales Element der GFK ist die Fähigkeit, *reine Beobachtungen von subjektiven Bewertungen zu unterscheiden:* Beobachtungen sind faktische, überprüfbare Aussagen, während Bewertungen persönliche Interpretationen oder Urteile beinhalten. Im Coachingprozess ist es wichtig, Coachees für diesen Unterschied zu sensibilisieren, da er oft der Schlüssel zur Entschärfung von Konflikten ist, weil Abwehrreaktionen reduziert werden, wenn Fakten sachlich wahrgenommen werden (Rosenberg 2013, S. 51).

Praxisbeispiel

Bewertung: »Mein Mitarbeiter ist total unzuverlässig.«
Beobachtung: »Mein Mitarbeiter hat in den letzten zwei Monaten vier Mal vereinbarte Deadlines um mindestens drei Tage überschritten.«

13.2.2.2 Schritt 2: Gefühl

Der zweite Schritt beinhaltet die Identifikation und den Ausdruck von Gefühlen, die durch die Bewertung der beobachteten Situation ausgelöst werden. Für Coaches ist es wichtig, Klient:innen dabei zu unterstützen, ihre Gefühle präzise zu benennen (»frustriert«, »überwältigt«), statt sie in Vorwürfen zu verstecken (»Ich fühle mich ignoriert«). Rogers Forschungen zeigen, dass emotionale Klarheit Vertrauen schafft (Rogers 1961, p. 62; Rosenberg 2013, S. 59).

Auswahl unangenehmer Gefühle (Rosenberg 2013, S. 64):

alarmiert, angespannt, ängstlich, apathisch, ärgerlich, aufgeregt, ausgelaugt, bedrückt, beklommen, besorgt, bestürzt, betroffen, bitter, deprimiert, dumpf, durcheinander, einsam, Ekel, elend, empört, entrüstet, enttäuscht, ermüdet, ernüchtert, erschlagen, erschöpft, erschreckt, erschüttert, erstarrt, frustriert, gehemmt, geladen, gelähmt, gelangweilt, genervt, hasserfüllt, hilflos, im Schmerz, in Panik, irritiert, kalt, kribbelig, leblos, lethargisch, lustlos, müde, mutlos, nervös, niedergeschlagen, perplex, ruhelos, sauer, scheu, schlapp, schockiert, schüchtern, schwer, sorgenvoll, teilnahmslos, traurig, überwältigt, unbehaglich, ungeduldig, unglücklich, unruhig, unter Druck, unwohl, unzufrieden, verärgert, verbittert, verspannt, verstört, verwirrt, verzweifelt, widerwillig, wütend/zornig, zappelig, zögerlich

In der GFK wird großer Wert darauf gelegt, echte Gefühle von sogenannten Pseudogefühlen zu unterscheiden (ebd., S. 60 ff.):

- Echte Gefühle beziehen sich auf innere emotionale Zustände.
- Pseudogefühle beinhalten Gedanken, Bewertungen oder Interpretationen des Verhaltens anderer.

Auswahl von Pseudogefühlen nach Rosenberg (ebd., S. 62):

abgelehnt, ausgenutzt, betrogen, erniedrigt, gezwungen, gemobbt, hintergangen, ignoriert, manipuliert, missverstanden, nicht erst genommen, nicht respektiert, unerwünscht, unterdrückt, vernachlässigt, vorgeführt, zurückgewiesen

Praxisbeispiel

Echtes Gefühl: »Ich bin frustriert.«
Pseudogefühl: »Ich fühle mich ignoriert.« (Dies ist eine Interpretation des Verhaltens anderer.)

13.2.2.3 Schritt 3: Bedürfnis

Der dritte Schritt fokussiert sich auf die Erkennung der zugrunde liegenden Bedürfnisse, die mit den identifizierten Gefühlen verbunden sind (Rosenberg 2013, S. 72 f.). Im Coaching helfen wir Klient:innen, ihre wahren Bedürfnisse zu erkennen und zu artikulieren.

Die GFK basiert auf der Annahme, dass alle Menschen die gleichen grundlegenden Bedürfnisse haben. Diese Bedürfnisse sind universell und kulturübergreifend (ebd., S. 74) (Grundsatz 1 im Kasten in Abschn. 13.2.1).

Autonomie	Träume/Ziele/Werte wählen; Pläne für die Erfüllung der eigenen Träume/Ziele/Werte entwickeln
Feiern	die Entstehung des Lebens und die Erfüllung von Träumen feiern; Verluste feierlich begehen: von geliebten Menschen, Träumen usw. (trauern)
Integrität	Authentizität; Kreativität; Sinn; Selbstwert
Interdependenz	Akzeptieren; Wertschätzung; Nähe; Gemeinschaft; Rücksichtnahme; zur Bereicherung des Lebens beitragen; emotionale Sicherheit; Empathie; Ehrlichkeit (jene, die uns die Kraft gibt, aus unseren Schwächen zu lernen); Liebe; Geborgenheit; Respekt; Unterstützung; Vertrauen; Verständnis; Zugehörigkeit
Nähren der physischen Existenz	Luft; Nahrung; Bewegung, Körpertraining; Schutz vor lebensbedrohenden Viren, Bakterien, Insekten, Raubtieren; Ruhe; Sexualleben; Unterkunft; Körperkontakt; Wasser
Spiel	Freude; Lachen
spirituelle Verbundenheit	Schönheit; Harmonie; Inspiration; Ordnung (im Sinn von Struktur/Klarheit); Frieden

Tab. 13.1: Universelle menschliche Bedürfnisse nach Rosenberg (aus Rosenberg 2013)

Im Coachingprozess erleben wir es häufig, dass das Identifizieren dieser zugrunde liegenden Bedürfnisse für Coachees ein Schlüsselmoment ist, der für sie neue Perspektiven und Lösungsansätze eröffnet.

13.2.2.4 Schritt 4: Bitte

Der letzte Schritt besteht darin, eine klare, positive und handlungsorientierte Bitte zu formulieren, die entweder an das Gegenüber oder an sich selbst gerichtet ist (Beziehungs- versus Handlungsbitte) und die zur Erfüllung des identifizierten Bedürfnisses beitragen kann (ebd., S. 89 ff.). Coaches unterstützen ihre Klient:innen dabei, effektive Bitten zu formulieren.

Eine effektive Bitte erfüllt folgende Kriterien:

- Sie ist konkret und spezifisch.
- Sie ist positiv formuliert (was Coachees jeweils möchten, nicht was sie nicht möchten).
- Sie ist handlungsorientiert und umsetzbar.
- Sie lässt dem Gegenüber die Freiheit, nein zu sagen.

Praxisbeispiel

Ineffektive Bitte: »Ich möchte, dass du mich nicht mehr ignorierst.«
Effektive Bitte: »Könntest du mir bitte innerhalb von 24 Stunden auf meine E-Mails antworten?«

Im Coaching unterstützen wir Coachees z. B. durch Informationsvermittlung, Paraphrasieren und Übungen dabei, ihre Bitten so zu formulieren, dass sie die Wahrscheinlichkeit einer positiven Reaktion erhöhen und gleichzeitig die Bedürfnisse aller Beteiligten berücksichtigen.

13.2.3 GFK vs. gängige Kommunikation

Gängige Kommunikationsmuster neigen dazu, Konflikte durch Schuldzuweisungen (»Sie haben den Zeitplan ruiniert!«) oder indirekte Aufforderungen (»Seien Sie endlich pünktlich!«) zu adressieren. Solche Äußerungen lösen häufig defensive Reaktionen aus, da sie unbewusst als Angriff wahrgenommen werden.

Die GFK hat einen konträren Ansatz: Statt auf Kritik oder Forderungen zu fokussieren, identifiziert sie gemeinsame Bedürfnisse als Grundlage für Dialoge. Neurobiologische Studien zeigen, dass dieser Perspektivenwechsel die Aktivität des präfrontalen Kortex verstärkt – einer Hirnregion, die für rationales Abwägen und kreative Lösungsfindung zuständig ist. Dadurch wird die typische Kampf-Flucht-Reaktion gehemmt, die in konfrontativen Gesprächssituationen oft dominiert (Singer a. Klimecki 2014, p. R876).

Die GFK stützt sich dabei auf ein interdisziplinäres wissenschaftliches Fundament. Aus psychologischer Perspektive greift sie Carl Rogers Konzept des »aktiven Zuhörens« auf, das eine nicht wertende, empathische Haltung als Schlüssel für konstruktive Interaktionen betont (Rogers a. Farson 1987, p. 590). Neurowissenschaftlich lässt sich dies durch die Rolle von Spiegelneuronen erklären, deren Aktivität durch empathische Dialoge erhöht wird und so kooperatives Verhalten begünstigt (Singer a. Klimecki 2014, p. R877). Rosenberg verdeutlicht zudem, dass die Fokussierung auf universelle Bedürfnisse – etwa Sicherheit oder Respekt – Eskalationsdynamiken in Konflikten unterbricht, indem sie eine gemeinsame Handlungsbasis schafft (Rosenberg 2013, S. 73 f.).

Im Coachingkontext zeigt sich die praktische Relevanz dieses Ansatzes besonders deutlich. So übersetzen GFK-versierte Coaches Vorwürfe wie »Mein Team respektiert mich nicht!« in zugrunde liegende Bedürfnisse: »Sie wünschen sich Anerkennung Ihrer Expertise.« Durch diese Umformulierung werden scheinbare Blockaden in konkrete Handlungsmöglichkeiten transformiert. Statt in Schuldzuweisungen zu verharren, entsteht ein Raum, in dem Lösungen gemeinsam entwickelt werden können – ein Prozess, der nicht nur die Beziehungsebene stabilisiert, sondern auch nachhaltige Veränderungen fördert.

13.2.4 GFK in der Forschung

Michalski und Lang-Wojtasik (2022) dokumentieren in ihrer Arbeit den Forschungsstand der GFK. Mit Blick auf wissenschaftliche Publikationen kommen sie dabei zu dem Schluss,

> »[der] Stand der GFK-Forschung [...] sowohl im deutschsprachigen Raum als auch international [sei] überschaubar« (ebd., S. 4).

> »Gemessen an seinen Publikationen legt Rosenberg keinen Fokus auf eine wissenschaftliche Kontextualisierung oder Vertiefung seines Ansatzes« (ebd., S. 3).

Rosenberg betont vielmehr, die GFK beinhalte nichts Neues, sondern führe bestehende Erkenntnisse zusammen und präsentiere sie als wiederentdecktes Angebot. Er beschreibt sie als eine Erinnerung daran, wie zwischenmenschliche Kommunikation ursprünglich gedacht war, und als eine Möglichkeit, dieses Wissen wieder lebendig zu machen (Rosenberg 2013, S. 22).

Michalski und Lang-Wojtasik (2022, S. 26 f.) stellen zusammenfassend fest, die Forschung zur Gewaltfreien Kommunikation (GFK) zeige ein deutliches Ungleichgewicht zwischen umfangreicher, praxisorientierter Literatur und begrenzten, aber methodisch vielfältigen empirischen Studien, oft im Rahmen von Qualifikationsarbeiten. Die Forschung konzentriere sich hauptsächlich auf sozial- und bildungswissenschaftliche sowie psychologische Aspekte, insbesondere im Gesundheitswesen.

Diese Diskrepanz zwischen praktischer Anwendung und empirischer Fundierung wirft die Frage nach der Validität und Reliabilität der GFK-Prinzipien auf. Während die Praxisorientierung die Relevanz für Anwender:innen unterstreicht, bedarf es einer verstärkten wissenschaftlichen Auseinandersetzung, um die Wirkmechanismen und langfristigen Effekte der GFK systematisch zu untersuchen. Jüngere Erkenntnisse der Neurowissenschaften bieten hierbei einen vielversprechenden Ansatzpunkt (vgl. die in Abschn. 13.2.3 erwähnte Arbeit von Singer und Klimecki [2014, S. R876]).

13.3 Die vier Bereiche der GFK und ihr Nutzen im Coaching

Für den Einsatz der GFK im Rahmen des Coachings betrachten wir vier in Abbildung 13.1 dargestellten Bereiche: *Selbstempathie* und *gedachte Empathie* finden dabei

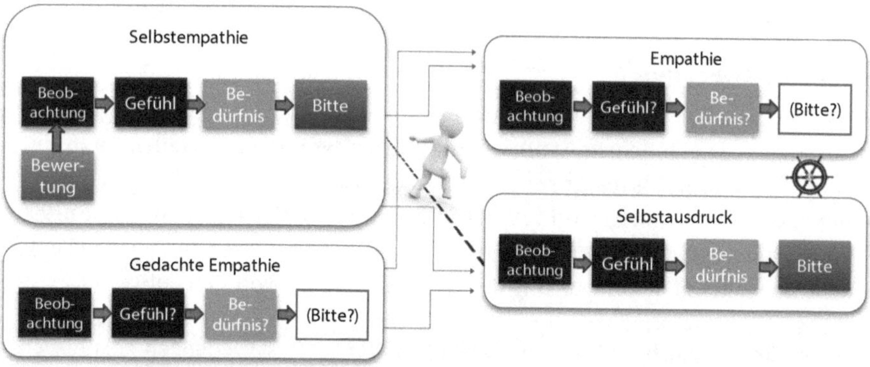

Abb. 13.1: Vier Bereiche der GFK – Selbstempathie, gedachte Empathie, Empathie und Selbstausdruck – mit insgesamt 17 Schritten

im »Innen« statt. Auf der rechten Seite der gestrichelten Linie, im »Außen«, gibt es *Empathie* und *Selbstausdruck*. Im »Außen« bedeutet, dass beide Bereiche im Kontakt mit einer anderen Person zum Einsatz kommen.

In jedem der vier Bereiche kann der GFK-Prozess der vier Schritte (bzw. fünf Schritte im Bereich Selbstempathie) durchlaufen werden, sodass bei Anwendung aller vier Bereiche insgesamt 17 Schritte zu gehen sind.

Praxistipp: Nutzen Sie die Übersicht der 17 Schritte (Abb. 13.1) im Coaching wie ein Spielbrett (DIN-A4-Format). Setzen Sie die Spielfigur Ihres oder Ihrer Coachee auf den jeweiligen Schritt. So hat sie Klarheit und Orientierung, wo sie sich im Prozess gerade befindet und kann sich auf die jeweiligen Schritte konzentrieren. Fassen Sie die Ergebnisse der jeweiligen Schritte auf in Streifen geschnittenen Moderationskarten zusammen, und legen Sie diese neben die jeweiligen »Spielfelder«.

13.3.1 Selbstempathie

Selbstempathie in der GFK zielt darauf ab, innere Klarheit über die eigenen Bedürfnisse und Anliegen zu gewinnen. Diese Klarheit ermöglicht eine bewusste Selbstregulation und fördert die Selbstfürsorge. Üblicherweise vollzieht sich dieser Prozess *bei Coaches* im Stillen: Die Schritte dienen der persönlichen Reflexion und werden nicht nach außen kommuniziert (Rosenberg 2013, S. 171 f.).

Im GFK-Coaching hingegen werden die Schritte der Selbstempathie gezielt laut artikuliert. Die Rolle der Coaches besteht darin, die Coachees einfühlsam und strukturiert durch diesen Prozess zu begleiten, um Sicherheit und Orientierung zu gewährleisten.

Coachees lernen, die eigenen Gefühle und Bedürfnisse anzuerkennen und sich selbst mit Mitgefühl zu begegnen.

Ausnahmsweise besteht die Selbstempathie aus fünf und nicht wie alle anderen Bereiche aus vier Schritten (Abb. 13.1). Den vier bekannten Schritten ist der Schritt der *Bewertung* vorangestellt.

13.3.1.1 Bewertung

Coachees machen sich bewusst, welche Urteile sie über ihr Gegenüber oder sich selbst haben. Dieser Schritt ist notwendig, um sich von seinen Urteilen verabschieden zu können. Ziel ist es, Lösungen durch das Öffnen von Handlungsräumen zu finden. Diese lassen sich mithilfe von Klarheit über die eigenen Bedürfnisse finden. Das allerdings geht nur, wenn der Fokus auf den Bedürfnissen der eigenen Person liegt und nicht auf der Bewertung des Gegenübers oder von sich selbst.

Praxistipp: Versichern Sie Ihren Coachees, dass ihre Bewertungen sein dürfen und »normal« sind. Es ist ein biologisches Konzept, dass Menschen alles bewerten (Goleman 1995, S. 42 ff.). Niemand kann sich dem entziehen. Allerdings ist es wichtig, sich diese Bewertung bewusst zu machen. Ermutigen Sie zu Authentizität.

Praxisbeispiel

Ein Coachee bewertet seinen Kollegen: »Der ist so ein arroganter Idiot. Ständig lässt er mich auflaufen und verkauft meine Ideen immer wieder als seine eigenen vor dem Chef. Mit so jemandem kann man einfach nicht zusammenarbeiten.«

13.3.1.2 Beobachtung

Die Beobachtung in der Selbstempathie dient der Klarheit: Was ist objektiv passiert. Sie unterstützt den Wechsel der Haltung von Schuld zu Neutralität. Zudem hilft dieser Schritt dabei, das Kopfkino zu stoppen.[49] Es gibt Fälle, in denen Klient:innen bereits bei diesem Schritt Erleichterung erfahren und ihnen der Unterschied zwischen Befürchtung und Tatsache bewusst wird.

Manchen Coachees fällt es schwer, reine Beobachtungen zu formulieren. Hier ist es Aufgabe der Coaches, Ihre Coachees verständnisvoll auf verbleibende Bewertungen aufmerksam zu machen. Auch hier unterstützt es Coachees, wenn Coaches die Schwierigkeit der reinen Beobachtung transparent machen. »Beobachten anstatt zu bewerten ist die höchste Form menschlicher Intelligenz«, sagte schon der indische Philosoph Jiddu Krishnamurti (Rosenberg 2013, S. 48).

Praxistipp: Um sicherzustellen, dass es sich um eine reine Beobachtung handelt, fragen Sie die Coachee, ob ihr Gegenüber der formulierten Beobachtung zustimmen würde, wenn diese Person jetzt anwesend wäre. Bejaht die Coachee diese Frage, können Sie zum nächsten Schritt gehen. Verneint sie die Frage, findet sich in der Formulierung noch eine Bewertung. Unterstützen Sie Ihre Coachees, diese Bewertung in eine reine Beobachtung zu transferieren.

13.3.1.3 Gefühl

In der Selbstempathie ist das Gefühl neben dem Bedürfnis der zentrale Schritt für die Selbstregulation. Mithilfe der Coaches gilt es hier, das Gefühl der Coachees, das sie mit der zu bearbeitenden Situation verbindet, möglichst genau zu benennen – Granularität der Gefühle (Feldman Barrett 2023, S. 25). Zentral ist hier, dass Coachees für sich passende Begriffe finden. Damit findet Selbstregulation statt (Abschn. 13.2.1, GFK-Grundsätze 8, 9 und 10).

Aufgabe der Coaches ist es, ihren Coachees eine Vielzahl von Gefühlen anzubieten, aus denen diese sich die passenden heraussuchen und ggf. mit eigenen Beschreibungen ergänzen können. Nennen Coachees an dieser Stelle ein Pseudogefühl, gilt es dieses als solches zu enttarnen und gemeinsam nach den echten Gefühlen zu fahnden, die sich hinter dem Pseudogefühl verbergen.

---

49 »Die Geschichte mit dem Hammer« von Paul Watzlawick (1983, S. 37 ff.) kann Coachees hier zu Klarheit über den Nutzen dieses Schrittes verhelfen.

Praxistipp: Verurteilen Sie Coachees nicht für das Nennen von Pseudogefühlen. Freuen Sie sich mit ihnen über den Fund. Denn ein Pseudogefühl ist ein wertvoller Hinweis auf die echten Gefühle. Machen Sie das Pseudogefühl kenntlich, indem Sie mit der Spielfigur vom Feld des Gefühls innerhalb der Selbstempathie zurück auf die Bewertung springen. Nachdem Sie die echten Gefühle identifiziert haben, rücken Sie wieder auf das Gefühlsfeld vor.

Praxisbeispiel

Ein Mitarbeiter nennt an dieser Stelle als Gefühl: »Ich fühle mich total ignoriert.« Mit dieser Aussage ist er bei seinem Gegenüber, das etwas nicht richtig macht – ihn ignoriert. Ihr Coachee befindet sich in einer Vorwurfshaltung. Als echte Gefühle können Sie ihm zum Beispiel »frustriert«, »empört«, »traurig« oder »hilflos« etc. anbieten.

Stolperfalle[50]: Achten Sie darauf, dass Ihre Coachees (oder Sie selbst beim Unterstützen bezüglich der Formulierung) die Beobachtung nicht an das Gefühl knüpfen. Denn das Gefühl ist grundsätzlich mit dem Bedürfnis verknüpft. Mit der Formulierung »Ah, dieses und jenes ist passiert, und deswegen sind Sie aufgebracht, oder?« übergeben Sie die Verantwortung an das nicht anwesende Gegenüber der Coachees. Damit machen Sie Coachees hilflos. Um diese zu befähigen, die Situation aus eigener Kraft zu ändern, müssen sie sich über ihre Handlungsfähigkeit bewusst sein. Daher sagen Sie besser: »Ah, das und jenes ist passiert. Jetzt sind Sie aufgebracht, weil Ihnen Ihr *Bedürfnis xy* wichtig ist, richtig?«

13.3.1.4 Bedürfnis

In der Regel werden Coachees im vorherigen Schritt unangenehme Gefühle genannt haben (Abschn. 13.2.1, GFK-Grundsatz 8).

Während angenehme Gefühle uns auf erfüllte Bedürfnisse aufmerksam machen – alles sollte bitte so bleiben, wie es ist –, machen unangenehme Gefühle uns auf unerfüllte Bedürfnisse aufmerksam. Diese gilt es nun zu identifizieren.

Das Erkennen der Bedürfnisse, die in einem Mangel sind, ist die Voraussetzung für die Lösungsfindung. Für die Erfüllung der Bedürfnisse ist jede Person selbst verantwortlich. In dem Moment, in dem Coachees die Tragweite dieses Grundsatzes begreifen, werden sie handlungsfähig. Alles, was wir tun, tun wir, um unsere Bedürfnisse zu erfüllen. Und um sich ein Bedürfnis zu erfüllen, stehen unzählige Strategien zur Verfügung (Abschn. 13.2.1, GFK-Grundsätze 2, 6 und 7).

Stolperfalle: Achten Sie bei der Wahl der Bedürfnisse darauf, dass es sich um wirkliche Bedürfnisse der Coachees handelt und nicht um ihre Werte. Vorsicht ist beispielsweise bei den Bedürfnissen Integrität, Professionalität oder Respekt geboten. Diese Bedürfnisse können Coachees nur für sich selbst erfüllen. Sind

50 Der Begriff »Stolperfalle« wird im Kontext der GFK(-Ausbildung) häufig verwendet, um auf eine nicht sachgemäße Anwendung der GFK hinzuweisen (Kashtan 2011).

Coachees bei der Wahl dieser Bedürfnisse in einer »Vorwurfsenergie«, sollten Sie mit ihnen gemeinsam weiter danach forschen, welche Bedürfnisse dahinter liegen.

Praxistipp: Wenn Sie feststellen, dass Coachees an Werten festhalten und sich nicht mit den eigenen Bedürfnissen verbinden können, ist die Wahrscheinlichkeit hoch, dass dem ein Glaubenssatz zugrunde liegt. Investieren Sie in diesem Fall Zeit, diesen Glaubenssatz zu identifizieren. Würdigen Sie gemeinsam mit den Coachees, welche Bedürfnisse der Glaubenssatz einmal erfüllt hat. Unterstützen Sie Coachees dabei herauszufinden, in welchen Situationen dieser Glaubenssatz mittlerweile hinderlich ist. Motivieren Sie Coachees, den Glaubenssatz so umzuformulieren, dass er ihrem heutigen Ich dienlich ist. Nach diesem Prozess wird es einfacher sein, die Bedürfnisse des aktuellen Falls zu identifizieren.

Praxisbeispiel

Eine Teamleitung ärgert sich über die Unordnung im Büro eines Mitarbeiters. Mit der Nennung des Bedürfnisses »Ordnung« ist sie gedanklich bei diesem Mitarbeiter: Dieser macht etwas falsch: Er ist unordentlich. Ordnung kann sich die Teamleitung auch in ihrem Büro erfüllen. Hinter der »Ordnung« steht ggf. das Bedürfnis nach Sicherheit (Auffinden von Dokumenten, Erhalt des Arbeitsplatzes) und/oder Effizienz (*schnelle* Auffindbarkeit von Dokumenten), ggf. auch Zugehörigkeit oder Anerkennung.

13.3.1.5 Bitte

Die Bitte in der Selbstempathie ist eine Bitte an sich selbst: Welche Strategie möchte ich ausprobieren, um mir ein in Mangel befindliches Bedürfnis zu erfüllen. Die Bitten sollten konkret und positiv formuliert sein. Konkret bedeutet, dass die Bitte wie in ein Wiedervorlagesystem abgelegt werden kann. Dort liegt sie bis zu dem Zeitpunkt, an dem sie fällig wird. Coachees haben so den Vorteil, das ggf. stattfindende Grübeln zu stoppen (Abschn. 13.2.1, GFK-Grundsatz 6).

Stolperfalle: Achten Sie darauf, dass Ihre Coachees nicht die Strategie des tapferen Schneiderleins übernehmen: Sieben Bedürfnisse mit nur einer Strategie zu erfüllen, ist oft unrealistisch. Unterstützen Sie Ihre Coachees darin, für jedes Bedürfnis eine passende Strategie zu finden. Wenn es Überschneidungen gibt, umso besser.

Praxistipp: Wenn es den Coachees schwerfällt, passende Strategien zu finden, wenden Sie OPAZO an (Kauschat u. Schulze 2018, S. 54), ein Akronym, das sich aus folgenden Worten zusammensetzt: *O*rt, *P*erson, *A*ktion, *Z*eit, *O*bjekt. Nutzen Sie diese Parameter als Stellschrauben (Abschn. 13.2.1, GFK-Grundsatz 5).

Praxisbeispiel

Ein Coachee ist in seinem Job unglücklich, da seine Chefin ihm noch nie gesagt hat, dass er einen wertvollen Beitrag für das Unternehmen leistet. Das Bedürfnis in Mangel ist Wertschätzung. So gerne Ihr Coachee es sich auch wünschen würde, seine Chefin ist nicht verantwortlich für die Erfüllung der Bedürfnisse Ihres Coachees. Um sich sein Bedürfnis nach Wertschätzung zu erfüllen, muss sich Ihr Coachee von seiner Lieblingsstrategie »Mein Chef muss mich ungefragt wertschätzen« verabschieden. Neue Strategien kann ihr Coachee finden, wenn er an den OPAZO-Parametern wie an Stellschrauben dreht. Beispielsweise bietet sich hier der Parameter »Person« an. Wer anderes als die Chefin könnte Ihrem Coachee Wertschätzung entgegenbringen? Kund:innen? Kolleg:innen? Zulieferer? Oder gibt es Menschen außerhalb des Berufslebens, die ihre Wertschätzung ausdrücken können? Als Beispiel kann hier genannt werden, dass ein Grund für ehrenamtliche Tätigkeit die Bedürfniserfüllung von Wertschätzung ist.

Verurteilen Coachees sich selbst, können Sie sie ermutigen, sich selbst empathisch anzusprechen – so wie sie es bei guten Freund:innen tun würden (Windscheid 2021, S. 140).

Praxisbeispiel

Eine Coachee fühlt sich nach einer gescheiterten Präsentation niedergeschlagen und zweifelt an ihren Fähigkeiten. Durch Selbstempathie erkennt sie ihre Enttäuschung und Scham (Gefühl) und ihr Bedürfnis nach Selbstsicherheit und Schutz. Statt sich selbst zu kritisieren, kann sie sich selbst mit Verständnis begegnen: »Es ist okay, dass ich enttäuscht bin – ich habe mein Bestes gegeben.«

13.3.2 Selbstausdruck

Mit dem Selbstausdruck kann ich in der GFK meinem Gegenüber meine wesentlichen Anliegen wertschätzend vermitteln. Dabei bleibt die Beziehungsebene geschützt, sodass Konflikte oder Verletzungen unwahrscheinlicher werden. Der Selbstausdruck ist eine Weiterführung der Ich-Botschaft.[51]

Im GFK-Coaching kann nach der Selbstempathie und ggf. der gedachten Empathie (Abschn. 13.3.4) der Selbstausdruck für ein Gespräch zwischen Coachee und einer dritten Person vorbereitet und ggf. im Rollenspiel geübt werden. Das gibt Coachees Sicherheit und erweitert ihren Handlungsspielraum.

Praxisbeispiel

Im Rollenspiel kann beispielsweise folgender Selbstausdruck erarbeitet werden:

Beobachtung: »Die Projektunterlagen lagen mir heute Morgen nicht vor.« (Das Gespräch wird mit einem unstrittigen Fakt statt einer Interpretation eröffnet.)

Gefühl: »Ich bin angespannt ...« (Benennen des eigenen Gefühls schafft Authentizität. Offenheit dient als Fundament für die Verbindung.)

Bedürfnis: »... weil mir Verlässlichkeit und Effizienz wichtig sind.« (Dies ist der Kern des Selbstausdrucks. Coachees benennen ihr Anliegen nicht auf der Strategie-, sondern

51 Der Begriff der Ich-Botschaft wurde geprägt von Thomas Gordon (1970, p. 114 ff.). Die GFK fügt der Ich-Botschaft noch den 4. Schritt der Bitte hinzu.

auf der Bedürfnisebene. Hier wird die Brücke zwischen Coachee und dem Gegenüber geschlagen. Verbindung durch Verständnis kann entstehen.)

Bitte: »Sind Sie bereit, mir bis 14 Uhr die Projektunterlagen zuzusenden?« (Selbstausdruck mündet in einer konkreten Bitte. In den meisten Fällen kommt hier die Handlungsbitte zum Einsatz.)

13.3.3 Empathie

Empathie ermöglicht in der GFK, Coachees dabei zu unterstützen, innere Klarheit zu gewinnen, Selbstregulation zu stärken und eigenverantwortliche Lösungen zu entwickeln (Rosenberg 2013, S. 113). Gleichzeitig fördert sie den Beziehungsaufbau, der essenziell ist, um gegenseitiges Verständnis zu vertiefen – etwa indem Coachees die Perspektive ihrer Coaches leichter nachvollziehen (van Berkhout a. Malouff 2015, p. 32).

Empathie ist *das* Werkzeug von Coaches im GFK-Coaching. Hiermit helfen sie den in der GFK meist ungeübten Coachees, die fünf Schritte der Selbstempathie sinnvoll zu durchlaufen.

Wie neurowissenschaftliche Studien zeigen, lösen empathische Interaktionen Aktivität in Hirnregionen wie Insula und anteriorer cingulärer Kortex aus, die für Emotionsverarbeitung und Perspektivenübernahme zuständig sind (Decety a. Lamm 2006, p. 1146). Dies unterstreicht, warum bereits reine Empathie – ohne explizite Lösungsvorschläge – entlastend wirken kann, erkennbar an physiologischer Entspannung (z. B. reduziertem Muskeltonus; Porges 2011, p. 273). Empathie wird hier nicht als passives »Mitfühlen« verstanden, sondern als aktiver Prozess der nicht wertenden Präsenz (»das Gegenüber hören und sehen«).

Im GFK-Coaching umfasst empathisches Verhalten drei Kernaspekte:

1) *fokussiertes Zuhören:* vollständige Aufmerksamkeit ohne Unterbrechung, Bewertung oder Ratschläge, was die Selbstexploration der Coachees fördert (Bozarth 1997, p. 89).
2) *Paraphrasieren:* Zusammenfassungen und Umschreibungen signalisieren Verständnis und reduzieren Missverständnisse (Rosenberg 2013, S. 118).
3) *Aussprechen vermuteter Gefühle und Bedürfnisse:* Übersetzen von Äußerungen in emotionale und motivationale Muster, wobei Coaches durch Nachfragen Klarheit sichern (ebd., S. 115).

Während Rogers humanistische Prinzipien die GFK geprägt haben, betont die aktuelle Emotionspsychologie, dass Empathie auch kognitive Anteile (Perspektivenwechsel) und regulatorische Kompetenzen (z. B. Abgrenzung) umfasst (Schurz et al. 2020, S. 314). Dies erweitert das Verständnis von Empathie als mehrdimensionalem Werkzeug in Coachingprozessen.

Praxisbeispiel

Coachee: »Ich fühle mich in meinem Team nicht wertgeschätzt. Niemand nimmt mich ernst.«
Coach: »Wenn ich Sie richtig verstehe, fühlen Sie sich in Ihrem Team nicht wohl und haben das Bedürfnis, mit Ihren Beiträgen gehört und anerkannt zu werden. Stimmt das so?«

Stolperfalle 1: Eine Stolperfalle besteht darin, Coachees zu diagnostizieren. Die Gefahr, dass dieser Eindruck entsteht, lässt sich minimieren, indem Coaches ausschließlich Gefühle und Bedürfnisse *vermuten*. Coachees haben jederzeit die Freiheit, Vermutungen ihrer Coaches zu bestätigen oder als nicht zutreffend zu kommentieren und ggf. eigene Vermutungen aufzustellen. In Abbildung 13.1 ist das empathische Vermuten im »Bereich Empathie« durch das Fragezeichen hinter den Schritten »Gefühl« und »Bedürfnis« kenntlich gemacht.

Stolperfalle 2: Eine weitere Stolperfalle in diesem Bereich besteht darin, die unangenehmen Gefühle der Coachees zu befeuern. Dies kann passieren, wenn Coaches den Coachees Pseudogefühle anbieten. Zudem besteht die Gefahr, dass Coaches die Haltung der Coachees bestärken, die Verantwortung für die zu besprechende Situation läge ausschließlich bei einer dritten Person. Dieser Eindruck kann entstehen, wenn Coaches Bedürfnisse anbieten, die wir ausschließlich uns selbst erfüllen können, etwa Integrität. Erkennbar ist Letzteres, wenn die Haltung von Coachees in einer Vorwurfsenergie verharrt oder Coachees diese Haltung entwickeln.

13.3.4 Gedachte Empathie

Die gedachte Empathie dient dem Perspektivenwechsel: Wie geht es dem Gegenüber von Coachees, und was braucht es. Da es nicht anwesend ist, können die Antworten auf beide Fragen lediglich vermutet werden, ohne eine Rückmeldung zu erhalten. Die gedachte Empathie dient dazu, sich mit dem Gegenüber zu verbinden – auch wenn es nicht zugegen ist. Dies gelingt über die *universellen Bedürfnisse* (GFK-Grundsatz 1).

Die gedachte Empathie hat neben der Selbstempathie im Coaching oft eine Schlüsselrolle inne. Denn die Praxis zeigt, dass das Verstehen der Motivation des Gegenübers oft große Wirkung auf Coachees hat und diese für ihre zu klärende Situation Erleichterung erfahren. In manchen Fällen ist dieses Verstehen ausreichend und löst innere Konflikte oder macht eigene Fragestellungen überflüssig.

Die gedachte Empathie entfaltet ihre Kraft im Bewusstsein einiger GFK-Grundsätze. Im Coaching ist es hilfreich, Coachees diese Grundsätze zu erklären, bevor Coaches sie durch die gedachte Empathie begleiten (Abschn. 13.2.1, GFK-Grundsätze 1, 2, 3 und 4).

Stolperfalle: Es besteht die Gefahr, dass Coachees den Eindruck gewinnen, sie müssten für das Handeln ihres Gegenüber Verständnis aufbringen. Hier gilt es, den Coachees zu erklären, dass ihre Fähigkeit, das Bedürfnis ihres Gegenübers zu verstehen, nicht gleichzeitig heißt, mit der von ihm gewählten Strategie, sich sein Bedürfnis zu erfüllen, einverstanden zu sein (Abschn. 13.2.1, Grundsatz 11).

13.3.4.1 Beobachtung

Im ersten Schritt der gedachten Empathie lassen Sie Coachees die Beobachtung stellvertretend für ihr Gegenüber formulieren. Unterstützen Sie, wenn darunter Bewertungen sind. Notieren Sie die reine Beobachtung, und vergewissern Sie sich, dass auch die Coachees aus deren Sicht mit der Beobachtung einverstanden sind.

13.3.4.2 Gefühl

Fragen Sie die Coachees, welche Vermutung sie über die Gefühle ihres Gegenübers haben. Unterstützen Sie sie dabei, sich möglichst gut in ihr Gegenüber einzufühlen. Notieren Sie die vermuteten Gefühle.

13.3.4.3 Bedürfnis

Unterstützen Sie nun Ihre Coachees bei der Formulierung der Vermutung, welche Bedürfnisse beim Gegenüber erfüllt bzw. in Mangel sind.

Praxistipp: An dieser Stelle kann es vorkommen, dass Coachees die Strategie ihres Gegenübers nennen und es ihnen schwerfällt, ein Bedürfnis dahinter zu vermuten. Hier können Sie die Umkehrtechnik »Was wäre denn für Ihr Gegenüber erfüllt, wenn …« anwenden.

13.3.4.4 Bitte

Unterstützen Sie Coachees darin zu vermuten, welche Strategie des Gegenübers dessen in Mangel befindliches Bedürfnis erfüllen würde.

Praxisbeispiel

Eine Coachee fühlt sich von ihrer Vorgesetzten unfair behandelt. Mithilfe der gedachten Empathie erkennt sie, dass die Vorgesetzte möglicherweise unter Druck steht und ein starkes Bedürfnis nach Effizienz hat. Dieses Verständnis ermöglicht es der Coachee, das Gespräch mit ihrer Vorgesetzten mit Empathie für diese zu führen.

Praxistipp: Die gedachte Empathie können Sie auch als Rollenspiel durchführen: Zunächst übernimmt die Coachin die Rolle einer Person, mit der der Coachee einen Konflikt hat (z. B. eine Kollegin oder ein Familienmitglied). Der Coachee übt, seine Beobachtungen, Gefühle, Bedürfnisse und Bitten gemäß den GFK-Prinzipien auszudrücken. Die Coachin gibt dazu Feedback und unterstützt den Klienten dabei, klare und empathische Formulierungen zu finden. Danach kann ein Rollenwechsel stattfinden: Die Coachin schlüpft in die Rolle des Klienten und zeigt alternative Möglichkeiten auf.

13.4 Fazit

Gewaltfreie Kommunikation ist mehr als nur eine Schule – sie ist eine grundsätzliche Haltung, die ihre Kraft durch die Verbindung mit neurowissenschaftlichen Erkenntnissen und beispielsweise dem Personzentrierten Ansatz entfaltet. Sie dient der Förderung von Selbstreflexion und persönlichem Wachstum, der Konfliktlösung durch klare Kommunikation und Perspektivenwechsel sowie der Schaffung empathischer Verbindungen und damit der Verbesserung zwischenmenschlicher Beziehungen. Die Fähigkeit, Bedürfnisse als universale Sprache menschlicher Motivation zu entschlüsseln, macht sie zu einem Schlüsselwerkzeug für Coaches, die in einer komplexen Welt nachhaltige Veränderungen im Denken und Handeln ihrer Coachees begleiten.

Durch engere Vernetzung von Schulen (Zimmermann 2024, S. 12) kann der Einsatz der GFK im Coaching zukünftig weiter an Reichweite gewinnen. Kombiniert mit systemischen Ansätzen oder körperorientierten Techniken eröffnet sich ein Methodenmix, der die Grenzen klassischer Begleitungsprozesse erweitert.

Literatur

Berkhout, E. T. van a. J. Malouff (2015): The efficacy of empathy training. A meta-analysis of randomized controlled trials. *Journal of Counseling Psychology* 63: 32–41. DOI: org/10.1037/cou0000093.

Bozarth, J. D. (1997): Empathy from the framework of client-centered theory and the Rogerian hypothesis. In: A. C. Bohart a. L. S. Greenberg (eds.): Empathy reconsidered. New directions in psychotherapy. American Psychological Association, pp. 81–102. DOI// doi.org/10.1037/10226-003.

Feldman Barrett, L. (2023): Wie Gefühle entstehen. Eine neue Sicht auf unsere Emotionen. Hamburg (Rowohlt). 3. Aufl. 2024 [orig. (2017): How emotions are made. New York (Houghton Mifflin Harcourt).]

Decety, J. a. C. Lamm (2006): Human empathy through the lens of social neuroscience. *The Scientific World Journal* 6: 1146–1163. DOI: org/10.1100/tsw.2006.221.

Goleman, D. (1995): Emotionale Intelligenz. München (dtv). 26. Aufl. 2016 [orig. (1995): Emotional Intelligence. Why it can matter more than IQ. New York (Bantam).]

Gordon, T. (1970): Parent effectiveness training. The proven program for raising responsible children. New York (Harmony). Revised ed. 2019.

Kashtan, M. (2012): Basic pitfalls of using NVC. If you have the language down, but not the spirit behind it, beware … *Psychology Today* 14. Juni 2012. Verfügbar unter: https://www.psychologytoday.com/us/blog/acquired-spontaneity/201206/basic-pitfalls-using-nvc [04.12.2025].

Kauschat, I. u. B. Schulze (2018): 52 x ICH – Praxisbuch. Praxisbuch zum wertschätzenden Umgang mit mir selbst auf Basis der Gewaltfreien Kommunikation. Norderstedt (Books on Demand).

Mayes, I. (2011): Nonviolent communication. Tools and talking-points for practicing the person-centered approach. *The Person-Centered Journal* 17 (1–2): 90–99.

Michalski, U. u. G. Lang-Wojtasik (2022): Gewaltfreie Kommunikation als Forschungsfeld – Stand der Dinge. Frankfurt a. M./Weingarten (Fachverband GFK). Verfügbar unter: https://www.fachverband-gfk.org [01.07.2025].

Porges, S. W. (2011): The polyvagal theory. Neurophysiological foundations of emotions, attachment, communication, and self-regulation. New York (Norton).

Rogers, C. R. (1961) On becoming a person. A therapist's view of psychotherapy. Boston (Houghton Mifflin) [dt. (1973): Entwicklung der Persönlichkeit. Psychotherapie aus der Sicht eines Therapeuten. Stuttgart (Klett-Cotta)].

Rogers, C. R. a. R. E. Farson (1987): Active listening. In: R. G. Newman, M. A. Danziger a. M. Cohen (eds.): Communicating in business today. Lexington (Heath), pp. 589–598.

Rosenberg, M. B. (2001): Gewaltfreie Kommunikation. Eine Sprache des Lebens. Paderborn (Junfermann), 11. Aufl. 2013 [orig. (2003): Nonviolent communication. A language of life. Encinitas, CA (PuddleDancer), 2nd ed.]

Rosenberg, M. B. (2006): Die Sprache des Friedens sprechen – in einer konfliktreichen Welt. Paderborn (Junfermann).

Rosenberg, M. B. (2013): Gewaltfreie Kommunikation. Eine Sprache des Lebens. Paderborn (Junfermann), 11. Aufl.

Schurz, M., J. Radua, M. G. Tholen, L. Maliske, D. S. Margulies, R. B. Mars a. P. Kanske (2021): Toward a hierarchical model of social cognition. A neuroimaging meta-analysis and integrative review of empathy and theory of mind. *Psychological Bulletin* 147 (3): 293–327. DOI: org/10.1037/bul0000303.

Singer, T. a. O. M. Klimecki (2014): Empathy and compassion. *Current Biology* 24 (18): R875–R878. DOI: org/10.1016/j.cub.2014.06.054.

Watzlawick, P. (1983): Anleitung zum Unglücklichsein. München (Piper).

Windscheid, L. (2021): Besser fühlen. Eine Reise zur Gelassenheit. Hamburg (Rowohlt), 8. Aufl.

Zimmermann, M. (2024): Einleitung. In: Zimmermann, M. (Hrsg.): Coaching – zum Wachstum inspirieren. Ein interdisziplinäres, integratives Handbuch. Heidelberg (Carl-Auer), S. 9–34.

14 Dialog mit der Körperwahrnehmung als Kompass im Coachinggespräch

Valentin Kannicht

14.1 Intro: Zielrelationierung mit verkörperter Präsenz gestalten

Während Sie diesen Beitrag lesen, sind Sie in Ihrem Körper präsent.[52] Und damit sind wir bereits mitten im Thema: Warum haben Sie angefangen, diesen Beitrag zu lesen? Haben Sie einen Antrieb oder Ziel, warum Sie den Beitrag lesen wollen? Falls Sie eher zufällig in den Beitrag gestolpert sind, bitte ich Sie, sich jetzt einen Moment lang Zeit zu nehmen, um kurz darüber nachzudenken, was Sie von dem Beitrag erwarten? Was immer Sie als positive oder negative Erwartung an den Text herantragen, damit verbindet sich auch eine Motivation oder ein bestimmtes Ziel.

Lassen Sie uns jetzt dieses Ziel damit relationieren, was gerade körperlich bei Ihnen passiert. Ich lade Sie dazu ein, mit folgender Frage zu beginnen, die Sie an sich selbst richten: *Was tue ich gerade in meinem Körper, um diesem Antrieb zu folgen?*

Und? Meinen Sie, dass die Art, wie Sie sich körperlich zu ihrem Antrieb/Ziel verhalten, konstruktiv auf die Zielerreichung wirkt? Wenn nicht, ändern Sie einfach etwas. Ich habe mich, während ich diesen Satz schreibe, gerade etwas aufgerichtet und meine Füße etwas solider auf dem Boden gestellt. Jetzt nehme ich den Raum um mich wahr … Und bevor Sie jetzt denken, er schweift ab, weil Sie das körperliche Sich-selbst-Erfahren gegenüber der intellektuellen Informationserfassung womöglich als Zeitverschwendung empfinden, lade ich Sie ein, in Ihrer jetzt schon aktivierten verkörperten Präsenz auch Ihren Denkapparat wachzuhalten, damit Sie mir nun mit Körper *und* Geist folgen können.

52 Wer sich mit dem Konzept von Embodiment auseinandersetzt, ist meines Erachtens dazu herausgefordert, neben einem rationalen Verstehen das praktisch Erlebbare einzubeziehen, das durch Embodiment zugänglich wird. Darin liegt die Wahl der stilistischen Mittel in diesem Text begründet. Um Ihnen als Leser:in meine Erfahrungen zu Embodiment näherzubringen, teile ich zum Teil eigene, persönliche Erlebnisse. An anderer Stelle lade ich Sie in kleinen Selbstexperimenten dazu ein, Ihr körperliches Selbsterleben zu erkunden. Auch die direkte Ansprache dient dazu, Sie einzuladen, sich Ihrer Körperwahrnehmung zuzuwenden.

14.2 Wie der Zugang zum eigenen Körper beeinflusst, wie wir uns selbst und die Welt wahrnehmen

Sehen wir die Welt unterschiedlich, je nachdem, wie wir in unserem Körper präsent sind? Gerald Hüther versucht sich daran, Embodiment aus neurobiologischer Sicht zu erklären. Er fasst die Neigung, rationales Denken als gegenüber dem Körperempfinden überlegen zu begreifen, als ein nicht haltbares kulturelles Erbe der Aufklärung auf (Hüther 2022, S. 87 ff.). Die Tatsache, dass es uns im westlichen Kulturkreis so schwerfalle, die Überbetonung des Verstandes aufzugeben, sei wiederum nachvollziehbar. Denn neuronale Verknüpfungen, die besonders häufig genutzt werden, führen dazu, entsprechende Verhaltens- und Denkgewohnheiten strukturell zu verankern, sodass ein »Umfahren dieser neuronalen Autobahnen« zunehmend schwieriger wird.

Dabei sei die Untrennbarkeit von Soma und Psyche für jeden Menschen täglich erlebbar und inzwischen auch neurowissenschaftlich durch moderne Messverfahren nachvollziehbar. Körper und Psyche stehen in einer Wechselbeziehung, die sich bereits strukturell im peripheren Nervensystem über vom Körper zum Gehirn laufende sogenannte afferente Nervenbahnen einerseits und vom Gehirn zum Körper laufende sogenannte efferente Nervenbahnen andererseits abbildet (ebd.).

Die Entstehung neuronaler Netzwerke erklärt Hüther mit Bezug auf Hirnforscher António Damasio folgendermaßen: Neuronale Verschaltungen bilden sich zunächst vorgeburtlich dadurch, dass das Gehirn Repräsentationen von im Körper ablaufenden Prozessen bildet. Etwas später dann, beginnend mit dem Einsetzen der Sinneswahrnehmung, entstehen Verschaltungen im Gehirn, die man als Muster dessen verstehen kann, »wie der eigene Körper davon beeinflusst wird, dass er mit einer bestimmten Antwort auf eine Veränderung der äußeren Welt reagiert« (Hüther 2022, S. 98). Wenn man betrachtet, wie sich Strukturen in unserem Gehirn bilden, wird schnell klar, warum Körper und Gehirn so eng miteinander verknüpft funktionieren. Hüther verwendet den Begriff des *Körperselbst*[53], um verständlich zu machen, dass diese frühen, von körperlichen Prozessen angeregten neuronalen Verschaltungsmuster eine strukturelle Grundlage unseres Selbst bilden (ebd., S. 98).

Dieses in neuronalen Strukturen abgebildete Körperselbst wird im Laufe der weiteren Entwicklung durch einen sozialen Bezug erweitert. Problematisch sind diese sozialen Prägungen insbesondere dann, wenn Erziehung vorwiegend über Bestrafung und Belohnung gesteuert wird. Diese Form der Steuerung hat mitunter

53 Damit greift Hüther hier in Bezug auf die Gehirnentwicklung einen Begriff auf, den Petzold bereits 1982 als Teil seiner Vorüberlegungen zu einer integrativen Persönlichkeitstheorie bespricht (Petzold u. Mathias 1982, S. 165–168). Petzold konzipiert darin das Leib-Selbst als verbindende Dimension des Ich-Erlebens einerseits und des In-der-Welt-Seins durch die Verkörperung von sozialen Rollen andererseits (ebd.).

zur Folge, dass die kindliche Angst vor Ausschluss zu Anpassungen an soziale Erwartungen führt (Hüther 2022, S. 100). Durch soziale Prägung und Anpassung an Erwartungen bilden sich dann entsprechend neue neuronale Verknüpfungen aus, die dazu führen können, dass

> »die ›fremden‹ Komponenten des Selbstbildes [...] das eigene Körperselbst sogar partiell überlagern, überformen und unterdrücken. Die Verbindung mit und damit auch der Zugang zum eigenen Körper ist dann mehr oder weniger stark blockiert« (ebd., S. 99).

Die praktische Beschäftigung mit der Wahrnehmung und Steuerung von körperlichen Empfindungen kann dann helfen, diese verstellten Zugänge wieder aufzuschließen. Denn, so schreibt Hüther (ebd., S. 109) über den Körper:

> »Weil er ursprünglich so eng mit dem Gehirn und allem, was dort geschah, verbunden war, bietet der Körper einen besonders leichten Zugang zu allen Ebenen des Erlebens und Verhaltens, zu den im Gehirn abgespeicherten Sinneseindrücken, den Gefühlen, den unbewusst gesteuerten Verhaltensmustern, und nicht zuletzt zu den frühen Erinnerungen. Deshalb erfahren die meisten Menschen, sobald sie ihren Körper wiederzuentdecken beginnen, dass sie nun wieder Zugang zu sich selbst finden. Oft kommt es so zu Einsichten, die den ganzen Menschen ergreifen.«

Perspektivenvielfalt entsteht also zunächst in uns selbst, indem wir geistige, körperliche und emotionale Prozesse als in sich verschränkte und sich wechselseitig beeinflussende Elemente unseres Selbsterlebens begreifen.

14.3 Embodiment als Perspektivenöffner im Coaching

Wie nutzen Sie Ihren Körper in alltäglichen Tätigkeiten? Die immer mehr in den Fokus gerückte Diskussion um Embodiment erklärt Easten (2024, S. 13 ff.) unter anderem durch ein gesellschaftlich gewachsenes Bewusstsein dafür, dass einseitige sitzende Tätigkeiten mit gesundheitlichen Risiken einhergehen (DKV 2025, S. 37 ff.). Selbst wenn dem inzwischen häufiger durch kompensatorische Bewegungs- und Sportprogramme begegnet würde, sei der Kern des Problems dadurch noch nicht ausreichend beachtet. Es komme vielmehr darauf an, dass wir nicht nur das, *was* wir tun, verändern, sondern vor allen Dingen stärker beachten, *wie* wir die Dinge tun. Dies umfasst dann immer sowohl geistige Denkgewohnheiten wie auch erlernte Muster im Gebrauch des eigenen Körpers (ebd., S. 18): »Unsere Bewegungsgewohnheiten zu verändern verlangt, das Denken zu verändern.«

Umgekehrt sagt Embodiment etwas über die Funktionsweise kognitiver Prozesse aus. Unser Denken umfasst – etwas vereinfacht gesagt – »einerseits die selbstorganisierte Verarbeitung von Information« (Tschacher 2022, S. 37), andererseits eine »regelgeleitete sprachlich-symbolische Verarbeitungsform« (ebd., S. 38). Dabei können die unterschiedlichen Denkprozesse insgesamt wieder nur als Einheit und in ihrem Zusammenwirken verstanden werden. Kognition findet in ständiger Wechselwirkung mit dem Zustand des Körpers statt und kann nicht losgelöst von der Interaktion mit der Umwelt verstanden werden (ebd., S. 17):

> »Unter Embodiment (deutsch etwa ›Verkörperung‹) verstehen wir, dass der Geist (also: Verstand, Denken, das kognitive System, die Psyche) mitsamt seinem Organ, dem Gehirn, immer in Bezug zum gesamten Körper steht. Geist, Gehirn und Körper wiederum sind in die restliche Umwelt eingebettet. Das Konzept Embodiment behauptet, dass ohne diese zweifache Einbettung der Geist / das Gehirn nicht intelligent arbeiten kann. Entsprechend kann ohne Würdigung dieser Einbettungen der Geist/ das Gehirn nicht verstanden werden.«

Wenn wir unsere körperlichen Empfindungen eigenen Ambitionen und fremden Erwartungen unterordnen, schränken wir im Grunde die in uns angelegte Vielfalt im Denken und Handeln unnötig ein. Ich bitte Sie an dieser Stelle, das Lesen einen Moment lang zu unterbrechen und einmal in Ruhe aufzustehen und sich dann wieder in Ruhe hinzusetzen.[54] Achten Sie dabei auf sämtliche körperliche Wahrnehmungen im Bewegungsablauf. Bevor wir dieses kleine Selbstexperiment als Beispiel unseres Verkörpertseins einordnen, bitte ich Sie, noch ein zweites Mal achtsam aufzustehen und sich anschließend wieder hinzusetzen. Registrieren Sie auch diesmal, welche Signale während dieser alltäglichen Bewegung vom Körper an das Gehirn gesendet werden.

Was sagt Ihnen Ihr Körperempfinden beim Aufstehen und Hinsetzen darüber, welche Gewohnheiten Sie im Gebrauch Ihres Körpers haben? Welche Denkgewohnheiten sind damit assoziiert? Kennen Sie Gedanken wie »Schnell hinsetzen, um mit dem Arbeiten zu beginnen!« oder »Schnell aufstehen, einen Kaffee holen, um gleich weiter zu funktionieren«. Vielleicht haben Sie Verspannungen oder Schmerzpunkte im Körper wahrgenommen? Womöglich fühlte sich Ihr Körper nach einer Zeit im Sitzen etwas schwerfällig an?

Wenn wir unsere Aufmerksamkeit nicht bewusst unserem Körper zuwenden, wird dieser schnell zum Erfüllungsgehilfen unserer inneren Getriebenheit. Richten wir die Aufmerksamkeit hingegen verstärkt auf unser körperliches Selbsterleben aus, können wir erfahren, dass das, was wir mit unserem Körper tun, unmittelbar mitbestimmt, wie wir in die Welt wirken können. Es geht dabei keineswegs darum, auf eine rationale Handlungsplanung zu verzichten. Im Gegenteil geht es darum, »Top-down«-Verarbeitungsprozesse gemeinsam und gleichzeitig mit »Bottom-up«-Prozessen zu nutzen, um die in unserem Nervensystem angelegte Perspektivenvielfalt aktiv nutzen zu können (Easten 2024, S. 18):

54 Sollten Sie aufgrund von Bewegungseinschränkungen die hier oder an anderer Stelle im Text vorgeschlagenen Bewegungen nicht ausführen können, können Sie alternativ beispielsweise ihre Arme langsam heben und senken oder einfach mit den Augen langsam durch den Raum gleiten und dabei Farben, Formen und Konturen der Sie umgebenden Gegenstände wahrnehmen und dabei jeweils beobachten, ob bzw. wie sich Ihre körperliche Selbstwahrnehmung verändert. Eine weitere Alternative: Richten Sie die Aufmerksamkeit in Ihrem Körper auf eine Stelle, die sich gerade relativ leicht anfühlt.

> »Es gibt (mindestens) zwei Arten der Verarbeitung im Nervensystem, mit denen wir die Realität darstellen. Die eine basiert auf Sprache, Geschichten, Denken und ist begrifflich, während die andere erfahrungsbasiert, sensorisch und vielleicht eher bildbasiert ist. Die ersten können wir als Top-down-Verarbeitung bezeichnen, sie findet nur im bewussten Gehirn statt. Sie stützt sich auf frühere Erfahrungen, aus denen wir eine Interpretation des (momentanen) Geschehens erstellen. Durch diese wiederholten Präsentationen entfernen wir uns von der direkten Erfahrung des Augenblickes. Wenn wir die sensorischen Informationen wahrnehmen, verarbeiten wir sie bottom-up und beziehen Informationen aus unserem gesamten Körper und Sein mit ein. Wir brauchen sowohl eine Top-down- als auch eine Bottom-up-Verarbeitung, aber unsere Kultur drängt uns zu ersterer.«

In Rückbezug auf das kleine Experiment der körperlichen Selbstwahrnehmung beim Aufstehen und Hinsetzen haben Sie womöglich Folgendes erfahren: Anstatt Ihren Körper ohne besondere Aufmerksamkeit in eine veränderte Position zu bringen, haben Sie darauf geachtet, *wie* Sie diese alltägliche Tätigkeit ausführen und dabei Ihre geistige Aufmerksamkeit genutzt, um die körperlichen Empfindungen wahrzunehmen.

Wenn wir nun nach dem praktischen Nutzen von Embodiment im Kontext des Coachings fragen, könnten wir also etwas vereinfacht sagen, dass wir durch eine verstärkte verkörperte Präsenz die ganze Vielfalt unseres Wahrnehmungs- und Denkapparates nutzen können. Im Kontext von Coaching bedeutet dies, dass durch das Anleiten und Vorleben verkörperter Präsenz zusätzliche Ressourcen zugänglich werden, welche die Bearbeitung der von Coachees eingebrachten Themen erleichtern. Wollen wir im Coaching einen Weg ebnen, um aus der Problemtrance herauszukommen, müssen letztlich gelernte Verhaltensgewohnheiten verändert werden. Neurologisch kann dieser Prozess als »Musterzustandsveränderung« (Berninger-Schäfer 2024, S. 439) verstanden werden. Dabei kann der Zugang zur Körperwahrnehmung helfen, aus gedanklichen Schleifen zu kommen, die durch rein rationale Betrachtungsweisen entstehen.

Veränderungen von Verhaltens- und Denkgewohnheiten können durch Veränderungen im Gebrauch des Körpers erreicht werden, die dann wiederum auch Veränderungen im Gehirn bewirken. Dieser Zusammenhang ist auch für die von Coachees eingebrachten Veränderungswünsche bedeutsam. Denn die Arbeit auf Körperebene bedeutet zugleich immer eine Arbeit mit verkörperten Emotionen. Letztlich geht es dabei immer darum, neuronale Verschaltungsmuster zu verändern, um neue Wahrnehmungs- und Verhaltensoptionen zu erschließen (Hüther 2022, S. 107):

> »Wenn es gelingt, die alten Signalmuster vom autonomen Nervensystem, von den Propriorezeptoren, die Rückmeldung über Gelenkstellung und Haltung liefern, und von den Enterorezeptoren, die Rückmeldung über die Funktion der inneren Organe bereitstellen, von den verschiedenen Rezeptoren der Muskeln und der anderen Sinnesorgane zu verändern, verändern sich automatisch auch die Gefühle. Und mit den veränderten Gefühlen verändert sich auch das Denken. Und damit auch die Erinnerung an das Alte und die Wahrnehmungsfähigkeit für das Neue.«

Über den Umweg der körperlichen Selbstwahrnehmung kann es gelingen, »die verloren gegangene Einheit von Denken, Fühlen und Handeln, von Rationalität und Emotionalität, von Geist und Seele und Körper wiederzufinden« (ebd., S. 89). Ein konkreter Vorschlag, wie dieser Zugang über den Körper systematisch in die Coachingarbeit einfließen kann, wird im folgenden Abschnitt ausgeführt.

14.4 Dialog mit der Körperwahrnehmung im Coachinggespräch

Dieser Abschnitt stellt den Dialog mit der eigenen Körperwahrnehmung als Kompass im Coachinggespräch vor.[55] In den beiden vorangehenden Abschnitten wurde zweierlei deutlich: Erstens ist die Funktionsweise unseres Gehirns strukturell eng mit unserer Körperwahrnehmung verbunden. Zweitens wurde begründet, dass wir das vielfältige Potenzial unseres Wahrnehmungs- und Denkapparates dann vollständiger nutzen können, wenn wir uns nicht einseitig auf rationales Denken beschränken. Dabei ist es wichtig, dass rationales Denken und Körperempfinden nicht gegeneinander ausgespielt werden. Im Gegenteil will dieser Text dazu einladen, gerade das Zusammenwirken von Geist und Körper zu berücksichtigen.

Der Dialog mit der Körperwahrnehmung als Kompass im Coachinggespräch ist eine in der Coachingpraxis entwickelte Vorgehensweise, wie die Körperwahrnehmung in die Coachingarbeit einbezogen werden kann. Dabei wirkt er in verschiedener Hinsicht auf die Gestaltung des Coachinggespräches:

- Zum einen wird der Zugang über den Körper zur Selbststeuerung im Coachinggespräch genutzt (Abschn. 14.4.2).
- Zum anderen entstehen durch die Veränderungen auf Körperebene co-regulative Prozesse zwischen Coaches und Coachees (Abschn. 14.4.2).
- In einem Exkurs wird vorgestellt, warum – vielleicht überraschend – die körperbezogene Coachingarbeit auch gerade im Onlineformat nachhaltige Veränderungsprozesse erreicht (Abschn. 14.4.3).
- Abschließend und zusammenfassend wird dann die Prozesslogik des Dialogs mit der Körperwahrnehmung als Kompass im Coachinggespräch skizziert (Abschn. 14.5).

55 Der hier beschriebene »Körperkompass-Coaching« ist ein von Valentin Kannicht entwickeltes Coachingkonzept. Der Ansatz wird hier anhand wesentlicher Strukturelemente dargestellt. Damit wird die vom Einzelfall abstrahierte Prozesslogik beschrieben, die allen meinen Coachings zugrunde liegt. Wie sich diese Logik in einem konkreten Coachingprozess entfaltet, kann nur praktisch erfahren werden. Der Ansatz befindet sich in ständiger Weiterentwicklung (https://valentinalexander.com/ [05.12.2025]).

14.4.1 Selbststeuerung durch den Dialog mit der eigenen Körperwahrnehmung im Coachinggespräch

Den inneren Dialog mit meiner Körperwahrnehmung zu führen, ist der zentrale Kompass in der Strukturierung meiner Coachinggespräche. Richtungswechsel im Körperempfinden sind dabei der Schlüssel zur Selbststeuerung über den eigenen Körper. Zugleich leite ich meine Coachees dazu an, die Selbststeuerung über den Körper zu nutzen.

Bevor ich näher darauf eingehe, wie der Zugang zum Körper zur Selbststeuerung genutzt werden kann, möchte ich Sie zu Beginn dieses Abschnittes zunächst zu einem *kleinen Selbstexperiment* einladen:

Ich bitte Sie, einmal aufzustehen und zum Ende des Raumes zu gehen, in dem Sie sich gerade befinden. Halten Sie sich dabei nicht unnötig auf – gehen Sie geradezu auf die entfernteste Ecke im Raum, drehen Sie dann um und kommen direkt wieder zu Ihrem Leseplatz zurück.

Wenn Sie dorthin zurückgekehrt sind, achten Sie jetzt bitte kurz darauf, ob sich etwas in Ihrer Körperwahrnehmung verändert hat. Stehen oder sitzen Sie jetzt anders da als zuvor? Hat sich außer im Körper womöglich etwas in Ihrer geistigen Haltung verändert? Was auch immer Sie an sich beobachten konnten, liefert dieses Selbstexperiment vielleicht eine Idee davon, dass wir unser Verhalten nicht nur durch geistige Denkprozesse beeinflussen und steuern können, sondern dass veränderte Körperzustände ebenso auf unsere Selbststeuerung einwirken.

Der Begriff Selbststeuerung wurde im Sinne eines Metakonzepts, das das eigene Handeln im Coachingprozess organisiert, beschrieben (Kannicht u. Schmid 2015, S. 15). Coaches reagieren spontan auf ihre Gesprächspartner:innen. Sie müssen ad hoc entscheiden können, auf welche Impulse ihrer Gesprächspartner·innen sie wie reagieren möchten. »Steuerungskonzepte [bieten dabei; Erg. d. Verf.] keine weiteren Techniken, sondern sind Metakonzepte für das Navigieren in komplexen Beratungsprozessen« (ebd., S. 17). Daran schließt sich die Frage an, wie der Körper als Instrument für die Selbststeuerung im Coachinggespräch genutzt werden kann.

Entscheidend ist es dabei, auf *Richtungswechsel in der Körperwahrnehmung* von »ein klein bisschen offener« zu »ein klein bisschen zusammengezogener« oder umgekehrt zu achten. Wenn wir darauf achten, welche Körperzustände wir durchlaufen, können wir diese Wahrnehmungen zugleich für unsere Selbststeuerung nutzen. Dies setzt allerdings voraus, dass wir unsere Körperreaktionen insoweit regulieren können, dass es uns gelingt, immer wieder einen *offenen Körperzustand* herzustellen: Dieser ermöglicht uns dann, sensibel für Veränderungen in der Körperwahrnehmung zu sein.

Es gibt zwei konkrete Fragen, die ich dabei am häufigsten verwende. Beide verändern auf je unterschiedliche Weise den Aufmerksamkeitsfokus und damit zugleich die Körper- und Selbstwahrnehmung, sodass sich in der Folge meist ein offener Körperzustand einstellt. Die *erste Frage* lautet:

- Wo in meinem Körper scheint es gerade ein kleines bisschen leichter zu werden?[56]

Die *zweite Frage*, eigentlich ein ganzes Fragenbündel, bringt die Aufmerksamkeit in die räumliche Wahrnehmung:

- Was ist über mir?
- Was ist unter mir?
- Was ist neben mir (zu beiden Seiten)?
- Was ist vor mir (den Abstand zwischen mir und den Gegenständen, die ich sehe, wahrnehmen)?
- Und was ist hinter mir (wissen, dass es auch hinter mir Platz gibt und ich meine Wahrnehmung dafür sensibilisieren kann)?

Nehmen Sie sich bitte wieder einen kurzen Moment Zeit und stellen Sie sich diese Fragen. Beobachten Sie, was Sie dabei wahrnehmen.

Die *Neuausrichtung unserer Aufmerksamkeit* mithilfe dieser alternativ nutzbaren Fragen bildet den Ausgangspunkt dafür, die eigenen Körperwahrnehmung systematisch für die Selbststeuerung einsetzen zu können. Sie können durch eine Vielzahl von Techniken erweitert und verfeinert werden.[57]

Ein Teil meiner Coachings besteht darin, diese Techniken anzuleiten, sodass diese auch von den Coachees erlernt und genutzt werden können. Lassen Sie mich an dieser Stelle – bevor wir auf die Seite der Coachees schauen – zunächst darstellen, wie die Selbststeuerung über den eigenen Körper aufseiten der Coaches genutzt werden kann. Hierbei geht es zum einen darum, wie die jeweilige Erzählung der Coachees in die körperliche Selbstwahrnehmung der Coaches wirkt. Hierfür werden etwa die oben genannten Fragen genutzt, die in der Regel eine veränderte Körperwahrnehmung auslösen. Ich achte dann darauf, wie sich die zuvor wahrgenommen Veränderung im Körper weiter verändert, während ich meinen Klient:innen zuhöre. Zum anderen können Coaches auch auf *Körperfeedback* zurückzugreifen, um eigene Handlungs- und Gesprächsimpulse zu filtern. Hierfür nutze ich ein einfaches Grundschema zur inneren Stimmigkeitsprüfung:

- Wirkt ein Gedanke, Sprech- oder Handlungsimpuls in Form einer sich *zusammenziehenden* Körpererfahrung, verfolge ich den Impuls nicht weiter – er wird aussortiert.
- Wirkt hingegen ein Gedanke, Sprech- oder Handlungsimpuls konstruktiv, also im Sinne einer sich *öffnenden* Körpererfahrung, folge ich dem Impuls.

56 Eigene Übersetzung in Anlehnung an die Primal Alexander™ Methode.
57 Eine Fortbildung »Körperkompass-Coaching« wird am Zentrum für interdisziplinäres Coaching gemeinsam mit Monika Zimmermann angeboten: https://coaching-zentrum-zimmermann.de/embodied-online-coaching/ [26.03.2026].

Die Selbststeuerung verstehe ich dabei als den bewussten Anteil, der eng gekoppelt ist an einen nicht direkt steuerbaren Prozess der Selbstorganisation, der im Zusammenwirken von Denken, Körperwahrnehmung und Umwelteinflüssen stattfindet (Tschacher 2022, S. 39). Schematisch lässt sich der Prozess der Selbststeuerung, also jener Anteil, auf den ich bewusst Einfluss nehmen kann und der sich dann indirekt auch auf selbstorganisierende Prozesse auswirkt, wie in Abbildung 14.1 gezeigt darstellen.

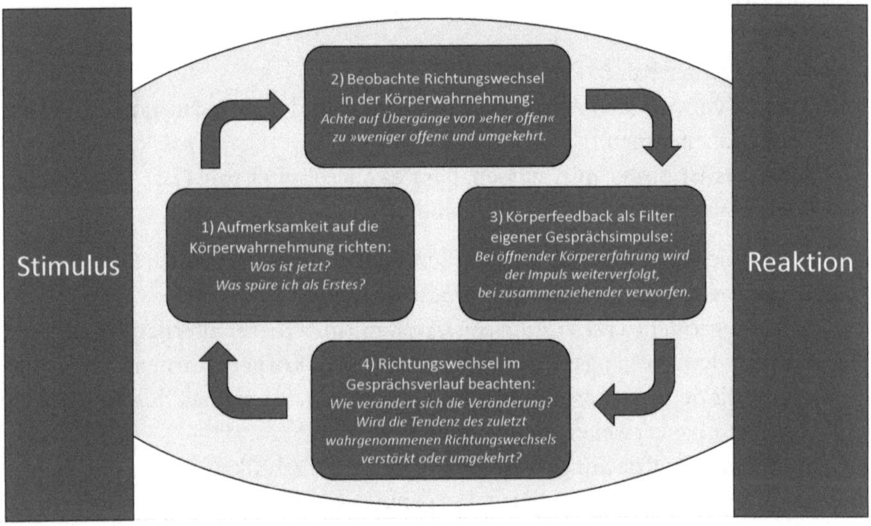

Abb. 14.1: Selbststeuerung über den eigenen Körper im Coachinggespräch

Rückgebunden an die Abschnitt 14.3 genannten unterschiedlichen Verarbeitungsformen im Nervensystem (»top-down« vs. »bottom-up«) können wir annehmen, dass uns der Dialog mit der eigenen Körperwahrnehmung ermöglicht, in Echtzeit eine innere Stimmigkeitsprüfung unseres Handelns durchzuführen. Dies hilft Coaches, nicht in ihren alten, gewohnheitsmäßigen Reaktionsmustern zu bleiben, und schafft somit eine Basis für einen veränderten co-regulativen Prozess in der Interaktion mit ihren Coachees.

14.4.2 Embodiment und Co-Regulation im Coachinggespräch

Während meiner Ausbildungszeit in praktischer Körperarbeit löste die Auseinandersetzung mit dem eigenen Körpergebrauch immer wieder auch emotionale Reaktionen aus. Dabei kam es mir so vor, als lernte ich alle meine typischen Verhaltensmuster im Spiegelbild meiner Körperreaktionen noch einmal neu kennen.

Spannend zu beobachten war auch: Konflikthafte Situationen zwischen Ausbildungsteilnehmenden lösten sich durch die Körperarbeit häufig auf, ohne dass eine inhaltliche Klärung des Konflikts stattgefunden hatte. Besonders eindrücklich war für mich folgendes Erlebnis:

Ich war zunächst über einen Kollegen sehr verärgert. Doch im Verlauf unserer gemeinsamen Körperarbeit veränderte sich mein Gefühlszustand grundlegend und nachhaltig. Durch die kontinuierlich geteilte Wahrnehmung – was körperlich gerade passierte – war nach einiger Zeit des miteinander Arbeitens aller Ärger verflogen. Mehr noch: Es war mir weiterhin unmöglich, überhaupt noch ärgerlich zu sein.

Inzwischen nutze ich diesen Zusammenhang täglich in meiner Coachingarbeit und mache dabei immer wieder die Erfahrung, dass durch den indirekten Zugang über den Körper *emotionale Themen leichter bearbeitet werden* können.

Gelingt es im Coaching, neue, verkörperte Erfahrungen in Bezug auf ein Thema zu machen, führt dies häufig zu *sehr nachhaltigen Verhaltensänderungen der Coachees.* Der enge Zusammenhang zwischen Emotionen und Körpergeschehen ist in zahlreichen psychologischen Studien gut untersucht (Storch 2022). Das erklärt meine Erfahrung am Ende der Arbeit mit meinem Ausbildungskollegen: Ich hatte in meinem offenen und gut ausgerichteten Körper plötzlich den Zugang zu meinem Ärger völlig verloren – nicht nur hatte der Ärger selbst nachgelassen, auch die Trigger, die diese Emotion zuvor ausgelöst hatten, waren wie ausgeblendet (ebd., S. 56):

> »Eine bestimmte Körperhaltung ermöglicht die dazu ›passende‹ Emotion und verunmöglicht die ›unpassende‹ Emotion.«

Was passiert bei der miteinander geteilten Körperwahrnehmung? Wieso verändert sich mit dem Körper auch der Gesamtzustand einer Person? Und wieso funktioniert dieses Prinzip nicht nur als Selbstregulation, sondern wirkt zugleich auch als co-regulativer Prozess in interaktiven Situationen? Offenbar findet hier ein *Informationsaustausch auf nonverbaler Ebene* statt. Porges fasst diesen Prozess mit dem Begriff *Neurozeption* (Levine u. Porges 2017, Vortragsvideo):

> »Die grundlegende Weise, auf die der Körper Signale eines Gegenübers interpretiert und Signale aus der Umgebung, unterliegt einem Prozess, den ich als Neurozeption bezeichnet habe. Unser Körper reagiert auf Signale der Sicherheit, Gefahr und Lebensbedrohung, und wir verändern unseren physiologischen Zustand, bevor unsere kognitiven Mechanismen interpretieren können, was da abläuft.«

Übertragen auf den Kontext des Coachings lässt sich annehmen, dass die beschriebenen co-regulativen Prozesse auch dort wirksam sind. Insofern wir also den Prozess der Selbststeuerung über den eigenen Körper (vgl. Abb. 14.1) nutzen, kann angenommen werden, dass wir uns dabei nicht nur selbst über die wahrgenommenen Veränderungen im eigenen Körperzustand steuern können, sondern sich diese Veränderungen zugleich auf unser Gegenüber auswirken.

Diese parallel laufenden selbst- und co-regulativen Prozesse sind wesentlich für die Prozesslogik im Dialog mit der Körperwahrnehmung als Kompass im

Coachinggespräch. Doch bevor ich diese Prozesslogik abschließend darstelle, möchte ich zunächst auf den vielleicht überraschenden Kontext eingehen, in dem die meisten meiner Coachings stattfinden, nämlich im Onlineformat.

14.4.3 Exkurs: »Körperkompass-Onlinecoaching« – Wie der Dialog mit der Körperwahrnehmung im Onlinesetting wirkt

Elke Berninger-Schäfer hat sich intensiv mit dem Onlinecoaching beschäftigt. (Vergleiche dazu auch Kapitel 11 in diesem Band.) Ihr Coachingverständnis prägen zwei Schlüsselbegriffe, die an meine in der Praxis gesammelten Erfahrungen zum Zusammenwirken von Embodiment und Onlinecoaching als sehr gut anschlussfähig erscheinen: Berninger-Schäfer versteht Coaching »als reine Prozessbegleitung« (2024, S. 435), und spricht davon, dass Coaches diesen Prozess »in Askese« steuern – was sie folgendermaßen expliziert (ebd.):

> »Dazu muss ich, bei aller empathischen Nähe, in einer professionellen Distanz sein und mich selbst beobachten. Also nicht nur meinen Klient:innen gegenüber Achtsamkeit zeigen, sondern auch mir selbst gegenüber. Ich muss wahrnehmen, was in mir vorgeht, damit ich überhaupt meine eigenen Konstruktionen der Realität von denen der Klient:innen unterscheiden kann.«

Wesentlicher Bestandteil im Körperkompass-Onlinecoaching ist es, den Dialog mit der Körperwahrnehmung sowohl praktisch auf aktuelle Fragestellungen hin anzuwenden, wie auch zugleich den Prozess dieser inneren Selbstbefragung systematisch zu lernen. Gerade für das Prozesslernen erscheint es als vorteilhaft, wenn Coach und Coachee aus ihrem je eigenen Raum heraus interagieren. Beiden wird so der Zugang zur körperlichen Selbstwahrnehmung erleichtert – auch deshalb, weil der Kontakt miteinander und die sinnlichen Eindrücke reduzierter auf uns einwirken, wenn wir uns online austauschen.

In meiner praktischen Coachingarbeit erlebe ich sehr erfolgreiche Coachingprozesse immer wieder gerade im Onlineformat. Berichte ich Kolleg:innen davon, dass ich mit einem körperbezogenen Ansatz arbeite und die meisten meiner Coachings online stattfinden, reagieren viele zunächst verwundert. Sie äußern Zweifel: Wie passt der körperbezogene Ansatz zum distanzierten Onlineformat? Und ist es nicht ermüdend, längere Zeit auf den Bildschirm zu schauen?

Ich erinnere selbst anstrengende Onlinemeetings, bevor ich mich mit dem Thema Embodiment beschäftigt hatte. Sie waren ermüdend, und ich kam angespannt und manchmal auch genervt aus den Meetings. Durch die Fokussierung auf Embodiment haben sich diese Erfahrungen für mich inzwischen radikal verändert: Ich komme erfrischt aus den Onlinesessions. Ich fühle mich nach einer Session meist belebt, energetisiert und eigentlich immer besser als vor dem Coaching.

Ausgehend von diesem Erleben, vermute ich, dass fast alles, was an Onlinearbeit ermüdend und anstrengend ist, mit mangelnder Körperpräsenz zusammenhängt. Wird die körperliche Selbstwahrnehmung zum zentralen Fokus der Onlinesessions, fallen die negativen Begleiterscheinungen in der Regel weg. Im Gegenzug gibt es eine Reihe von Vorteilen, die sich aus der Tatsache ergeben, dass Coach und Coachee im Onlineformat jeweils aus ihrem eigenen Raum heraus agieren. Der hier diskutierte Ansatz findet sowohl in Online- wie auch in Präsenzformaten Anwendung, es gibt also keine Exklusivität für das Onlineformat.

14.4.3.1 Vorteile des Onlinecoachings im eigenen Raum

Da mir immer wieder Vorbehalte gegen das Onlineformat begegnen, möchte ich exemplarisch einige *positive Aspekte meiner Erfahrungen im Onlinecoaching* darstellen.

Zunächst macht es das Onlinesetting erforderlich, den Kontakt zum Gegenüber aktiv herzustellen, was ein fokussiertes Arbeiten begünstigt. Die gewünschte Verhaltensänderung der Coachees macht es notwendig, eigene typische Verhaltensmuster erst einmal sichtbar zu machen. Wird das Coaching nun aber nicht im Praxisraum der Coaches durchgeführt, sondern in der eigenen privaten oder beruflichen Umgebung, sind diese Verhaltensmuster in ihrer natürlichen Alltagsumgebung oft leichter aufzuspüren.

Zudem ist gerade der Fokus auf die körperliche Selbstwahrnehmung im eigenen, geschützten Raum oft leichter zugänglich. So kann die *erfahrene Sicherheit im eigenen Raum* eine gute Grundlage dafür bilden, dass es Coachees gelingt, indirekt über die Beobachtung ihrer körperlichen Selbstwahrnehmung auch Zugang zu tiefer liegenden emotionalen Themen oder Blockaden zu finden.

Und schließlich begünstigt das Gefühl, im eigenen Raum zu sein, auch die Tendenz, für den eigenen Veränderungsprozess in der Verantwortung zu bleiben.

14.4.4 Prozesslogik des Dialogs mit der Körperwahrnehmung als Kompass im Coachinggespräch

Nach diesem Einschub zum Onlineformat wird nun abschließend die Prozesslogik des Dialogs mit der Körperwahrnehmung zusammenfassend dargestellt (Abb. 14.2).

Der Kompass für den Dialog mit der Körperwahrnehmung gibt Orientierung im Coachinggespräch. Er unterstützt sowohl die Selbststeuerung der Coaches als auch die Suche nach neuen Handlungsoptionen der Coachees. Zudem wirkt der Kompass strukturierend auf das Coachinggespräch. Die Körperwahrnehmung wird dabei in dreifacher Hinsicht im Coaching einbezogen:

- als innerer Dialog der Coaches
- als innerer Dialog der Coachees
- Erkenntnisse aus der körperlichen Selbstbeobachtung werden direkt zum Gesprächsgegenstand zwischen beiden Beteiligten

Die Aufteilung in diese unterschiedlichen Wirkfelder ist eine retroperspektive und analytische Beschreibung von Prozesselementen, die sich in der Coachingpraxis zeitlich und inhaltlich überschneiden. Von besonderer Bedeutung ist dabei, dass Coachees den Dialog mit der Körperwahrnehmung im Coachingprozess schrittweise erlernen, sodass sie diesen auch außerhalb des Coachings weiter für ihre Selbststeuerung nutzen können.

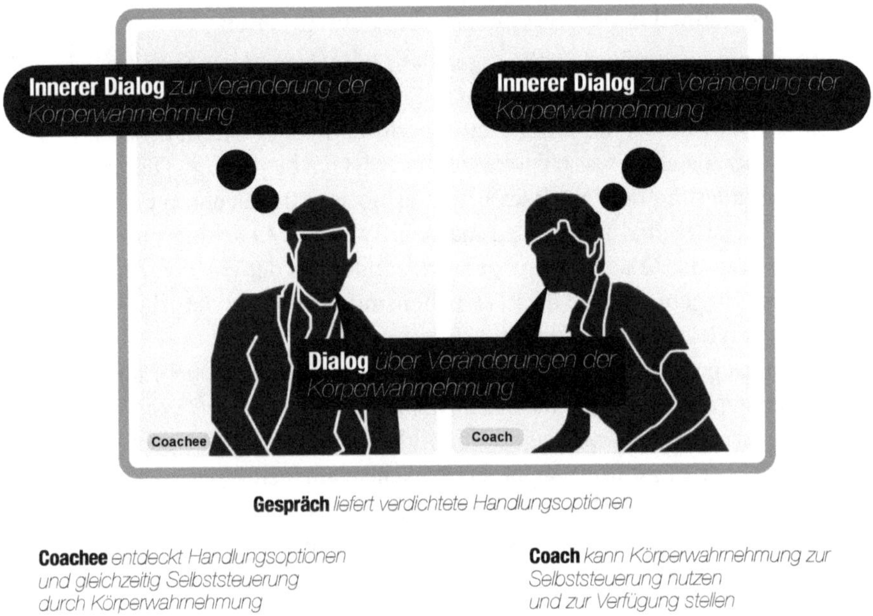

Abb. 14.2: Dialog mit der Körperwahrnehmung als Kompass im Coachinggespräch

14.4.4.1 Innerer Dialog zur Veränderung der Körperwahrnehmung von Coaches

Der innere Dialog zur Veränderung der Körperwahrnehmung von Coaches dient ihrer Selbststeuerung im Coachinggespräch. Er betrifft drei Wirkfelder:

- Erstens dient der innere Dialog als Filter für Gesprächs- und Handlungsimpulse, indem Körperfeedback zur inneren Stimmigkeitsprüfung genutzt wird (Abschn. 14.4.1).
- Zweitens wirkt der Prozess der körperlichen Selbstbeobachtung von Coaches nicht nur selbstregulativ, sondern gleichzeitig auch co-regulativ auf die Selbstregulation von Coachees.
- Drittens können Coaches ihre eigene Körperwahrnehmung den Coachees im Gespräch mitteilen. Durch das Teilen ihrer Körperwahrnehmung im Coachinggespräch bekommen Coachees eine Spiegelung bei der Bearbeitung ihrer Fragestellung. Zugleich ermöglicht das Teilen den Coachees ex-

emplarisches Lernen, wie die Körperwahrnehmung zur thematischen Sortierung eingesetzt werden kann.

14.4.4.2 Innerer Dialog zur Veränderung der Körperwahrnehmung von Coachees

Auch der innere Dialog zur Veränderung der Körperwahrnehmung der Coachees kann in drei Teilaspekten beschrieben werden:

- Erstens kann der Zugang zur Körperwahrnehmung der Coachees dadurch erleichtert werden, dass sie erleben, wie die Coaches innerlich Dialog mit der Körperwahrnehmung halten.
- Zweitens werden Coachees dazu angeleitet, Körperfeedback zur Bearbeitung ihrer Problem- bzw. Fragestellungen zu nutzen.
- Drittens lernen Coachees schrittweise, den Dialog mit der eigenen Körperwahrnehmung zur Selbststeuerung auch außerhalb der Coachingsessions zu nutzen. Sie werden darin bestärkt, das Gelernte außerhalb des Coachings und unabhängig von ihren Coaches zu erproben. Ihre damit verbundenen Erfahrungen werden in der jeweiligen Folgesession gemeinsam reflektiert.

14.4.4.3 Expliziter Dialog über die Veränderung der Körperwahrnehmung

Schließlich werden auch im expliziten, direkten Gespräch zwischen Coach und Coachee drei Wirkfelder sichtbar:

- Erstens hilft der explizite Dialog zwischen Coach und Coachee über das im Verlauf des Coachinggesprächs jeweils wahrgenommene Körperfeedback Coachees, neue Sichtweisen auf ihre Problemstellung zu gewinnen und daraus verdichtete Handlungsoptionen abzuleiten.
- Zweitens ermöglicht die Gleichzeitigkeit von explizit-sprachlichem und implizit-körperlichem Dialog ein ausgewogenes Verhältnis rationaler Überlegungen und verkörperter Emotionen als sich gegenseitig vervollständigende Gesprächsanteile. Auf diese Weise ist das Coachinggespräch durch gemeinsames Erfahrungslernen und co-regulative Prozesse zwischen Coach und Coachee auf Körperebene gestützt.
- Drittens können Coaches den Fokus im Gespräch immer wieder hin- und herschwenken zwischen konkreter Problembearbeitung und dem Erlernen der Prozesslogik des Dialoges mit der Körperwahrnehmung. Dieser doppelte Aufmerksamkeitsfokus im Coachinggespräch ermöglicht einerseits, aus der Problemfokussierung herauszukommen und konkrete Lösungsansätze zu erarbeiten, ohne dabei allerdings in eine übermäßige Zielfixierung zu verfallen. Schließlich wird im Coaching nach grundsätzlichen Einsichten gesucht, die aus dem Lernen an konkreten Situationen abgeleitet werden. Die Coachees lernen, wie sie den Zugang zum Körper dafür nutzen können, aus sich wiederholenden und zugleich als wenig hilfreich identifizierten Ver-

haltensmustern herauszutreten und eine neue verkörperte Erfahrung zu machen. Diese kann im Alltag durch Weiternutzen der gelernten Prinzipien stabilisiert werden.

14.5 Résumé und Ausblick: Verkörpertsein ist Verbundensein

Mit diesem Beitrag will ich dazu anregen, den Dialog mit dem Körper als Kompass im Coachinggespräch zu nutzen. Das Sich-körperlich-selbst-Erfahren fordert uns dazu auf, Vorhersagbares loszulassen und stattdessen an der Art unserer körperlichen Reaktionen gespiegelt zu bekommen, wie offen oder verschlossen wir uns selbst und anderen gegenüber im Moment tatsächlich sind. Erst dieser ehrliche Blick von Coaches in den Spiegel ermöglicht diesen, ihren Coachees eben solche Spiegelungen anzubieten.

Die Beobachtung und der Austausch über die kontinuierliche Veränderung der Körperwahrnehmung lassen uns in eine veränderte Logik eintauchen. Sich dafür zu öffnen, sich selbst auf diese andere Weise zu erfahren, reicht dabei über den Tellerrand des Coachings hinaus. Im besten Fall können wir erkennen, dass unserer sich ständig verändernden körperlichen Selbstwahrnehmung große Lebendigkeit innewohnt. In dem geduldigen Ringen darum, uns nicht selbst von dieser erfahrbaren Lebendigkeit abzuschneiden, bleiben wir mit uns Selbst, unseren Zielen und mit anderen verbunden.

Ich möchte Sie nun abschließend dazu einladen, in zwei alltäglichen Anwendungsfeldern Ihre körperliche Selbstwahrnehmung in einem einfachen, Dreischrittverfahren auch nach dem Lesen des Textes weiter zu nutzen. Hierfür schlage ich vor, dass Sie im ersten Schritt eine der beiden folgenden Fragen verwenden, um Ihre Aufmerksamkeit in die räumliche Wahrnehmung oder auf Leichtigkeit im Körper zu richten. Fragen Sie sich also:

- Wo in meinem Körper scheint es gerade etwas leichter zu sein oder zu werden?
- Oder alternativ: Was ist über mir, unter mir, neben mir, vor mir, hinter mir?

Achten Sie im zweiten Schritt darauf, welche Erfahrung dies in ihrem körperlichen Selbsterleben auslöst, und beobachten Sie drittens zugleich, wie sich diese Erfahrung verändert, wenn Sie dann eine zielgerichtete Tätigkeit beginnen. Diese Tätigkeit kann alles Mögliche sein. Experimentieren Sie zum Beispiel mit dem Trinken aus einer Tasse oder einem Glas vor Ihnen oder mit dem Beginn des Schreibens einer E-Mail oder Chat-Nachricht.

Als ein weiteres Anwendungsfeld können Sie Ihre Körperwahrnehmung auch beim Ansprechen eines anderen Menschen beobachten. Gehen Sie dabei in der gleichen Abfolge vor. Nutzen Sie zunächst wieder eine der beiden Fragen, um Ihre Aufmerksamkeit wahlweise auf Leichtigkeit im Körper oder die räumliche Wahrnehmung zu lenken (Schritt 1), nehmen Sie dann Ihre körperliche Erfahrung wahr (Schritt 2), und achten Sie darauf, wie sich diese Erfahrung verändert, sobald Sie mit dem Sprechen beginnen (Schritt 3).

Literatur

Berninger-Schäfer, E. (2024): Onlinecoaching – zum Wachstum inspirieren, auch ohne reale Begegnung. In: M. Zimmermann (Hrsg.): Coaching – zum Wachstum inspirieren. Ein interdisziplinäres, integratives Handbuch. Heidelberg (Carl-Auer), S. 434–449.

Deutsche Krankenversicherung AG (DKV) (2025): DKV-Report 2025 – Wie gesund lebt Deutschland? Verfügbar unter: https://www.dkv.com/downloads/DKV-Report-2025-Bericht.pdf [26.03.2026].

Easten, P. (2024): 12 Grundlagen integrierter Bewegung mit Alexander-Technik. Frankfurt a. M. (Runde Ecken).

Hüther, G. (2022): Wie Embodiment neurobiologisch erklärt werden kann. In: M. Storch, B. Cantieni, G. Hüther u. W. Tschacher (Hrsg.): Embodiment. Die Wechselwirkung von Körper und Psyche verstehen und nutzen. Bern (Hogrefe), S. 85–110.

Kannicht, A. u. B. Schmid (2015): Einführung in systemische Konzepte der Selbststeuerung. Heidelberg (Carl-Auer).

Levine, P. A. u. S. W. Porges (2017): SE und Neuronale Abläufe. 11. Schweizer Bildungsfestival. Zürich, 22.–23.08.2017 [Videomitschnitt, englisch mit deutscher Konsekutivübersetzung]. Müllheim-Baden (Auditorium Netzwerk).

Petzold, H. u. Mathias, U. (1982): Rollenentwicklung und Identität. Von den Anfängen der Rollentheorie zum sozialpsychiatrischen Rollenkonzept Morenos. Paderborn (Junfermann). Verfügbar unter: https://www.fpi-publikation.de/e-books/petzold-h-g-mathias-u-1982-rollenentwicklung-und-identitaet-von-den-anfaengen-der-rollentheorie-zum-sozialpsychiatrischen-rollenkonzept-morenos/ [26.03.2026].

Storch, M. (2022): Wie Embodiment in der Psychologie erforscht wurde. In: M. Storch, B. Cantieni, G. Hüther u. W. Tschacher (Hrsg.): Embodiment. Die Wechselwirkung von Körper und Psyche verstehen und nutzen. Bern (Hogrefe), S. 143–162.

Tschacher, W. (2022): Wie Embodiment zum Thema wurde. In: M. Storch, B. Cantieni, G. Hüther u. W. Tschacher (Hrsg.): Embodiment. Die Wechselwirkung von Körper und Psyche verstehen und nutzen. Bern (Hogrefe), S. 13–39.

15 Positive Gefühle mithilfe des Zürcher Ressourcen Modells und künstlicher Intelligenz aktivieren – ZRM-Coaching

Julia Weber & Maja Storch

15.1 Einleitung

Das Zürcher Ressourcen Modell (ZRM®) ist ein Selbstmanagementtraining, das vor über 30 Jahren von Maja Storch und Frank Krause an der Universität Zürich entwickelt wurde (Storch, Krause u. Weber 2022). Ursprünglich wurde die Methode in Gruppen angewendet, mittlerweile wird sie jedoch im Einzelsetting genutzt. Das ZRM ist eine gut strukturierte Methode, nach der Prozesscoaching mit Annäherungsintention gestaltet werden kann (Meier u. Storch 2013). Es ist theoretisch fundiert und wird fortwährend in wissenschaftlichen Studien auf seine Wirksamkeit überprüft.

15.2 Theoretischer Hintergrund des Zürcher Ressourcen Modells

Das Zürcher Ressourcen Modell versteht sich als Psychoedukation im Sinne einer *Anleitung für die Hilfe zur Selbsthilfe*. Im Rahmen der Vorstellung einer gestuften Prävention, auch »stepped care« genannt (Bower u. Gilbody 2005), ist es auf der niedrigschwelligen Eingangsstufe anzusiedeln. Das ZRM kann als *allgemeinpsychologische, störungsunspezifische und Ressourcen aktivierende Psychoedukation* angesehen werden.

Die *wichtigsten Kennzeichen dieses theoretischen Modells* sind:

- *Integrationsabsichten:* Storch und Krause hatten bei der Entwicklung des ZRM das Bedürfnis, verschiedene Ansätze aus psychologischer Theorie und Praxis zu integrieren. Dieses Bedürfnis ist stark von ihrem Werdegang beeinflusst. Im Laufe ihres Studiums, ihrer psychologisch-psychotherapeutischen Aus- und Weiterbildungen und ihrer beruflichen Tätigkeiten haben beide eine Vielzahl theoretischer und praktischer Ansätze kennengelernt. Beide waren in einer empirisch-wissenschaftlichen Tradition sozialisiert und haben den Anspruch, die berufliche Praxis zur akademisch abgesicherten Theorie in Beziehung zu setzen. Storch ist Psychoanalytikerin nach C. G. Jung, Krause Gesprächstherapeut nach Rogers. Beide sind ausgebildet in Psychodrama und haben sich an der Universität Konstanz in die Verhaltenstherapie vertieft. Sie haben sich mit systemischen Therapieformen beschäftigt, Weiterbildungen in Hypnotherapie besucht und mit Interesse die Entwicklungen auf dem Feld der lösungsorientierten Kurzzeittherapien verfolgt. Alle dies floss in die Entwicklung des ZRM mit ein. »Das Zürcher Ressourcen Modell ist ein Versuch, diese Integrationsabsichten in die Praxis umzusetzen« (Storch, Krause u. Weber 2022, S. 21).

- *Ressourcenorientierung:* Badura (1999) führte den Begriff der Ressource in die Sozialwissenschaften ein und plädierte für eine Abkehr von der Belastungsforschung und eine Hinwendung zur Ressourcenforschung. Im Zuge des Entstehens einer neuen Disziplin in den Sozialwissenschaften, der »Gesundheitspsychologie« (Renner u. Salewski 2022), befasst man sich heute mehr und mehr mit den Ursachen von Gesundheit, um dieses Wissen unter der Maxime eines Präventionsgedanken gezielt einzusetzen. Grawe (2000) bezeichnet aufgrund seiner Forschung die *Ressourcenaktivierung als wesentlichen Wirkfaktor erfolgreicher Psychotherapie.* Das Zürcher Ressourcen Modell verwendet einen neurobiologischen Ressourcenbegriff: Ressourcen werden als neuronale Erregungsmuster verstanden, die im Hinblick auf die Absichten, welche die Klient:innen im Laufe ihrer Entwicklung verfolgen, unterstützend wirken. Im ZRM wird diese neurowissenschaftliche Konzeption des Ressourcenbegriffs konkret und systematisch operationalisiert (Storch, Krause u. Weber 2022).
- *Transfereffizienz:* Mit »Transfer« wird die Übertragung des im Rahmen einer Maßnahme Gelernten auf die berufliche und/oder private Alltagssituation bezeichnet. Zahlreiche Untersuchungen belegen die geringe Transfereffizienz vieler Aus- und Fortbildungsbemühungen, auch dann, wenn sich die Teilnehmenden zufrieden und zuversichtlich äußern (Wahl 2013). Um eine hohe Transfereffizienz zu gewährleisten, widmet das ZRM fünf Punkten besondere Aufmerksamkeit:
  - Eine wesentliche Bedingung dafür, dass Menschen das, was sie gelernt und erfahren haben, auch anwenden, ist ihre *Motivation.* Sowohl auf der theoretischen Ebene als auch auf der praktischen Ebene des ZRM wurde deshalb sorgfältig darauf geachtet, wie von Anfang an eine größtmögliche Motivation der Klient:innen erreicht werden kann, sodass sie den Lern- und Entwicklungsprozess als lustvoll und belohnend erleben.
  - Neben dem motivationalen Aspekt – eine Ressource, welche die Handlungsbereitschaft fördert – bedarf es der Verfügbarkeit über weitere, für das gewünschte Handeln notwendige *Ressourcen.* Im ZRM werden darum

die Ressourcen, mit denen die Klient:innen später arbeiten sollen, systematisch so angelegt, dass sie leicht zugänglich sind.

- Weiter wird systematisch darauf geachtet, dass die Klient:innen individuelle Maßnahmen in die Wege leiten, um sich die *soziale Unterstützung* zu sichern, die sie für ihre Entwicklung benötigen. Es wird von Anfang an auf größtmögliche *Unabhängigkeit von Expert:innen* geachtet. Denn nur diese Haltung ermöglicht die Hilfe zur Selbsthilfe, wie sie für den Selbstmanagementansatz typisch ist und wie sie Kanfer, Reinecker und Schmelzer (2012) gefordert haben. Solange Klient:innen glauben, ohne Coach oder Therapeut:in keine eigenen Schritte unternehmen zu können, findet Selbstmanagement nicht wirklich statt.
- Nach Abschluss eines ZRM-Prozesses haben die Klient:innen zum einen ein wichtiges Thema für sich persönlich erarbeitet, zum anderen aber auch konkretes Wissen über psychologische Vorgänge erworben, das ihnen dabei hilft, problematische Situationen eigenständig zu analysieren und zu bewältigen. Um zu erreichen, dass alte Muster nachhaltig durch zielgerichtetes Handeln ersetzt werden, stützt sich das ZRM theoretisch und praktisch auf neurowissenschaftliche Ergebnisse zur Entstehung und handlungssteuernden Funktion unbewusst ablaufender *Automatismen*. Diese werden in Zusammenhang gebracht mit effektiven psychologischen Methoden und mit gut abgesicherten psychologischen Theorien.

ZRM-Coaching ist ein ganzheitliches Selbstmanagement-Modell, mit dem Änderungswünsche realisiert und persönliche Veränderungsprozesse gestaltet werden können. Die Methode ist ausschließlich ressourcenorientiert, und die Inhaltsexpertise liegt vollständig bei den Klient:innen. Coaches sind Expert:innen für den Prozess und die Anleitung der ZRM-Methode. ZRM-Coaching kann »[…] als Prozesscoaching mit Annäherungsintention an eine ressourcenorientierte Entwicklung, deren Inhalt und Ergebnisse in der Verantwortung des Coachees liegen, definiert werden« (Meier et al. 2021, S. 15).

15.3 Einsatzbereiche des Zürcher Ressourcen Modells

Ein großer Einsatzbereich des ZRM betrifft die *selbstbestimmte Gefühlsregulation* (Weber 2023). Sei es, dass negative Gefühle herunterreguliert – in der Psychologie *Selbstberuhigung* genannt – und/oder positive Gefühle heraufreguliert werden sollen – in der Psychologie *Selbstmotivation* genannt (Kuhl 2001). Gefühle haben evolutionsbiologisch eine klare und wichtige Aufgabe: Bewertung mit Blick auf das momentane Wohlbefinden (Weber 2023).

Unter dem Aspekt des Selbstmanagements und der Selbststeuerung gibt es zwei große Themenbereiche, in denen Gefühle wichtig sind: beim Treffen von

Entscheidungen und beim Verfolgen von Zielen. Aus motivations- und persönlichkeitspsychologischer Sicht besteht weitgehend Einigkeit darüber, dass bei diesen zwei Themenbereichen der Abgleich zwischen zwei Funktionssystemen des menschlichen Gehirns (einem bewussten und einem unbewussten) ein wesentlicher Faktor sowohl für psychische Gesundheit als auch erfolgreiches Handeln darstellt (Kuhl 2001). Dieser Abgleich wird auch als *Synchronisation* dieser beiden Systeme bezeichnet (Storch, Krause u. Weber 2022). Gefühle spielen dabei eine bedeutende Rolle.

Bevor wir die beiden Hirnfunktionssysteme genauer beleuchten (Abschn. 15.3.2), stellen wir den Rubikon-Zirkel vor, der Orientierung über die einzelnen Phasen des Coachings gibt.

15.3.1 Rubikon-Zirkel

Der Rubikon-Zirkel basiert auf dem Rubikon-Modell von Heckhausen und Gollwitzer (Gollwitzer 1990). Die Entstehungsgeschichte des Rubikon-Zirkels kann bei Bedarf im Buch »Ressourcenorientiertes Einzelcoaching nach ZRM« nachgelesen werden (Meier et al. 2021).

Abbildung 15.1 zeigt den Rubikon-Zirkel. Das Modell erlaubt es, ein Vorhaben, etwas, das ein Mensch gerne tun würde, auf seiner Reise durch die Zeit zu begleiten. Es gibt einen Überblick über die verschiedenen Reifungsstadien, die ein Wunsch, ist er einmal im Bewusstsein aufgetaucht, durchlaufen muss, bis der betreffende Mensch so weit mobilisiert, motiviert und aktiviert ist, damit dieser Wunsch zum Ziel wird, mit Willenskraft dauerhaft verfolgt und aktiv in Handlung umgesetzt wird.

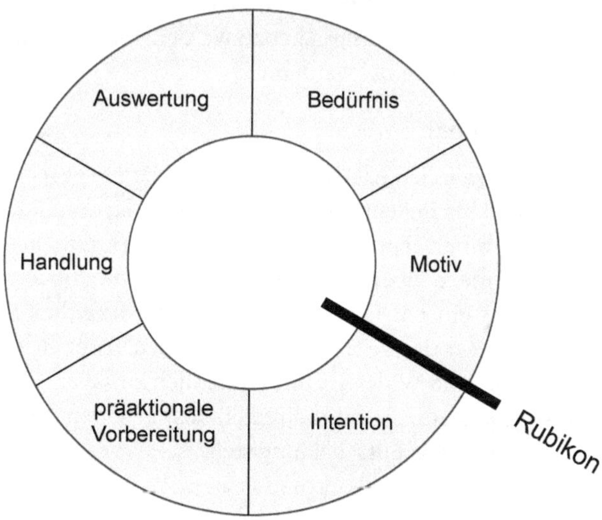

Abb. 15.1: Rubikon-Zirkel (modifiziert nach Meier et al. 2021)

Der Rubikon-Zirkel gibt eine Abfolge der Schritte im Coaching vor und biete damit Orientierung sowie Sicherheit und Transparenz für Coaches und Klient:innen.

15.3.1.1 Bedürfnis

Das erste Feld des Rubikon-Zirkels heißt Bedürfnis. Bedürfnisse sind in diesem Modell immer *unbewusst*. Im unbewussten Teil unseres Gehirns sind ganz viele unterschiedliche Bedürfnisse nebeneinander vorhanden:

- *Grundbedürfnisse* wie Essen, Schlafen, Sex, Trinken
- das Bedürfnis nach Ruhe
- das Bedürfnis nach Aktivität
- das Bedürfnis, allein zu sein
- das Bedürfnis, in Beziehung und Kontakt mit anderen Menschen zu sein
- das Bedürfnis, Leistung zu zeigen, Anerkennung zu erhalten, sich selbst zu verwirklichen …

Ist ein Bedürfnis nicht befriedigt, baut es im innerpsychischen System eine Spannung auf und wird bewusst.

15.3.1.2 Motiv

Nun befinden wir uns im zweiten Feld des Rubikon-Zirkels. Hier können Menschen darüber Auskunft geben, was sie gerne machen würden, was sie gerne hätten.

15.3.1.3 Intention

Können Menschen darüber Auskunft geben, was sie gerne machen würden, heißt das allerdings noch nicht, dass sie dies auch machen. Damit ein Motiv die Chance hat, dauerhaft gut in Handlung umgesetzt zu werden, muss der Rubikon überschritten und eine Intention gebildet werden.

15.3.1.4 Rubikon-Metapher

Der Fluss Rubikon in Norditalien hat dem Modell den Namen gegeben. Dazu gibt es eine Geschichte, die seine Bedeutung als Metapher erklärt. Im Jahre 49 v. Chr. lagerte Julius Cäsar mit seinen Truppen vor dem damaligen Grenzfluss Rubikon,[58] der Cäsar von Rom trennte. Er überlegte zu diesem Zeitpunkt, ob er den Rubikon überschreiten sollte, was einer Kriegserklärung an den römischen Senat gleichgekommen wäre, oder ob er sich lieber wieder mit seinen Truppen zurückziehen sollte. Cäsar wog das Für und Wider ab, um schließlich zu sagen: »Alea jacta est« (lat.: Der Würfel ist geworfen). Damit meinte er, dass er einen unumstößlichen Entschluss gefasst hat und seine Entscheidung steht.

58 Der antike Rubikon ist bis heute nicht genau lokalisierbar.

Vor dem Rubikon finden Abwägeprozesse statt. Hier wird überlegt, was für oder gegen eine Entscheidung spricht. Befindet sich eine Person in diesem Feld, so verwendet sie sprachliche Formulierungen wie »Ich hätte gern …«, »Ich würde gern …«, »Ich wünsche mir …«. Ist der Rubikon symbolisch überschritten, so ist das für die betreffende Person daran erkennbar, dass sich ihre Gefühlswelt zum betreffenden Thema, zur betreffenden Entscheidung geändert hat. Es fühlt sich also anders an, je nachdem, ob man sich mit einem Thema »vor oder nach dem Rubikon« befindet. Nach dem Rubikon machen Menschen beispielsweise Aussagen wie: »Das mach ich jetzt!« oder »Ja, das will ich!«

15.3.1.5 Präaktionale Phase

Nach der Intentionsbildung kann bei vielen Themen des menschlichen Lebens direkt in das Feld der Handlung gegangen werden. Manches Mal brauchen Menschen vor der Handlungsumsetzung aber weitere Unterstützung. Die präaktionale Phase behandelt die Themen des Umlernens und Neulernens und den Umgang mit unerwünschten, antrainierten Verhaltensweisen, sogenannte *unerwünschte Automatismen*. Dieses Feld ist immer dann von Interesse, wenn Menschen nicht nur etwas Neues lernen, sondern auch alte Angewohnheiten verlernen wollen.

15.3.1.6 Handlung

Im nächsten Feld geht es um die Handlung, hier wird also im Sinne der neuen Intention gehandelt.

15.3.1.7 Auswertung

Daraufhin folgt das Feld der Auswertung, in dem die Handlung evaluiert wird und allenfalls Verbesserungen, Anpassungen oder allfällige weitere Veränderungen bearbeitet werden.

15.3.2 Zwei relevante Hirnfunktionssysteme

Nun werden wir die ersten beiden Felder des Rubikon-Zirkels (Abb. 15.1) genauer betrachten und thematisieren, wie das Zusammenspiel der unbewussten Bedürfnisse und der bewussten Motive eine erfolgreiche Rubikon-Überschreitung ermöglichen.

Jedes menschliche Gehirn verfügt über zwei Systeme, die dem Menschen zu Situationen, Personen und Themen Bewertungen schicken und dadurch Verhalten steuern und Entscheidungen herbeiführen. Diese beiden Systeme unterscheiden sich stark in ihren Arbeitsweisen, die auf ihren verschiedenen zugehörigen hirnanatomischen Strukturen und Lagen beruhen (LeDoux 2016; Storch u. Roth 2021). Sie werden in der Psychologie unter dem Stichwort »Zwei-Prozess-Theorien« untersucht.

Tabelle 15.1 gibt einen Überblick der beiden Systeme, die im Zürcher Ressourcen Modell als »Verstand« und »Das Unbewusste« bezeichnet werden.

Parameter	Verstand	Das Unbewusste
Verarbeitungsmodus	bewusst	unbewusst
Arbeitstempo	langsam	schnell
Kommunikationsmittel	Sprache	somatische Marker (diffuse Gefühle)
Informationsverarbeitung	seriell	parallel
Bewertung	richtig/falsch	mag ich / mag ich nicht

Tab. 15.1: Unterscheidung des Verstands und des Unbewussten in Bezug auf wichtige Eigenschaften (modifiziert nach Storch, Krause u. Weber 2022)

15.3.2.1 Der Verstand

Mit dem Verstand können Aufgaben geplant, zeitliche Abläufe berechnet und Vor- und Nachteile eines Verhaltens und einer Entscheidung abgeschätzt werden. Der Verstand erinnert uns an Anstehendes und ermahnt uns bei Unvernünftigem.

Sein Verarbeitungsmodus ist dem zugehörigen Menschen bewusst. Sein Kommunikationsmittel ist die Sprache. Der Verstand arbeitet langsam. Bis die Bewertung des Verstandes zu einer Sache erfolgt oder ein Vorschlag für eine Entscheidung geschickt wird, kann einige Zeit vergehen: Im schnellsten Fall vergehen 900 Millisekunden, bis eine Situation verarbeitet worden ist. Es können aber auch Stunden, Tage oder Wochen vergehen, bis dem Verstand klar ist, wie sein durchdachter Vorschlag lautet.

Die Informationsverarbeitung des Verstands ist seriell: Er kann immer nur eine Sache nach der anderen ver- und bearbeiten. Seine Bewertung erfolgt nach dem Kriterium »Was ist richtig, und was ist falsch«. Hierbei spielen soziale und gesellschaftliche Normen sowie Erziehung eine wichtige Rolle. Diese Regeln und sozialen Erwartungen unterscheiden sich je nach Kontext und kulturellem Bezugssystem und verfügen über keine allgemeine Gültigkeit.

15.3.2.2 Das Unbewusste

Das andere System ist das Unbewusste. Es erledigt seine Aufgaben im Verborgenen, sodass die Besitzer:innen davon kaum etwas mitbekommen. Das Unbewusste ist extrem schnell. Innerhalb von 200–300 Millisekunden ist eine Bewertung des Wahrgenommenen aus dem Unbewussten vorhanden (Ferguson a. Porter 2009). Im Moment ihres Entstehens können diese Bewertungen allerdings noch nicht in Sprache gefasst werden.

Die Bewertungen des Unbewussten werden über sogenannte *somatische Marker* (Damasio 2003 und 2021) mitgeteilt. Das sind diffuse Gefühle und/oder Körperempfindungen. Es wird zwischen positiven und negativen somatischen Markern unterschieden, die beispielsweise als mulmiges Gefühl im Bauch, Freude im Herzen oder Kloß im Hals wahrgenommen und beschrieben werden. Mit solchen Körpersignalen kommuniziert das Unbewusste seine Bewertung der Situation, unsere Rolle dabei und den möglichen Ausgang der Situation.

Solche »Kommentare« generiert es aus sämtlichen Erfahrungen, die wir bereits in unserem Leben zum betreffenden Thema gesammelt haben. Die Informationsverarbeitung des Unbewussten erfolgt parallel: Dieses System ist in der Lage, mehrere Informationen gleichzeitig wahrzunehmen, zu verarbeiten und in seine Bewertung einzubeziehen.

Das unbewusste System hat evolutionsbiologisch eine große Aufgabe: uns möglichst sicher und wohlbehalten durchs Leben zu führen und dabei das momentane individuelle Wohlbefinden im Auge zu haben. Die unbewusste Bewertung erfolgt entsprechend nach »mag ich« und »mag ich nicht«, was ist gut für mich und mein Wohlbefinden und was schlecht. Diese Bewertungen können von den Bewertungen des Verstandes abweichen.

> »Wichtig ist, dass die kognitiv-sprachliche Ebene keinen direkten wirksamen Einfluss auf die Verhaltenssteuerung hat, sondern dass dieser Einfluss indirekt und immer nur in Verbindung mit Gefühlen und Motiven zu tragen kommt. Wie oft erleben wir, dass wir vernünftigen Ratschlägen und auch eigenen rationalen Einsichten nicht folgen, auch wenn wir das eigentlich wollen. Etwas als vernünftig einzusehen heißt nicht automatisch, danach zu handeln! Umgekehrt aber steht die kognitiv-sprachliche Ebene unter starkem Einfluss von Gefühlen bewusster und unbewusster Art. Nur mühsam lernen wir, bei starken Belastungen einen kühlen Kopf zu bewahren, wir haben Mühe, uns klar auszudrücken, und diejenigen, die das dennoch schaffen, sind erheblich im Vorteil« (Storch u. Roth 2021, S. 57).

15.3.3 Arbeit mit Bildern

Es ist also wichtig, das Unbewusste in den Prozess des Selbstmanagements mit einzubeziehen. Wie aber kann das Unbewusste aktiviert und gefragt werden, was es für das gewählte Thema braucht? Wie bereits dargestellt, kommuniziert das Unbewusste nicht wie der Verstand mit Sprache, sondern mit den somatischen Markern, also mit Gefühlen. Es gibt jedoch ein Verbindungsglied zwischen Verstand und Unbewusstem, das als Übersetzungshilfe genutzt werden kann: Verstandessprache erreicht das Unbewusste nicht, Bilder aber schon. Bilder haben eine *Dolmetschfunktion*: Denn sie werden sowohl vom Verstand als auch vom Unbewussten verstanden.

Theoretisch basieren diese Erkenntnisse auf der *Multiple-Code-Theorie* Wilma Buccis (2002), die hier kurz vorgestellt wird. Ihr zufolge werden Informationen aus der Umwelt grundsätzlich in zwei Arten von »Codes« wahrgenommen und verarbeitet: subsymbolisch (körperlich, emotional) und symbolisch. Nach Bucci verfügt der Mensch also über drei Varianten der Informationsverarbeitung: Die subsymbolische Variante kommt ohne Symbole aus und bezieht sich ausschließlich auf körperliche Empfindungen und Basalaffekte; hierzu zählen Gefühle, die somatischen Marker nach Damasio (2003), die somatisch und/oder emotional wahrgenommen werden. Die symbolischen Codes werden in verbale (Buchstaben/Wörter) und nonverbale (Bilder) unterschieden.

Informationen können also in Form von Körpergefühlen, Bildern und/oder Worten codiert werden (Abb. 15.2):

- Worte, die Informationen symbolisch verbal codieren, sind bewusstseinspflichtig (Verstand).
- Körpergefühle, die subsymbolisch emotional Informationen codieren, laufen unterhalb der Bewusstseinsschwelle ab (Unbewusstes).
- Bilder, die Informationen symbolisch nonverbal codieren, können sowohl auf der bewussten als auch auf der unbewussten Ebene hervorgebracht und verstanden werden.

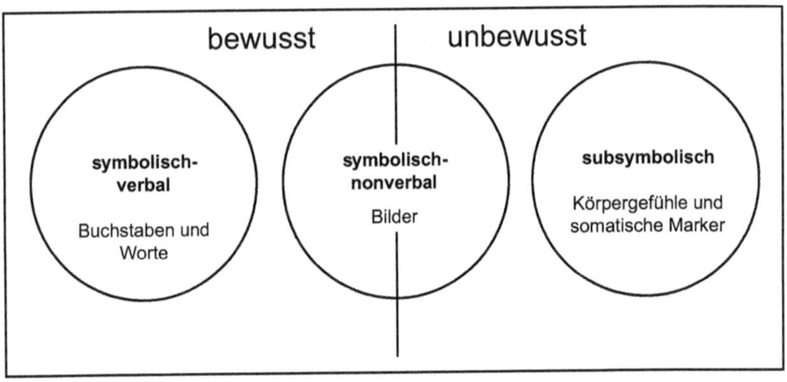

Abb. 15.2: Informationscodes nach Bucci (modifiziert nach Weber 2023)

Die drei Varianten der Verarbeitung sind miteinander über einen Vorgang verbunden, den Bucci (2002) den *referenziellen Prozess* nennt. Die Qualität dieser Verbindung dieser drei Systeme untereinander ist die Basis für gesundes psychisches Funktionieren. Ist die Verbindung zwischen den drei Systemen unterbrochen, so entsteht der Theorie zufolge psychische Krankheit durch die Versuche, mit diesen Unterbrechungen umzugehen. Bilder sind die entscheidende Verbindung des subsymbolischen mit dem symbolisch-verbalen System. Sie sind der Dreh und Angelpunkt im Informationsfluss zwischen Verstand und Unbewusstem.

15.4 Das Zürcher Ressourcen Modell in der Praxis – ZRM-Coaching

Im ZRM gibt es verschiedene Varianten, mit Bildern zu arbeiten (Storch et al. 2024; Riedener Nussbaum u. Storch 2018; Krause u. Storch 2018). In diesem Beitrag stellen wir die Wunschelementetechnik des ZRM vor, die sich ganz wunderbar mit KI-generierten Bildern kombinieren lässt.

15.4.1 Was sind Wunschelemente?

Klient:innen werden bei dieser Methode nach Wunschelementen gefragt, die ihnen bei ihrem Thema als Ressource dienen können. Wunschelemente sind innere positive Bilder, die bei der Person spontan aus dem Unbewussten heraus entstehen.

Dabei wird folgende konkrete Frage gestellt: »Welches Wunschelement hat Eigenschaften, die dir bei deinem Thema hilfreich sein könnten?« Daraufhin wird die Frage mit entsprechenden Wunschelementen aus der folgenden Liste wiederholt, und die Klient:innen melden sich, sobald ein Wunschelement als inneres, positives Bild auftaucht:

- Tier
- Pflanze
- Fantasiegestalt oder Fabelwesen
- Landschaft
- Roman- oder Filmfigur
- Fahrzeug
- reale Person
- Gebäude
- historische Persönlichkeit

Die Liste der Wunschelemente ist nicht abschließend und kann mit weiteren Wunschelementen wie beispielsweise Musik, Gegenstand oder Nahrungsmittel ergänzt werden.

15.4.2 Wunschelemente mithilfe von KI in Bilder übersetzen

Wenn die Wunschelemente gefunden worden sind, können sie mithilfe von KI zu einem Gesamtbild zusammengefügt werden. Auf der ZRM-Website ZRMplus[59] steht allen interessierten Personen der sogenannte ZRM®plus Visionsgenerator

59 Siehe https://www.zrm.plus/ [08.12.2025].

zur Verfügung (Storch et al. 2024). Dort finden Sie ein Einführungsvideo und ein Tutorial zur Anwendung.

15.4.3 Motto-Ziel und Ressourcenaufbau mit dem KI-Bild

Nachdem das passende Bild gefunden wurde, kann mit den ZRM-Methoden »Ideenkorb« und »Affektbilanz« ein sogenanntes Motto-Ziel gebildet werden. Motto-Ziele werden in diesem Beitrag kurz definiert, aber nicht vertieft beschrieben. Bei Interesse kann die zugehörige Theorie und das konkrete Vorgehen für die Bildung eines Motto-Ziels in der Literatur (Storch, Krause u. Weber 2022; Meier et al. 2021) nachgelesen werden.

Motto-Ziele sind *Ziele auf der Haltungsebene, die durch ihre bildhafte Sprache Verstand und Unbewusstes gleichermaßen einbeziehen.* Ihre Wirksamkeit bezogen auf die selbstgesteuerte Gefühlsregulation, die Motivation und Selbstberuhigung ist in verschiedenen Studien nachgewiesen worden (Weber 2013). Interessierte Leser:innen finden sämtliche ZRM-Studien auf der Website des Zürcher Ressourcen Modells.[60]

Motto-Ziele allein haben also bereits eine hohe Wirksamkeit. Ihre Wirkung entfalten sie durch das Verändern der inneren Einstellung gegenüber einem Thema. Aus der veränderten Einstellung heraus generiert das Unbewusste automatisch und schnell eine neue Handlung, die im Zielkorridor liegt, den das Motto-Ziel vorgibt (Storch u. Kuhl 2017). Mit Zielkorridor ist das riesige Erfahrungsnetzwerk des Unbewussten gemeint, das aus einer Haltung heraus die Richtung von Handlungen vorgibt (Kuhl 2001).

In Fällen, bei denen außer einer Änderung der Einstellung noch ein altes Muster verlernt werden muss, müssen andere Maßnahmen getroffen werden. Dies betrifft auch Fälle, bei denen die Umgebung der Person situative Hinweisreize aufweist, die alte, unerwünschte Verhaltensroutinen triggern. Im ZRM-Coaching wird das Motto-Ziel als neues neuronales Netz angesehen (Meier et al. 2021). Zu diesem Netz werden verschiedene Ressourcen aufgebaut, um es zu stärken und später in konkreten Situationen zu aktivieren.

Unter neurobiologischen Gesichtspunkten geht es beim ZRM-Coaching um das Thema Lernen und was dabei im Gehirn passiert. Das menschliche Gehirn ist zeitlebens veränderbar und lernfähig und bis ins hohe Alter hinein zu wesentlichen, auch strukturellen Veränderungen in der Lage. Erfolgreiche Hirnverbindungen werden verstärkt, mit dem Ergebnis, dass sie bei künftigen Entscheidungs- und Handlungsabläufen mit erhöhter Wahrscheinlichkeit genutzt werden. Weniger erfolgreiche oder mit Misserfolg gekoppelte neuronale Bahnen hingegen verkümmern und verlieren entsprechend an Kraft und Attraktivität. Der ge-

60 Siehe https://www.zrm.ch/forschung [08.12.2025].

samte Vorgang wird als *neuronale Plastizität* bezeichnet (Storch, Krause u. Weber 2022).

Lernt ein Mensch etwas Neues, finden im Gehirn immer die gleichen neurobiologischen Prozesse statt: Nervenzellen verbinden sich miteinander an ihren Enden, den sogenannten Synapsen. Wird etwas Neues gelernt, schließen sich mehrere Nervenzellen auf diese Weise zu einem neuronalen Netz zusammen. Dabei ist es vollkommen egal, *was* gelernt wird: Spanisch, Trompetespielen oder ein Motto-Ziel. Jedes Mal, wenn das neue neuronale Netz aktiviert wird, schütten die Synapsen Botenstoffe aus, die die Verbindung stärken. Je öfter diese neuen Verbindungen aktiviert werden, desto stärker wird das Netz. Und je stärker dieses neue Netz wird, desto einfacher kann eine Person darauf zurückgreifen beziehungsweise desto einfacher ist es für sie, das Gelernte umzusetzen und anzuwenden.

Um die neue Haltung sicher und dauerhaft zu lernen, muss das neue neuronale Netz auf das gesamte Gehirn ausgeweitet und möglichst häufig aktiviert werden.

Die Multicodierung und Aktivierung findet im ZRM mittels Erinnerungshilfen und Embodiment (vgl. dazu z. B. Kap. 14 und Abschn. 22.5) statt. Des Weiteren können andere Menschen die Stärkung und Aktivierung des Netzes unterstützen. Im ZRM werden diese als *soziale Ressourcen* bezeichnet.

Nach dem Aufbau der verschiedenen Ressourcen erfolgt die Handlungsplanung mittels des sogenannten Situationstypen-ABC und der Wenn-dann-Pläne. Alle Methoden können bei Meier et al. (2021) sowie bei Storch et al. (2022) nachgelesen werden.

15.4.4 Einblick in ein ZRM-Coaching: Umgang mit Stress

Nina, 42 ist Führungskraft und hat einen enorm hohen Workload. Sie beschreibt, dass sie häufig unter Schlafstörungen leidet und Stress ihr ständiger Begleiter ist: »Ich würde noch nicht von Burn-out sprechen, aber ich glaube, lange wird es nicht mehr dauern, bis es auch mich betrifft.« Nina hat ein hohes Pflichtbewusstsein und neigt zu Perfektionismus: »Ich habe Mühe damit, Aufgaben an meine Mitarbeiter:innen abzugeben. Ja, ich bin schon ein kleiner Kontrollfreak. Und manchmal verrenne ich mich in Details und verliere den Überblick.« Als Thema des Coachings wählt Nina ihren Umgang mit Stress. »Wenn ich generell gelassener wäre und mich nicht mehr selbst so unter Druck setzen würde, das wäre wirklich wichtig.«

Bei Nina tauchen als Wunschelemente die Sonnenblume, ein weites Tal und ein Ritter auf. »Die Sonnenblume steht für mich für die Freude und die Wärme, das weite Tal für den Überblick, den ich mir wünsche, und die Ritterrüstung – es geht mir um die Rüstung, nicht um den Ritter – ist ein Schutz für mich, dass ich nicht alles immer so nah an mich heranlasse.«

Nina spricht spontan das KI-Bild aus Abbildung 15.3 an: »Wow, das ist toll!! Wenn ich das Bild anschaue, dann durchströmt mich sofort eine Ruhe und Wärme. Ich merke, wie sich eine Gelassenheit in mir breit macht und ich mich geschützt fühle. Dieses strahlende Gold in dem Bild zieht mich richtig an.«

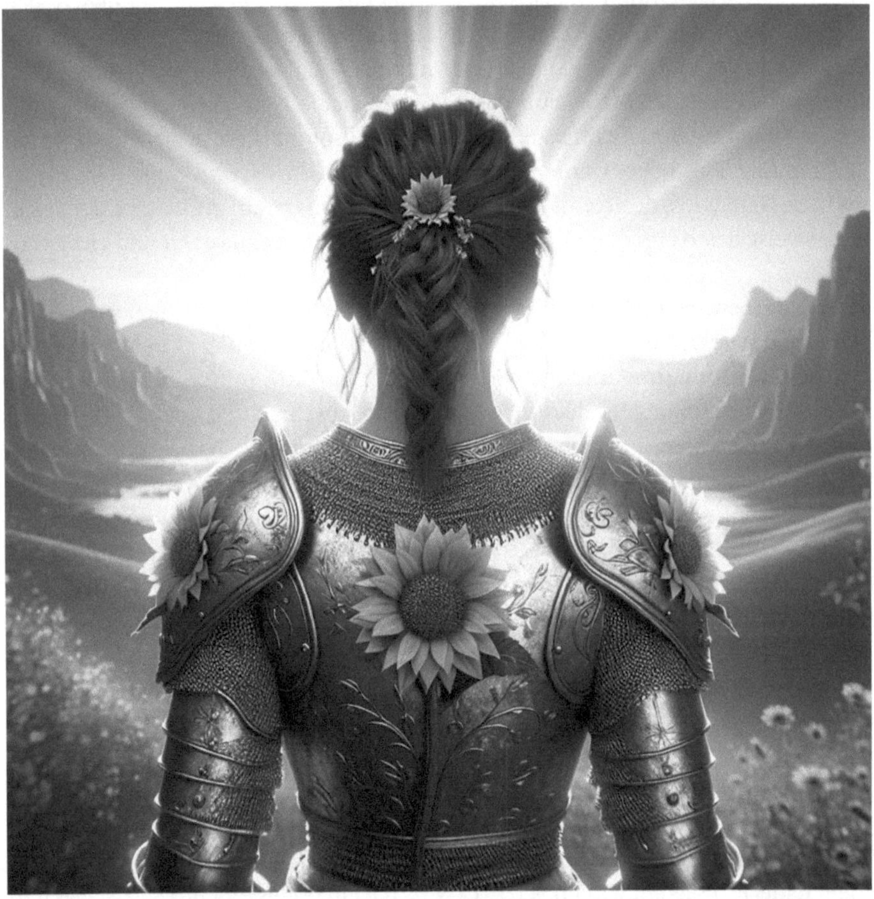

Abb. 15.3: KI-generiertes Bild mit den Wunschelementen von Klientin Nina

Um Nina dabei zu unterstützen, mithilfe des Bildes eine neue Haltung zu ihrem Thema zu formulieren, die sowohl vom Verstand als auch vom Unbewussten unterstützt wird, gestalten sie und ihre Coach einen *Ideenkorb* zum Bild: Darin werden ausschließlich positive Ideen zum Bild gesammelt. Danach sucht sich Nina ihre Lieblingsideen aus dem Ideenkorb. *Lieblingsideen* sind sämtliche Ideen, die bei der Person einen starken positiven somatischen Marker erzeugen.

Mit den Worten aus dem Ideenkorb wird im nächsten Schritt ein Motto-Ziel formuliert. Ninas Motto-Ziel heißt: *Ich ruhe im goldenen Sonnenblumenlicht, genieße den Weitblick und bin geschützt.*

Nina kommentiert ihr Motto-Ziel so: »Das Bild allein hatte schon eine starke Wirkung auf mich. Zusammen mit dem Motto-Ziel ist nun aber eine innere Kraft und Sicherheit in mir entstanden, die mich darauf vertrauen lässt, dass diese Haltung genau die richtige für mich und mein Thema ist! Und ich habe das Gefühl, dass ich das wirklich schaffen kann.«

Das Motto-Ziel verändert die Einstellung der Betroffenen zum Thema und ihre Gefühlslage mithilfe ihres Unbewussten: Negative Gefühle werden reduziert und positive Gefühle verstärkt. Dadurch werden Selbstwirksamkeit und Optimismus erzeugt.

Im nächsten Schritt wird direkt der Ressourcenaufbau gestartet. Als Erstes überlegt sich Nina zusammen mit ihrer Coach, welche Erinnerungshilfen sie zur Stärkung und Aktivierung des Motto-Ziels nutzen kann. Sie installiert das Bild als Hintergrund auf ihrem Smartphone und Laptop und kauft sich ein neues goldenes Parfum. Als Weckton installiert sie das Lied »Let the Sunshine in« auf ihrem Handy. »Ich besorg mir im Internet noch Aufkleber von Sonnenblumen und kleb die überall hin – auf meine Trinkflasche, in meinen Geldbeutel, ins Bad, in die Küche und bei der Arbeit.« Nina findet einen goldfarbenen Schlüsselanhänger und einen goldenen Kugelschreiber. Weiter entdeckt sie eine zarte Halskette mit einer goldenen Sonnenblume und eine neue Handyhülle in goldener Metallicoptik.

Für das *Embodiment* stellt sich Nina aufrecht hin, die Schultern leicht nach hinten, die Arme leicht geöffnet und die Augen geschlossen. Die Coach fügt an, dass sie auch etwas an oder um ihren Körper herum imaginieren kann. »Das ist eine tolle Idee! Ich stelle mir meine Rüstung vor und halte in meiner rechten Hand eine Sonnenblume«, strahlt Nina. »Das fühlt sich sehr gut an. Und dann bleibe ich einfach in dieser Körperhaltung und atme tief ein und aus.« Dieses Embodiment beruhigt und zentriert Nina. »Das kann ich auch im Sitzen machen. Wenn ich die Augen schließe, dann blicke ich in meiner Vorstellung in das weite Tal.«

Im nächsten Schritt erstellt Nina mit ihrer Coach mittels eines Wenn-dann-Planes einen erwünschten Sofortautomatismus. Der Psychologe Peter Gollwitzer und seine Mitarbeitenden haben solche Pläne in einer Metaanalyse mit über 200 wissenschaftlichen Studien erforscht (Gollwitzer a. Sheeran 2006). *Wenn-dann-Pläne* sind Vorsätze mit der Sprachstruktur »Wenn X passiert, dann mache ich Y«.

Baut man sich einen Vorsatz in dieser sprachlichen Form, ist man in der Lage, direkt auf die Ebene der unbewussten Automatismen zuzugreifen. Dadurch können Wenn-dann-Pläne eine kritische Situation, die alte, unerwünschte Automatismen aktiviert und so die Umsetzung des Motto-Ziels gefährdet, im Unbewussten direkt mit zielführendem Verhalten verbinden.

Nina und ihre Coach eruieren *alte, unerwünschte Automatismen*, die das Motto-Ziel gefährden könnten. »Also, wenn ich den Überblick verliere, dann ist die Wahrscheinlichkeit groß, dass ich wieder in Stress verfalle.« Die Coach erklärt Nina, dass sie nun gemeinsam nach einem Vorläufer suchen, der entweder innerlich oder äußerlich auftaucht, bevor Nina den Überblick verliert. »Das ist dieser Tunnelblick.

Mein Gesichtsfeld verengt sich, und ich blicke nur noch auf ein bestimmtes Detail, meistens einen Fehler, der aufgetaucht ist.«

Damit ein Wenn-dann-Plan funktioniert, ist es wichtig, dass der gesamte Satz einmal aufgeschrieben wird. Danach kann der Zettel weggeworfen werden – der Wenn-dann-Plan ist nun im Unbewussten gespeichert. Ninas Wenn-dann-Plan lautet: »Wenn sich der Tunnelblick einschaltet, dann atme ich tief ein und blicke in mein weites Tal.«

Im Sinne der Psychoedukation und des Selbstmanagement mit dem ZRM hat die Coach Nina die Theorien und Methoden erklärt und beigebracht und Nina in ihrem persönlichen Rubikon-Zirkel begleitet.

Nina arbeitet nun selbstständig mit ihren Ressourcen an der Stärkung ihres erwünschten neuen Netzes und hat mit einem oder mehreren Wenn-dann-Plänen eine Methode an der Hand, die sie für den Umgang mit weiteren unerwünschten Automatismen einsetzen kann. Durch die Haltung der Coach, dass Nina das nötige Wissen und die nötigen Kompetenzen im Coaching aufgebaut hat, wird Ninas Selbstwirksamkeit erhöht, welche ein wichtiger Faktor für Wohlbefinden und Gesundheit ist (Kuhl 2001; Weber 2023).

Literatur

Badura, B. (1999): Soziale Unterstützung und chronische Krankheit. Frankfurt a. M. (Suhrkamp).

Bower, P. a. S. Gilbody (2005): Stepped care in psychological therapies. Access, effectiveness and efficiency. *British Journal of Psychiatry* 186 (1): 11–17.

Bucci, W. (2002): The referential process, consciousness, and the sense of self. *Psychoanalytic Inquiry* 22 (5): 766–793.

Damasio, A. (2003): Ich fühle, also bin ich. Die Entschlüsselung des Bewusstseins. München (List).

Damasio, A. (2021): Wie wir denken, wie wir fühlen. Die Ursprünge unseres Bewusstseins. München (Hanser).

Ferguson, M. a. S. Porter (2009): Goals and (implicit) attitudes. A socialcognitive perspective. In: G. Moskowitz a. H. Grant (eds.): The psychology of goals. New York (Guilford), pp. 447–479.

Gollwitzer, P. M. (1990): Action phases and mind-sets. In: E. T. Higgins a. R. M. Sorrentino (eds.): Handbook of motivation and cognition. Foundations of social behaviour. New York (Guilford), pp. 53–92.

Gollwitzer, P. M. a. P. Sheeran (2006): Implementation intentions and goal achievement. A meta-analysis of effects and processes. *Advances in Experimental Social Psychology* 38: 69–119.

Grawe, K. (2000): Psychologische Therapie. Göttingen (Hogrefe), 2. Aufl.

Kanfer, F. H., H. Reinecker u. D. Schmelzer (2012): Selbstmanagement-Therapie. Ein Lehrbuch für die klinische Praxis. Berlin (Springer), 5. Aufl.

Krause, F. u. M. Storch, (2018): Ressourcen aktivieren mit dem Unbewussten. Manual für die Arbeit mit der ZRM-Bildkartei. Bern (Hogrefe), 2. Aufl.

Kuhl, J. (2001): Motivation und Persönlichkeit. Interaktionen psychischer Systeme. Göttingen (Hogrefe).

LeDoux, J. (2016): Angst. Wie wir Furcht und Angst begreifen und therapieren können, wenn wir das Gehirn verstehen. Wals bei Salzburg (Ecowin).

Meier, R. u. Storch, M. (2013): Coaching mit dem Zürcher Ressourcen Modell ZRM. In: E. Lippmann (Hrsg.): Coaching. Berlin (Springer), S. 74–86.

Meier, R., J. Weber, U. Eisenbart, T. Faude-Koivisto u. A. Diedrichs (2021): Ressourcenorientiertes Einzelcoaching nach ZRM®. Theoretische Grundlagen und Coachingmanual für die Arbeit mit dem Zürcher Ressourcen Modell (ZRM®). Bern (Hogrefe).

Renner, B. u. C. Salewski (2022): Gesundheitspsychologie. Heidelberg (Springer).

Riedener Nussbaum, A. u. M. Storch (2018): Ich packs! Selbstmanagement für Jugendliche. Bern (Hogrefe), 4. Aufl.

Storch, M., G. Eilers, G. Adlmaier-Herbst u. C. Tischhauser (2024): From vision to motivation. Visionen zum Leben erwecken. Stuttgart (Klett-Cotta).

Storch, M., F. Krause u. J. Weber (2022): Selbstmanagement – ressourcenorientiert. Grundlagen und Trainingsmanual für die Arbeit mit dem Zürcher Ressourcen Modell (ZRM). Bern (Hogrefe), 7. Aufl.

Storch, M. u. J. Kuhl (2017): Die Kraft aus dem Selbst. Sieben PsychoGyms für das Unbewusste. Bern (Hogrefe), 3. Aufl.

Storch, M. u. G. Roth (2021): Das schlechte Gewissen – Quälgeist oder Ressource? Neurobiologische Grundlagen und praktische Abhilfe. Bern (Hogrefe).

Wahl, D. (2013): Lernumgebungen erfolgreich gestalten. Vom trägen Wissen zum kompetenten Handeln. Bad Heilbrunn (Klinkhardt), 3. Aufl.

Weber, J. (2013): Turning duty into joy! Optimierung der Selbstregulation durch Motto-Ziele [Dissertation]. Lehrstuhl für Differentielle Psychologie und Persönlichkeitsforschung, Universität Osnabrück.

Weber, J. (2023): Ich fühle, was ich will. Wie Sie Ihre Gefühle besser wahrnehmen und selbstbestimmt steuern. Bern (Hogrefe), 2. Aufl.

16 Die lösungsfokussierte Perspektive im Coaching – Grundannahmen, Menschenbild und Methodik

Hans-Jürgen Balz

16.1 Einleitung

Die Suche nach hilfreichen Lösungen für die Anliegen der Klient:innen ist ein zentrales Merkmal im Coaching. Diese Zielsetzung eint die Coaching-Community über alle Schulen und Praxisfelder hinweg. Darüber lässt sich auch die Attraktivität und die Breite seiner Anwendungsfelder erklären.

Eine besondere Stellung bei der kreativen Suche nach »Schleichwegen« zur Lösung kommt dem lösungsfokussierten Ansatz im Coaching – dem *Solution-Focused Coaching* (SFC) – mit seinen Begründern Steve de Shazer und Insoo Kim Berg zu. Dieser vollzieht konsequent den Paradigmenwechsel von der Defizit- zur Ressourcenorientierung. Er gibt mit seinen kreativen Methoden zahlreiche Impulse zur Selbstklärung und Entwicklung von Ideen zur *gewünschten Zukunft* durch die Klient:innen selbst und hat mit seiner großen Praktikabilität vielfältige Anwendungsfelder erschlossen. Heute findet sich der lösungsfokussierte Ansatz in der Familie der systemischen Ansätze wieder, einige Pioniere des lösungsfokussierten Ansatzes betonen dennoch die Differenzen zwischen diesen Ansätzen (Hargens 2015).

Meine eigene Entwicklung als Dozent, Supervisor, Coach und Weiterbildner ist eng mit dem lösungsfokussierten Ansatz und der Debatte über das Verhältnis von Lösungsfokussierung und traditionellen Coachingansätzen verbunden.

Der vorliegende Beitrag beschreibt die spezifische Perspektive und Sichtweise des lösungsfokussierten Ansatzes für den Bereich des (Business-)Coachings, das im Brief Family Therapy Center (BFTC) in Milwaukee entstandene Konzept und seine Weiterentwicklungen (Burgstaller 2015; McKergow a. Jackson 2024). Neben den Entstehungszusammenhängen, den Grundannahmen und den Handlungsgrundsätzen zur Gestaltung einer kooperativen Arbeitsbeziehung werden zentrale Strukturelemente des Ansatzes vorgestellt, die Wirksamkeit wird thematisiert, und Fragen zur Weiterentwicklung des Ansatzes werden diskutiert.

> »Unsere Wünsche sind Vorgefühle der Fähigkeiten, die in uns liegen, Vorboten desjenigen, was wir zu leisten im Stande sein werden« (Goethes Brief an Johann Caspar Lavater vom 24. August 1775; Goethe 1982, S. 386).

16.2 Entstehung und frühe Weiterentwicklung des Ansatzes

16.2.1 Die Anfänge

Der lösungsfokussierte Ansatz zog bei seiner Entstehung Anfang der 1980er-Jahre viel von seiner Attraktivität aus der radikalen Abgrenzung gegenüber den defizitorientierten und ursachenforschenden Konzepten in Therapie und Beratung. Meier (2010, S. 101) spricht hier von einem *Paradigmenwechsel*. Steve de Shazer wird mit der viel zitierten These »Problemsprache schafft Probleme, Lösungssprache Lösungen« verbunden (Godat 2016, S. 33). Zusammen mit Insoo Kim Berg, seiner Kollegin und Partnerin, und dem Team im BFTC fokussiert er in seinen Analysen der eigenen Praxis in Beratung, Therapie und Coaching auf das, was für die Klient:innen (schon) funktioniert und sucht einen *Fokuswechsel* hin zur Stärkung des Optimismus bzw. der Zuversicht, der Zielklärung, der Selbstwirksamkeit und Handlungsfähigkeit der Klient:innen (Godat 2016, S. 28 f.).

So ist die Geschichte einer Beratung einer Multiproblemfamilie im Brief Family Therapy Center kolportiert, die in der Erstberatung über zwanzig Probleme und Herausforderungen in ihrem Familienleben benannte. Etwas hilflos kam das Beratungsteam während einer Beratungspause zur Reflexion zusammen. Aus der erlebten Hilflosigkeit heraus formulierten die Berater:innen an die Familie folgende Aufgabe (de Shazer 1997, S. 21): »Bis zur nächsten Sitzung beobachten Sie nur und beschreiben uns dann, was in Ihrer Familie so abläuft, dass Sie der Meinung sind, es soll so bleiben.« In der nächsten Sitzung kam eine »andere« Familie in die Beratung, die zahlreiche für sie wertvolle und gut funktionierende Bereiche des Familienlebens benannte. Diese und ähnliche Praxiserfahrungen trugen zur Einführung dieser Frage als *Standardaufgabe* nach der ersten Sitzung bei (Walter u. Peller 2002, S. 24).

In diesem Sinne sprechen Szabo und Berg (2006, S. 19) bei den Grundlagen des lösungsfokussierten Ansatzes von einer *»Theorie der Theorielosigkeit«*. Geleitet von einem radikalen Pragmatismus und orientiert an der Funktionalität von Verhalten, wird danach gefragt, was hilfreich für die Unterstützung auf dem Weg hin zu einer gewünschten Zukunft der Klient:innen ist. Im Beobachtungsfokus sind immer die Ausnahmen im Lebensalltag von dem, was Klient:innen als Problem erleben. Kompetenzen der kundigen Klient:innen, »Expert:innen für ihr eigenes Leben« (Hargens 2008, S. 26) gelten als zentrale Grundlage des Ansatzes.

Probleme sind dabei eine wertvolle motivationale Grundlage. Sie entstehen oft als (missglückte) Versuche, ein Bedürfnis zu befriedigen bzw. eine Aufgabe zu bewältigen (z. B. massive Kritik an Mitarbeitenden mit dem Ziel, die Teamproduktivität zu erhöhen, die als Missachtung empfunden wird). Auch lässt sich durch die

Transformation von Klagen in Wünsche die Richtung gewünschter Veränderungen ableiten (Furman u. Ahola 2010, S. 78 f.).

Als Bild für die Besonderheit von Lösungsfokussierung kann man sich den Lichtkegel einer Lampe im Dunkeln vorstellen, mit dem die *Ausnahmen* und weitere für die erwünschte Zukunft förderlichen Aspekte gesucht werden. Bei dieser Suche werden schon minimale Unterschiede im Alltagserleben der Klient:innen wertgeschätzt (de Shazer 1997, S. 149 ff.).

16.2.2 Die Weiterentwicklung

Die Entwicklungsarbeiten des lösungsfokussierten Ansatzes sind den Jahren 1984–1994 zuzuordnen. Sie sind wesentlich von der kreativen Praxis Insoo Kim Bergs zusammen mit den Teammitgliedern des BFTC und den publizistischen Aktivitäten de Shazers geprägt (Burgstaller 2015, S. 25 ff.).

Steve de Shazer und Insoo Kim Berg waren dann ab Mitte der 1990er-Jahre weltweit unterwegs, um den lösungsfokussierten Ansatz vorzustellen, für ihn zu werben und im Austausch mit zahlreichen Institutionen zu verbreiten. In Europa sind als Kooperationspartner und Weiterentwickler des Ansatzes beispielhaft das Norddeutsche Institut für Kurzzeittherapie (NIK-Bremen), das Helsinki Kurztherapiezentrum und das BRIEF-Institute in London zu nennen (Bamberger 2015, S. 39 ff.).

Im Folgenden werden die Grundannahmen (Axiome) des lösungsfokussieren Ansatzes (ausführlich dazu Szabo u. Kim 2006; Burgstaller 2015) und neuere Arbeiten (Bannink 2015; McKergow a. Jackson 2024; Godat 2016) vorgestellt.

16.3 Lösungsfokussierung – ein Paradigma?

Der Hype um den lösungsfokussierten Ansatz ist nur zu verstehen, wenn man betrachtet, wie der Ansatz es vermochte, an relevante Zeitströmungen anzuschließen und diese mit Beratungsmethoden anzureichern. Hier ist insbesondere das konstruktivistische Denken in Beratung und Psychotherapie zu nennen (de Shazer 1992, S. 63 ff.; zum Konstruktivismus: Simon 2015). Ausgangsfrage ist dabei, wie der Mensch über seine Wahrnehmung die äußere Realität erfasst und entsprechend zu Erkenntnissen über sich und seine Umwelt kommt. Dem unreflektierten Alltagsdenken über Wahrnehmung zufolge findet sich ein getreues Abbild der äußeren Umgebung für alle Menschen gleich in unserem Gehirn wieder. Dem widerspricht der Konstruktivismus:

Wahrnehmung ist im konstruktivistischen Sinne ein aktiver Vorgang und subjektive Konstruktion über die äußere Wirklichkeit: Kriterien für dessen Beurteilung sind nicht Wahrheit und Objektivität, sondern die *Viabilität* (Brauchbarkeit, Gangbarkeit, Tauglichkeit) der Informationen zum Beobachtungsgegenstand.

Die Viabilität bildet einen selbstreferenziellen Prozess, in dem die Wahrnehmung mehr an bisherige Erfahrungen und den Eigenzuständen der Person (z.B. Bedürfnisse und Wünsche) anschließt als an die gegebene äußere Realität (Willke 2006, S.12 ff.).

Das Menschenbild im lösungsfokussierten Ansatz verabschiedet sich entsprechend von der Dichotomie von Expert:innen und Laien. Es sieht die Klient:innen als selbstbestimmte und mit Eigensinn ausgestattete Individuen, versehen mit den für ihr Leben wichtigen Ressourcen und einem inneren Seismografen für das, was für die eigene gewünschte Zukunft gut und hilfreich ist (Godat 2016, S. 35 f.).

Eine weitere relevante Zeitströmung bildete ein neues Menschenbild, das beispielsweise in der Entwicklungspsychologie Piagets Individuen als »kleine Forscher« und aktive Gestalter:innen ihres Lebensweges beschreibt. Insofern erhalten Fragen nach der individuellen Selbstentfaltung und Bewältigung von Lebenskrisen beispielsweise in der Resilienzforschung (Fröhlich-Gildhoff u. Rönnau-Böse 2022) und im Konzept der Salutogenese größere Bedeutung.

Auch inspirierten humanistische Beratungs- und Therapieansätze mit ihrer These der heilenden Wirkung einer wertschätzenden und kooperativen Beziehung. Diese von Carl Rogers (1951/1973) ausgehende Überzeugung nahm großen Einfluss auch auf die Entwicklung der systemischen und lösungsfokussierten Beratung bzw. Therapie (Walter u. Peller 2002, S. 61).

Um die mit der Überschrift zu diesem Abschnitt verbundene Frage bezüglich eines eigenen Paradigmas zu beantworten, sollen nun die zentralen Arbeitsgrundsätze des Ansatzes in die Überlegungen einbezogen werden.

16.3.1 Handlungsgrundsätze im lösungsfokussierten Coaching

Zum Set lösungsfokussierter Arbeitsgrundsätze zugehörig benennen Szabo und Berg (2006) folgende neun Handlungsmaximen:

1) *»Wenn etwas funktioniert, repariere es [auch] nicht. Die wichtigste Regel ist herauszufinden, was funktioniert, auch wenn es nur kleine Dinge sind oder wenn etwas nur von Zeit zu Zeit funktioniert«* (ebd., S. 21). Damit ist die Aufforderung an Coaches verbunden, sich nicht von den eigenen Ansichten über das, »was kaputt ist«, leiten zu lassen, sondern die Zielbestimmung als Frage an die Klient:innen zu richten.
2) *»Wenn etwas einmal funktioniert hat, mach mehr davon«* (ebd., S. 22). Neben dieser Empfehlung an die Klient:innen lässt sie sich auch auf die Praxis der Coaches übertragen, das heißt, dass auch Coaches für sich selbst beispielsweise aufmerksam beobachten sollten, wie sich ein Coaching aktiver und wirksamer gestalten lässt.
3) Komplementär dazu formulieren die Autor:innen: *»Wenn es nicht funktioniert, tue etwas anderes!«* (ebd.) Dies soll dem häufig angewandten Lösungsprinzip

»Mehr vom Gleichen« ein Gegengewicht gegenüberstellen und das Denken im Sinne der erweiterten Lösungssuche (»out oft the box«) anregen.

4) *»Veränderung geschieht ständig und unausweichlich«* (ebd., S. 23). Dieser Grundsatz betont die Bedeutung von Veränderungen und die Chance, diese für die Reflexion und das Lernen über sich selbst und die Umwelt zu nutzen.
5) *»Die Zukunft wird ausgehandelt und geschaffen«* (ebd., S. 24). In dieser These betonen die Autor:innen, dass an einer Veränderung immer auch andere Personen beteiligt und eventuell davon betroffen sind. Mit diesen müssen sich die Klient:innen über die (gemeinsame) Zukunft verständigen. Es gilt, sein Umfeld über Änderungen zu informieren, sie ggf. von deren Notwendigkeit zu überzeugen und im positiven Fall als Unterstützer:innen zu gewinnen.
6) *»Kleine Schritte können zu großen Veränderungen führen«* (ebd., S. 24). Diese These, die sich im systemischen Ansatz wiederfindet, benennt einen möglichen positiven »Schneeballeffekt«, der von kleinen Veränderungen im Alltag ausgehen kann. Dadurch lassen sich Optimismus, Motivation und die Einsicht in die Änderbarkeit stärken.
7) *»Probleme und Lösungen stehen nicht immer in direkter Beziehung zueinander«* (ebd., S. 25). Mit dieser unter Umständen provokant wirkenden These wird einem weit verbreiteten mechanistischen Verständnis sozialer Prozesse widersprochen. Die Autor:innen wenden sich gegen lineares Ursache-Wirkung-Denken. Besonders bei wiederholten erfolglosen Problemlösungsversuchen ist es hilfreich, auch nach unkonventionellen Wegen (im Sinne einer Musterunterbrechung) Ausschau zu halten. Diese These betont die Notwendigkeit, den Lösungsraum zu erweitern und nicht unreflektiert an vertrauten Annahmen, Schlussfolgerungen und Lösungswegen festzuhalten.
8) Von Steve de Shazer (1989, S. 12 f.) stammt die *Schlüssel-Schloss-Metapher (zum Öffnen der Tür zur erwünschten Zukunft)*. Er beschreibt damit seine These, es bringe wenig, das Schloss (als Metapher für den Kontext der Problementstehung) zu untersuchen, sondern es gelte, die Energie auf das Finden des Schlüssels oder eines Dietrichs für das Öffnen des Schlosses zu richten.
9) *»Kein Problem tritt immer – ohne Unterbrechungen/Pausen – auf«* (Szabo u. Berg 2006, S. 25). Diese Annahme über das Problem betont die Bedeutung der (kleinen) *Unterschiede* und *Ausnahmen* vom als problematisch benannten Verhalten. Es lohnt sich, zusammen mit den Klient:innen den Kontext und die konkreten Bedingungen des Auftretens oder Nichtauftretens des Problems zu analysieren. Daraus lassen sich Hinweise auf Ausnahmen, Ressourcen und positiven Kontextbedingungen, unter denen das Problem nicht oder weniger auftritt, ableiten.

Diese neun Grundannahmen und Arbeitsgrundsätze begründen die Struktur eines eigenständigen Ansatzes im Coaching. Aufgrund seiner pragmatischen Ableitung der theoretischen und methodischen Grundsätze ist das Kriterium eines in sich geschlossenen Denkansatzes im Sinne eines Paradigmas beim lösungsfokussierten Ansatz meines Erachtens jedoch nicht erfüllt. Ein ähnlich eklektizistischer Ansatz ist das Neurolinguistische Programmieren (NLP; vgl. Abschn. 6.5).

16.3.2 Gestaltung der Kooperationsbeziehung

Beim lösungsfokussieren Ansatz wird die Gestaltung der Arbeitsbeziehung als kooperative und gleichberechtigte Beziehung »auf Augenhöhe« beschrieben. Godat konkretisiert dies für das Verhalten von Führungskräften und hebt die positive Wirkung einer Kooperationsbeziehung zu den Mitarbeitenden und ihren Einfluss auf die Selbstwirksamkeitswahrnehmung hervor (Godat 2016, S. 35):

> »Lösungsfokussierte Führungskräfte (er)finden Lösungen mit ihren Mitarbeitenden, indem sie diese als Expertinnen und Experten für ihren Aufgabenbereich wahrnehmen sowie ihre Erfahrungen wertschätzen und nutzbar machen. Durch das Einnehmen einer nichtwissenden Haltung schaffen sie es, das Potenzial des Teams sichtbar und nutzbar zu machen.«

Daneben findet sich ein Beziehungsverständnis, das auf humanistischen und die Autonomie der Klient:innen stärkenden ethischen Grundsätzen aufbaut. Dazu gehören eine wertschätzende und ressourcenorientierte Grundhaltung (Bamberger 2015, S. 77 f.). Dies schließt allerdings auch ein, das von den Klient:innen empfundene Leid / ihren Problemdruck zu würdigen. Erst darauf aufbauend, ist dann die zukunftsorientierte Suche nach Entwicklungsideen zu beginnen (Balz u. Heisig 2022, S. 199 f.). In diesem Sinne kommt im lösungsfokussierten Ansatz der *Zukunft* und ihrer Gestaltung besondere Aufmerksamkeit zu, da sie gestaltbar und offen ist (Meier u. Szabo 2008, S. 40 ff.).

Die *Vergangenheit* dient hier dazu, nach Ausnahmen vom Problem zu suchen: Es wird gefragt, wo bereits etwas gelungen ist, auf das die Klient:innen stolz sind, und wie es gelungen ist, herausfordernde Lebensereignisse zu meistern. Diese Fragen zielen unter anderem auf für Klient:innen hilfreiche und bereits praktizierte Bewältigungsstrategien ab (ebd., S. 51). Dieses Vorgehen bildet eine radikale Gegenposition gegenüber dem in der Biografie der Klient:innen nach Ursachen forschenden psychoanalytischen Ansatz.

Als methodisch-axiomatische Positionierung der Coaches ist die *nichtwissende Grundhaltung* zu sehen. Sie leitet sich aus dem konstruktivistischen Denken, dem Eigensinn jeder Person und der Erkenntnis der Vielfalt von Lebensentwürfen ab. Die nichtwissende Grundhaltung ist zu verstehen als die Einsicht, es »nicht besser zu wissen« als die Klient:innen (Linßen o. J., S. 2). Auch stärkt diese Haltung das neugierig-interessierte Nachfragen durch Coaches und die unvoreingenommene Würdigung der Beiträge der Klient:innen z. B. zum Familienleben oder Arbeitsteam (de Shazer 2010, S. 128 ff.).

Zusammenfassend lassen sich als *Arbeitsgrundsätze* formulieren:

- Ressourcen- statt Defizitorientierung
- Lösungsorientierung statt Problemfixierung
- Wertschätzung statt normativen Bewertungen (gut vs. schlecht)
- Haltung der »respektvollen« Neugier statt der Gewissheit (»ich weiß schon, wie es Ihnen geht«)
- nichtwissende Grundhaltung statt wissende Expertenposition (verbunden mit Ratschlägen)
- Neutralität bzw. Allparteilichkeit statt Parteinahme für Personen und/oder Ideen

Mit diesen Annahmen ist die Schnittmenge zu den grundlegenden Arbeitsprinzipien des systemischen Ansatzes vergleichsweise groß. Hier fand seit den 1980er-Jahren eine wechselseitige Annäherung der Sichtweisen bzw. Positionen beider Ansätze statt. Klarer Trennpunkt bleibt der *Stellenwert von Hypothesen* in Beratung, Therapie und Coaching. Ausgehend von einer Kritik an der traditionellen Statusdiagnostik, beschreibt Steve de Shazer Hypothesen als nicht hilfreich (de Shazer 1989, S. 17 ff.).

Auch ist die *systemische Außenperspektive* im lösungsfokussierten Ansatz nicht so stark »im Blickfeld«. Ankerpunkt ist vielmehr der Auftrag der Klient:innen bzw. des Klientensystems. Im Systemischen wird das soziale Umfeld der Klient:innen systematischer und methodenbasiert exploriert.

Veränderung braucht die Motivation der Klient:innen. Als unverzichtbare Voraussetzungen zur Motivationsförderung hebt Linßen (o. J.) hervor:

- den Willen, sich zu verändern
- ein attraktives Ziel
- Zuversicht, dass es umsetzbar ist
- Klarheit über den ersten Schritt
- Bewusstsein für den Aufwand von Veränderung

Erst das Vorhandensein (bzw. die Förderung) dieser Faktoren gewährleistet, dass Klient:innen sich aktiv und engagiert an die Veränderungsarbeit machen.

16.4 Strukturelemente im lösungsfokussierten Coaching

Die lösungsfokussierte Arbeit nahm ihren Anfang in Therapie und Beratung. Heute sind Konzepte bzw. Programme für zahlreiche weitere Kontexte hinzugekommen.

Von Meier und Szabo (2008) stammt das Konzept des Kurzzeitcoachings. Godat (2016) legt eine Publikation zum lösungsfokussierten Führen von Mitarbeitenden vor. Für Arbeitsteams entwickelten Furman und Ahola (2010) das Reteaming-Programm, das Geisbauer (2006) in Deutschland implementiert. Von Dierolf

(2013) stammt ein Konzept zum lösungsfokussierten Teamcoaching. Auch liegt ein Band mit Beiträgen zu lösungsfokussierten Supervisionstools von Neumann-Wirsig (2016) vor, um nur einige Entwicklungsarbeiten zu nennen.

Bei der Arbeit mit vielfältigen Methoden und Fragetechniken geht es immer um die Stärkung der Selbstreflexions- und Selbststeuerungskompetenz. Hilfreich ist es, sich dabei zu vergegenwärtigen, dass ich als Coach nur »zu Besuch in der Welt / im Leben der Klient:innen bin« und nur die Klient:innen die Ziele für ihre Lebensgestaltung bestimmen können.

Bei der Suche nach Unterschieden im Verhalten, Erleben und Denken spielt im lösungsfokussierten Coaching die Betrachtung der *Verhaltensebene* eine besondere Rolle, da Verhalten im Gegensatz zu Gefühlen willkürlich herstellbar ist und damit eher im Kontrollbereich der Klient:innen liegt.

Die besonderen Beiträge des lösungsfokussierten Ansatzes zum Methodenrepertoire im Coaching bestehen in folgenden Punkten (ausführlich in Godat 2016; Bamberger 2015):

- Exploration der Ziele der Klient:innen
- lösungsfokussierte Auftragsklärung
- Betrachtung von Fortschritten
- Exploration von Bewältigungsstrategien
- Abschlussintervention

16.4.1 Exploration der Ziele der Klient:innen

Entscheidend für die Beschreibung der gewünschten Zukunft sind die Ziele, die die Klient:innen formulieren. Dabei gilt es, die Zielsetzung »positiv« zu formulieren (Walter u. Peller 2002, S. 73 ff.), das heißt, die gewünschte Zukunft wird besser mit der Anwesenheit von etwas versehen. (Statt der negativ formulierten Aussage »Ich möchte nicht mehr rauchen« wird etwa formuliert: »Ich möchte in meiner Freizeit Sport treiben.«).

Zur Förderung der Fokussierung auf die gewünschte Zukunft schlägt Godat (2016, S. 100 f.) folgende Fragen vor:

> »Was ist für dich das Ziel, dass du erreichen willst?
> Was wird dann anders sein, als es heute ist?
> Woran werden andere merken, dass du das Ziel erreicht hast?
> Wem wird es bestimmt auffallen, und wie wird diese Person es merken?
> Was wirst du dann anderes tun?
> Wie werden andere auf deine Handlungen reagieren?
> Was ist deine kühnste Hoffnung? Ab wann bist du zufrieden?«

Von großer Strahlkraft, wenn auch etwas komplexer, ist die *Wunderfrage* (de Shazer u. Dolan 2008, S. 70 ff.). Coaches fragen dabei (Meier u. Szabo 2008, S. 41):

»Angenommen ... mitten in der Nacht, während Sie ganz fest schlafen, passiert ein Wunder, nämlich dass all das, was Sie ins Coaching gebracht hat, durch das Wunder irgendwie gelöst wurde. ... Wenn Sie morgen früh aufwachen, wie fangen Sie an zu entdecken, dass das Wunder tatsächlich passiert ist?«

In der Wunderfrage vereinen sich mehrere Zwecke (de Shazer 1997, S. 151 ff.):

- Zum einen dient sie dazu, die Ziele der Klient:innen konkret formulieren zu lassen. Sie enthält die Frage danach, was denn genau der Fall wäre, wenn alles gut wäre.
- Zum anderen erlaubt sie eine vertiefte und konkrete Ressourcenexploration bezogen auf die bei den Klient:innen schon vorhandenen bzw. noch nutzbaren Ressourcen.
- Schließlich motiviert die Wunderfrage die Klient:innen im günstigen Fall zu Veränderungen, da sie sich mit ihren Antworten selbst einen idealen Zustand plastisch vor Augen führen.

Lösungsfokussierte Coaches regen die Zielbildung auch über eine Art positive Zukunftsreise an, ebenfalls eine *hypothetische Frage*. In die Zukunft gerichtet, wird gefragt: »Wenn ich dich in x Jahren wiedertreffe und die Dinge sich deinen Zielen entsprechend entwickelt haben, was wirst du mir dann erzählen? Was tust du dann? Was kann ich dann bei dir sehen?« Diese Frage suggeriert hoffnungsvoll, dass eine Entwicklung entsprechend der Wünsche der Klient:innen möglich ist. Auch kann daran anschließend nach den Vorteilen und dem Nutzen dieses Zielzustands für die Klient:innen und ihr soziales Umfeld gefragt werden (Balz u. Plöger 2015, S. 151 ff.).

16.4.2 Lösungsfokussierte Auftragsklärung

Die Eröffnung eines Coachings ist mit Fragen nach den Auslösern für die Coachinganfrage verbunden. Zu einem Auftrag an bzw. Kontrakt mit Coaches kann dies jedoch nur werden, wenn das Ziel so formuliert ist, dass Coaches die Klient:innen bei der Zielerreichung mit ihren Kompetenzen und Handlungsmöglichkeiten unterstützen können (von Schlippe u. Schweitzer 2013, S. 235 ff.). In der Auftragsklärung ist es von besonderer Bedeutung zu prüfen, ob die Klient:innen ihre Ziele durch eigenes Tun erreichen können. Zur Förderung der Lösungsbereitschaft und Auftragsklärung schlägt Godat (2016, S. 100 f.) darüber hinaus folgende Fragen vor:

»Was sind deine besten Hoffnungen für dieses Gespräch?
Mit welchem Resultat wärst du am Ende des Gesprächs zufrieden?
Woran wirst du am Ende des Gesprächs erkennen, dass du einen Schritt weitergekommen bist?
Wie wird sich dies optimalerweise auswirken?
Was wird dann für dich anders sein? Was wirst du anderes tun?«

Nach der ausführlichen Auftragsklärung im Erstgespräch ist als lösungsfokussierte Perspektive auch in den folgenden Sitzungen immer vom *Hier und Jetzt* ausgehend jeweils danach zu fragen, was sich seit dem letzten Mal verbessert hat? Dies können nach dem »Prinzip der kleinen Schritte« punktuelle Veränderungen oder kurzzeitige Verbesserungen der Situation sein.

16.4.3 Betrachtung von Fortschritten

Bei der Betrachtung der Fortschritte spielen *Ausnahmefragen* die Rolle eines »Türöffners«. Ausnahmen sind Alltagserfahrungen, bei denen das genannte Problem nicht auftritt (de Shazer u. Dolan 2008, S. 34 ff.). Hier ein Beispiel zur Veranschaulichung:

»Denken Sie bitte an die Zeit nach dem Beginn Ihrer Weiterbildung zurück. Wann gab es da Gelegenheiten, in denen Sie schon einmal mehr Zufriedenheit mit der Lernsituation und dem -erfolg hatten?«

Zum einen werden den Klient:innen durch die Schilderungen solcher Ausnahmesituationen bereits vorhandene Möglichkeiten, ihr Ziel zu erreichen, bewusst. Zum anderen erleben sie sich dabei als selbstwirksam: »Es hat ja schon einmal besser geklappt.« Bei Ausnahmefragen ist es oft nützlich, die Frage mehrmals zu wiederholen bzw. vertiefend zu fragen: »Wann noch?« – »Wann noch?«

Eine weitere wichtige Frageform stellen *Skalierungsfragen* dar: Skalierungen nutzen einen Zahlenstrahl zur Veranschaulichung von Unterschieden (z. B. zwischen früher und heute; zwischen Ist-Zustand und Ziel-Zustand). Skalierungen dienen dazu, Unterschiede sichtbar machen. Ihr Vorteil liegt darin, vagen Vorgängen bzw. Zuständen eine fassbare Größe in Form einer Zahl zuzuordnen (de Shazer 2010, S. 113 ff.).

Ziel von Skalierungsfragen ist es, die Klient:innen zu motivieren, über diese Zusammenhänge nachzudenken und sie genauer zu beobachten. Hier ein Beispiel:

Praxisbeispiel

Coach (an aktuell erwerbslosen Klienten): Wie groß ist ihre Hoffnung, noch einen Job zu finden? Wenn Sie sie auf einer Skala von 0 bis 10 einordnen müssten, und 0 wäre gar keine Hoffnung mehr, 10 wäre absolute Sicherheit, einen Job zu finden. Wo stünden Sie dann jetzt?

Skalierungen können relevante Ressourcen sichtbar machen und damit die Wahrnehmung der Selbstwirksamkeit stärken.

Die Skala ermöglicht auch, zeitliche Perspektiven (z. B. vor einem kritischen Ereignis, heute, gewünscht in der Zukunft) und die Perspektive relevanter anderer Personen einzubeziehen. Hier ein Beispiel (Godat 2016, S. 71 ff.):

Praxisbeispiel

Was denken Sie: Wo auf einer Skala von 0 bis 10 würde Ihr Teamleiter Sie einschätzen, wenn ich ihn fragen würde, wie nah Sie ihrem Ziel schon gekommen sind?

Als wichtiger Teil bei der Erkundung der Ressourcen und des Umgangs mit herausfordernden Lebenssituationen und persönlichen Rückschlägen sind *Bewältigungsfragen* (Coping-Fragen) hilfreich (Bamberger 2015, S. 328).

Praxisbeispiel

Sie leiden schon sehr lange unter der Erschöpfung, die Sie an Ihrem Arbeitsplatz spüren. Woher nehmen Sie die Kraft, dennoch Ihre Arbeit weiterzumachen?

16.4.4 Abschlussintervention

Am Ende einer Sitzung gilt es, die Beiträge der Klient:innen zu würdigen, nochmals zusammenfassend Fortschritte zu benennen, die Besprechungsergebnisse zu sichern und Klient:innen Anregungen für nächste Zeit (ggf. bis zum nächsten Coaching) mitzugeben. Dieser Abschlusskommentar – auf das Mailänder Team um Mara Selvini Palazzoli zurückgehend – ist in der lösungsfokussierten Arbeit fest integriert, frei nach dem Motto: Das Wesentliche findet zwischen den Coachingsitzungen statt.

Die Abschlussintervention wird in einer kurzen Nachdenkpause (ca. 5 Min.) am Ende des Coachings vorbereitet (Walter u. Peller 2002, S. 137 ff.). Die drei Punkte, die im Idealfall aus den Inhalten und Eindrücken der zurückliegenden Sitzung abgeleitet werden bzw. sich darauf beziehen, sind:

- Komplimente und Wertschätzung
- ein Kommentar
- Vorschlag für eine Aufgabe / ein Experiment bis zur nächsten Sitzung

Komplimente und Wertschätzung: Hier loben Coaches beispielsweise das im Coaching gezeigte Engagement der Klient:innen, deren Bereitschaft, sich mit dem Thema auseinanderzusetzen, eine Belastungssituation auszuhalten oder Ähnliches (ebd., S. 140 ff.).

Im *Kommentar* stellen Coaches den Klient:innen ihre Reflexion zur Verfügung, das heißt, sie benennen ihre Wahrnehmungen und Eindrücke und geben Anregungen zur Perspektivenerweiterung und ressourcenorientierten Betrachtung (z. B. Benennen der Dinge, die Klient:innen schon geschafft haben) (Walter u. Peller 2002, S. 148 ff.).

Vorschlag für eine Aufgabe / ein Experiment bis zur nächsten Sitzung: Je nach Motivation der Klient:innen schlagen Coaches bei hoch motivierten Personen Verhaltensexperimente vor (z.B. etwas neu zu erproben; ein Verhalten zu unterlassen). Bei Klient:innen, die weniger an einer Verhaltensänderung interessiert sind (z.B. bei klagenden Personen), werden eher Beobachtungs- und Nachdenkaufgaben gestellt. Beobachtungsaufträge können sich auf (mögliche) Unterschiede im Erleben oder Verhalten in relevanten Situationen richten (z.B. konfliktauslösende Interaktionen). Alternativ sind Reflexionsaufgaben möglich, beispielsweise hinsichtlich wichtiger beruflicher Werte oder Kompetenzen (Bannink 2015, S. 119 ff.).

16.5 Wirksamkeit des lösungsfokussierten Coachings

Das besondere Versprechen des lösungsfokussierten Ansatzes lautet: Die zielfokussierte Arbeitsweise hat im Vergleich zu anderen Gesprächsstrategien im Coaching positive Effekte auf die Zielerreichung (Godat 2016, S. 41 f.). In einer Pilotstudie untersuchten Grant und O'Connor (2010) die unterschiedlichen Auswirkungen von lösungs- und problemfokussierten Fragen im Coaching und wiesen nach, dass lösungsfokussierte Fragen stärkere positive Effekte auf Zielorientierung, Selbstwirksamkeit und positive Affekte haben.

In einer Anschlussstudie wies Grant an einer randomisierten Stichprobe nach, dass lösungsfokussiertes Coaching signifikant größere Effekte bei der Zielerreichung, der Stärkung der Selbstwirksamkeit und der Reduktion negativer Emotionen erzielt als problemorientierte Coachingmethoden (Grant 2012, S. 160 f.).

Eine Metaanalyse zur Wirkung lösungsfokussierter Therapie legten Franklin et al. (2017) vor. Die einbezogenen 33 Studien wiesen unterschiedliche methodische Standards (mikroanalytische, qualitativ, prozess- und Outcome-orientiert Methoden) auf. Die Autor:innen sehen durch die analysierten Studien insgesamt Belege für eine positive Veränderung entsprechend der Ziele der lösungsfokussierten Therapie.

Von Bentner und Furman (2013) liegt eine Publikation zur Wirksamkeit des lösungsfokussierten Programms »Ich schaffs!« vor. Darin werden Evaluationen, Studien, aber auch Praxisberichte von Anwender:innen und Klient:innen einbezogen. Diese belegen die positiven Effekte auf die Kooperation und die Zielerreichung der Kinder und Jugendlichen.

Darüber hinaus ist der lösungsfokussierte Ansatz Teil der systemischen Konzeptfamilie. Insofern erscheinen auch diesbezügliche Wirksamkeitsstudien relevant. Bachmann und Willermann haben 2024 eine Metaanalyse zur Wirkung von professionellem systemischem Coaching vorgelegt. Sie beziehen darin 24 Studien mit 52 Effektmessungen und insgesamt 1405 Personen ein. Die Effekte werden nach emotionalen, kognitiven und behavioralen (verhaltensbasierten) Effekten unterschieden (Bachmann u. Willermann 2024, S. 578):

»Speziell die behaviorale Wirkung zeigt ein großes Effektmaß [...] In Bezug auf den starken Effekt der behavioralen Wirkung ist anzumerken, dass diese Messgröße möglicherweise besser für die Klienten beurteilbar ist.«

16.6 Fazit und Ausblick

Das lösungs- und ressourcenorientierte Denken hat in verschiedenen Anwendungsfeldern einen Erfolgsweg genommen. Insbesondere das Bewusstsein der Bedeutung einer kooperativen und partizipativen Arbeitsbeziehung mit den Klient:innen stellt heute einen Common Sense in der Coaching-Community dar. Auch ist die Stärkung der Eigenverantwortlichkeit, Autonomie und Selbstwirksamkeitsüberzeugung sowie die Ressourcen- und Zukunftsorientierung eine verbindende Grundorientierung im Coaching geworden.

Davon ausgehend, finden sich in der Literatur Argumente für einen integrativen Ansatz im Coaching. So sehen Kauffeld und Gessnitzer (2018, S. 70 ff.) eine Verbindung klientenzentrierter, systemischer und lösungsorientierter Methoden im Coaching als hilfreich an, um die verschiedenen Themenschwerpunkte besonders bei längerfristigen Coachingprozessen durch jeweils unterschiedliches methodisches Herangehen kompetent zu bearbeiten. Bannink (2015, S. 2252 ff.) zeigt Überschneidungen von kognitiver Verhaltenstherapie und lösungsfokussierter Therapie auf: In den Zielen, dem grundsätzlichen Ablauf, der Fokussierung auf Verhalten und im Stellen von Hausaufgaben sieht der Autor relevante Schnittmengen. Diese lassen sich gewinnbringend für die Therapie integrieren, Potenzial besteht auch für Coachingprozesse.

Abbildung 16.1 integriert zentrale Dimensionen des Coachingprozesses und die für einen integrativen Ansatz meines Erachtens relevanten Theoriebezüge.

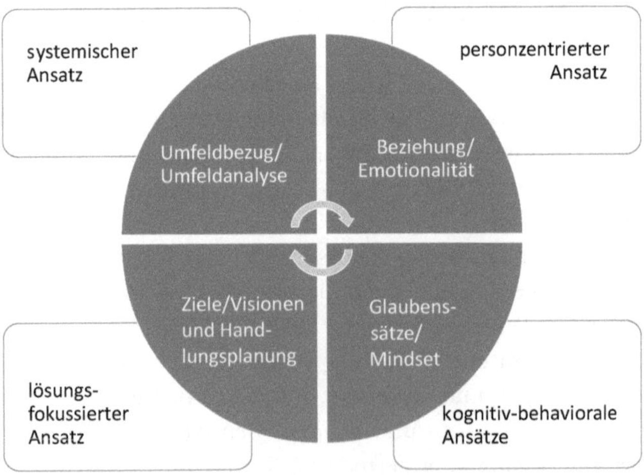

Abb. 16.1: Integrative Perspektive im Coaching – Ansätze und Dimensionen

Eine Weiterentwicklung findet sich für das Embodiment im lösungsfokussierten Coaching beispielsweise bei McKergow und Jackson. Die Autoren sehen in der Erweiterung des lösungsfokussierten Coachings um die körperliche Dimension die Möglichkeit, über Fühlen, positive Emotionen und Körperwahrnehmung einen nachhaltigeren Zugang zu Zielfindungs- und Veränderungsprozessen zu erreichen (McKergow a. Jackson 2023, p. 143 ff.).

Im Zuge dieser Erweiterungen gilt es jedoch, einem falschen Verständnis von Lösungsfokussierung entgegenzutreten im Sinne von »Alles ist möglich, du musst nur wollen« (Alltagsspruch: »Vom Tellerwäscher zum Millionär«). Im Coaching kann es auch darum gehen, sich mit den *nicht* änderbaren »harten Realitäten« (z. B. Misserfolgen, fehlenden Kompetenzen, Qualifikationen) konstruktiv auseinanderzusetzen.

Der lösungsfokussierte Ansatz nimmt für sich eine kontextunabhängige Anwendbarkeit und Wirksamkeit in Anspruch. Dies kann leicht missverstanden werden und einer starren, rezeptartigen Anwendung der Fragetechniken Vorschub leisten.

Es ist für Coaches unerlässlich, sich Fragen zur Kontextimplementierung der von den Klient:innen gewünschten Zukunft zu stellen. Hier erscheinen systemische Methoden, die die Beziehungszusammenhänge und Systemlogiken bspw. in Teams differenziert sichtbar, verhandel- und behandelbar machen, wie beispielsweise die Skulptur- und Aufstellungsarbeit, eine wichtige Erweiterung und Bereicherung zu bieten (von Schlippe u. Schweitzer 2013, S. 280 ff.).

Literatur

Bachmann, T. u. L. Willermann (2024): Zur Wirksamkeit von systemischem Coaching im Arbeits- und Organisationskontext – Eine Metaanalyse. *Organisationsberatung, Supervision, Coaching* 31 (3): 563–583. Verfügbar unter: https://www.researchgate.net/publication/384900957 [28.11.2024].

Balz, H.-J. u. M. Heisig (2022): Selbstführung und Selbstfürsorge – Leitbegriffe im Führungskräfte-Coaching? *Organisationsberatung, Coaching und Supervision* 29 (2): 193–208. Verfügbar unter: https://link.springer.com/article/10.1007/s11613-022-00761-8 [08.12.2025].

Balz, H.-J. u. P. Plöger (2015): Systemisches Karrierecoaching. Göttingen (Vandenhoeck & Ruprecht).

Bamberger, G. G. (2015): Lösungsorientierte Beratung. Praxishandbuch. Weinheim (Beltz), 5. Aufl.

Bannink, F. (2015): Lösungsfokussierte Fragen. Göttingen (Hogrefe).

Bentner, A. u. B. Furman (Hrsg.) (2013): Vom Meckern zum Wünschen. Studien zur Wirksamkeit des lösungsfokussierten Programms »Ich schaffs!«. Heidelberg (Carl-Auer).

Burgstaller, S. (Hrsg.) (2015): Lösungsfokus in Organisationen. Zukunftsorientiert beraten und führen. Heidelberg (Carl-Auer).

Dierolf, K. (2013): Lösungsfokussiertes Teamcoaching. München (SolutionsAcademy).
Franklin, C., A. Zhang, A. Froerer u. S. Johnson (2017): Solution focused brief therapy. A systematic review and meta-summary of process research. *Journal of Marital and Family Therapy* 43 (1): 16–30.
Fröhlich-Gildhoff, K. u. M. Rönnau-Böse (2022): Resilienz. München (Reinhardt), 6. Aufl.
Furman, B. u. Ahola, T. (2010): Es ist nie zu spät, erfolgreich zu sein. Ein lösungsfokussiertes Programm für Coaching von Organisationen, Teams und Einzelpersonen. Heidelberg (Carl-Auer), 4. Aufl. 2024.
Geisbauer, W. (Hrsg.) (2006): Reteaming. Methodenhandbuch zur lösungsorientierten Beratung. Heidelberg (Carl-Auer), 4. Aufl. 2022.
Godat, D. (2016): Lösungen auf der Spur. Wirkungsvoll führen dank Lösungsfokus. Zürich (Vesus), 2. Aufl.
Goethe, J. W. von (1982): Dichtung und Wahrheit, Bd. 9. München (DTV).
Grant, A. M. (2012): An integrated model of goal-focused coaching. An evidence-based framework for teaching and practice. *International Coaching Psychology Review* 7 (2): 146–165.
Grant, A. M., a. S. A. O'Connor (2010): The differential effects of solution-focused and problem-focused coaching questions. A pilot study with implications for practice. *Industrial and Commercial Training* 42 (2): 102–111. DOI:10.1108/00197851011026090.
Hargens, J. (2008): Aller Anfang ist ein Anfang. Gestaltungsmöglichkeiten hilfreicher systemischer Gespräche, 3. Aufl. Göttingen (Vandenhoeck & Ruprecht).
Hargens, J. (2015): Systemisch = lösungsorientiert? Einige unfrisierte Gedanken – in der Hoffnung zu einer Diskussion anzuregen … *Zeitschrift für systemische Beratung* 33 (2): 55–58.
Hargens, J. (2019): Bitte nicht helfen! Es ist auch so schon schwer genug. (K)ein Selbsthilfebuch. Heidelberg (Carl-Auer), 11. Aufl.
Kauffeld, S. u. S. Gessnitzer (2018): Coaching. Wissenschaftliche Grundlagen und praktische Anwendung. Stuttgart (Kohlhammer).
Linßen, F. (o. J.): Grundlagen Lösungsfokussierter Beratung. Seminarpräsentation. Bielefeld (Institut für Lösungsfokussierte Kommunikation).
McKergow, M. a. P. Z. Jackson (2023): The Solutions Focus. Transforming change for coaches, leaders and consultants. London (Brealey), 3rd ed.
Meier, D. (2010): Der Lösungsspaziergang. In: J. Hargens (Hrsg.): Werkstattbuch Systemisches Coaching. Aus der Praxis für die Praxis. Dortmund (Borgmann Media), 2. Aufl., S. 98–125.
Meier, D. u. P. Szabo (2008): Coaching erfrischend einfach. Luzern (Solutionsurfer).
Neumann-Wirsig, H. (Hrsg.) (2016): Lösungsorientierte Supervisionstools. Bonn (managerSeminare).
Rogers, C. (1973): Die klient-bezogene Gesprächstherapie. München (Kindler) [orig. (1951): Client-centered therapy. Boston: Houghton Mifflin).]
Schlippe A. von u. J. Schweitzer (2013): Lehrbuch systemische Therapie und Beratung, Bd. 1. Göttingen (Vandenhoeck & Ruprecht).
Shazer, S. de (1989): Wege der erfolgreichen Kurztherapie. Stuttgart (Klett-Cotta).
Shazer, S. de (1992): Das Spiel mit Unterschieden. Wie therapeutische Lösungen lösen. Heidelberg (Carl-Auer), 7. Aufl. 2019.
Shazer, S. de (1997): Der Dreh. Überraschende Wendungen und Lösungen in der Kurzzeittherapie. Heidelberg (Carl-Auer), 15. Aufl. 2022.
Shazer, S. de (2010): Worte waren ursprünglich Zauber. Von der Problemsprache zur Lösungssprache. Heidelberg (Carl-Auer), 5. Aufl. 2022.

Shazer, S. de u. Y. Dolan (2008): Mehr als ein Wunder. Lösungsfokussierte Kurztherapie heute. Heidelberg (Carl-Auer), 9. Aufl. 2024.

Simon, F. B. (2015): Einführung in Systemtheorie und den Konstruktivismus. Heidelberg (Carl-Auer), 10. Aufl. 2023.

Szabo, P. u. I. K. Berg (2006): Kurz(zeit)Coaching mit Langzeitwirkung. Dortmund (Borgmann).

Walter, J. L. u. J. E. Peller (2002): Lösungs-orientierte Kurztherapie. Ein Lehr- und Lernbuch. Dortmund (Modernes Leben), 5. Aufl.

Willke, H. (2006): Systemtheorie I: Eine Einführung in die Grundprobleme der Systemtheorie. München (Lucius & Lucius), 7. Aufl.

IV Andere Disziplinen und weitere Impulse als Perspektive für das Coaching

17 Bedeutung und Risiko psychiatrischer Diagnosen in Coachingprozessen

Volkmar Aderhold & Monika Zimmermann

17.1 Einleitung

Die zentrale Annahme dieses Buches lautet: Interdisziplinäres und schulenübergreifendes Arbeiten kann sowohl die Erforschung als auch die Praxis des Coachings bereichern. Wir zitieren hier unsere Co-Autoren Weitzel und Trojahn in Abschn. 1.4, S. 33, dieses Werkes:

> »[Bei Coaching] wird eine ganzheitliche, wertschätzende und professionell distanzierte Haltung als Grundlage für gelingende Beratungs- und Entwicklungsprozesse angesehen. Insbesondere in der gemeinsamen Interaktion im Coaching spielen interdisziplinäre Kompetenzen zur Problemlösung durch Perspektivwechsel eine wesentliche Rolle.«

Grundlegend für gewinnbringende Interdisziplinarität sind eine kritische Auseinandersetzung mit verwandten Disziplinen und eine differenzierte Abwägung der Vor- und Nachteile der dort verwendeten Verfahren und zugrunde liegenden Annahmen. Eine zentrale Bezugsdisziplin für Coaching ist aufgrund der Nähe bezüglich Aufgabengebieten und Arbeitsweise seit jeher die Psychologie mitsamt dem Fachgebiet Psychotherapie und der Psychiatrie als Fachgebiet der Medizin. In diesem Kapitel wird insbesondere Letztere genauer betrachtet, speziell in Bezug auf die Frage, ob und inwiefern psychiatrische Diagnostik für Coaches von Nutzen und/oder sogar schädlich sein kann.

Der Inhalt der ersten Hälfte dieses Kapitels bis einschließlich Abschnitt 17.3 klärt theoretische Bezüge. Ein expliziter Praxisbezug erfolgt in der zweiten Hälfte des Kapitels.

Diagnostik, also die Festlegung auf eine Diagnose anhand von Untersuchungsergebnissen, ist für das psychiatrische Arbeiten von zentraler Bedeutung. Basierend auf solchen Diagnosen, wird das weitere therapeutische Vorgehen festgelegt, zumeist eine Mischung aus psychotherapeutischer Behandlung und Gabe von Psychopharmaka. Hier kann eine Parallele zwischen Psychiatrie und Coaching gesehen werden: Im Coaching wird zunächst das Anliegen[61] der Klient:innen ge-

61 Persönliche Anliegen von Coachees sind nicht gleichbedeutend mit einer psychiatrischen Diagnose.

klärt, bevor über den weiteren Verlauf des Prozesses entschieden wird. So stellt sich die Frage, ob die Vorgehensweisen der psychiatrischen Diagnostik für Coaches von Nutzen sein können. Die Antwort ist unter anderem davon abhängig, was unter Diagnostik verstanden wird.

17.2 Die Rolle von Diagnostik in Psychiatrie, Sozialer Arbeit und Coaching

Im Folgenden vergleichen wir das Verständnis und den Anwendungsbereich von Diagnostik in den drei Disziplinen Psychiatrie, Soziale Arbeit und Coaching.

17.2.1 Diagnostik in der Psychiatrie

Die psychiatrische Diagnostik ist stark durch standardisierte, operationale Klassifikationssysteme wie ICD-11 und DSM-5 geprägt.[62] Diese Systeme verfolgen eine deskriptive, algorithmische Vorgehensweise, die eine klare Definition diagnostischer Kriterien ermöglicht (Jäger, Frasch u. Becker 2008, S. 286 ff.). Die klinische Diagnostik der Psychiatrie umfasst die systematische Erfassung und Klassifikation psychischer Störungen basierend auf festgelegten diagnostischen Kriterien. Sie dient der Standardisierung in der Diagnostik und erleichtert so die Kommunikation und Vergleichbarkeit weltweit (Harrison et al. 2021, p. 1 f.). Ziel der psychiatrischen Diagnostik ist, Symptome zu klassifizieren und Behandlungsmöglichkeiten, oft pharmakologischer Natur, zuzuordnen (Aderhold 2017, S. 112 ff.).

> »Theorien und Modelle dienen dazu, Wissen und Erklärungen über Phänomene zu ordnen, besser zu strukturieren und zu organisieren. Sie sollen helfen, Geltungsbereiche und Grenzen von Erklärungsansätzen besser zu verstehen. Damit geben sie Anleitung für weiterführende wissenschaftliche Untersuchungen« (Hoyer u. Knappe 2020, S. 13).

Während standardisierte Diagnoseverfahren wissenschaftliche Kommunikation und Diagnosereliabilität verbessern, stoßen sie hinsichtlich ihrer eingeschränkten Validität und der Vernachlässigung individueller Kontexte auf Kritik (Hoff 2005, S. 6). Zusätzlich wird die Neigung zur Biologisierung und Stigmatisierung durch rein symptomorientierte Ansätze kritisiert, die den Bedürfnissen der Patient:innen nicht gerecht wird (Saß 1987, S. 355 f.).

62 *ICD-11* ist die 11. Version der Internationalen statistischen Klassifikation der Krankheiten und verwandter Gesundheitsprobleme (International Statistical Classification of Diseases and Related Health Problems), einer medizinischen Klassifikationsliste der Weltgesundheitsorganisation (WHO). *DSM-5* steht für die fünfte Auflage des Diagnostic and Statistical Manual of Mental Disorders (Diagnostischer und statistischer Leitfaden psychischer Störungen), herausgegeben von der American Psychiatric Association (APA).

17.2.2 Diagnostik in der Sozialen Arbeit

Soziale Diagnostik ist ein integraler Bestandteil der professionellen Sozialarbeit. Sie ist wesentlich dynamischer und kontextsensitiver als die psychiatrische Diagnostik, da sie soziale Probleme in ihrer Komplexität und Dynamik analysiert. Dabei wird die diagnostizierte Person als Teil eines Systems betrachtet, einschließlich sozialer, institutioneller und individueller Dynamiken (Rüegger 2010, S. 39 ff.).

Ziel ist es, durch eine multiperspektivische Herangehensweise Ressourcen und Problemlagen zu identifizieren und Lösungen zu entwickeln (Fischer et al. 2020, S. 4 ff.), sodass Klient:innen befähigt werden, ihre jeweilige soziale Welt zu verstehen, zu reflektieren und zu verändern. Der Diagnostikprozess liefert nicht nur Erkenntnisse, sondern wirkt bereits problemreduzierend, indem er komplexe Sachverhalte strukturiert (ebd., S. 12). Es können diagnostische Instrumente wie die von Peter Pantuček entwickelte Netzwerkkarte verwendet werden, um das soziale Netz der Klient:innen als einfache Grafik darzustellen und so das Erkennen von Zusammenhängen und Änderungsmöglichkeiten zu unterstützen (ebd., S. 13).

Im Gegensatz zu stark standardisierten Ansätzen wird in der Sozialen Arbeit ein balancierter Ansatz zwischen Reflexivität und Rationalität verfolgt, der sich sowohl auf empirische Daten als auch auf biografische und systemische Analysen stützt (Rüegger 2010, S. 38 ff.). Dementsprechend ist soziale Diagnostik fall-, aufgaben- sowie situationsbezogen, wobei sie Wechselwirkungen zwischen Klient:innen und deren Umwelt bzw. den verschiedenen Systemen, denen sie angehören, berücksichtigt (Fischer et al. 2020, S. 8). Sie wird zudem als fortlaufender Prozess verstanden, der nie ein endgültiges Ergebnis liefert, sondern stets aufgrund von neuen Perspektiven und wachsendem Verständnis für die Problemsituation angepasst werden kann (ebd., S. 12) und muss.

Laut Fischer et al. (2020, S. 8 f.) ist ein systemisch-konstruktivistisches Menschenbild grundlegend für die soziale Diagnostik. Daraus leitet sich ab: Alle Beobachtungen und Beschreibungen der Klient:innen und der Diagnostizierenden sind immer an eine subjektive Perspektive gebunden, und alle Erkenntnisse, inklusive der Diagnose, sind stets subjektiv.

Professioneller Umgang mit sozialer Diagnostik verlangt also die kritische Hinterfragung eigener Urteile, die Sensibilisierung für mögliche Beurteilungsfehler und eine ständige Reflexion der Grenzen der Diagnostik.

17.2.3 Diagnostik im Coaching

Diagnostik im Coaching zielt darauf ab, individuelle Ressourcen und Herausforderungen im beruflichen und persönlichen Kontext zu identifizieren, ohne dabei pathologisierende Kategorien zu verwenden (Möller u. Kotte 2013a, S. 4 f.). Sie dient der Erfassung der Situation der Klient:innen (Rauen 2021, S. 555), der Klärung von Zielen, der Identifikation von Hindernissen und der Entwicklung von Lösungsstrategien. Dabei liegt der Fokus auf der Förderung von Selbstwirksamkeit und persönlicher Entwicklung.

> »[Die] Diagnostik im Coaching [muss] immer die Person des Klienten, seine Funktion, Profession und seinen beruflichen Werdegang berücksichtigen […] – ebenso wie ganz zentral die Organisation [der Klient:innen] mit ihrer formalen und informellen Struktur, ihrer Branchenspezifik, Größe und wirtschaftlichen Situation« (Möller u. Kotte 2013b, S. 333).

Obwohl Diagnostik im Coaching oftmals auf Verfahren aus der Psychologie und Psychotherapie zurückgeht (Möller u. Kotte 2013a, S. 5), ist sie im Coaching weniger formalisiert und problemorientiert, sondern zielt auf eine differenzierte Klärung des Anliegens ab, um so im anschließenden Coachingprozess häufige Themenwechsel zu vermeiden (Schermuly 2021, S. 322).

> »Für Coaches ist es insofern wichtig zu lernen, ihre Klienten nicht durch die Brille des Mangels oder der Pathologie anzuschauen, sondern ein immer tieferes Verständnis für die psychodynamischen Hintergründe der unterschiedlichen Befindlichkeiten ihrer Klienten zu entwickeln« (Krahé 2024, o. S.).

Diagnostik im Coaching wird als unterstützender Prozess verstanden, der darauf abzielt, Ressourcen zu aktivieren und Klient:innen zu eigenständigen Lösungen zu befähigen (ebd.).

Während sich in der Coachingliteratur eine Vielzahl von Anleitungen für Diagnosetools und Methoden findet, sind Metareflexionen über die Definition und Entwicklung von Coachingdiagnostik, vor allem in Abgrenzung zur Psychiatrie und Psychotherapie, sowie systematische Einordnungen solcher Diagnoseverfahren selten. Eine Ausnahme stellt der von Heidi Möller und Silja Kotte herausgegebene Sammelband »Diagnostik im Coaching« dar (Möller u. Kotte 2013c): Beide argumentieren, eine systematische Eingangsdiagnostik im Coaching sei den (Zeit-)Aufwand wert ist, und zwar unter anderem aus folgenden Gründen (Möller u. Kotte 2013b, S. 322 f.):

- Diagnostik ist an sich schon eine Intervention, die zu Selbstreflexion anregt.
- Durch eine strukturierte Diagnostik kann die Gefahr reduziert werden, dass wesentliche Aspekte nicht angesprochen und übersehen werden.
- Strukturierte Diagnostik kann eine verzerrte Wahrnehmung, durch die bestimmte Aspekte übermäßig hervorgehoben und andere fälschlicherweise verkleinert werden, vermeiden helfen.
- Für Klient:innen können die Ergebnisse der Diagnose hilfreich und entlastend sein, indem ihr komplexes Anliegen anschaulich dargelegt wird.
- Eine systematische Diagnostik ist ein Kompetenzmerkmal von Coaches, das deren Professionalität widerspiegelt.

Zudem tragen Möller und Kotte die Vielzahl der in ihrem Buch vorgestellten diagnostischen Ansätze in dem eigens entwickelten »Kasseler Coaching Raster« zusammen und integrieren sie zu einem Leitfaden für Diagnostik im Coaching (ebd., S. 324 ff.).

Inwiefern solche Leitfäden, oder überhaupt eine strukturierte Diagnostik (ebd., S. 333), in der Praxis Verwendung finden, bleibt unklar. Da die Coachingbranche gemeinhin weitaus weniger reguliert und standardisiert ist als die Bereiche der Sozialen Arbeit und vor allem der Psychiatrie, ist die flächendeckende Einführung bestimmter Diagnostikverfahren unwahrscheinlich und in Anbetracht des Anspruchs einer individuell abgestimmten Betreuung von Klient:innen womöglich nicht wünschenswert.

17.2.4 Fazit

Tabelle 17.1 fasst die Unterschiede bezogen auf die Diagnostik in den verschiedenen Disziplinen zusammen.

Parameter	Psychiatrie	Soziale Arbeit	Coaching
Ziel	Klassifikation und Behandlung psychischer Störungen (Jäger, Frasch u. Becker 2008, S. 286 f.)	Analyse sozialer Kontexte und Erschließen von Ressourcen (Rüegger 2010, S. 39)	persönliche Entwicklung, Zielerreichung (Krahé 2024)
Methode	standardisierte, algorithmische Verfahren (Jäger, Frasch u. Becker 2008, S. 287)	multiperspektivische Ansätze, kontextspezifische Analyse (Rüegger 2010, S. 41), z. B. Netzwerkkarte (Pantuček 2012)	individuell und informell; Heranziehen von Diagnostikverfahren aus verschiedenen Disziplinen (Möller u. Kotte 2013, S. 7)
Kritik	fehlende Kontextualisierung (Hoff 2005, S. 8); Vereigenschaftlichung von Phänomenen, Biologisierung und Stigmatisierung (Aderhold 2017, S. 112 u. 116)	fehlende Standardisierung (Rüegger 2010, S. 35)	(potenziell) fehlende Abgrenzung zur Therapie (Möller u. Kotte 2015, S. 109)

Tab. 17.1: Gegenüberstellung des Diagnostikverständnisses in Psychiatrie, Sozialer Arbeit und Coaching

Auf die Kritik, besonders an psychiatrischer Diagnostik, wird im nächsten Abschnitt näher eingegangen. Dabei wird aufgezeigt, inwiefern standardisierte Diagnostikverfahren selbst in der psychiatrischen Forschung zunehmend in die Kritik geraten und welche Haltungen und Verfahren auch im Coaching nachteilig sein können. In Abschnitt 17.4 wird das Gespräch auf Metaebene als Alternative zur traditionellen Diagnostik in Psychiatrie und Coaching vorgestellt und erläutert.

17.3 Kritik an der psychiatrischen Diagnostik

Bevor konkrete Kritikpunkte an psychiatrischer Diagnostik expliziert werden, wird hergeleitet, inwiefern eine derartige Reflexion für die Profession Coaching von Bedeutung ist. Coaching folgt einer Intention, und im Verlauf des Coachingprozesses treten *Störungen* auf, die die Vermutung nahelegen, dass es sich beim Verhalten der fokussierten Person um eine stärkere *Abweichung vom erwarteten Verhalten* handelt. So entsteht der Wunsch nach einer *einordnenden Diagnose*, die eine *individualisierende Zuschreibung* aus dem professionellen (Genre-)Verständnis der gegenwärtigen Psychiatrie macht, eine Klassifikation aus dem derzeit vorhandenen Arsenal von diagnostischen Clustern.

Diesen Clustern muss jedoch heute *Validität abgesprochen* werden. Denn sie beschreiben keine abgrenzbaren Krankheitseinheiten, sondern scheiden aus dem Gesamtspektrum beobachtbarer individueller Phänomene einen Anteil heraus, der als *Abweichung von einem angenommenen noch normalen Spektrum* bewertet wird (eine Konvention), obwohl diese Phänomene in unterschiedlicher und zunehmender Ausprägung über ein kontinuierliches Spektrum verteilt sind. Sie sind auch nicht verbunden mit erklärenden Variablen wie Kausalfaktoren, pathogenetischen Mechanismen, Ansprechen auf die Behandlung. Damit verdecken fast alle Diagnosen die Rolle von Traumata und anderen widrigen Lebenserfahrungen.

Diagnosen sagen wenig aus über das betroffene Individuum und die für ihn oder sie sinnvolle und aussichtsreiche Behandlung. Ein Diagnosecluster ist mehrdeutig (x Merkmale aus y), ein Spektrum, aus dem jedes so diagnostizierte Individuum nur einen Ausschnitt repräsentiert, was jedoch aus der Diagnose nicht abgelesen werden kann. Damit kann die Diagnose leicht Missverständnisse erzeugen, insbesondere wenn sie, z. B. in Krankenakten, weitergegeben wird.

Diagnosen differenzieren nicht/kaum die Tragweite der Problematik, die sich jedoch in der Regel über Zeiträume hinweg in Art und Intensität verändern kann. Sie sind kontextabhängig. Diagnosen lassen jedoch Kontextfaktoren außer Acht oder verengen diese zu Eigenschaften einer Person. Diagnosen sind beschreibend, nicht verstehend. Im Gegensatz zur medizinischen Diagnostik ist diese Problematik in der Sozialen Arbeit längst aufgegriffen worden. Dort wird die soziale Diagnostik mit dem Anspruch verbunden, »die Gleichzeitigkeit individueller, sozialer, psychischer, medizinischer, ökonomischer sowie politischer Aspekte und darüber hinaus auch deren Wechselwirkungen zu erfassen« (Fischer et al. 2020, S. 4).

Diagnosen verleihen Macht, weil Diagnostizierte dadurch in eine untergeordnete Position geraten. Zumeist erfahren sie von dieser Zuschreibung nicht und können sich deshalb nicht gegen sie wehren. Erfahren sie von der Diagnose und wehren sich gegen diese, bestätigt das meist – im Verständnis des Diagnostizierenden – die Diagnose, zumindest das Vorhandensein einer psychischen Störung/Abweichung. Auch hier ist die psychosoziale Diagnostik einen Schritt voraus, da sie »die Selbstdeutungsmuster der Leistungsempfänger gleichberechtigt neben die Problemdefinition der psychosozialen Fachkräfte« stellt (ebd., S. 6).

Diagnosen verändern die Beziehung. Sie sind ein Distanzierungsmittel, mit dem ich partiell aus der Beziehung heraustrete, auf Distanz gehe, indem ich den anderen zu einem beobachteten Objekt mache. Meine innere Reaktion auf den anderen stelle ich dann meist nicht mehr zur Verfügung. Im professionellen Verständnis wird dies sogar als »Gegenübertragung« bezeichnet und in Supervisionen »entsorgt«.

Diagnosen haben formativen Charakter: Indem ich mein Gegenüber gedanklich als narzisstisch, hysterisch, zwanghaft, depressiv oder Ähnliches einschätze, verändere ich meinen emotionalen Zugang zur dieser Person.

Diagnosen werden als »unaufrichtiges kategoriales System« bewertet. Kate Allsopp, deren Studie aus dem Jahr 2019 (Allsopp et al. 2019) psychiatrische Diagnostik stark infrage stellt, sagt: »Obwohl diagnostische Etiketten die Illusion einer Erklärung erzeugen, sind sie wissenschaftlich bedeutungslos und können zu Stigmatisierung und Vorurteilen führen« (University of Liverpool 2019).

> »Die Argumente gegen eine offene Kommunikation der Diagnose beziehen sich vor allem auf die *pejorative Sprache und Defizitorientierung* der kategorialen Diagnostik von PS [Persönlichkeitsstörungen; Anm. d. Verf.] sowie die Sorge, dass Patienten oder Familien mit der Diagnose demoralisiert oder stigmatisiert werden« (Renneberg et al. 2010, S. 342; *Hervorh.* d. Verf.).

Das für die Beschreibung und Definition verfügbare Vokabular ist weitgehend negativ gefärbt, sogar entwertend bis diskriminierend. Mit der Diagnosestellung beginnt also oft eine Pathologisierung und Stigmatisierung. Es könnten jedoch andere deskriptive Einordnungen benutzt werden.

> »Psychische Erkrankungen zu definieren wird in modernen Gesellschaften an Expertinnen und Experten delegiert. Symptomzentrierte Diagnosen sind Ergebnisse eines Rituals, das als notwendig angesehen wird, um als medizinische Fachdisziplin anerkannt zu werden« (Aderhold 2017, S. 112).

Durch die Verinnerlichung dieser Genresprache im Rahmen der Sozialisation der Psychiater:innen entstehen pathologisierende Sprachformeln im Kopf, die es erschweren, dialogfähig mit den Betroffenen zu sein. Die interaktionelle Dimension geht weitgehend verloren. Übernehmen Vertreter:innen nichtmedizinischer Berufsgruppen in einer Überbewertung[63] solcher Diagnosen diese in ihr Sprachrepertoire, bildet sich in ihnen diese implizite Bedeutung der Diagnosen ab. Außerdem laufen diese Vertreter:innen Gefahr, die Identität ihres Berufsfachs zu entwerten und sich durch ihre Anlehnung an die medizinischen Expert:innen fälschlich und unnötig aufzuwerten.

63 In der Praxis zeigt es sich häufig, dass psychiatrische Diagnosen als absolute Wahrheit mit vollkommender Gültigkeit unhinterfragt übernommen werden.

17.3.1 Beispiel: Persönlichkeitsstörungen im DSM V

> »Dabei handelt es sich um die folgenden sechs spezifischen Persönlichkeitsstörungen (PS): antisoziale PS, vermeidende PS, Borderline PS, narzisstische PS, zwanghafte PS und schizotypische PS. Jede dieser Persönlichkeitsstörungen ist anhand spezifischer Beeinträchtigungen im Funktionsniveau der Persönlichkeit (Kriterium A) und maladaptiver Persönlichkeitsfacetten (Kriterium B) definiert. [...] dependente, paranoide, histrionische und schizoide PS aus dem DSM-IV werden im neuen DSM-5-Modell nicht mehr mit eigenen Kriteriensets aufgeführt« (Zimmermann et al. 2013, S. 459).

An dem Wegfall von vier Dimensionen, die im alten Diagnosesystem noch für zentral erachtet wurden, kann man die historische Variabilität beispielhaft erkennen. Das führt notwendig zu einem Diagnosewechsel oder -wegfall nach Einführung des DSM V ohne dass sich an der Problematik der Patient:innen etwas geändert haben muss. Dies liegt vor allem darin begründet, dass Diagnosen und Diagnosesysteme fachgesellschaftliche Konstruktionen sind. Sie werden durch Abstimmung in Fachkomitees definiert. Unter den Expert:innen gibt es persönliche Interessen, und diese werden durchaus untereinander ausgehandelt. In der Regel kann man nicht auf eindeutige Evidenz zurückgreifen. Und nicht zuletzt die kontinuierliche Verteilung von Phänomenen eröffnet die Möglichkeit, Diagnoseschwellen zu verändern, was auch pharmakologischen Interessen dienen kann. Psychotherapeutisches Handeln sollte sich keinesfalls mehr an diese Krankheits- und Diagnosekonstrukte binden und binden lassen – und Coaching erst recht nicht!

17.4 Was tun im Coaching? Gespräch auf Metaebene statt Diagnose

17.4.1 Die gemeinsame Situation bzw. »Beziehungsstörungen« zum Thema machen

Eine »Störung« verändert die übliche oder bisherige Situation des Coachings. Ausgangspunkt ist wohl meist ein störendes Gefühl aufseiten der Coaches. Diagnosen helfen in dieser Situation nicht oder führen gar auf Abwege. Wenn wir als Coaches hingegen fragen, wie die Klient:innen sich selbst sehen und unsere aktuelle gemeinsame Coachingsituation sowie die entstandene Arbeitsbeziehung einschätzen und beschreiben würden, kommen wir ins Gespräch. Das verlangt und fördert Selbstbeobachtung und anschließend »Metakommunikation«, das Reden über die Weise des Redens.

Dann kann ich die Geschichte der Entwicklung dieses Verhaltens, dieser Gefühle und dieser Beziehungserwartung bzw. Beziehungsmuster erfragen. Denn wichtig ist der Weg bis zur Diagnosestellung durch eine Fachperson, der Lebensweg. Mit diesem Wissen werden Erleben und Verhalten zu subjektiv sinnhaften oder nachvollziehbaren Strategien der Bewältigung und Anpassung an frühere Lebenszusammenhänge und somit verstehbar. Meist gibt es ein Hintergrundmuster, das sich in aktuellen Veränderungen des Lebens zuspitzt. Deshalb formulieren (Renneberg et al. 2010, S. 345) spezifische Anforderungen an eine Problemanalyse:

> »Eine psychotherapeutische Problemanalyse sollte deshalb die gegenwärtigen sozialen Bedingungen des Patienten erfassen und insbesondere auf aktuelle Veränderungen achten. Dies impliziert etwa Probleme am Arbeitsplatz und Veränderungen hinsichtlich der beruflichen Anforderungen, finanzielle Probleme, partnerschaftliche Probleme, Konflikte in der Familie, Erkrankungen, von nahen Angehörigen, politische Verfolgung, Asylprobleme usw.«

17.4.2 Oberstes Gebot: Verstehen, was den mir gegenübersitzenden Menschen ausmacht

Wie lässt sich die verwickelte Situation besser verstehen, um wieder in den Fluss zu kommen? Zunächst gilt es, dass sich alle Beteiligten besser verstehen. Verwickelte Situationen sind immer ein intersubjektives Phänomen. Zwei meist unterschiedliche Sichtweisen treffen aufeinander, im besten Falle begegnen sie sich.

Interaktionell verstehen bedeutet, dass sich die sogenannten Symptome, Merkmale, Eigenschaften meist nur in interaktionellen Bezügen ausdrücken. Das heißt, »der oder die andere«, der weitere Kontext und die vorausgegangenen Lebensgeschichten sind für die Ausprägung mit bedeutsam.

Wenn wir das mit allen unterschiedlichen Prozessebenen annähernd verstehen wollen, müssen wir alles möglichst umfassend rekonstruieren, die Vielfalt an Perspektiven (Schulen, Ansätzen) zu einem Ganzen verbinden, ohne dabei die einzelnen Perspektiven zu verlieren. Eine Diagnose greift hier nicht nur zu kurz, sondern hat das Potenzial, hilfreiches Verstehen sogar zu behindern.

17.4.3 Gefühle als Gegenübertragung verstehen und einordnen

Entstehende Gefühle von Coaches kann man häufig recht gut mit dem psychoanalytischen »Konstrukt« der Gegenübertragung aus der verstehen und einordnen. Der Begriff »Gegenübertragung« der Psychoanalyse ist vieldeutig und bezeichnet Gefühle und Vorstellungen der Therapeut:innen auf deren Patient:innen, die zunächst als Projektion und zunehmend als Reaktion aufgefasst wurden. So fasste Sigmund Freud die Gegenübertragung als Ausdruck unbewusster Konflikte der Therapeut:innen und ihre Projektionen auf die Patient:innen und insofern als potenzielles Hindernis in der Therapie auf, die es in der Lehranalyse möglichst zu kontrollieren oder zu überwinden galt. (Freud 1910, S. 108; zit. nach Zurek, Barwinski u. Fischer 2002, o. S.):

> »Wir sind auf die ›Gegenübertragung‹ aufmerksam geworden, die sich beim Arzt selbst durch den Einfluss des Patienten auf das unbewusste Fühlen des Arztes einstellt, und sind nicht weit davon, die Forderung zu erheben, dass der Arzt diese Gegenübertragung in sich erkennen und bewältigen müsse.«

Später erfolgte die Ausweitung dieses Konstrukts, indem angenommen wurde, dass in Gegenübertragungen auch wichtige Informationen über die unbewussten Prozesse der Patient:innen zum Ausdruck kommen, sodass Gegenübertragungen auch für das Verständnis der Beziehung zwischen Therapeut:innen und Patient:innen verwendet werden.

In der Schule um Melanie Klein und genauer definiert durch Wilfried Bion wurde und wird die Gegenübertragung dann als der Reaktion der Therapeut:innen auf die unbewussten Projektionen der Patient:innen aufgefasst. Hier liegt also die Quelle der Gegenübertragungsreaktionen in den Patient:innen. Bion fordert für den Umgang damit:

> »Der Analytiker muss die Fähigkeit haben, ohne Erinnerung und ohne Verlangen zu bleiben« (Bion 2006, S. 112).

> »Der Psychoanalytiker sollte sich bemühen, einen Geisteszustand zu erreichen, bei dem er bei jeder Sitzung das Gefühl hat, den Patienten noch nie gesehen zu haben. Wenn er das Gefühl hat, dass er den Patienten schon einmal gesehen hat, behandelt er den falschen Patienten« (Bion 1977, p. 244; Übers. d. Verf.).

Dies war für ihn verbunden mit der Zuweisung des therapeutischen Prozesses an die Einmaligkeit jeder quasi geschichtslosen Sitzung (ebd.; Übers. d. Verf.): »Aus der Dunkelheit und Formlosigkeit entwickelt sich etwas.« Damit wird die Gegenübertragung radikal den inneren Prozessen der Patient:innen zugewiesen.

Die zuletzt entwickelten intersubjektiven Ansätze gehen von einem intersubjektiven Feld zwischen Patient:innen und Therapeut:innen aus, in dem beide Parteien an der Formung und Gestaltung der Beziehung durch Übertragung und Gegenübertragung ihren Anteil haben. Die therapeutische Beziehung verkörpert ein gemeinsames, intersubjektives emotionales Feld, in dem die Erfahrungen der Therapeut:innen ebenso wichtig sind wie die der Klient:innen (Stolorow a. Atwood 1996, p. 185 f.).

> »In dieser dialektischen Dynamik zwischen Beziehungsaufbau durch Akzeptanz und Beziehungsgefährdung durch Irritation liegt der Schlüssel zum Gelingen der therapeutischen Arbeit« (Renneberg et al. 2010, S. 348).

Dafür können alle Beteiligten ihre jeweils eigenen Formulierungen, Beschreibungen, Begriffe für die Situation finden und dem anderen zur Verfügung stellen.

Wir sollten zunächst davon ausgehen, dass alle in guter Absicht handeln. Die Grundannahme der positiven Absicht, »im Zweifel *für* den Angeklagten« ist ein juristischer Grundsatz und eine bekannte Lebensweisheit. Als innere Haltung wirkt sie intra- und interpsychisch entspannend und erzeugt meist positive Beziehungserfahrungen. Blickhan (2024, S. 254 f.) drückt das so aus:

> »Jeder Mensch trifft die beste Wahl, die ihm oder ihr momentan zur Verfügung steht. [...] Menschen treffen aus ihrem aktuellen Verhaltensrepertoire die jeweils bestmögliche Wahl. Diese Bewertung als ›beste Wahl‹ gilt jedoch immer nur relativ, also in Bezug auf das subjektiv zur Verfügung stehende Verhalten, und nicht absolut in Bezug auf alle theoretisch möglichen Verhaltensweisen. Für Coachingprozesse ist diese Thematik besonders relevant, wenn es um die Bewertung des eigenen Handelns und den Umgang mit Schuldgefühlen und Selbstvorwürfen geht.«

Diese Neubewertung des eigenen Handelns, der getroffenen Wahl ist eine wichtige gemeinsame Erfahrung im Rahmen eines Coachings. Sie kann eine Blaupause sein für ähnliche Situationen, in die Betroffene auch in ihrem Alltag geraten können und die möglicherweise direkt oder indirekt der Anlass dafür waren, ein Coaching aufzusuchen.

17.5 Therapeutisches Vorgehen als Impulsgeber für Coaching

17.5.1 Impulse aus der (kognitiven) Verhaltenstherapie

Laut Kosarz (2024, S. 341) bietet die Kombination von Coaching mit Verhaltenstherapie die Möglichkeit, sowohl die strukturelle Ebene einer Organisation oder eines Unternehmens als auch die individuelle Ebene der Person mit ihren Besonderheiten mit einzubeziehen. Der verhaltenstherapeutische Ansatz, inklusive seiner spezifischen Diagnoseverfahren, ist dabei besonders für die Analyse der persönlichen Einstellungen und Kompetenzen der Klient:innen geeignet.

Aus der Tradition der kognitiven behavioralen Therapien werden *folgende Behandlungsempfehlungen* gegeben, die eine Schnittmenge mit dem Vorgehen im Coaching besitzen:

17.5.1.1 Analyse individueller Verhaltensmuster – Auslöser und kognitive Selbstinstruktionen

Die Bearbeitung dysfunktionaler Denk- und Erlebensmuster beginnt mit einer präzisen Analyse individueller Charakteristika und ihrer Ausprägungsformen. Dazu stehen z. B. verschiedene Methoden wie Verhaltens-, Schema- und Plananalysen zur Verfügung.

Besonders bedeutsam ist die Klärung, ob problematische Muster durch spezifische auslösende Faktoren aktiviert, durch innere Selbstinstruktionen (z. B. automatische Gedanken) gesteuert oder durch Reaktionen der Umwelt aufrechterhalten werden. Diese analytische Differenzierung bildet die Grundlage gezielter Interventionen im Coachingprozess.

17.5.1.2 Mentale Erweiterung des Verhaltensrepertoires – Modelllernen und Verhaltensexperimente

Jeder Mensch verfügt über ein erlerntes persönliches Repertoire an Reaktions- und Handlungsweisen. Häufig genutzte, kurzfristig entlastende Muster werden oft automatisch aktiviert und durch ihren Selbstverstärkungseffekt stabilisiert.

Um eine größere Flexibilität zu ermöglichen, können Klient:innen befähigt werden, diese automatisierten Reaktionsprogramme zu erkennen und ihr Verhaltensspektrum zunächst gedanklich zu erweitern.

Methodisch können Coaches diesen Prozess durch Modelllernen, das heißt durch Beobachtung und Nachvollzug alternativer Verhaltensweisen, in Gang setzen und anschließend durch imaginäre Verhaltensexperimente (»in sensu«) vertiefen, um neue Handlungsoptionen mental zu erproben.

17.5.1.3 Experimentelle Umsetzung neuer Verhaltensweisen im realen Kontext

In einem nächsten Schritt werden die neu konzipierten Handlungsalternativen in den realen Lebenskontext übertragen. Rollenspiele im Coaching dienen als Vorbereitung auf diese Umsetzungsphase.

Die anschließenden In-vivo-Experimente werden strukturiert geplant, begründet und schriftlich dokumentiert. Dazu gehört die Diskussion über mögliche emotionale Reaktionen der Klient:innen sowie über unerwartete Rückmeldungen aus ihrer sozialen Umgebung.

Diese Phase ist häufig emotional anspruchsvoll, da Ängste, Scham oder Unsicherheit überwunden werden müssen. Entsprechend bedürfen Klient:innen intensiver Unterstützung und Ermutigung durch ihre Coaches, um neue Erfahrungen nachhaltig zu integrieren.

17.5.1.4 Integration neuer Verhaltensmuster in den Alltag

Nachdem die neuen Verhaltensweisen zunächst unter sicheren, experimentellen Bedingungen erprobt worden sind, folgt deren Übertragung in den Alltag. Klient:innen sind zu ermutigen, das Gelernte in unterschiedlichen Lebensbereichen – etwa in Berufsleben, Partnerschaft, Familie oder Freizeit – anzuwenden.

Zur Stabilisierung und Reflexion haben sich dabei Verhaltensprotokolle bewährt, mit deren Hilfe Fortschritte dokumentiert und Lernprozesse ausgewertet werden können.

17.5.2 Impulse aus der Psychoanalyse

Der Tradition der psychoanalytischen Verfahren entstammen folgende Behandlungsempfehlungen:

- *störungsorientierte Modifikationen der psychoanalytischen und tiefenpsychologisch fundierten Psychotherapie:*
  - Identifikation und Bearbeitung leidvoller Beziehungs-, Erlebens- und Verhaltensmuster – verbunden mit Ängsten, Zwängen, emotionaler Distanz, Depressivität, Scham, Rückzug oder Regression – im Hier und Jetzt der therapeutischen Beziehung
  - Prozesse der Übertragung und Gegenübertragung zwischen Therapeut:in und Patient:in.
- *akzentuierte Handlungstendenzen und Verhaltensrepertoire:*
  Aus psychodynamischer Sicht wird postuliert, nicht in erster Linie das Erarbeiten einer alternativen Verhaltensstrategie führe zur Persönlichkeitsveränderung, sondern die Fähigkeit, die zugrunde liegenden Probleme des Verhaltens und Erlebens und ihrer zunächst abgewehrten, unbewussten Konflikte zu reflektieren und neu zu bewerten, schaffe die Voraussetzungen für nachhaltige Veränderung. Es wird also nicht gefragt: »Wie könnten Sie sich in dieser Situation anders verhalten?«, sondern vielmehr: »Wie können wir verstehen, dass Sie sich in dieser Situation so verhalten haben?«

Die eigentliche therapeutische Arbeit setzt dann an den bereits diskutierten Denk-, Erlebens- und Beziehungsmustern und an den korrigierenden kognitiven und emotionalen Erfahrungen mit neu erschlossenen Veränderungsmöglichkeiten an. Zu diesem Zweck verweisen Wurst et al. (2024, S. 291) darauf, dass das sogenannte *Einsichtsdreieck*, ein klassisches Diagnostikverfahren aus der Psychoanalyse, für Coaches interessant sei:

> »Nach diesem zeigen sich die typischen Beziehungsmuster der Coachees auf drei Ebenen: im Alltag, also in der aktuellen Problemsituation, in der Biografie als infantile Konflikte und in der Übertragung zwischen Coach und Coachee bzw. dem Kommunikationsgeschehen in den Coachingsitzungen.«

Dabei sind besonders die erste und dritte Ebene spannend und können Coaches dabei helfen, ihre Klient:innen durch den Coachingprozess zu einem tieferen Verständnis für sich selbst zu führen.

17.6 Fazit: »Brauchen« Coaches psychiatrische Diagnostikkompetenz?

Unsere Kurzantwort lautet: nein. Gleichzeitig kann das Wissen über Störungen bei der Entscheidung helfen, ob Klient:innen noch ein Fall für Coaching oder für Therapie sind. Müller (2017, S. 42) nutzt die Formulierung »ein Fall für«, um deutlich zu machen, dass ein (sozialpädagogischer) Fall nicht nur die eigene Profession betrifft, sondern zugleich Angelegenheit anderer Institutionen oder Fachdisziplinen ist. Sie markiert die notwendige Bezugnahme auf deren Kompetenzen, Zuständigkeiten und Folgen für die eigene Arbeit (Fischer et al. 2020, S. 14 f.).

Psychiatrische Diagnostik mit ihren standardisierten Verfahren ist für Coaching als Negativbeispiel zu betrachten, insbesondere im Hinblick auf stigmatisierende Sprache und die Gefahr, Patient:innen auf eine Störung oder Krankheit zu reduzieren. Diagnosen, wie sie in der Psychiatrie verwendet werden, können zu Missverständnissen führen, weil sie oft kontextuelle Faktoren ignorieren und die individuellen Lebensumstände der Betroffenen nicht ausreichend berücksichtigen. Diese reduzierende Betrachtungsweise kann die Beziehung zwischen Coaches und Klient:innen belasten und für den Coachingprozess hinderlich sein. Entsprechend sollen Coaches das jeweilige spezifische Diagnostikverständnis und die Diagnostikverfahren in den Bereichen Psychiatrie, Soziale Arbeit und Coaching kennen und unterscheiden können (ebd., S. 7 f.).

Gleichzeitig ist es wichtig, dass Coaches ein grundlegendes Verständnis für psychische Störungen haben. Dieses ermöglicht es, die Grenzen des eigenen Aufgabenbereichs und der eigenen Kompetenz zu erkennen und Klient:innen bei Bedarf an Fachpersonen wie Psychiater:innen oder Psychotherapeut:innen zu verweisen (Krahé 2024, o. S.). So wird sichergestellt, dass alle Klient:innen die für sie jeweils notwendige Unterstützung erhalten, während Coaches innerhalb ihres Kompetenzrahmens arbeiten.

Literatur

Aderhold, V. (2017): Das Un-Wesen psychischer Krankheiten. Über den aktuellen Zerfall von Krankheitskonstruktionen und den phänomenalen Nutzen der Konstruktionslücke. *Familiendynamik* 42 (2): 112–120. DOI: 10.21706/fd-42-2-112.

Aderhold, V. (2018): Klinische Diagnosen als soziale Konstruktionen. *Psychotherapie-Wissenschaft* 8 (1): 25–32. DOI: 10.30820/8242.05.

Allsopp K., J. Read, R. Corcoran a. P. Kinderman (2019): Heterogeneity in psychiatric diagnostic classification. *Psychiatry Research* 279: 15–22. https://doi.org/10.1016/j.psychres.2019.07.005 [09.12.2025].

Bion, W. R. (1977): Notes on memory and desire. In: R. Langs (ed.): Classics in psychoanalytic technique. New York (Aronson), pp. 243–244.

Bion, W. R. (2006): Aufmerksamkeit und Deutung. Frankfurt a. M. (Brandes & Apsel).

Blickhan, D. (2024): Nur etwas für Verkäufer? Nutzen und Stellenwert des NLP für modernes Coaching. In: M. Zimmermann (Hrsg.): Coaching – zum Wachstum inspirieren. Ein interdisziplinäres, integratives Handbuch. Heidelberg (Carl-Auer), S. 250–267.

Fischer, M., L. Putz-Erath, D. Kilk u. M. Zimmermann (2020): Wozu soziale Diagnostik? Begriffsverständnis, Annahmen, Forschungsstand und Praxisbezug. *Beratung aktuell* 21 (3): 4–22. Verfügbar unter: https://coaching-zentrum-zimmermann.de/wp-content/uploads/2021/11/Soziale_Diagnostik_Beratung_aktuell-3-2020.pdf [09.12.2025].

Harrison, J. E., S. Weber, R. Jakob a. C. G. Chute (2021): ICD-11: An international classification of diseases for the twenty-first century. *BMC Medical Informatics and Decision Making* 21 (Suppl. 6): Art 206. DOI: 10.1186/s12911-021-01534-6.

Hoff, P. (2005): Psychiatrische Diagnose heute – notwendiges Hilfsmittel oder stigmatisierendes Etikett? *Schweizer Archiv für Neurologie und Psychiatrie* 156 (1): 4–12. DOI: 10.5167/uzh-79349.

Hoyer, J. u. S. Knappe (2020): Klinische Psychologie & Psychotherapie. Berlin/Heidelberg (Springer), 3. Aufl. DOI: 10.1007/978-3-662-61814-1.

Jäger, M., K. Frasch u. T. Becker (2008): Neue Wege in der psychiatrischen Diagnostik? *Fortschritte der Neurologie Psychiatrie* 76 (5): 286–293. DOI: 10.1055/s-2008-1038156.

Kosarz, P. (2024): Verhaltenstherapie und ihre Implikationen für Coaching. In: M. Zimmermann (Hrsg.): Coaching – zum Wachstum inspirieren. Ein interdisziplinäres, integratives Handbuch. Heidelberg (Carl-Auer), S. 332–350.

Krahé, W. (2024): Auswirkungen psychischer Störungen auf Coaching. Implikationen für die Coaching-Praxis. *Coaching-Newsletter* 01/2024. Verfügbar unter: https://www.coaching-magazin.de/beruf-coach/auswirkungen-psychischer-stoerungen [15.01.2024].

Möller H. u. S. Kotte (2013a): Zur Relevanz systematisch-diagnostischen Vorgehens im Coaching. In: H. Möller u. S. Kotte (Hrsg.): Diagnostik im Coaching. Grundlagen, Analyseebenen, Praxisbeispiele. Berlin/Heidelberg (Springer), S. 3–14. DOI: 10.1007/978-3-642-37966-6_1.

Möller H. u. S. Kotte (2013b): Integration und Ausblick: Ein Vorschlag zur systematischen Eingangsdiagnostik im Coaching. In: H. Möller u. S. Kotte (Hrsg.): Diagnostik im Coaching. Grundlagen, Analyseebenen, Praxisbeispiele. Berlin/Heidelberg (Springer), S. 319–335. DOI: 10.1007/978-3-642-37966-6_20.

Möller, H. u. S. Kotte (Hrsg.) (2013c): Diagnostik im Coaching. Grundlagen, Analyseebenen, Praxisbeispiele. Berlin/Heidelberg (Springer). DOI: 10.1007/978-3-642-37966-6_1.

Möller H. u. S. Kotte (2015): Diagnostik im Coaching. In: S. Greif, H. Möller u. W. Scholl (Hrsg.): Handbuch Schlüsselkonzepte im Coaching. Berlin/Heidelberg (Springer), S. 105–113. DOI: 10.1007/978-3-662-49483-7_93.

Müller, B. (2017): Sozialpädagogisches Können. Ein Lehrbuch zur multiperspektivischen Fallarbeit. Freiburg im Breisgau (Lambertus), 7. Aufl.

Pantuček, P. (2012): Netzwerkkarten. In: P. Pantuček (Hrsg.): »Soziale Diagnostik« Verfahren für die Praxis Sozialer Arbeit. Wien (Böhlau), S. 189–202.

Rauen, C. (2021): Tools im Coaching. In: C. Rauen (Hrsg.): Handbuch Coaching. Göttingen (Hogrefe), 4. Aufl., S. 549–576.

Renneberg, B., B. Schmitz, S. Doering, S. Herpertz u. M. Bohus (2010): Behandlungsleitlinie Persönlichkeitsstörungen. *Psychotherapeut* 55: 339–354

Rüegger, C. (2010): Soziale Diagnostik als Kern des professionellen Handelns: ein Orientierungsrahmen. *Schweizerische Zeitschrift für Soziale Arbeit (Revue Suisse de Travail Social)* 8–9: 35–52. DOI: 10.5169/seals-832487.

Saß, H. (1987) Die Krise der psychiatrischen Diagnostik. *Fortschritte der Neurologie Psychiatrie* 55 (12): 355-360. DOI: 10.1055/s-2007-1001839.

Schermuly, C. C. (2021): Negative Nebenwirkungen von Coaching für Klienten, Coaches und Organisationen. In: C. Rauen (Hrsg.): Handbuch Coaching. Göttingen (Hogrefe), 4. Aufl., S. 313–326.

Stolorow, R. D. a. G. E. Atwood (1979): Faces in a cloud. Intersubjectivity in personality theory. Northvale, NJ (Aronson).

Stolorow, R. D. a. G. E. Atwood (1996): The intersubjective perspective. *The Psychoanalytic Review* 83 (2): 181–194.

University of Liverpool (2019): Study finds psychiatric diagnosis to be »scientifically meaningless«. Press Release, 08.07.2019. Verfügbar unter: https://news.liverpool.ac.uk/2019/07/08/study-finds-psychiatric-diagnosis-to-be-scientifically-meaningless/?utm_source=chatgpt.com [15.01.2025].

Wurst, A., J. Perliner, L. Derwahl u. T. Kretschmar (2024): Psychodynamisches Business-Coaching. Einblicke in unbewusste Prozesse für interessierte Coaches. In: M. Zimmermann (Hrsg.): Coaching – zum Wachstum inspirieren. Ein interdisziplinäres, integratives Handbuch. Heidelberg (Carl-Auer), S. 284–305.

Zimmermann, J., C. Benecke, D. S. Bender, A. E. Skodol, R. F. Krueger u. D. Leising (2013): Persönlichkeitsdiagnostik im DSM-5. *Psychotherapeut* 58: 455–465.

Zurek, G., R. Barwinksi u. G. Fischer (2002): Übertragung und Gegenübertragung in der Psychotherapie psychotraumatischer Belastungssyndrome. *Psychotraumatologie* 3 (2): Art. 31. DOI: 10.1055/s-2002-31547.

18 Wenn die Wunderfrage Sinn ergibt – Eine Ortsbestimmung von Spiritualität, Seelsorge und systemischer Beratung

Helmut Jansen

18.1 Einführung

»Angenommen, du wachst auf, und über Nacht ist ein Wunder passiert. Woran wirst du es als Erstes bemerken?« Diese sogenannte Wunderfrage aus der lösungsorientierten Kurzzeittherapie (de Shazer 1997, S. 151 ff.; vgl. Abschn. 16.4.1) eröffnet eine größere Wirklichkeit. Das macht sie zu einem geeigneten Treffpunkt für ein interdisziplinäres und sich gegenseitig inspirierendes Gespräch von (Pastoral-) Theologie und systemischer Beratung. Die Macht des Wunders, aber auch die Gefahr der Verwundbarkeit durch Macht bilden den Rahmen, um die Chancen wie auch Grenzen einer Verbindung von Glaube/Spiritualität/Religiosität[64] und systemischer Beratung zu skizzieren.

18.2 Eine Beobachtung, die nachdenklich stimmt: Warum kirchliche Praxis systemisch und Beratung nicht spirituell sein sollte

Es ist schon *verwunderlich*: Ich bin dieselbe Person, und doch macht es einen enormen Unterschied, ob ich Beratung als Supervisor und Coach anbiete oder als Pastoralreferent im Erzbistum Berlin. Übertrieben gesagt: Wer nicht gerade im Kranken- oder Sterbebett liegt, klopft kaum bei Alltagsanliegen an die Kirchentür.

Während also in den sogenannten kategorialen Feldern der Seelsorge wie beispielsweise Krankenhäuser und Gefängnisse oder in den Bereichen der Telefon- und Notfallseelsorge gut qualifizierte Menschen einen nachgefragten Dienst leisten, wird der Institution Kirche eine alltagsrelevante Beratung und Begleitung immer seltener zugetraut. Im Gegenteil: Mitunter wird ein Traugespräch als unge-

64 Ich verzichte in diesem Beitrag bewusst auf eine Begriffsdefinition der einzelnen Termini, weil sie in ihrer Gesamtheit die gesellschaftlich erlebte Diffusität sehr gut widerspiegeln.

fragtes Eindringen in die Privatsphäre empfunden, und ein Beichtgespräch gleicht eher einer Belastung statt einer Entlastung.

Folglich wenden sich selbst christlich sozialisierte Menschen zunehmend von den kirchlichen Begleitungsangeboten ab: Der kirchliche Habitus wird als belehrend, besserwissend und gar bevormundend erlebt. Mit ihrem Festhalten an klaren Handlungsvorgaben (»richtig« und »falsch«) in einer komplexer werdenden Welt spricht Kirche immer weniger Menschen an.

Es ist deshalb *kaum verwunderlich*, dass sich mittlerweile nicht nur Beratungsangebote, sondern auch diverse Heilsversprechen außerhalb kirchlicher und anderer religiöser Kontexte finden – und eben auch in der Coachingszene. Weniger bevormundend, aber mitunter ebenfalls stark vereinfachend, offerieren sie mühelos erreichbares Glück, erfülltes Leben, Erfolg oder Reichtum.

Dass solche Angebote oftmals mit einem hohen finanziellen Aufwand verbunden sind, schreckt dabei nicht ab – und auch nicht, dass manche Offerten der Struktur nach einem sektenähnlichen Vorgehen ähneln, das Menschen indoktriniert und destruktiv bindet. (Meist handelt es sich hier um zentrale Führungsgestalten oder elitäre Gruppen mit besonderen Techniken zur Persönlichkeitsveränderung, die durch ein ideologisches Glaubenssystem starken Einfluss auf das Bewusstsein auszuüben versuchen, das bis hin zur Entindividualisierung zuspitzen kann.[65])

Angesichts solcher ideologisch-destruktiven Glaubenssysteme treibt mich als (christlicher) Theologe und systemischer Supervisor/Coach (DGSv) die Frage um, ob Religion/Glaube/Religiosität oder auch Spiritualität in der systemischen Beratung überhaupt eine hilfreiche Bedeutsamkeit zukommen kann und, wenn ja, wie.

Interdisziplinär soll in diesem Beitrag aber nicht nur der Frage nachgegangen werden, inwiefern eine systemisch orientierte Seelsorge Korrektiv und Impuls für die pastorale Praxis werden kann, sondern auch, unter welchen Bedingungen Glaube und Religiosität als hilfreiche Bestandteile einer ethisch verantworteten Beratung gelten können.

Dabei geht es nur äußerst kurz um eine Bestandsaufnahme, wie es zum kirchlichen Relevanz- und Vertrauensverlust kommen konnte. Als lösungsorientierter Coach möchte ich vielmehr die (immer noch vorhandenen) Ressourcen und Potenziale sichten und heben, die sich für das Tätigkeitsfeld der Seelsorge im Gespräch mit systemisch-konstruktivistischen Beratungsansätzen entdecken lassen.[66]

Ich kann es vorwegnehmen: Der lösungsorientiert-systemische Blick auf die biblischen Zeugnisse macht Mut, dass die Seelsorge (und somit auch Kirche) ihre Kernkompetenzen (wieder)entdeckt und damit einen wirklich alltagsrelevant-

65 Vergleiche die Broschüre des Berufsverbands der Deutschen Psychologinnen und Psychologen e. V., »die auf Probleme und Gefährdungen durch Seminarangebote, Coachings und Selbsterfahrungsgruppen sowie durch spirituell getönte Gruppen hinweisen« will (Gross 2024, S. 6).

66 Die noch relativ junge Disziplin der *Pastoralpsychologie*, die sich dezidiert als interdisziplinäres Fachgebiet versteht, hat hier bereits enorme theoretische wie methodisch-praktische Impulse hervorgebracht (Kießling 2012).

hilfreichen Beitrag leistet, Sinn und Hoffnung aufrechtzuerhalten, Perspektiven zu eröffnen und Menschen zum sozialen Engagement füreinander anzustiften. Gleichzeitig offeriert die philosophisch-theologisch begründete Annahme einer je größeren Wirklichkeit jenseits aller Konstruktionen die Sinnhaftigkeit von Unabgeschlossenheit – und damit das Offenhalten unendlicher Multiperspektivität und uneingeschränkter Möglichkeit.

Denkbar wird dadurch ein veränderter Umgang mit Paradoxien, jenseits des Zwangs linear-kausaler Auflösbarkeit.[67] Und um in der Terminologie der gewählten Überschrift zu bleiben, bedeutet das: Die »Wunderfrage« erscheint nicht nur »methodisch sinnvoll«, sie kann sich auch als »sinnstiftende Methodik« erweisen.

18.3 Ambivalenz des Führens, Helfens und Sorgens

Glaube und Religiosität sind mächtige, wenn nicht gar *die* mächtigsten Deutungsfaktoren. Institutionell verfasst verfügen Religionen und Glaubensgemeinschaften – aber eben auch spirituelle Strömungen und Szenen – damit über kaum zu überschätzende Instrumente der Orientierung: Sie können Perspektive, Hoffnung und Zuversicht geben, gleichzeitig aber auch destruktiv-manipulierend missbraucht werden. So schreiben die (katholischen) Bischöfe (Sekretariat der Deutschen Bischofskonferenz 2023):

> »Geistliche Begleitung und Seelsorge können geistliches Leben aber auch entstellen, indem den Begleiteten eigene Vorstellungen aufgezwungen werden. Seelsorge kann manipulativ in die Abhängigkeit von einem Pfarrer oder von anderen Seelsorgerinnen und Seelsorgern führen.«

Anfällig für einen solchen *Macht*missbrauch sind besonders Institutionen, die – wie die Kirche – Wissen im Sinne von Wahrheit weitergeben wollen, da hier per se ein Kommunikationsgefälle vorliegt (selbst dann, wenn die Inhalte nicht wissentlich manipulierend vermittelt werden).

Auch begriffsgeschichtlich lässt sich im jüdisch-christlichen Kontext diese Ambivalenz aufzeigen. Der Pfarrer bzw. »Pastor« (lat. *pastor* für »Hirte«) führt seine Herde auf dem rechten Weg. Aber er ist nicht nur Führer, sondern auch aufmerksamer und sorgender Beschützer der einzelnen Schafe. So spricht der Psalm 23 von Gott als dem »guten Hirten«, der die Schafe auf grünen Auen weiden lässt und sie zum frischen und belebenden Wasser führt. Er begleitet, ermutigt, schützt sie, um ihnen ein »Leben in Fülle« zu ermöglichen. Das Bild des guten Hirten aus der hebräischen Bibel wird dann vor allem im Johannes-Evangelium wieder aufgegriffen

67 Zu den Chancen, aber auch zu den praktischen Konsequenzen einer Auseinandersetzung von Theologie und radikalem Konstruktivismus siehe Hoff (2022).

und auf Jesus bezogen, der alles für seine Schafe tut und dabei selbst vor dem eigenen Tod nicht zurückschreckt (Joh 10, 11–15)[68]:

> »Ich bin der gute Hirte. Der gute Hirte lässt sein Leben für die Schafe. Der bezahlte Knecht, der nicht Hirte ist, dem die Schafe nicht gehören, sieht den Wolf kommen und verlässt die Schafe und flieht – und der Wolf stürzt sich auf die Schafe und zerstreut sie –, denn er ist ein bezahlter Knecht und kümmert sich nicht um die Schafe. Ich bin der gute Hirte und kenne die Meinen, und die Meinen kennen mich, wie mich mein Vater kennt; und ich kenne den Vater. Und ich lasse mein Leben für die Schafe.«

Diese Worte unbedingter Liebe und uneingeschränkten Engagements haben in der Übertragung auf kirchliche Amtsträger jedoch zu einer »Pastoralmacht«[69] (Michel Foucault) geführt, da dem Pastor eben nicht nur die *Seelsorge*, sondern auch die *Leitung* von Gemeinden, Pfarreien und Bistümern zugesprochen wurde. Entsprechend galten kirchliche Würdenträger als natürliche Autoritäten und gefragte Ratgeber. Und sie verfügten nicht nur über eindeutig formulierte Antworten, sondern ebenso über den sogenannten Gnadenschatz, also die Fähigkeit, Menschen von Schuld loszusprechen und sogar Heil in Aussicht zu stellen.

Bereits 1999 sprach Hermann Steinkamp deshalb von der »sanften Macht der Hirten« (Steinkamp 1999), da in dieser Doppelrolle stets die Gefahr bestehe, dass sich die Grenzen zwischen Verantwortung und Kontrolle auflösen – mit der Konsequenz, dass aufseiten der Gläubigen (Schafe) Gehorsam dem Vertrauen weicht. Besonders die Institution der Beichte macht das enorme Missbrauchspotenzial deutlich. Gleichzeitig illustriert die extrem stark zurückgehende tatsächliche Beichtpraxis[70] den Bedeutungsverlust des kirchlichen Beratungsangebots.

Es mag zunächst irritierend klingen, aber ich halte den Gedanken für zulässig, dass »Beicht«-Gespräche unter veränderten Voraussetzungen durchaus wieder zu einem kraft- und wertvollen Gesprächsformat werden können. In diesem Fall hätte die Kirche (neben den wohlgemerkt vielen und hilfreichen sozialen Angeboten) einen sinnstiftenden Ort gefunden, an dem Menschen nicht auf Vergangenes festgelegt und reduziert werden, sondern wo sie Ermutigung auf die Zukunft hin erfahren, wo sich größere Perspektiven und neue Handlungsmöglichkeiten auftun.

---

68 Eigene Übersetzung aus »Novum Testamentum Graece« (1990) angelehnt an »Die Bibel nach Martin Luthers Übersetzung« (2016).

69 Diese gründet in der Vorstellung, dass »jedes Individuum unabhängig von seinem Alter, von seiner Stellung sein ganzes Leben hindurch und bis ins Detail seiner Aktionen hinein regiert werden müsse und sich regieren lassen müsse: dass es sich zum Heil lenken lassen müsse und zwar von jemanden, mit dem es in einem umfassenden und zugleich peniblen Gehorsamsverhältnis verbunden sei« (Foucault 1992, S. 9).

70 Während 1950 noch mehr als die Hälfte der Gläubigen in Deutschland monatlich zur Beichte gingen, ist sie in den Gemeinden mittlerweile so marginal, dass sie selbst in den Statistiken der Deutschen Bischofskonferenz nicht mehr auftaucht.

18.4 Der Lösungsfokus der biblischen Wundergeschichten

Die Bibel zumindest bietet neben der Metapher vom Hirten und seiner Schafherde andere Leitbilder, die heute vielleicht weniger ambivalent erscheinen: Psalm 118 spricht beispielsweise von der Weite, in die Gott den Menschen begleitet. Psalm 8 animiert zur konstruktiven Selbstreflexion, die nicht bei sich selbst stehen bleibt, und Psalm 118 ermutigt dazu, Mauern zu überspringen. Und auch das Neue Testament, vor allem die Wundergeschichten darin, lässt sich wie eine große Ermutigung zu mehr Autonomie und Selbstbestimmung lesen, sodass sich die gängige Seelsorgepraxis vor diesem Hintergrund durchaus systemisch-konstruktivistisch und lösungsorientiert denken und entwerfen lässt.

Schon 1999 hat Christoph Morgenthaler für eine systemische Ausrichtung der Seelsorge geworben und sieht diese bereits biblisch gerechtfertigt: Der Mensch wird hier als radikal soziales Wesen verstanden, und zahlreiche Texte betonen die Beziehungssysteme innerhalb von Familien und die Verwobenheit über Generationen hinaus. Doch entscheidend ist für Morgenthaler die Beziehung zwischen Gott und Mensch, die biblisch nicht als Festlegung auf Vergangenes, sondern vielmehr als Eröffnung auf eine ungeahnte und überraschende Zukunft entworfen wird (Morgenthaler 1999, S. 39).

Es geht um das Gegenteil einer paternalistisch-pastoralen Bevormundung von Menschen »zu ihrem Besten«. Denn eine defizitorientierte Hilfe, die zudem noch unabhängig vom Willen eines Hilfesuchenden vollzogen wird, impliziert ein Machtgefälle. Um dieses auszuschließen, bedarf es einer eindeutigen Kontraktierung, wie wir sie aus der professionellen Beratung kennen. Diese ist dabei nicht nur eine notwendige Bedingung, sondern zudem eine sehr hilfreiche erste Intervention, statt des Problems nun eher die Lösung in den Blick zu nehmen und persönliche Ziele zu formulieren.

Durch die Lösungsfokussierung verändert sich die subjektive Wahrnehmung der Situation: Sie wirkt weniger diffus und wird nun nicht mehr so komplex, weitreichend und schwer veränderbar gesehen.

> »Dies geht meist einher mit einer Steigerung der Motivation, nun Veränderungsschritte einzuleiten. Der Klient ist fokussierter und klarer ausgerichtet und kann somit auch Kräfte zur Veränderung aktivieren, die vorher im Komplexen verborgen lagen« (Barthelmess 2016, S. 187).

So ist mit der Zielklärung der entscheidende Perspektivenwechsel verbunden, der sich nicht mehr vom Problem her definiert, sondern von der ersehnten Lösung: Es ist der Wechsel, bei dem sich eine Verschiebung von der »Abwesenheit von Problemen« zugunsten einer »Anwesenheit von Lösungen« vollzieht (Szabó u. Berg 2006, S. 51 f.). Es ist die kleine und doch so wirksame Frage nach dem »Stattdessen«.

Im *Markus-Evangelium* (Mk 10, 46–52) gibt es dazu eine exemplarische Szene, in der ein Blinder Jesus inständig anfleht, ihm zu helfen. Die auf den ersten Blick überraschende Reaktion Jesu ähnelt einem radikal lösungsorientierten Ansatz, denn anstatt direkt zu helfen, fragt Jesus zurück: »Was willst du, dass ich für dich tun soll?« Durch diese Gegenfrage wird der Blinde aufgefordert, positiv sein Anliegen mit eigenen Worten zu formulieren. Die Haltung Jesu drückt das Gegenteil einer mitleidig-pastoralen Einstellung »Ich weiß, was für dich gut ist« aus. Es mag zunächst zynisch klingen, einen Blinden nach seinem größten Wunsch zu fragen. Doch in der eigenständigen Ausformulierung der Sehnsucht geschieht das eigentliche Empowerment, das Wunder: »Ich möchte wieder sehen können!« Hier entzündet sich der neue Mut durch die Bestärkung von Autonomie und Selbstwirksamkeit. »Da sagte Jesus zu ihm: Geh! Dein Glaube hat dich gerettet. Im gleichen Augenblick konnte er sehen, und er folgte Jesus auf seinem Weg nach.«[71]

Ähnlich beschreibt es eine Begegnung Jesu mit einem Gelähmten im *Johannes-Evangelium* (Joh 5, 1–9). Die Rahmenhandlung umkreist hier vordergründig zwar die Frage, was am Sabbat als erlaubt bzw. verboten gelten soll. Doch die Intention des Bibeltextes zielt darauf, das Wachsen und Aufblühen von Menschen zum leitenden Kriterium sozialen Handelns zu erheben: Man stelle sich vor, da ist ein Mann, der seit 38 (!) Jahren krank und gelähmt ist und zunehmend unter seiner Hilflosigkeit leidet. Jesus fragt ihn – wieder einmal recht irritierend –, ob er gesund werden wolle. Er holt sich also einen klaren Auftrag und interveniert zugleich in Bezug auf den Status quo. Doch wie in fast jedem Coachinggespräch fällt es dem Gelähmten zunächst schwer, sich eine Zukunft ohne sein Problem vorzustellen. Er bleibt gelähmt in seiner Problemtrance verfangen. Statt sich aber mit ihm zu identifizieren und womöglich in eine Betroffenheitsfalle zu tappen, entgegnet Jesus lediglich: »Steh auf, nimm deine Liege und geh!« Und weiter heißt es dann: »Sofort wurde der Mann gesund, nahm seine Liege und ging.«

18.5 »Wunderressource« Autonomie

Das Bild, das die Evangelisten von Jesus zeichnen, erscheint radikal lösungs- und ressourcenorientiert: Sein Handeln ist ein uneingeschränktes Empowerment, weil er unerschütterlich an den einzelnen Menschen glaubt und sich davon auch nicht durch Negativerfahrungen abhalten lässt (so radikal sogar, dass er diese Einstellung und Haltung selbst angesichts seiner drohenden Ermordung konsequenterweise nicht aufzugeben bereit ist).

71 Die hier erwähnte Nachfolge dürfte sich demnach grundsätzlich von einer Nachfolge unterscheiden, die eine Hirte-Schaf-Metapher impliziert: Gemeint ist hier kein demütiger und blinder Gehorsam, sondern eine Überzeugung, dass Menschen in ihrem innersten, ihrer Freiheit, bestärkt werden sollten.

Jesus reduziert Menschen nicht auf Vergangenes oder Gegenwärtiges, sondern spricht sie gezielt auf ihre Fähigkeit der Freiheit (Autonomie als Fähigkeit der Selbstbestimmung und Selbstsetzung) an. Er betont ihre Potenzialität und ermutigt sie, ihre Möglichkeiten zu realisieren und zu leben. Seine Kraft zieht Jesus aus der Gewissheit, dass eine solche Haltung trotz alltäglichen Scheiterns Sinn ergibt und dass es sich lohnt, für eine solche Haltung zu leben. Und diese Gewissheit ist für ihn transzendent begründet: Sie lässt sich nicht von der endlichen Erfahrung (des Scheiterns) begrenzen, sondern geht über diese hinaus. Sie lässt die Möglichkeit auf etwas je Größeres dezidiert offen – ja, sie behauptet diese sogar als unbedingte Wirklichkeit.

Eine verantwortete christliche Seelsorge weiß um die Gefahren möglichen Machtmissbrauchs. Die Bibel selbst gibt anhand des Auftretens Jesu hilfreiche Kriterien für eine Seelsorge, die die Autonomie des Menschen und seine Wachstumsmöglichkeiten in den Mittelpunkt stellt. Gemeint ist eine Praxis, die ihrer Intention nach nicht etwas *herstellen*, sondern *darstellen* will. Diese Praxis kann als symbolisch, antizipatorisch, innovatorisch und initiatorisch charakterisiert werden (Pröpper 1991, S. 221 f.):

- *symbolisch*, weil sie stets vorläufig ist und weil in ihr zusammenfällt (gr. »symballein«), was noch differenziert bleiben muss: Sie kann – wie der Satz »Ich liebe dich!« – nur versprechen, was sie doch bereits im Geschehen realisiert. Damit ist sie zugleich:
- *antizipatorisch*, weil sie ihr Versprechen im darstellenden Handeln längst vergegenwärtigt und auf den Anspruch der Herstellbarkeit verzichtet. Sie ist radikal darstellender Ausdruck der Freiheit für andere Freiheit. Und in dieser Freiheitszusage ist sie schließlich
- *innovatorisch-initiatorisch*, weil sie aus Festlegungen befreit und die Möglichkeit zu neuer Selbstsetzung und Selbstbestimmung eröffnet.

Es wird deutlich, dass eine auf Autonomie setzende seelsorgliche Praxis nicht nur aus Gründen der Prävention vor Machtmissbrauch erforderlich ist, sondern viel grundlegender eine Form darstellt, die ihrem Inhalt – Ermutigung zur Selbstbestimmung – tatsächlich gerecht wird: Ihre radikal zutrauende Haltung ist eine *darstellende* Intervention, die ohne linear-kausale Denkmuster und ohne die Hybris des Besserwissens und Besser-herstellen-Könnens auskommt. Darin fühlt sie sich aufs Engste verwandt mit den von Manuel Barthelmess (2016) entworfenen systemischen Haltungen des Nichtwissens, Nichtverstehens, Eingebundenseins und Vertrauens:

18.5.1 Die Haltung des Nichtwissens

Ausgehend von der These, »Wissen« komme immer einer Komplexitätsreduktion gleich, gilt es, diese durch ein methodisch mehrstufiges und neugieriges Nachfragen zu verflüssigen, um Coachees »mit einer Welt in Verbindung zu bringen, die [ihnen] reichhaltigere Wahlmöglichkeiten bietet« (Barthelmess 2016, S. 97). Die zugehörige Grundhaltung ist eine bewusste Zurückhaltung der beratenden Person bezüglich ihres möglicherweise vorhandenen professionellen Hintergrundwissens zugunsten der Selbststeuerung der Coachees. Barthelmess spricht von einem »begleitenden und Möglichkeiten erweiterndem Steuern« (Barthelmess 2016, S. 90), das zum Nachdenken anregt und zu neuen Denk- und Handlungsmustern führt.

»Ziel« eines solchen Beratungsprozesses kann kaum ein abschließendes Ergebnis sein, sondern eher die Einsicht einer offen bleibenden Möglichkeit, in der nicht nur bisherige, sondern auch zukünftige Wirklichkeitskonstruktionen ein produktiver Akt der Coachees selbst sind und sein werden. Diese Einsicht der Nichtabschließbarkeit von Wissen mag Unsicherheit hervorrufen. Sie kann aber zugleich entlastend wirken, weil sie dem gefühlten Drang nach Reduktion und eben nur vermeintlicher Abschließbarkeit größere Gelassenheit und offene Neugier für ungeahnte Möglichkeiten entgegensetzt.

18.5.2 Die Haltung des Nichtverstehens

Selbst wenn Menschen Empathie füreinander haben, ist aus systemisch-konstruktivistischer Perspektive ein absolutes Verstehen von zwei oder mehr Personen grundsätzlich nicht möglich. Im beraterischen Kontext kann die »Krux für den Berater […] darin liegen, dass er meint, zu früh zu verstehen« (Barthelmess 2016, S. 103). Mit dieser Vorsicht ausgestattet, lässt sich aber umgekehrt die beraterische Neugier wachhalten. Diese ist es schließlich, die Coachees durch anhaltendes Nachfragen ein erweitertes Selbstverständnis ermöglicht. »Verstehen« ähnelt also weniger einem erreichbaren Status als vielmehr einem wechselseitigen Prozess, der um die bleibende Differenz des jeweils subjektiv »Verstandenem« oszilliert.

> »Die Bereitschaft, eigene Wirklichkeitsinterpretationen immer wieder infrage zu stellen, stellt ihrerseits wiederum eine wichtige Bedingung für gegenseitiges Verstehen dar, sodass wir – wieder einmal paradox – formulieren können: Indem er davon ausgeht, dass Verstehen nicht möglich bzw. unwahrscheinlich ist, versucht der Berater umso mehr, Verstehen (im Sinne gelingender Koordination) zu erreichen« (ebd., S. 108).

18.5.3 Die Haltung des Eingebundenseins

Es kommt einer Illusion gleich anzunehmen, Beratung könne eine vom Klientensystem unbeeinflusste Position einnehmen. Dagegen verhindert das ehrliche Eingeständnis, von Beginn an in eine neue Wechselwirksamkeit eingebunden zu sein, eine unbewusste Problemverschiebung vom Klientensystem zur beratenden Person (ebd., S. 119): »Das Kundensystem wird abhängig von externer Hilfe.

Es entwickelt nicht selbst neue Lösungen, sondern konsumiert vorübergehende Beratungskompetenz.« Die Haltung des Eingebundenseins macht nicht nur sensibel in Bezug auf persönliche Reaktionen, sondern eröffnet ein Bewusstsein für die Wirkung auf das Gegenüber: Statt sich von der Problemtrance anstecken zu lassen, kann Beratung darauf vertrauen, dass ihre (*darstellende*) Zuversicht, Neugier, Ressourcen- und Lösungsorientierung ebenso ansteckend wirken können!

18.5.4 Die Haltung des Vertrauens

Meiner Erfahrung nach trifft vor allem die Haltung des Vertrauens den Kern systemisch-lösungsorientierter Beratung. Ohne diese wären die Annahmen von Selbstorganisation, Selbstregulierung und Selbststeuerung nicht nachvollziehbar. Die Haltung des Vertrauens impliziert daher auch den radikalen Verzicht direkter Steuerungsinstrumente. Positiv formuliert, ist sie nicht bloß Zugeständnis, sondern aktive Zu-Mutung von Selbstverantwortung und Selbstsetzung. Der vielfach zitierte Satz »Die Lösung liegt im System« impliziert damit kein passives Zurücklehnen nach dem Motto »Die Lösung müsst ihr selbst finden – ich kann euch da nicht helfen!«, sondern ein bewusstes und aktives Zurücklehnen: »Die Lösung könnt ihr selbst finden – und dabei will ich euch helfen, weil ich es euch zutraue!« Als Berater schleiche ich mich hier nicht billig aus der Verantwortung, sondern erkenne meine wesentliche Aufgabe genau darin, das Klientensystem durch mein Vertrauen in seine Ressourcen zu stärken. Denn, so Meier und Szabó (2008, S. 14),

> »eine ganz zentrale Wirkung von Coaching besteht darin, dass Kunden Vertrauen in sich und ihre Fähigkeiten gewinnen, eine schwierige Situation zu meistern. Nur wer sich selbst vertraut, wird kleine Veränderungsschritte in Angriff nehmen – wird sich trauen, etwas anderes zu tun als bisher. Im Coaching-Gespräch schaffen wir einen Rahmen, in dem sich der Kunde seiner Kompetenzen und Ressourcen bewusst wird und Zugang zu ihnen findet. (Selbst-)Vertrauen ist der Schlüssel für die Nutzung der eigenen Ressourcen«.

18.6 »Systemischer«: Ent-schlossene Unabgeschlossenheit

Vertrauen in die Selbstbestimmung und Handlungsfähigkeit des Subjekts ist in meinen Augen leitendes Kriterium und Orientierung für die beratende Praxis. Es ist das Vertrauen in die kreative Lösungsfindung des Subjekts (im Gegensatz zur Übernahme bereits vorgefertigter Annahmen, Vorgaben oder Orientierungen). Es ist ein Vertrauen, das Personen dazu ermutigt, Offenheit und Unabgeschlossenheit zugunsten einer je größeren und komplexeren Wirklichkeit zu wagen.

Das gilt nicht nur für den Bereich des systemischen Coachings, der Beratung und Supervision, sondern eben auch für die Seelsorge: Freiheit und Verantwortung manifestieren sich als die grundlegenden Ressourcen menschlichen Denkens und Handelns: als die unbedingte Fähigkeit, zu deren Realisierung Menschen symbolisch-antizipatorisch ermutigt werden können und die innovatorisch-initiatorische Kräfte freisetzt.

Weiterführend ist an dieser Stelle der Vorschlag von Insa Sparrer und Matthias Varga von Kibéd, den Begriff »systemisch« seiner inhärenten Intention nach gerade nicht festlegend und prädizierend zu verstehen, sondern offen und unabgeschlossen, indem sie von »systemischer« sprechen. Ihr Vorgehen begründen sie mit einem Verweis auf Steve de Shazer, »Wir können verstehen, was besser heißt, ohne zu wissen, was gut heißt«, und ermöglichen so ein komparatives Verständnis, das auf absolute Festlegungen verzichten kann (Varga von Kibéd 2012, S. 7 f.):

> »›Systemisch‹ ist nicht systemisch. Denn die Aussage: ›Dieses ist eine systemische Therapie, jenes eine systemische Beratung‹, enthält ein absolutes, quasi endgültiges, kontextunabhängiges Urteil und widerspricht damit einer aus unserer Sicht systemischeren Denkweise. […] Systemischer bedeutet, in höherem Maße fähig werden, von der Zuschreibung von Eigenschaften abzusehen. Also A ist systemischer als B, wenn A in höherem Maße als B uns befähigt, von fixen Eigenschaftszuschreibungen an Menschen, Teams, Organisationen, Kulturen etc. abzusehen zugunsten von etwas Anderem [sic!]. Eine Sichtweise, die dies erlaubt, ist für uns ein erster systemischerer Schritt.«

»Systemisch« im Sinne von »systemischer« meint damit ein »Liquidieren« einseitiger Bestimmungen und monokausaler Festlegungen zugunsten einer je größeren Offenheit für Möglichkeiten, die sich im interaktionalen Austausch ereignen können. Die dennoch für (soziale) Systeme permanent erforderliche Komplexitätsreduktion (operative Schließung, um »erwartbare Erwartungen« zu generieren) besitzt damit – konstruktivistisch verstanden – nicht nur den Status einer Notwendigkeit, sondern zugleich auch das Potenzial einer aktiv gesteuerten »Ent-Schließung für Offenheit«: Ich treffe eine Entscheidung auf eine größere Offenheit hin! Was zunächst paradox erscheinen mag, markiert jedoch eine entscheidend menschliche Fähigkeit, nämlich sich frei und selbstsetzend (selbst-gesetz-gebend, gr.: »autos-nomos«) für andere Freiheit bzw. größere Wirklichkeit zu öffnen und sich gerade darin als Freiheit zu realisieren.[72] Es ist der Mut und Entschluss, mit Kontingenz zu leben und die (zwar notwendigen) Komplexitätsreduktionen immer wieder neu als subjektive Deutungen und damit als reversibel zu verstehen. Salopp gesagt: offen zu bleiben für das Wunder meines Gegenübers und der Welt.

72 Mit Freiheit ist hier keine positiv beschriebene, kausal bestimmte oder deterministisch verstandene Eigenschaft von Freiheit gemeint, sondern die (transzendental-philosophisch reduktive) Annahme von *Freiheit als eine unbedingte Bedingung menschlichen Denkens und Handelns* (Krings 1980, S. 28).

18.7 Das Wunder des Fragments

Da eine solche offene Haltung im Alltag an ihre Grenzen kommt, scheitert oder gar ausgenutzt wird, erscheint sie praktisch wenig sinnvoll und eher wie ein utopisches Ideal. Die unbedingt ent-schlossene Entscheidung für andere Freiheit gleicht einer radikalen Selbstrelativierung. Sie ist nicht nur eine Absage an die eigene Absolutsetzung, sondern kommt einer permanenten Selbstinfragestellung gleich. So gesehen, stellt sie für sich genommen einen absurden Selbstwiderspruch dar. Und zugleich markiert sie nach Frisch den Wendepunkt: die Verwandlung und das Wunder. Wie also kann bleibende Offenheit und Unabgeschlossenheit dennoch als sinnvoll gedacht werden?

Nach Immanuel Kant bedarf es deshalb, stark verkürzt gesagt, der Annahme einer übersteigenden absoluten Wirklichkeit als *möglichen Sinngrund* für jegliche menschlich-freiheitliche Vollzüge. Kants Postulat, »Gott« zu denken, meint dabei keinen Gottesbeweis durch die Hintertür, sondern will der menschlichen Hybris ihre notwendigen Grenzen aufzeigen und zugleich am Gedanken der menschlichen Freiheit festhalten. »Glaube ist für Kant alles andere als eine Form konservativer oder gehorsamer Unterwerfung; er bildet vielmehr das Gegenmittel gegen jede Form von illegitimer Autorität und Macht heraus« (Boehm 2023, S. 47). Eine solche Entschlossenheit, die unaufhörlich komplexitätsreduzierende Annahmen und Behauptungen aufzugeben bereit ist, verzichtet auf den Zwang und die Illusion einer vermeintlich dauerhaft und vollständig geschlossenen Identität und Weltkonstruktion.

Der Glaube bekäme aus dieser Perspektive eine ganz neue Bedeutung, mit den Worten des evangelischen Theologen Henning Luther (1992b, S. 172): »Glaube hieße dann, als Fragment zu leben und leben zu können.« Er ließe sich als eine Haltung verstehen, die die Möglichkeit von Sinn angesichts kontingent erlebter Wirklichkeit offenhält (Hoff 2022, S. 415):

> »Das Christentum bearbeitet die Frage, wie von der Anerkenntnis von Unsicherheit und Entzogenheit zu einer wertorientierten Handlung übergesetzt werden kann. Es generiert von dort aus Möglichkeiten, sich trotz der Anerkenntnis von Kontingenz existentiell auf einen alles umspannenden Sinn zu beziehen und sein Leben danach auszurichten. Genau dafür steht der denkerische Superlativ Gott.«

Glaube ist eine Haltung, die Fragmentarität nicht als Defizit beschreibt, sondern als eine Offenheit für eine übersteigende Perspektive. Als solche ermöglicht sie überhaupt erst Sehnsucht, Trauer und Hoffnung und steht damit geschlossenen Wirklichkeitsentwürfen diametral gegenüber, die auf Selbstoptimierung, Erfolg und Perfektion zielen – dabei dem Menschen aber alles Lebendige absprechen.

Henning Luther hat die Möglichkeit einer Seelsorge skizziert, die die Perspektive derjenigen übernimmt, die in und an den Brüchen des Lebens stehen und von dort aus die Eindimensionalität des »Normalen« infrage stellen. Egal ob Kirche oder einzelne Person: Statt sich innerhalb der eigenen Grenzen (als der einzigen Wirklichkeit) behaglich einzurichten, plädiert der Theologe für ein Verhalten, das für die brüchigen und labilen Stellen sensibel wird: Ein Leben an der Grenze bedeutet, sich den Erfahrungen der eigenen Fragmentarität zu stellen und offen für eine Revision des persönlichen Selbstverständnisses zu werden. Ihm zufolge bildet sich dieses Selbstverständnis deshalb nicht im reinen Selbstbezug, sondern erst in der Kommunikation und der »Erfahrung der Andersartigkeit des Gegenübers, der nicht Ich ist. Am Anderen [sic!] wird dem Ich seine Grenze bewusst« (Luther 1992a, S. 51). Diese Grenzerfahrung muss dabei nicht allein als Begrenzung der eigenen Möglichkeiten erfahren, sondern kann auch als Freiheit der Möglichkeiten des anderen akzeptiert werden. »Differenzbewusstsein« versteht Henning Luther deshalb nicht nur als Resultat von Kontingenzerleben, sondern vielmehr auch als einen lebendigen Wachstumsprozess. Die Seelsorge kann und sollte nach Meinung des Theologen dabei unterstützen, für solche Prozesse sensibel zu machen und sie in wechselseitiger Erschließung zu begleiten. Seelsorge ist deshalb

> »weniger die Auslegung und Aufbereitung von Antworten als vielmehr die Hermeneutik von Fragen. Neben die Auslegung der überlieferten Texte tritt also in der Praktischen Theologie als gleichrangige und neue, eigenständige Aufgabe die Auslegung der vielfältigen Lebenswelten und Lebensgeschichten von Menschen« (Luther 1992c, S. 16).

Eine solche Seelsorge beschreibt Henning Luther als Ermutigung zum »nichtängstlichen Grenzgängertum«, dessen Grundlage er im christologischen Kerngedanken von der »Selbstexplikation Gottes im Menschen Jesu« (Luther 1992a, S. 56) sieht: das Absolute, das sich nicht als Selbstbehauptung, sondern vielmehr in der Menschwerdung als Beziehungssetzung (Relativierung) als sich selbst verwirklicht.

18.8 Plädoyer für eine systemischere Praxis angesichts des »Wunders«

Aus den Ausführungen lassen sich drei praktische Anregungen ableiten:

Seelsorge systemischer ausrichten: Gute biblisch-, philosophisch- und praktisch-theologische Gründe sprechen dafür, Seelsorge als besondere Form der systemischen Beratung zu entwerfen. Mehr noch *sollte* bessere Seelsorge systemisch praktiziert werden! Denn nach systemischem Verständnis bleibt sie so gegenüber jeglichem Machtgefälle kritisch und fokussiert radikal auf die Ressourcen und Stärken ihres Gegenübers – besonders auf die menschliche Freiheit. In der systemischen Beratung findet Seelsorge eine Form, die ihrer impliziten Grundüberzeugung eines sinngemäß »systemischeren« Denkens entspricht und somit das »wundersame Staunen« wachzuhalten und die Hoffnung über jeglichen Horizont hinaus zu fördern vermag. *Seelsorge wird zum Ort der Wunderfrage,* weil sie sowohl den Menschen als auch die Welt als »Geheimnis« versteht und zum Entwurf einer je größeren Wirklichkeitsannahme ermutigt, in der bereits eine Verwandlung symbolisch-antizipatorisch geschieht.

In der systemischen Beratung auf spirituelle Deutungen verzichten: Sensibilisiert durch die nie ganz auszuschließende Gefahr der manipulierenden Wirkung spirituell-religiöser Deutungen, sollte jegliche Beratung, die sich systemisch nennt und ethisch-verantwortet begründet, explizit auf »spirituell« konnotierte Angebote verzichten. Es sei denn, sie setzt den Begriff »Spiritualität« mit einer (Geistes-)Haltung gleich, die einer »systemischeren« gleichkommt.

Religiosität als identitätsstiftende Ressource anerkennen: Coaches sollten eine bei ihren Coachees vorhandene Religiosität – auch wenn sie nicht einer bestimmten Konfession oder Religion zugehörig ist – nicht ignorieren oder gar bezüglich subjektiver Deutungsmuster unterschätzen. Religiosität kann als positive Ressource angesprochen werden. Ihr seriöser Einbezug in ein Coaching bleibt jedoch ausdrücklich an das Einverständnis und Interesse des Klienten gebunden (Uhlig 2015, S. 57).

18.9 Fazit

Glaube, Religiosität oder auch Spiritualität tragen in aller Ambivalenz die Macht des Wunders in sich: eine Mächtigkeit, die als Einengung zutiefst verwunden kann, umgekehrt aber auch zur Ressource einer alles übersteigenden Perspektive werden kann. Das Einbeziehen dieser Dimension im systemischen Beratungskontext verlangt hohe Verantwortung und eine kritisch begründete Praxis, für die das Kriterium der menschlichen Autonomie als Grund und Ziel von Beratung herangezogen werden kann. Und weil darüber hinaus dieser Autonomieaspekt gerade für den lösungsorientierten Ansatz des Kurzzeitcoachings (und im Besonderen die sogenannte Wunderfrage) wesentlich ist, lohnt es sich, ihn als eine Art Grundgrammatik für die Seelsorge heranzuziehen.

Literatur

Barthelmess, M. (2016): Die systemische Haltung. Was systemisches Arbeiten im Kern ausmacht. Göttingen (Vandenhoeck & Ruprecht).
Boehm, O. (2022): Radikaler Universalismus. Jenseits von Identität. Berlin (Propyläen).
Die Bibel nach Martin Luthers Übersetzung (2016): Stuttgart (Deutsche Bibelgesellschaft).
Foucault, M. (1992): Was ist Kritik? Berlin (Merve).
Gross, W. (2024): Was eine alternativ-spirituelle Gruppe zum problematischen Kult macht und warum bestimmte Coaching- und Seminarangebote gefährlich sein können.

Psychologische Kriterien zur Beurteilung von destruktiven Gruppierungen und unseriösen Angeboten. Hrsg. vom Berufsverband der Deutschen Psychologinnen und Psychologen e. V. (BDP). Verfügbar unter: https://www.bdp-verband.de/fileadmin/user_upload/BDP/website/dokumente/PDF/media/materialien/flyer/BDP-Risiken_bei_Sekten__Seminaren_und_dem_Coaching-Infobroschuere.pdf [10.12.2025].

Hoff, J. M. (2022): Konstruktion von Verbindlichkeit. Radikaler Konstruktivismus und Fundamentaltheologie im Theoriekontakt. Bielefeld (transcript).

Kießling, K. (Hrsg.) (2012): In der Schwebe des Lebendigen. Zum Theologischen Ort der Pastoralpsychologie. Ostfildern (Matthias-Grünewald).

Krings, H. (1980): System und Freiheit. In: ders. (Hrsg.): System und Freiheit. Gesammelte Aufsätze. Freiburg/München (Alber), S. 15–39.

Luther, H. (1992a): »Grenze« als Thema und Problem der Praktischen Theologie. Überlegungen zum Religionsverständnis. In: ders. (Hrsg.): Religion und Alltag. Bausteine zu einer Praktischen Theologie des Subjekts. Stuttgart (Radius), S. 45–60.

Luther, H. (1992b): Identität und Fragment. Praktisch-theologische Überlegungen zur Unabschließbarkeit von Bildungsprozessen. In: ders. (Hrsg.): Religion und Alltag. Bausteine zu einer Praktischen Theologie des Subjekts. Stuttgart (Radius), S. 160–182.

Luther, H. (1992c): Praktische Theologie des Subjekts. In: ders. (Hrsg.): Religion und Alltag. Bausteine zu einer Praktischen Theologie des Subjekts. Stuttgart (Radius), S. 9–20.

Meier, D. u. P. Szabó (2008): Coaching – erfrischend einfach. Einführung ins lösungsorientierte Kurzzeitcoaching. Norderstedt (Books on Demand).

Morgenthaler, C. (1999): Systemische Seelsorge. Impulse der Familien- und Systemtherapie für die kirchliche Praxis. Stuttgart/Berlin/Köln (Kohlhammer).

Novum Testamentum Graece (NA26) (1990). Stuttgart (Deutsche Bibelgesellschaft).

Pröpper, T. (1991): Erlösungsglaube und Freiheitsgeschichte. Eine Skizze zur Soteriologie. München (Kösel).

Sekretariat der Deutschen Bischofskonferenz (Hrsg.) (2023): Missbrauch geistlicher Autorität. Zum Umgang mit Geistlichem Missbrauch. Bonn (Sekretariat der Deutschen Bischofskonferenz). Verfügbar unter: https://www.dbk-shop.de/media/files_public/422dcc6bd08d7e0dccbb2681195ecc3b/DBK_5338_08102024.pdf [11.12.2025].

Shazer, S. de (1997): Der Dreh. Überraschende Wendungen und Lösungen in der Kurzzeittherapie. Heidelberg (Carl-Auer), 15. Aufl. 2022.

Steinkamp, H. (1999): Die sanfte Macht der Hirten. Die Bedeutung Michel Foucaults für die Praktische Theologie. Mainz (Grünewald).

Szabó, P. u. I. K. Berg (2006): Kurz(zeit)coaching mit Langzeitwirkung. Dortmund (Borgmann), 5. Aufl. 2019.

Uhlig, R. (2015): Christliche Spiritualität als Ressource im Coaching. *Coaching Magazin* 2: 54–58. Verfügbar unter: https://www.coaching-magazin.de/philosophie-ethik/christliche-spiritualitaet-coaching [10.12.2025].

Varga von Kibéd, M. (2012): »Systemisch« ist nicht systemisch – »Systemischer« ist systemischer. *SyStemischer. Zeitschrift für Systemische Strukturaufstellungen* 1: 6–10. Verfügbar unter: https://systemagazin.com/wp-content/uploads/2020/03/Nr-01-2012-Artikel-systemischer.pdf [10.12.2025].

19 Coaching trifft Design – Perspektiven eines interdisziplinären Dialogs

Janine Wunder

19.1 Bedeutung von Veränderung in Design und Coaching

In unserer Welt stehen Wirtschaft, Gesellschaft und jedes Individuum ständig vor neuen Herausforderungen. Die Gegenwart ist geprägt von Begriffen wie BANI, VUCA, Change und Transformation. Ob gewünscht oder überrumpelnd, intern oder extern initiiert – Veränderung ist allgegenwärtig und fordert uns heraus, sie aktiv zu gestalten. Gemäß der alten Binsenweisheit »Wer nicht macht, mit dem wird gemacht.« Die Bereitschaft, sich der Veränderung mit Begeisterung und Mut zu stellen, ist essenzieller Treiber für Robustheit, Wachstum und Innovation, für Resilienz und Zukunftsorientierung.

Coaching wird dabei zunehmend als integraler Bestandteil verstanden – als Impulsgeber, der nicht nur die Entwicklung von Führungskräften und gesamten Teams unterstützt, sondern zunehmend auch Privatpersonen, z. B. bei persönlicher Neuorientierung oder der Bewältigung herausfordernder Situationen.

Gleichzeitig hat sich auch Design für die Innovationsentwicklung und in der Art, »neu« oder »anders« zu denken, in Unternehmen und Teams etabliert. Denn nur wer bereit ist, gewohnte Sichtweisen zu hinterfragen und neue Standpunkte einzunehmen, kann bislang Unentdecktes entdecken und damit Innovation/Entwicklung/Veränderung fördern. Das berühmte Gleichnis vom Elefanten und den Blinden (Zimmermann 2024a, S. 15; vgl. die Einleitung in diesem Band) veranschaulicht auch in diesem Kontext: Erst durch das Austauschen und Verknüpfen einzelner unterschiedlicher Wahrnehmungen wird ein größeres Ganzes sichtbar. Echte Durchbrüche im Denken, in der Problemlösung oder bei komplexen Herausforderungen teilen einen entscheidenden Faktor: den Perspektivenwechsel.

Es ist spannend, Coaching im Sinne des Credos dieses Bandes auch einmal aus der Perspektive von Design zu betrachten, denn bei genauerem Hinsehen gibt es in der Tat Gemeinsamkeiten. Welche das sind und ob es an den Schnittstellen sogar Möglichkeiten gegenseitiger Bereicherung gibt, wird in Abschnitt 19.4 untersucht.

Hierfür wird zunächst das jeweilige Verständnis von Design (Abschn. 19.2) und Coaching (Abschn. 19.3) dargelegt. Danach werden die beiden Themen bezüglich der drei Kriterien Forschungsgegenstand, Prozesse und Menschenbild miteinander verglichen, um etwaige Schnittstellen, aber auch Unterschiede sichtbar zu machen. Beide Themen können wie ein Mandala gesehen werden, mit einer jeweils festen Struktur, die dennoch fluide immer wieder die Form wechseln kann (Abb. 19.1).

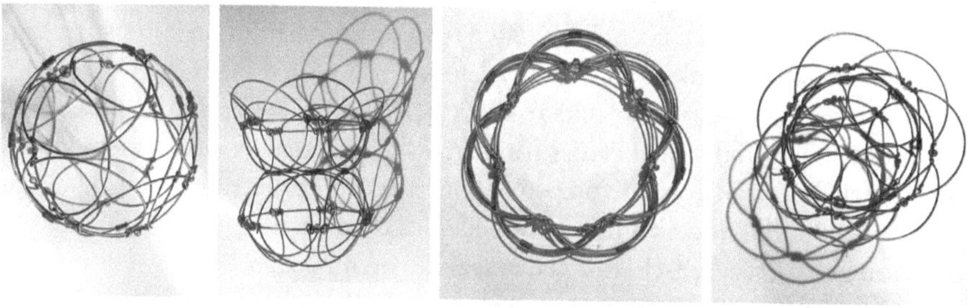

Abb. 19.1: Das Mandala kann durch seine Flexibilität in verschiedene Formen gebracht werden.

19.2 Designverständnis

In der Literatur und verschiedenen Studien finden sich unzählige Definitionen der relativ jungen Disziplin Design (lat. *designare* für »bezeichnen, entwerfen«). Der Grund dafür ist, dass Design in unterschiedlichen Ausprägungen und Lebenswelten existent ist und sich kontinuierlich weiterentwickelt. »Design agiert evolutionär« – dies gilt gleichermaßen für die Funktion von Entwürfen als auch für eine disziplinäre Ordnung der eigenen Struktur und Grundlagen (Jonas 2006, S. 67; Wagner 2015, S. 14).

Design wurde lange Zeit »mit oberflächlicher Ästhetisierung« gleichgesetzt. Die industrielle Revolution, die Bauhaus- und später die Memphis-Bewegung haben wesentlich dazu beigetragen, dass der Begriff sich über Produkt- und Grafikdesign hinaus diversifizierte und sich nun in »all seinen Aspekten postmodern pluralistisch« darstellt (ebd., S. 16 ff.). So umfasst Design heute ein breites Spektrum an Fachrichtungen, darunter Produkt- und Industriedesign, Kommunikationsdesign, Typografie, Illustration und Fotografie, Textil- und Modedesign oder Service Design und Public Design.

Während einige Designbereiche anwendungsorientierte Spezialkenntnisse erfordern, haben andere spartenübergreifende Funktion. Beispielsweise sind Typografie oder Visualisierung für viele Designbereiche relevant. (Deutscher Designtag 2023, S. 4). Was gemeinhin als Design betrachtet wird, hat sich also stark ausgeweitet, und die traditionellen Grenzen von Designdisziplinen wie Produkt-, Grafik-, Textil- und Modedesign sind zunehmend verschwommen. Diese Unbestimmtheit der professionellen Grenzen ist in der heutigen Designforschung eine zentrale Erkenntnis (Rodgers a. Bremner 2017, p. 21).

June H. Park (Park 2010, S. 97) charakterisiert Design mit drei möglichen Aspekten – als ästhetisches Gestalten, als rationales Planen und als ideelles Entwerfen –, die in unterschiedlichen Gewichtungen und Kombinationen vorkommen. Somit können neben »Styling« oder »form follows function« ebenso Prozesse und Systeme als Gegenstand des Entwerfens in Betracht gezogen werden (ebd.). Die Frage »Was ist gutes Design?« wird damit sehr viel weiter gefasst als rein ästhetische Gestaltung. Sie zielt auch darauf ab, Prozesse zu beeinflussen und soziokulturelle Entwicklungen aktiv zu begleiten (Breuer u. Kosok o. J.).

Design hat als integrativer und zukunftsgerichteter Ansatz in der modernen Innovationslandschaft einen Platz gefunden. Es trägt dazu bei, neue Perspektiven zu eröffnen und transformative Lösungen für komplexe Herausforderungen zu schaffen – von individuellen, institutionellen und wirtschaftlichen Bedürfnissen bis hin zu globalen gesellschaftlichen Fragen (Brown 2009, p. 7 f.).

Design kann zusammenfassend als *strategische Disziplin eingeordnet werden*, die gesellschaftliche, wirtschaftliche oder technologische Herausforderungen durch kreative Lösungsansätze meistert oder zumindest bereichert – und damit Veränderung maßgeblich mitgestaltet.

19.3 Coachingverständnis

So schillernd der Begriff Coaching sein mag, ist er bis heute nicht eindeutig definiert (Zimmermann u. Niggemeier 2024, S. 36). Zimmermann und Niggemeier leiten aus unterschiedlichen Definitionen und Perspektiven ein integratives Coachingverständnis ab, das Coaching als *prozessbezogene, professionelle Begleitung im Kontext von Bildung, Beruf und Beschäftigung* sieht.

Methodologisch basiert Coaching auf einem inter- und transdisziplinären, konstruktivistischen und wissenschaftlich fundierten Ansatz, der auf bewährte Rahmenmodelle zurückgreift. Dabei werden soziale, gesellschaftliche, institutionelle, ökonomische und ethische Rahmenbedingungen berücksichtigt, während die Beziehung zwischen Coach und Coachee im Zentrum steht. Zudem gehört die regelmäßige Evaluation der angewandten Methoden zum professionellen Selbstverständnis, um die Wirksamkeit von Coaching stetig zu verbessern.

Ziel des Coachings ist es, die Handlungsfähigkeit der Coachees zu entwickeln und zu stärken sowie deren Selbstorganisation und Problemlösekompetenz zu fördern (ebd., S. 59 f.). Diesem Verständnis schließe ich mich an.

Drei Ansätze erscheinen hier besonders wichtig, da sie unterschiedliche und sich ergänzende Grundlagen und Perspektiven beschreiben:

- Personzentrierter Ansatz
- systemischer Ansatz
- neurowissenschaftlich fundierte und Embodimentansätze

Der *Personzentrierte Ansatz (PZA)* nach Carl Rogers ist die zentrale Grundlage des Coachings, da er die Wichtigkeit einer vertrauensvollen Beziehung betont, die durch *Kongruenz, Empathie* und bedingungslose *Wertschätzung* gefördert werden kann. In der Beratung ist das Zusammenwirken aller drei Variablen, wenn Coaches also dem »WEK-Ruf« (Wertschätzung, Empathie und Kongruenz) folgen, besonders wirksam (vgl. Abschn. 2.1). Mit dieser Haltung gestalten Coaches ein unterstützendes Umfeld, in dem Eigenverantwortung und Selbstwirksamkeit der Coachees gestärkt werden und in dem Selbstreflexion und Potenzialentfaltung stattfinden können (Zimmermann 2011, S. 86 ff.; vgl. Kap. 2).

Der *systemische Ansatz* erweitert diese Perspektive, indem er soziale und kontextuelle Einflussfaktoren und die Wechselwirkungen zwischen Individuum und Umwelt einbezieht. Verhalten, Denkmuster und Emotionen eines Menschen sind stets in soziale, kulturelle und organisationale Kontexte eingebettet. Die Systemtheorie beschreibt diese komplex zusammenwirkenden Systeme, anstatt einzelne Elemente isoliert zu betrachten. Jedes System ist Teil eines übergeordneten Systems in verschiedenen Ordnungen, von der Zellstruktur eines Menschen bis hin zum Kosmos (Mücke 2019, S. 125 f.). Multiperspektivität, Kontextsensibilität, zirkuläres und vernetztes Denken sind somit zusätzlich zur Beziehung Coachee–Coach relevant, um das Entwickeln neuer Gedanken und innovativer Lösungsoptionen sowie das Erkennen von Dynamiken und Ambivalenzen zu begleiten (Königswieser u. Hillebrand 2019, S. 35 ff.). Nähere Informationen zum (hypno) systemischen Ansatz finden sich unter anderem in den Abschnitten 3.3.1, 3.3.3, 18.6 und 22.2.

Neurowissenschaftliche Erkenntnisse und Embodimentansätze zeigen zudem auf, dass kognitive Prozesse untrennbar mit körperlichen und emotionalen Erfahrungen verbunden sind. Die Embodimentforschung beschreibt die Bidirektionalität von Körper und Geist und die untrennbare Verbundenheit der beiden Anteile menschlichen Lebens: Nicht nur der Geist beeinflusst den Körper, sondern der Körper auch den Geist und damit Einstellungen und Urteile. Körper und Geist wirken andauernd wechselseitig aufeinander ein (Storch, Krause u. Weber 2022, S. 17). Der Körper kann das eigene Selbstmanagement entfalten helfen, z. B. lassen sich unerwünschte psychische Verfassungen mit Embodiment positiv beeinflussen bzw. präventiv verhindern, Emotionen regulieren und erwünschte psychische Verfassungen erzeugen (ebd., S. 68 ff.). Mithilfe des Körpers ist es in der Beratung also möglich, eine erwünschte psychische Verfassung zu erarbeiten. Zudem können die Körperhaltung und die Verkörperung von Metaphern die Kreativität bzw. kreative Leistungen positiv beeinflussen (ebd., S. 78 ff.).

19.4 Coaching und Design – Spiegelbildliche Perspektiven professionellen Gestaltens

19.4.1 Forschungsgegenstand und Ziele

19.4.1.1 Design

In Abgrenzung zu Handwerk, Kunst, Architektur und Ingenieurwesen richtet sich Design primär auf die nutzungsbezogene Anwendung von Entwicklungsprozessen und Ergebnissen durch den Menschen. Im Zentrum stehen dabei die Gestaltung und Vermittlung von Bedeutungen, Funktionen und Erfahrungen, etwa durch Botschaften, zweidimensionale Medien, dreidimensionale Artefakte sowie durch Interaktionen und Prozesse (Spitz 2021, S. 119 f.).

Design (oder Entwerfen) ist zudem eine Disziplin, die mithilfe von Artefakten »kontingente Passungen bzw. Interfaces zwischen Körpern, Bewusstseinen und Kommunikationen« (Jonas 2006, S. 56) herstellt. Diese Passungen sind als Forschungsgegenstand von entscheidender Bedeutung, um sowohl die funktionalen als auch die kulturellen Bedürfnisse der Nutzer:innen zu adressieren (Jonas 2006, S. 56). In dieser Weise fungiert Design als Vermittler zwischen verschiedenen Dimensionen des menschlichen Lebens und der Umwelt, indem es nicht nur Produkte, sondern auch Informationen und Prozesse gestaltet, die sowohl funktional als auch kulturell sinnstiftend sind (Deutscher Designtag 2023, S. 2).

Design ist eine Gratwanderung zwischen Anpassung und Innovation und bewegt sich stets im Spannungsfeld von Fremd- und Selbstbestimmung (Vossenkuhl 2014, S. 10). Ziel ist es, Ordnung in der Lebenswelt zu schaffen, indem kreative und funktionale Lösungen entwickelt werden, die den menschlichen Bedürfnissen gerecht werden (Spitz 2021, S. 98). Dabei geht es nicht nur um Ästhetik, sondern auch um die kritische Auseinandersetzung mit gesellschaftlichen und sozialen Bedingungen (Stephan 2015, S. 32). Die Integration nachhaltiger Praktiken und die Reduzierung von Komplexität stehen zunehmend im Fokus, um die Lebensqualität der Nutzer:innen zu verbessern (Romero-Tejedor 2012, S. 35).

Designer:innen streben danach, die Umwelt des Menschen zu gestalten und Lösungen anzubieten, die den Bedürfnissen und der Erfahrungswelt des Menschen gerecht werden. Kernaufgabe von Design ist es, innovative Lösungen zu entwickeln, die im Lebensumfeld des Menschen intervenieren. Dies geschieht oftmals unter Berücksichtigung technischer und geisteswissenschaftlicher Aspekte, was Designer:innen eine vielseitige Perspektive ermöglicht (Spitz 2021, S. 98).

Zudem tragen Designprozesse zur Schaffung von »trading zones of knowledge« (Handelszonen des Wissens) bei. Design fungiert als vermittelnde Praxis, als integrierender Diskurs, in dem unterschiedliche Fachsprachen, Methoden und Denkweisen zusammengeführt und diskutiert werden (Stephan 2015, S. 35). Design berücksichtigt den Kontext der Anwendung und integriert die Sichtweise und Erkenntnisse benachbarter Bereiche (Disziplinen) (Spitz 2021, S. 119). Es wird als

Praxis charakterisiert, die dazu dient, Wissen zu generieren, zusammenzuführen und Ergebnisse zu erzielen (ebd., S. 121).

Design übernimmt also eine Schnittstellenfunktion, die verschiedene Professionen verbindet und zur Lösung komplexer Probleme beiträgt. Dabei müssen sowohl ästhetische, logische als auch ethische Aspekte berücksichtigt und erforscht werden, um das Ziel einer ganzheitlichen Gestaltung zu ermöglichen (Jonas 2010, S. 80).

19.4.1.2 Coaching

Wohl wissend, dass es sich bei Coaching um keine Disziplin im eigentlichen Sinne handelt, wird hier die Disziplin Design mit Coaching verglichen. Trotz aller unterschiedlicher Definitionen und Auffassungen kann der Kern von Coaching als »Zwischenraum« zweier Akteur:innen auf Augenhöhe gesehen werden, um Selbstreflexion und ergebnisorientierte Problemlösung zu fördern (Lerch u. Weitzel 2024, S. 91). Wichtiger Forschungsgegenstand von Coaching ist folglich dieser Zwischenraum. Er gestaltet sich durch Reflexion, Ressourcenaktivierung und lösungsorientierte Interventionen (Zimmermann 2024a, S. 14).

Coaching ist des Weiteren keine dauerhafte Begleitung, sondern eine temporär begrenzte, die je nach Anliegen unterschiedlich lang ausfallen kann (Zimmermann u. Niggemeier 2024, S. 60). Forschungsgegenstand in diesem Sinne sind entsprechende Wirkfaktoren, wie und aus welchen Gründen ein Coaching als erfolgreich eingestuft wird oder nicht. Eine unvoreingenommene, offene und forschende Haltung ist die notwendige Basis für den Coachingprozess (Lerch u. Weitzel 2024, S. 91 f.). Die Schaffung der entsprechenden Rahmenbedingungen erscheint somit auch als notwendiges Ziel für Coach und Coachee, wobei die Coachees oder Teams und ihre Veränderung bzw. Weiterentwicklung immer im Mittelpunkt stehen: 1) in der eigenen Gedanken- und Reflexionswelt hinsichtlich der Ziele, Emotionen und Bedürfnisse, 2) in der Beziehung zum oder zur Coach und 3) in Beziehung zu den für das Anliegen relevanten Umwelten und Kontexten.

Zusammenfassend ist das Ziel von Coaching, Coachees dabei zu helfen, ihre Ziele zu erreichen, sie dabei zu unterstützen, ihre Wahrnehmung zu erweitern und entscheidungsfähig zu werden (Zimmermann 2024a, S. 13). Somit ist der Mensch mitsamt seiner Haltung, seinem Hintergrund und seiner Einbettung in die Umwelt als Individuum und/oder als Teil von Teams oder anderer Systeme zentraler Forschungsgegenstand.

19.4.1.3 Fazit: Schnittstellen und Unterschiede bezüglich Forschungsgegenstand und Zielen

Sowohl im Coaching als auch im Design ist der Mensch – sei es als Individuum oder als Teil einer Gruppe – zentral. Auffällige Schnittstellen sind also der Mensch im Mittelpunkt des Geschehens und systemisches Denken. Abbildung 19.2 zeigt eine mögliche Visualisierung mit dem Mandala: Der Mensch ist zentral und im

Fokus des Mandalas. Die Mitte prägt sich individuell aus, unter Berücksichtigung verschiedener Einflussfaktoren von außen (Systeme) in Form der Blüte, deren Blätter sich teilweise überlappen, verändern und interagieren können.

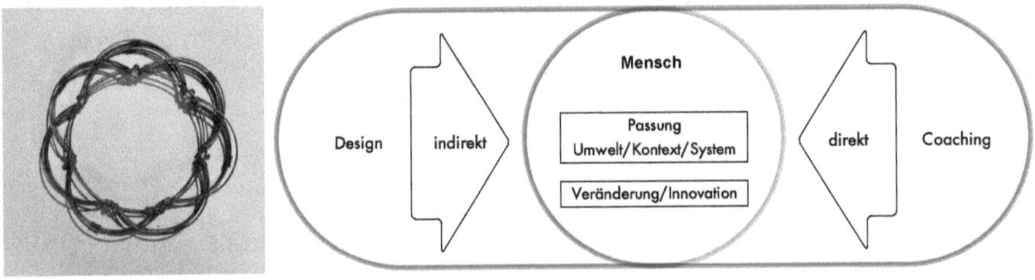

Abb. 19.2: Forschungsgegenstand und Ziele: Der Mensch im Mittelpunkt

Im Coaching steht die Selbstentwicklung der Coachees im Fokus. Ziel ist es, durch Reflexionsprozesse, Förderung von Selbstwahrnehmung, Entscheidungsfähigkeit und Handlungskompetenz zu einer nachhaltigen Persönlichkeitsentwicklung beizutragen (Zimmermann u. Niggemeier 2024, S. 59 f.). Im Design steht ebenfalls der Mensch im Mittelpunkt, jedoch liegt der Fokus auf der Identifikation und Befriedigung der Bedürfnisse von Menschen als Nutzer:innen der Designleistung. Dabei werden Produkte, Services und Systeme entwickelt, die funktionale, ästhetische und kulturelle Anforderungen erfüllen (Spitz 2021, S. 119; Jonas 2006, S. 10).

Coaching und Design berücksichtigen die Systemtheorie. Im Coaching wird der Mensch als Ganzes betrachtet, wobei soziale, kulturelle und ethische Rahmenbedingungen eine Rolle spielen (Zimmermann u. Niggemeier 2024, S. 60). Design berücksichtigt ebenfalls den Menschen, jedoch liegt der Fokus auf der Entwicklung konkreter Artefakte und Interfaces; der Mensch fließt nicht *unmittelbar* in die Gestaltung des Endprodukts ein (Deutscher Designtag, S. 2).

Trotz der übereinstimmenden menschzentrierten[73] Perspektive gehen Coaching und Design also unterschiedliche Wege: Coaching begleitet den Prozess der Selbstentwicklung und stärkt die innere Handlungskompetenz, während Design konkrete Lösungen als Produkte oder andere Entwicklungen gestaltet, die den Alltag der Nutzer:innen, Organisationen, Gesellschaft oder die Umwelt nachhaltig verbessern und Innovationen vorantreiben.

Im Design wird die Zieldefinition durch eine intensive Auseinandersetzung mit den Bedürfnissen und Perspektiven der Nutzer:innen geprägt. Das eigentliche zu lösende Problem wird klar und präzise analysiert und formuliert. Hier sehe ich eine Unterscheidbarkeit zu einem Coachingmindset, das eine »Problemtrance« (Zimmermann 2024b, o. S.) vermeidet und sich viel stärker direkt dem gewünschten Zielzustand widmet. Auch Roth und Ryba stellen fest, dass bereits die genaue

73 »Menschzentriert« wird hier verwendet, da im Design üblicherweise »userzentriert« (häufig auch »humanzentriert« oder »gesellschaftszentriert«) und im Coaching »personzentriert« (aus dem PZA) gängig ist.

Beschreibung von Zielen und möglichen Problemlösungen Ressourcen aktiviert, es also einen positiven Effekt hat, sich auf die Chancen und Möglichkeiten zu konzentrieren (Roth u. Ryba 2018, S. 347 f.).

Praxisimpuls

Beispiele wie der WEK-Ruf (Abschn. 2.1) oder zirkuläres Fragen (Abschn. 3.3.1) und andere Interventionen der systemischen Beratung können im Design hilfreich sein, um Nutzer:innen noch besser verstehen zu lernen und dadurch passendere Produkte zu entwickeln. Das Konzept des inneren Teams nach Schulz von Thun könnte z. B. eingesetzt werden, um die im Design entwickelten Personas noch differenzierter zu betrachten und zu verstehen oder inneren Kritikern oder anderen Anteilen im Rahmen von Diskussionen/Konflikten ein Gesicht zu geben und Argumente klarer herauszuarbeiten.

Andererseits können Methoden des »Know People« aus dem Design, wie z. B. »POEMS«, »Field Visit«, »Cultural artefacts«, »User Picture Interviews« etc. (Kumar 2013, pp. 95 ff.)[74] *die eigene Coachingpraxis inspirieren. Biografiearbeit kann in der Entwicklung eines selbst gestalteten Corporate Designs und eines persönlichen Brand-Logos gipfeln, mit dem ein »Plakat des Lebens« oder ein eigener Comic gestaltet wird. Mithilfe sogenannter »Moodboards«, also persönlicher Collagen aus Bildern, Farben, Symbolen, Worten und/oder Materialien für ein bestimmtes Thema, können eigene Logos, Farbskalen und Ähnliches entwickelt werden, um persönliche Anliegen zu veranschaulichen (Torri et al. 2025, p. 96 ff.).*

19.4.2 Prozessverständnis

19.4.2.1 Prozessverständnis im Design

Designprozesse stellen die strukturierte Herangehensweise zur Entwicklung von Lösungen dar, ganz gleich, ob es sich um die Gestaltung von Produkten, die Entwicklung von Dienstleistungen, Systemen oder Strategien handelt. Kumar analysiert und unterteilt auf Basis der Beobachtung Hunderter erfolgreicher Innovationen von Unternehmen den Designinnovationsprozess generell in *sieben Phasen* (»modes«):

1) Absicht erkennen
2) Kontext verstehen
3) Menschen verstehen
4) Erkenntnisse strukturieren / Rahmen setzen
5) Konzepte explorieren / Ideen entwickeln
6) Lösungen strukturieren/konkretisieren
7) Angebote realisieren/umsetzen

74 Kumar beschreibt in seiner Publikation »101 Design Methods« (Kumar 2013) spannende Methoden, die für Coaching adaptiert und eingesetzt werden können. Auch die Literatur am Ende dieses Beitrags kann die eigene Praxis inspirieren. Des Weiteren gibt es viele Onlineportale mit praktischen Methodenbeschreibungen (z. B. https://www.designmethods.co.uk oder https://www.designkit.org/methods.html) [03.06.2026].

So entstehen praktische Schritte der Beobachtung, des Reframings, der Ideenfindung (»Ideation«), des Prototyping und der iterativen Schritte im weiteren Prozess (Kumar 2013, pp. 3 ff.).

Passungen bezeichnen im Design die stimmige Passfähigkeit zwischen Artefakten und ihren jeweiligen Kontexten, also wie gut ein Entwurf zu Körpern, Bewusstseinen, Kommunikationen und Situationen passt (Jonas 2006, S. 47). Da diese Umwelten sich dynamisch verändern, sind Passungen stets nur vorläufig. Design muss bewusst Variationen herstellen, Differenzen schaffen, weil sie sich auflösen, verschwinden, altmodisch werden. Designumgebungen verändern sich zu schnell, als dass man sinnvoll von wahrem oder falschem Wissen sprechen könnte. Das Archiv des Designwissens ist wie ein Gedächtnis, ein wachsendes Reservoir von ermöglichenden wie beschränkenden Erfahrungen. Expertise im Design besteht in der Kunst des gleichzeitigen Umgangs mit wissenschaftlichem und nichtwissenschaftlichem Wissen, mit unscharfem und veraltetem Wissen und mit Nichtwissen, um diese wertgeladenen Passungen zu realisieren. Mit anderen Worten: Designexpertise besteht in der »Kunst des Durchwurstelns« (Jonas 2006, S. 48).

Die Designpraxis ist geprägt durch die Verknüpfung bzw. Wechselwirkung zwischen analytischem Untersuchen, experimentellem Entwerfen, praktischem Machen, methodischem Erproben, kritischem Reflektieren und theoretisch-wissenschaftlichem Input. Für jeden Schritt in diesem iterativen Prozess gibt es eigene vertiefende Werkzeuge bzw. Instrumente (Spitz 2021, S. 122). Designer:innen schaffen Fakten, dann testen sie sie und beobachten die Ergebnisse, um daraufhin die Fakten wieder an die Erkenntnisse anzupassen. Dadurch verknüpfen sie das Denken mit dem Machen. Am Ende ist nicht nur ein Bericht entstanden, sondern auch eine Veranschaulichung, ein Modell, ein Prototyp (ebd., S. 124).

Design hat durch seine breite Diversifizierung und Technologisierung eine hohe Zugänglichkeit auch für Nicht-Designer:innen erfahren, ist damit als Prozess demokratisiert und in viele Lebens- und Arbeitsprozesse integriert worden (Wagner 2015, S. 37).

Design Thinking

Design Thinking ist die wohl bekannteste Prozessmethode des Designs. Es hat sich in zahlreichen Branchen und Organisationen etabliert – von Start-ups über mittelständische Unternehmen bis hin zu Großkonzernen. Es ist heutzutage ein zentrales Element in Programmen zur Geschäftsentwicklung und gilt als unverzichtbares Werkzeug für kreative Problemlösungsworkshops in verschiedenen Branchen (Thonet 2024, S. 251).

Design Thinking zeichnet sich durch eine starke Ausrichtung auf die Nutzer:innen (Userzentrierung) und die Lösung komplexer Probleme aus. Es folgt dem Credo der »Methode ›Ideen entwickeln, statt sie zu verschönern‹, um den Bedürfnissen und Wünschen der Menschen gerecht zu werden« (Brown 2008,

p. 3; Übers. d. Verf.). Bekannt wurden diese Haltung und der dazugehörige Gestaltungsprozess durch die Innovationsagentur IDEO und die Stanford d.school; auch der Einsatz in weltbekannten Unternehmen wie IBM, SAP, Google oder Airbnb machte die Methode populär (ebd., p. 6). Der Begriff Design Thinking war zwar nicht neu, wurde durch erfolgreiche Fallbeispiele aus der Wirtschaft aber so bekannt, dass die Methodik fortan auch in anderen Bereichen wie beispielsweise dem Finanz- oder Gesundheitssektor angewendet wurde (ebd.).

Design Thinking gliedert sich in folgende *sechs zentrale Phasen* (Thonet 2024, S. 253):

1) *Verstehen:* Ziel ist ein tiefgreifendes Verständnis der Bedürfnisse, Perspektiven und Herausforderungen der Nutzer:innen.
2) *Beobachten:* Identifikation der bewussten und unbewussten Bedürfnisse aller Nutzer:innen, Stakeholder:innen und von deren Umfeldern.
3) *Synthese:* Auf Basis der Erkenntnisse wird das Problem klar definiert und verdichtet.
4) *Ideengeneration:* Kreativität steht im Fokus, um eine Vielzahl von Ideen zu generieren, die anschließend priorisiert werden.
5) *Prototypen erstellen:* Ideen werden in greifbare Prototypen übersetzt, um diese frühzeitig zu testen und Feedback einzuholen.
6) *Testen:* Prototypen und Ideen werden geprüft, iterativ weiterentwickelt und optimiert.

Brown stellt die Wiederholung von Inspiration, Ideenentwicklung und Implementierung als zentralen Kreislauf des Design Thinking dar (Brown 2008, S. 12). Divergentes Denken – zur Generierung möglichst vieler Ideen – wird mit konvergentem Denken, das die Auswahl und Weiterentwicklung der besten Ansätze durch Prototyping und Feedbackschleifen ermöglicht, kombiniert (Brown 2009, p. 7).

Die Interaktion mit Materialien, die Veränderung von Form und Funktion durch den physischen Umgang mit ihnen hilft dabei, Entscheidungen zu treffen und den kreativen Denkprozess weiterzuführen (Kumar, pp. 286 ff.). Die erforderliche Kreativität kann gefördert (besser: wiederentdeckt) werden, indem die Angst vor dem unbekannten Chaos, vor Beurteilung, vor dem ersten Schritt und vor Kontrollverlust überwunden wird. Dies alles kann trainiert werden, wenn das Gesetz der kleinen Schritte verfolgt wird. Unsicherheit wird zudem direkt in den Design-Thinking-Prozess integriert, und Unklarheiten werden nicht als Hindernis, sondern als Chance und Teil des kreativen Prozesses verstanden und genutzt (Kelley a. Kelley 2012, pp. 143 ff.).

Die Zukunft des Designs

Um der wachsenden Rolle des Designs zur Gestaltung der Gesellschaft (Abschn. 6.2) gerecht werden zu können, sind neue Prozessmethoden aus der Design- und Zukunftsforschung entstanden mit dem Ziel, verschiedene Zukunftsszenarien diskutier- und verhandelbar zu machen und Antworten auf sehr komplexe Fragestellungen zu finden, die heute aufgrund fehlender Kenntnis der tatsächlich zu erwartenden Entwicklungen kaum zu beantworten sind. Ein Beispiel dafür ist *Design Futuring*. Groß und Mandir beschreiben drei Phasen bzw. Schritte (Groß u. Mandir 2024, S. 15):

1) *Exploration* von Mustern und Trends
2) *Zukunftsbilder* generieren, aus dem vorhandenen Material denkbare Zukünfte imaginieren und sich in diese hineinversetzen, um die möglichen Szenarien begreifbar zu machen
3) *Strategie:* eine Brücke von einer als relevant bewerteten Zukunft zurück in die Gegenwart schlagen, um die für diese Zukunft notwendigen strategischen Weichen zu beschreiben und einen konkreten Plan zu erarbeiten

19.4.2.2 Prozessverständnis im Coaching

Coaching wird als Prozess verstanden, und zwar nicht als bloße Abfolge von Schritten, sondern als dynamischer, kontinuierlicher und reflexiver Weg zur persönlichen und beruflichen Entwicklung (Rohr 2024, S. 74 f.). Auch wenn jedes Coaching unterschiedlich abläuft, ist es hilfreich, den Prozess in seiner Struktur zu erkennen, als Ermöglichung, Fortschritte zu erkennen, sich ggf. wieder neu auszurichten und individuellen Gegebenheiten anzupassen.

Es gibt verschiedene Leitfäden und Modelle, die alle mindestens drei Phasen beschreiben: eine Vorphase, das eigentliche Coaching mit Interventionen unter Einsatz von Methoden und eine Abschlussphase (Rauen u. Steinhübel 2001, o. S.). Beispielhaft wird zur weiteren Erläuterung der Prozessinhalte im Coaching das *COACH-Modell nach Rauen* erwähnt, das als Orientierungshilfe für den Gesamtprozess sowie für einzelne Sitzungen dienen kann. Es gliedert deren Ablauf in fünf aufeinanderfolgende Phasen: Come together, Orientierung, Analyse, Change, Harbour (ausführlich in Abschn. 8.3.1 und Abb. 8.1).

Coaches fungieren als Expert:innen für den Coachingprozess und übernehmen in diesem Bereich die Verantwortung. Coachees hingegen treten als Expert:innen für ihre Anliegen in den Prozess ein und übernehmen die Verantwortung für die Lösung und das Erreichen des Zieles (Rohr 2024, S. 71). Das Coaching selbst folgt einem strukturierten Ablauf, die eingesetzten Methoden und Techniken werden jedoch von Coaches je nach den Bedürfnissen der Coachees und der Art ihres Anliegens individuell kombiniert, sodass eine große Flexibilität den Prozess bestimmt, die immer wieder neu justiert werden muss.

19.4.2.3 Fazit: Schnittstellen und Unterschiede bezüglich des Prozessverständnisses

Coaching und Design verfolgen beide einen prozessorientierten Ansatz, der auf iterative Anpassung und kontinuierliche Weiterentwicklung setzt, unterscheiden sich jedoch in ihren Zielsetzungen und Ergebnissen:

- Beim *Coaching* steht die individuelle Entwicklung von Menschen im Vordergrund. Der Prozess ist offen und wird flexibel an die persönlichen Bedürfnisse der Coachees angepasst. Hier geht es um die Förderung von Selbstreflexion, emotionaler und kommunikativer Kompetenz, die sich dynamisch entfaltet.
- Im Gegensatz dazu folgt *Design* methodischen Prozessen, die in einem greifbaren Endprodukt münden. Dabei werden Produkte, Dienstleistungen oder Konzepte so gestaltet, dass sie die Bedürfnisse von Nutzer:innen bestmöglich erfüllen. Die Ergebnisse des Designprozesses sind physisch, visuell oder als Service bzw. weiterer Prozess erfahrbar und bilden konkrete Lösungen, die messbar und reproduzierbar sind.

Trotz dieser Unterschiede beruht der Erfolg jeweils auf einer nichtlinearen, iterativen Herangehensweise, die Raum für Reflexion, Feedback und stetige Verbesserung lässt. Beide Prozesse starten mit dem Erfassen der Ausgangslage, integrieren verschiedene Perspektiven und nutzen iterative Rückkopplungen, um den Prozess stetig zu verfeinern. Zudem wird in beiden Fällen *Kreativität* als wesentlicher Motor der Entwicklung angesehen – im Design (insbesondere im Design Thinking) zur Generierung innovativer Lösungen, im Coaching zur Entfaltung individueller Potenziale. Der Bau von Prototypen bzw. die *Erprobung* neuer Verhaltensweisen sind in beiden Prozessen eine Art Test, um die erarbeiteten theoretischen Gedanken in die Realität zu transferieren und auszuprobieren, was funktioniert und was (noch) nicht.

Ein weiteres zentrales Element in beiden Prozessen ist es, *»Fehler« als Teil des Lern- und Erkenntnisprozesses* zu akzeptieren und als Chance zum Lernen und zur Weiterentwicklung wahrzunehmen (persönlich oder am Produkt). Ambivalenzen, Probleme und Fehler gelten nicht als Hindernisse, sondern als Ausgangspunkte für neue kreative Lösungen bzw. das konsequente Weiterverfolgen des Ziels im iterativen Prozess (Edmonson 2011, p. 123). Dies gilt auch im Coaching: Gunther Schmidt spricht zum Beispiel nicht von »Fehlern« oder Rückfällen, sondern von der Utilisation der »Botschaften« und von »kompetenten Erinnerungshelfern«, um unbewusstes Wissen für das Bewusstsein zu übersetzen, verstehbar und damit für die eigenen Ziele nutzbar zu machen (Schmidt 2024, S. 377).

Ein zukunftsfähiges Coachingprozessverständnis greift die Gemeinsamkeiten auf und ergänzt die wissenschaftliche Fundierung und Strukturklarheit der Coachingprozessforschung, um die Kreativität, Haltungskompetenz und Methodenvielfalt des Designs. So werden Verlässlichkeit und Anpassungsfähigkeit bestmöglich gewährleistet, um tiefgründig, wenngleich, wo nötig, pragmatisch agieren zu können.

Abbildung 19.3 visualisiert die Gemeinsamkeiten von Coaching- und Designprozessen anhand des Mandalas: linksseitig als geschlossenes Objekt für den Prozess im Design, der ein (be)nutzbares »Endprodukt« zum Ziel hat; rechtsseitig mit geöffneten Elementen als Abbild eines offenen Coachingprozesses, der nach Beendigung der Zusammenarbeit positiv nachwirkt und weitere Entwicklung anstößt

(Schattenwurf). Die iterativen Schleifen des Prozesses gelten für beide Prozesse und entsprechen den flexiblen Verbindungsstücken des Mandalas, die Interventionen und Methoden dessen Perlen.

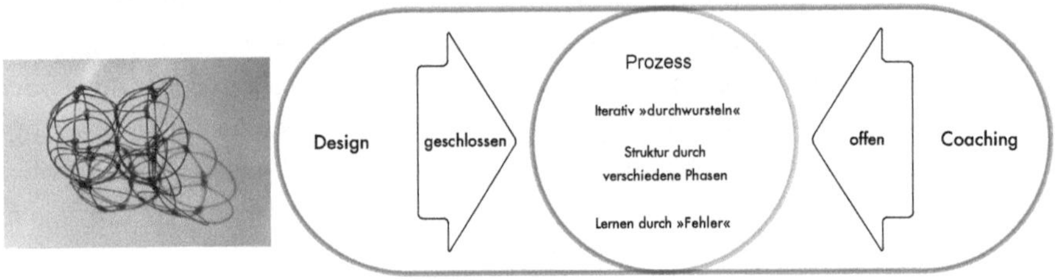

Abb. 19.3: Iterativer Prozess im Design (linke Hälfte) geschlossen, im Coaching (rechte Hälfte) offen

Praxisimpuls

Kreative Designprozesse wie Brainstorming oder Ideation, aber auch die Zusammenarbeit im Team können davon profitieren, dass neurobiologische Prinzipien berücksichtigt werden, z. B. durch die Förderung der Präsenz im Moment zur Zentrierung und Fokussierung auf die Aufgabe oder durch das gezielte Schaffen eines (Flow-)Zustands, in dem das Gehirn optimal arbeiten kann, um komplexe Gedanken und Gefühle greifbar zu machen.

Die Arbeit mit dem Unbewussten, einzeln oder als Gruppe, kann Zugang zu inneren Bildern schaffen, Ziele oder Herausforderungen darstellen helfen, Stress reduzieren und die kreative Reflexion anregen, z. B. durch Elemente aus der Hypnotherapie. In Designteams könnten solche Bilder als Prototypen ihrer Gefühle oder Argumente mit Materialien, Licht, Musik ebenso greifbar gemacht werden wie im Coaching, um Selbsterkenntnis und Gruppendynamik zu fördern und den Designprozess zu verbessern.

Auch körperorientierte Coachinginterventionen auf Grundlage der Embodimentforschung können eine wertvolle Ergänzung in Designprozessen darstellen, da der Körper eine zentrale Rolle bei der Wahrnehmung, Entscheidungsfindung und Problemlösung spielt. Körperorientierte Interventionen können genutzt werden, um die Kreativität zu fördern, emotionale Blockaden zu lösen und die Zusammenarbeit im Team zu stärken. Bewegung und das Einnehmen bestimmter Haltungen vermögen innere Prozesse und neuronale Netze zu aktivieren, um Blockaden zu lösen und neue Ideen zu generieren. Gleichzeitig können Ideen intuitiv »erprobt« werden, um Entscheidungsalternativen körperlich zu erkunden. Die Übungen können auch dazu beitragen, das Vertrauen innerhalb des Teams und seine Zusammenarbeit zu stärken.

Andererseits könnten etwa »Design Thinking« und »Design Futuring« spannende Methoden für Coaching sein, um die Gestaltung persönlicher Zukünfte methodisch und prozessual zu begleiten, was z. B. bei Anliegen, die mit Neuorientierung zu tun haben, hilfreiche Impulse geben kann. Das Gestalten der eigenen Zukunftslandschaft mit Modellbaumethoden aus der Architektur oder des eigenen Hauses mit Räumen, in denen z. B. das Selbstvertrauen wohnt, sind eine analoge Möglichkeit neben immersiven digitalen Techniken, die Designer:innen bereits einsetzen, z. B. um Benutzeroberflächen mit 3D-Brillen im virtuellen Raum zu testen oder Umgebungen zu erkunden.

19.4.3 Menschenbild und Haltung

19.4.3.1 Menschenbild und Haltung im Design

Im Design wird der Mensch als aktives, kreatives und interagierendes Wesen betrachtet – nicht als passiver Empfänger, sondern als aktiver Mitgestalter seiner Nutzungserfahrungen (Jonas 2012, S. 73; Sattler 2014, S. 85) Auch wenn künftige Nutzer:innen nicht unmittelbar in den eigentlichen Gestaltungsprozess involviert sind, richtet sich Design konsequent an deren Bedürfnisse und Erfahrungen. Das Verständnis für die Zielgruppe ist entscheidend und erfordert sowohl kreative als auch analytische Fähigkeiten (Janssen 2012, S. 50).

Kreativität wird hier nicht nur als künstlerische Fähigkeit verstanden, sondern vor allem als Kompetenz, durch unkonventionelle und experimentelle Herangehensweisen Lösungen zu entwickeln. Sie umfasst spielerische Ansätze wie die Arbeit mit Visualisierungen, Assoziationen, Metaphern, Improvisationen und anderen (körperlichen) Aktivitäten oder handwerklichen Herangehensweisen, um Denkblockaden zu überwinden und neue, ungewöhnliche Wege zu erkunden. In Designprozessen unterstützt Kreativität nicht nur die Ideengenerierung, sondern auch die praktische Umsetzung in Form von Prototypen oder Simulationen, die getestet und weiterentwickelt werden können, sowie den Umgang mit Techniken und Materialien.

Wie Wagner herausstellt, entsteht Design durch Denken, das bewusste und unbewusste Prozesse verarbeitet (Wagner 2015, S. 95):

> »Design richtet sich mit seinen Botschaften einerseits an den kognitiven Erfahrungsspeicher des Adressaten, mit dem Ziel dort als positive Erfahrung zurückzubleiben. Andererseits sind beim Designer und bei der Entwicklung von Design die besonderen kognitiven Fähigkeiten wie Kreativität und Imaginationskraft nötig, um ein Bild von etwas zu bekommen, was noch nicht existiert.«

Designprozessen liegen die individuellen Bedürfnisse, Wünsche und Verhaltensweisen der Menschen zugrunde. Sie tragen auf diese Weise dazu bei, die Lebensqualität der Menschen zu verbessern. Hierbei werden nicht nur physische Bedürfnisse berücksichtigt, sondern auch emotionale und soziale Aspekte des menschlichen Erlebens einbezogen (Sattler 2014, S. 85; Janssen 2012, S. 48). Im Design zielt Autonomie beispielsweise nicht nur auf die Mitgestaltung der Teammitglieder im Prozess ab, sondern auch auf die der späteren Nutzer:innen der Innovation. Beispielsweise kann inklusives Design Teilhabe an etwas ermöglichen, bei dem Menschen mit Einschränkung vorher ausgeschlossen waren. Zudem arbeiten Designer:innen mit weit mehr als nur den materiellen Eigenschaften von Artefakten. Sie beziehen auch die sozialen, kulturellen und psychologischen Dimensionen des Menschen mit ein, was eine fundierte Kenntnis biologischer, ergonomischer und soziologischer Aspekte erfordert (Foraita 2010, S. 44).

Ergänzt wird das Menschenbild im Design durch die *systemische Perspektive*, derzufolge der Mensch als subjektives Wesen in einem komplexen sozialen und kulturellen Kontext agiert. Designer:innen navigieren dabei zwischen unterschiedlichen Identitäten und Sichtweisen, um auf die individuellen Differenzen und Bedürfnisse der Nutzer:innen einzugehen. »Der Wechsel vom Denken in Identitäten zum Denken in Differenzen erlaubt es, mit der transitorischen Natur vermeintlich fixer Konzepte umzugehen« (Jonas 2006, S. 56). Eine empathische Haltung zählt neben integriertem Denken, Optimismus, Experimentierfreudigkeit und Kollaboration zu den Topeigenschaften eines »Design Thinkers« (Brown 2008, p. 4).

Auch im Design bilden also ein humanistisches und konstruktivistisches Menschenbild und eine empathische Herangehensweise die zentralen Grundlagen dafür, wie Designer:innen Produkte und Dienstleistungen konzipieren und gestalten.

19.4.3.2 Menschenbild und Haltung im Coaching

Rogers humanistisch geprägtes Menschenbild (Zimmermann 2011, S. 87) basiert auf zwei Grundkonzepten der Persönlichkeitstheorie:

- auf der Aktualisierungstendenz als grundlegendes Motiv menschlichen Handelns, auf »die lebenslange Entfaltung der Potenziale des einmaligen, ganzheitlich-unteilbaren, individuellen Menschen in Adaption an die Gegebenheiten der Umwelt« (Kriz 2021, S. 260)
- Gleichzeitig strebt der Mensch nach ebenso überlebenswichtiger Ordnung und entsprechenden Gewohnheiten und braucht diese als Gegenpol zu Entwicklung und Erneuerung für ein Leben in Balance

Wenn sie nicht ausbalanciert werden, können beide Tendenzen negative Auswirkungen haben (Kriz 2024, S. 329 f.).

Lernen und Entwicklung finden durch die aktive Auseinandersetzung mit der Umwelt und ständige Überprüfung bzw. Anpassung statt. Der *systemische Ansatz* beruht auf einem konstruktivistischen Menschenbild, wonach jeder Mensch eine eigene Sicht der Dinge hat und sich seine eigene Wirklichkeit konstruiert (Roth u. Ryba, S. 39; Abschn. 19.3).

Aus diesen Grundkonzepten und dem in Abschnitt 19.3 beschriebenen Coachingverständnis folgt, dass jeder Mensch als autonomes Wesen anzuerkennen ist, dem mit Respekt und Toleranz auf Augenhöhe wertfrei gegenüberzutreten ist. Der Mensch wird als ganzheitliches und vernetztes Wesen gesehen, dessen Verhalten und Wahrnehmung von seinen physischen, emotionalen, sozialen, kulturellen, spirituellen und historischen Kontexten geprägt ist. Die ständige Wechselwirkung seines inneren Erlebens, basierend auf seinen individuellen und unzähligen Erfahrungen, Überzeugungen und Interpretationen, mit den äußeren Systemen, in denen er sich bewegt, erzeugt permanent eine eigene subjektive Realität.

Zudem ist *Autonomie* ein wichtiger Faktor für die Stärkung der intrinsischen Motivation, also der Freude am Tun (Blickhan 2021, S. 163). Nur durch Tun (oder Lassen) ist das »große Ziel« Veränderung erreichbar.

Der Coachingbegriff weist interdisziplinäre Charakteristika in dem Sinne auf, dass Coaching im Kern als Zusammenwirken von Personen unterschiedlicher Disziplinen verstanden werden kann und die Haltung eine zentrale Rolle einnimmt (Lerch u. Weitzel 2024, S. 91 f.). Eine solche innere Grundeinstellung erfordert vor allem *Neugierde* auf Erkenntnisse über sich selbst und/oder den anderen. Neugier gehört also zu einer offenen und forschenden Haltung und ist der Schlüssel zu tiefem Verstehen und Lernen. Sie fördert die Bereitschaft, sowohl die eigenen Überzeugungen als auch die Bedürfnisse anderer aktiv zu erkunden.

In der Beratung von Individuen, Teams oder Organisationen sind Kontextsensibilität und das Erkennen von Unterschieden Grundlagen für das Entwickeln neuer Gedanken und innovativer Lösungsoptionen. Im Coaching hilft auch *Kreativität* dabei, Bedürfnisse zu erkunden, um die Ecke zu denken, Muster und Ordnungsgefüge zirkulär zu hinterfragen. Durch eine systemische Betrachtung (und kreatives Hinterfragen) können Beziehungen und Blockaden sichtbar gemacht und neue Sichtweisen gewonnen, Zusammenhänge und Dynamiken erkannt und Ambivalenzen (an)erkannt werden (Königswieser u. Hillebrand 2019, S. 35 ff.).

19.4.3.3 Schnittstellen zwischen Design und Coaching

Die Menschenbilder des Designs und des Coachings fußen auf einer humanistisch-konstruktivistischen Grundlage. Die Werte Neugierde, Kreativität und Autonomie verbinden Design und Coaching auf fundamentale Art und Weise. Sie wirken als Leitprinzipien, die die Prozesse in ihrer Tiefe und Wirksamkeit prägen.

Design und Coaching fokussieren beide auf die Bedürfnisse, Werte und Ziele der beteiligten Personen und nutzen Empathie als Schlüsselkompetenz, um Verständnis zu entwickeln. Beide Ansätze nehmen das Denken in Möglichkeiten anstelle von Einschränkungen in den Fokus und beziehen neben der Kognition Emotionen und neurobiologische Grundlagen ein.

Nennenswerte Unterschiede sind in Menschenbild und Haltung nicht erkennbar. Das blütenförmige Mandala in Abbildung 19.4 veranschaulicht die Haltung und das Menschenbild, das den Menschen als Individuum mit einer eigenen subjektiven Realität anerkennt. Diese Realität entsteht aus innerem Erleben und unterschiedlichen äußeren Einflüssen und formt sich stets neu. Die Blüte symbolisiert diese Vielfalt, sie kann aufgefächert und geöffnet und ihre Ebenen können empathisch erforscht werden. Dabei kann hinter vermeintlich offensichtlichen Schlussfolgerungen nach tieferliegenden Aspekten gesucht werden (Schattenwurf). Zentral ist ein stets respektvoller Umgang auf Augenhöhe zwischen allen Beteiligten.

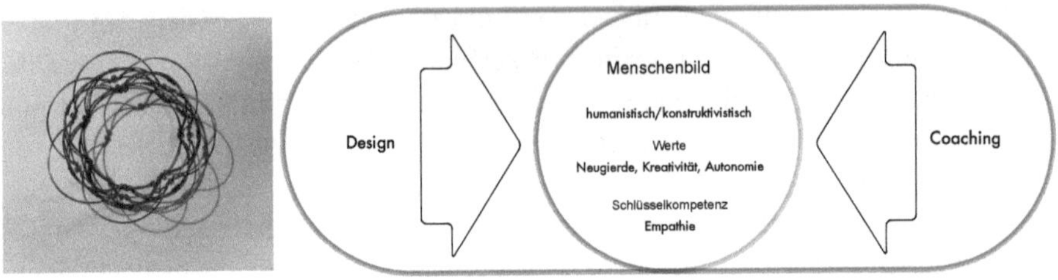

Abb. 19.4: Menschenbild und Haltung

Praxisimpuls
Coaching kann in Designprozessen helfen, persönliche oder gruppenspezifische Denkmuster und Vorurteile innerhalb von interdisziplinär und/oder interkulturell zusammengesetzten Designteams, wie von Teams generell, zu überwinden, was zu einem offeneren, kreativeren und produktiveren Arbeitsumfeld führen und die Kommunikation verbessern kann. Die Integration von Ansätzen und Methoden wie WEK-Ruf, Visualisierung durch das systemische Brett, Bodenanker und Ähnliches kann nicht nur die Weiterentwicklung von individuellen Fähigkeiten unterstützen sowie den Selbstwert und eine nachhaltige und werteorientierte Kollaboration fördern, sondern auch die Teamdynamik stärken, Spannungen und Konflikte abbauen und helfen, blinde Flecken zu erkennen. Designteams arbeiten in der Reflexion oft mit Restriktionen, z.B. die Beschränkung auf drei Farben bei einer Visualisierung, auf ein Material oder nur eine Form und Ähnliches. Die subjektive Wahrnehmung z.B. der eigenen Lebenssituation, Glaubenssätze oder sonstigen Narrative könnten bewusst bildhaft dekonstruiert und aus Einzelteilen visualisiert oder vertont oder Ähnliches neu zusammengesetzt werden.

19.5 Coachee-Centricity – Eine Synthese

Coaching und Design sind zwei Herangehensweisen, die auf unterschiedliche Weise Potenziale entfalten und gleichermaßen auf den Prozess der Transformation und Innovation ausgerichtet sind. Beide verfolgen das Ziel, bestehende Muster zu hinterfragen, gegebenenfalls aufzubrechen und durch Perspektivenreichtum und -wechsel Veränderung und Entwicklung zu ermöglichen – unter Berücksichtigung von Kontextsensitivität, Iteration, Interdisziplinarität und Methodenvielfalt. Tabelle 19.1 fasst die Ergebnisse der Gegenüberstellung von Design und Coaching anhand der drei untersuchten Kriterien zusammen.

Gemeinsam ist ihnen der konsequente Fokus auf den Menschen: Coaching stärkt Selbstreflexion, Selbstorganisation und Entscheidungsfähigkeit, während Design durch Gestaltung von Produkten, Interfaces oder Umgebungen Rahmenbedingungen schafft, die menschliches Handeln ermöglichen und erweitern.

Grundlegend für beide Ansätze ist das empathische und wertschätzende Verstehen-Wollen und Verstehen-Können des Menschen. Dieses Verstehen basiert auf der Fähigkeit, den Fokus auf die Bedürfnisse, *Werte und Perspektiven* der Menschen zu richten. Analog zur »User Centricity« bzw. »Human Centricity« (Nutzerzentrierung bzw. Menschzentrierung) in Designprozessen (Brown 2008, p. 20; Wagner 2015, S. 42) oder dem menschzentrierten bzw. Personzentrierten Ansatz nach Rogers kann somit von »Coachee-Centricity« gesprochen werden.

Daraus eröffnen sich spannendes Potenzial und eine neue Perspektive: Coachee-Centricity berücksichtigt Coaching- und Designansätze gleichermaßen, um sich wirkungsvoll zu entfalten. Eine Integration von Coaching und Design eröffnet vielfältige Impulse für die Weiterentwicklung von Coaching als Profession.

Coaching wird als prozessbezogene, professionelle Begleitung im Kontext von Bildung, Beruf und Beschäftigung verstanden, die sich auf ein inter- und transdisziplinäres, konstruktivistisches und wissenschaftlich fundiertes Fundament stützt. Dieses Verständnis fordert eine bewusste Öffnung gegenüber angrenzenden Disziplinen. Die gezielte Integration von Wissen und Methodologie aus dem Design eröffnet neue methodische und konzeptionelle Spielräume für Coachingprozesse und stärkt die Anschlussfähigkeit an unterschiedliche Transformationsdiskurse.

Kriterium	Design	Gemeinsamkeit (Schnittmenge)	Coaching
Forschungsgegenstand und Ziele	Gestaltung von Artefakten oder anderen Produkten für den Menschen (indirekt)	der Mensch »Passung« in Umwelt/Systeme/Kontexte	Individuum oder Gruppen, Förderung von Selbstreflexion, Entscheidungsfähigkeit und Handlungskompetenz Wirkkriterien des »Zwischenraums«
Prozessverständnis	geschlossener Prozess mit »Endprodukt« iterativer Gestaltungsprozess mit Phasen wie Research, Ideation, Prototyping, Test, Umsetzung	Struktur mit verschiedenen Phasen, die flexibel und wiederholbar sind und mit verschiedenen Methoden und Interventionen umgesetzt werden	offener Prozess individueller, dynamischer Entwicklungsprozess, meist in mehreren Phasen (z. B. Auftragsklärung, Exploration, Intervention, Evaluation)
Menschenbild und Haltung	kreative und empathische Exploration der Bedürfnisse für Mehrwert und Verbesserung der Lebensqualität der Nutzer:innen und unter Anerkennung als aktive Wesen in komplexen soziologischen und kulturellen Kontexten	Kreativität, Neugierde, Autonomie als entscheidende Faktoren auf Basis eines humanistischen und konstruktivistischen Menschenbildes Anerkennung des Mehrwerts durch Interdisziplinarität	Aktualisierungstendenz und gleichzeitige Notwendigkeit von Ordnung werden ebenso anerkannt und wertgeschätzt wie die permanente Erzeugung einer eigenen subjektiven Realität durch individuelles inneres Erleben und Einwirkungen von außen

Tab. 19.1: Gegenüberstellung von Coaching und Design anhand der Kriterien Forschungsgegenstand und Ziele, Prozessverständnis sowie Menschenbild und Haltung

Professionelles Coaching berücksichtigt soziale, gesellschaftliche, institutionelle, ökonomische und ethische Rahmenbedingungen. Diese systemische Kontextsensibilität stellt eine zentrale Verbindung zum Design dar, das in ähnlicher Weise mit komplexen Systemzusammenhängen arbeitet.

Die Betonung eines methodenpluralen Vorgehens sowie die regelmäßige Evaluation stellen zentrale Elemente einer professionellen Coachinghaltung dar. Diese Prinzipien korrespondieren mit den iterativen, explorativen und userzentrierten Methoden des Designprozesses.

Als wichtige Impulse ergeben sich:

- *Einführung von Designmethoden in Coachingprozesse:* Explorative Methoden aus dem Design können die Orientierungs- und Visionsarbeit im Coaching bereichern. Besonders bei Fragen der Neuorientierung bieten sie ein erweitertes Instrumentarium zur Analyse von Bedürfnissen und Kontexten.
- *kreative und körperorientierte Formate zur Potenzialentfaltung:* Ansätze aus dem Embodiment und neurobiologische Erkenntnisse, wie sie im Coaching bereits Anwendung finden, lassen sich nutzen, um kreative Blockaden in Designprozessen zu lösen und Teamarbeit zu optimieren. Umgekehrt können visuelle und haptische Elemente aus dem Design helfen, innere Zustände im Coaching zu externalisieren und zu reflektieren.
- *Vermeidung der Problemtrance:* Designprozesse sind zunächst stark problemzentriert, während Coaching gezielter auf Ressourcen- und Zielorientierung setzt. Die Integration beider Herangehensweisen kann helfen, Designprozesse lösungsfokussierter zu gestalten und Coachingprozesse mit strukturierten Analysewerkzeugen anzureichern.
- *Integration von (Reflexions-)Methoden aus dem Coaching in Designteams,* beispielsweise zirkulärer Fragen oder des »WEK-Rufes«, können dazu beitragen, implizite Denk- und Handlungsmuster in Designteams bewusst zu machen. Dies stärkt die Reflexionsfähigkeit und Teamdynamik in kollaborativen Prozessen und eine gesunde Streitbarkeit für das Herausarbeiten des besseren Arguments.
- *Menschzentrierung im doppelten Sinne:* Design und Coaching stellen Menschen in den Mittelpunkt – im Design als Nutzer:innen, im Coaching als Coachees. Die bewusste Verschränkung dieser Perspektiven ermöglicht tiefgreifendere Designprozesse, die nicht nur funktional, sondern auch emotional und sozial wirksam sind. Interessant für weitere Untersuchungen erscheint auch die Kombination der Rolle als Teamleitung in Designteams (und damit als Coach des Teams), die selbst gecoacht wird (somit Coachee ist), wodurch der Blick auf Coachees im Design nicht nur Nutzer:innen der Designentwicklungen betreffen kann, sondern die Designer:innen selbst.
- *Fehlerfreundlichkeit und iteratives Lernen als gemeinsame Basis:* Design und Coaching verstehen Fehler nicht als Scheitern, sondern als Chance zur Wei-

terentwicklung. Dieses Verständnis fördert eine offene Lernkultur, die sowohl im individuellen als auch im organisationalen Kontext Innovationen begünstigt.

Coachee-Centricity stellt die individuellen Bedürfnisse, Werte und Entwicklungspotenziale des Menschen konsequent in den Mittelpunkt und vereint dabei die Stärken beider Felder:

- Design liefert strukturierte Methoden zur Problemanalyse, Ideengenerierung, Problemerkundung und Lösungsgestaltung.
- Coaching bringt prozessuale Tiefe, Selbstreflexion und Beziehungskompetenz in den Entwicklungsprozess ein.

Coachee-Centricity begreift Coaching und Design gleichermaßen als gestaltendes und begleitendes Werkzeug – interaktiv, iterativ, menschenzentriert und co-kreativ und steht für einen Paradigmenwechsel: Coaching wird nicht allein als dialogische Begleitung verstanden, sondern als gestaltender Möglichkeitsraum. In Verbindung mit dem Designdenken entsteht ein co-kreatives Zusammenspiel, das der wachsenden Komplexität unserer Gegenwart mit Empathie, Struktur und Innovationskraft begegnet.

Für Coaching als Profession eröffnet diese Perspektive neue Wege – mit einem erweiterten methodischen Wissen und einer systematischen und kreativen Erkundung von Handlungs- und Lösungsoptionen. Sie lädt ein, den Blick über die disziplinären Grenzen hinaus zu richten und das eigene Handeln neu zu verorten: in einem flexiblen Mandala aus Coaching und Design, bestehend aus stabilen und veränderlichen Elementen, das sich kontextsensitiv an individuelle, organisationale und gesellschaftliche Herausforderungen anpassen lässt.

Literatur

Blickhan, D. (2021): Positive Psychologie im Coaching. Von der Lösungs- zur Wachstumsorientierung. Paderborn (Junfermann).

Breuer, G. u. F. Kosok (o.J.): Magazin – Der Design Diskurs im DDC. Verfügbar unter: https://www.ddc.de/de/magazin/design-diskurs.php [22.12.2024].

Brown, T. (2008): Design Thinking. *Harvard Business Review* 86 (6): 84. Verfügbar unter: https://designthinkingmeite.web.unc.edu/wp-content/uploads/sites/22337/2020/02/Tim-Brown-Design-Thinking.pdf [11.12.2025]. Nachgedruckt in: Harvard Business Review Press (ed.) (2020): HBR's 10 Must-Reads On Design Thinking. Boston, Mass. (Harvard Business Review Press), pp. 1–21.

Brown, T. (2009): Change by design. How Design Thinking creates new alternatives for business and society. New York (Harper Business).

Deutscher Designtag (2023): Vorschlag einer Design Policy für Deutschland (Grundsatzpapier). Verfügbar unter: https://designtag.org/positionen-projekte/vorschlag-einer-design-policy-fuer-deutschland [27.02.2025].

Edmondson, A. (2011): Strategies for learning from failure. *Harvard Business Review* 89 (4): 48–55. Nachgedruckt in: Harvard Business Review Press (ed.) (2020): HBR's 10 Must-Reads On Design Thinking. Boston, Mass. (Harvard Business Review), pp. 109–124.

Foraita, S. (2010): Designwissenschaft ist elementar. In: F. Romero-Tejedor u. W. Jonas (Hrsg.): Positionen zur Designwissenschaft. Kassel (Kassel University Press), S. 42–46.

Groß, B. u. E. Mandir (2024): Zukünfte gestalten. Spekulation, Kritik, Innovation. Mainz (Schmidt), 2. Aufl.

Janssen, D. (2012): Entwicklung und Erprobung von User-Interfaces mittels Processing und Arduino. In: Präsident der Fachhochschule Lübeck (Hrsg.): Öffnungszeiten. Papiere zur Designwissenschaft 26/2012. Ars Magna – Design als Problemlöser. Kassel (Kassel University Press), S. 44–55.

Jonas, W. (2006): Mind the gap! – Über Wissen und Nichtwissen im Design. Oder: Es gibt nichts Theoretischeres als eine gute Praxis. In: F. Thissen (Hrsg.): Theorie, Methodik, Praxis. München/Oldenbourg (Wissenschaftsverlag), S. 47–70. DOI: https://doi.org/10.1524/9783486593433.47.

Jonas, W. (2010): Designwissenschaft als Netz von Theorien und Akteuren. In: Romero-Tejedor, F. u. W. Jonas (Hrsg.): Positionen zur Designwissenschaft. Kassel (Kassel University Press), S. 79–85.

Jonas, W. (2012): »Design Thinking« als »General problem Solver« – der große Bluff? In: Präsident der Fachhochschule Lübeck (Hrsg.): Öffnungszeiten. Papiere zur Designwissenschaft 26. Ars Magna – Design als Problemlöser. Kassel (Kassel University Press), S. 68–77. Verfügbar unter: https://www.uni-kassel.de/upress/online/OpenAccess/1613-5881_001.OpenAccess.pdf [21.01.2026].

Kelley, T. a. D. Kelley (2012): Reclaim your creative confidence. *Harvard Business Review* 90 (12): 115–118. Nachgedruckt in: Harvard Business Review Press (ed.) (2020): HBR's 10 Must-Reads On Design Thinking. Boston, Mass. (Harvard Business Review Press), pp. 143–152.

Königswieser, R. u. M. Hillebrand (2019): Einführung in die systemische Organisationsberatung. Heidelberg (Carl-Auer), 10. Aufl., 11. Aufl. 2023.

Kriz, J. (2021): Aktualisierungstendenz und Selbstaktualisierung. In: B. Strauß, M. Galliker, M. Linden u. J. Schweitzer (Hrsg.): Ideengeschichte der Psychotherapieverfahren. Theorien, Konzepte Methoden. Stuttgart (Kohlhammer), S. 260–265.

Kriz, J. (2024): Impulse aus der Personzentrierten Systemtheorie – »Angemessene Verstörung« als Essential für Wandlungsprozesse im Coaching. In: M. Zimmermann (Hrsg.): Coaching – zum Wachstum inspirieren. Ein interdisziplinäres, integratives Handbuch. Heidelberg (Carl-Auer), S. 307–331.

Kumar, V. (2013): 101 Design Methods: A structured approach for driving innovation in your organization. New Jersey (Wiley).

Lerch, S. u. H. Weitzel (2024): Interdisziplinarität als notwendige Grundhaltung im Coaching? In: M. Zimmermann (Hrsg.): Coaching – zum Wachstum inspirieren. Ein interdisziplinäres, integratives Handbuch. Heidelberg (Carl-Auer), S. 79–93.

Mücke, K. (2001): Probleme sind Lösungen. Systemische Beratung und Psychotherapie – ein pragmatischer Ansatz – Lehr- und Lernbuch. Berlin (Ökosysteme-Verlag), 2. Aufl., 5. Aufl. 2019.

Park, J. H. (2010): Theoretisches Design. Gestaltung jenseits der Objekte. In: F. Romero-Tejedor u. W. Jonas (Hrsg.): Positionen zur Designwissenschaft. Kassel (Kassel University Press), S. 95–99.

Rauen, C. u. A. Steinhübel (2001): COACH-Modell. Strukturmodell des Coachings. Verfügbar unter: https://www.rauen.de/coaching-report/coaching-ablauf/coach-modell.html [11.12.2025].

Rodgers, P. a. C. Bremner (2017): The concept of the design discipline. *Dialectic* 1 (1): 19–38. DOI: https://doi.org/10.3998/dialectic.14932326.0001.104 [11.12.2025].

Rohr, D. (2024): Coaching als eine Form der Beratung. In: M. Zimmermann (Hrsg.): Coaching – zum Wachstum inspirieren. Ein interdisziplinäres, integratives Handbuch. Heidelberg (Carl-Auer), S. 65–78.

Romero-Tejedor, F. (2012): Ars Magna. Über Kombinatorik und Geschmack im Design. In: Präsident der Fachhochschule Lübeck (Hrsg.): Öffnungszeiten. Papiere zur Designwissenschaft 26. Ars Magna – Design als Problemlöser. Kassel (Kassel University Press), S. 31–38.

Roth, G. u. A. Ryba (2018): Coaching, Beratung und Gehirn. Neurobiologische Grundlagen wirksamer Veränderungskonzepte. Stuttgart (Klett-Cotta), 3. Aufl.

Sattler, W. (2014), Quo vadis Design? Ist Bedeutung wichtiger als Funktion? Design gibt den Dingen Sinn, es macht Dinge verständlich. In: iF Industrie Forum Design e. V. (Hrsg.): Quo vadis Design. 4 Thesen. Hannover (iF Design Media), S. 72–91.

Schmidt, G. (2024): Coaching als kooperative Konstruktion von Lösungswirklichkeiten für einzigartige Menschen in einzigartigen Kontexten – Hypnosystemische Coachingkonzepte. In: M. Zimmermann (Hrsg.): Coaching – zum Wachstum inspirieren. Heidelberg (Carl-Auer), S. 362–394.

Spitz, R. (2021): Designing Design Education. Zur Zukunft der Designlehre. (Hrsg.: IF Design Foundation.) Stuttgart (avedition).

Stephan, P. (2015): Schöner Wissen – Design für die »trading zones of knowledge«. In: Präsidentin der Fachhochschule Lübeck (Hrsg.): Design & Research (Öffnungszeiten. Papiere zur Designwissenschaft, Bd. 29). Kassel (Kassel University Press), S. 29–39. Verfügbar unter: https://www.researchgate.net/publication/301623984_Schoner_Wissen_-_Design_fur_die_trading_zones_of_knowledge [11.12.2025].

Storch, M., B. Cantieni, G. Hüther u. W. Tschacher (2006): Embodiment. Die Wechselwirkung von Körper und Psyche verstehen und nutzen. Bern (Hogrefe), 4. Aufl. 2022.

Torri, S., V. Rodriguez Schon a. M. Celi (2025): Enhancing Futures Driven Design Education Through Moodboards. *Journal of Futures Studies* 30 (2): 95-111. DOI: 10.6531/JFS.202512_30(2).0008.

Thonet, C. (2024): Agiler Coach. Skills und Tools. Kompetenzsammlung für die Team- und Mitarbeiterentwicklung auf dem Weg zur agilen Transformation. Bonn (managerSeminare).

Vossenkuhl, W. (2014): Einleitung: Wo stehen wir heute und was können wir tun? In: iF Industrie Forum Design e. V. (Hrsg.): Quo vadis Design. 4 Thesen. Hannover (iF Design Media), S. 9–16.

Wagner, F. (2015): The Value of Design. Wirkung und Wert von Design im 21. Jahrhundert. Mainz (Schmidt).

Zimmermann, M. (2011): Naturwissenschaftliche Bildung im Kindergarten. Eine integrative Längsschnittstudie zur Kompetenzentwicklung von Erzieherinnen. Berlin (Logos).

Zimmermann, M. (2023): Coaching – zum Wachstum inspirieren. Ein Plädoyer für eine neue, Generationen übergreifende Unternehmenskultur. *PT-Magazin für Wirtschaft und Gesellschaft*. 15.09.2023. Verfügbar unter: https://www.pt-magazin.de/de/specials/dienstleistungen/coaching-und-führung-–-zum-wachstum-inspirieren_llwfotou.html [11.12.2025].

Zimmermann, M. (Hrsg.) (2024a): Coaching – zum Wachstum inspirieren. Ein interdisziplinäres, integratives Handbuch. Heidelberg (Carl-Auer).

Zimmermann, M. (2024b): Perspektivenwechsel. Der Hypnosystemische Ansatz. Ein Gespräch mit Gunther Schmidt. 15. Januar 2024. Verfügbar unter: https://coaching-zentrum-zimmermann.de/perspektivenwechsel-der-hypnosystemische-ansatz/ [11.12.2025].

Zimmermann, M. u. A. Niggemeier (2024): Was ist Coaching? – Ein Vorverständnis aus nationaler und internationaler Perspektive, in: M. Zimmermann (Hrsg.): Coaching – zum Wachstum inspirieren. Ein interdisziplinäres, integratives Handbuch. Heidelberg (Carl-Auer), S. 36–64.

20 Lernen und Coachen in Organisationen – Mit oder ohne, wegen oder gegen KI[75]

Thorsten Veith

20.1 Ideen zur Integration von KI als Lernpartnerin

Die rasante Entwicklung von künstlicher Intelligenz und insbesondere großen Sprachmodellen verändert nicht nur den Alltag, sondern eröffnet neue Perspektiven für Lernen und Coaching. Diese Modelle verarbeiten immense Datenmengen und erzeugen qualitativ hochwertige Ergebnisse. Doch wie in jedem Dialog hängt die Qualität sowohl von den Fähigkeiten der KI als auch von der Kompetenz der Nutzer:innen ab.

Im Feld von Lernen und Beratung[76] stellt sich die Frage, wie KI sinnvoll integriert werden kann, um Lernprozesse und Interventionen zu unterstützen sowie Innovationen zu fördern, ohne die humanistische Basis zu verlieren. Diese Form der Integration erfordert nicht nur technologische Funktionalität, sondern auch systemisches Denken, unternehmerischen Geist, Experimentierfreude, Entwicklungs- und Innovationskompetenz sowie ein Bewusstsein für die impliziten lernkulturellen Fragestellungen. Welche neuen Perspektiven entstehen dadurch für Bildung und Beratung, für Tiefgang und Qualität sowie für das Zusammenspiel von Mensch und Maschine?

Diesen Fragen widmet sich dieses Kapitel – und lädt ein zu einer systemischen Reflexion im Zeitalter der KI.

75 Der Titel ist inspiriert von der Jahresveranstaltung OrgSpace der »gesellschaft für organisation e. V.« (gfo) im November 2024 (https://gfo-web.de/veranstaltungen/meet/290-orgspace-2024-die-jahresveranstaltung-der-gfo [15.12.2025]).

76 Wenn in diesem Beitrag von Coaching und Beratung gesprochen wird, ist Coaching als eine Form der Beratung zu verstehen: »Coaching ist eine Form der Beratung von Personen« (Schmid 2004, S. 176; auch S. 154 ff.).

20.2 Einordnungen von KI im Feld von Organisationsentwicklung, Transformation, Beratung, Coaching und Lernen

20.2.1 Sequenzierung von Coaching- und Beratungsleistungen

Künstliche Intelligenz macht vor keinem Bereich und keiner Branche halt. Es ist klar, dass sich auch der Coachingmarkt, der Markt von Organisations- und Personalentwicklung sowie Transformationsbegleitung, von Training und Beratung sowie die Aufgaben und Funktionen von Führung verändern werden.

Es wird in naher Zukunft zu einer Sequenzierung der Coaching- und Beratungsdienstleistungen kommen: KI-Bots werden die »einfachen«, niedrigschwelligen, erstorientierenden Beratungen übernehmen. Man kann heute schon beschreiben, dass sich das Vertrauensverhältnis zwischen Mensch und Maschine verändert: Welche Fragestellungen vertraut man lieber einer Maschine an, als sie direkt mit einem Menschen zu besprechen (Koska et al. 2024)?

Auf der anderen Seite wird es für hochwertige, anspruchsvolle Vorhaben, Fragen und Herausforderungen mit hoher sozialer Komplexität, insbesondere im Mehr- oder Vielpersonensetting, erfahrene Coaches und Berater:innen mit KI-Nutzungserfahrung brauchen: in der Organisationsentwicklung, in umfassenden Change- und Transformationsprozessen (auch in KI-Projekten selbst, die häufig nicht nur technologisch, sondern als Veränderungsprozess anspruchsvoll sind, der es eine Change-Begleitung braucht), für Strategiearbeit im Ökosystem der Organisation, im Umgang mit Krisen und Konflikten und in besonders anspruchsvollen Coachingsettings.

Warum? Weil in all diesen Bereichen und Settings die wesentliche Seite von Intuition, von bewussten Werten und wertorientiertem Handeln, von Motiven und Moral, von emotionaler Intelligenz und Urteilsfähigkeit und vor allem von Verantwortung und Verantwortungsübernahme bei uns Menschen bleiben wird. Diese kann eine KI weder ersetzen noch übernehmen. Aber das Beratungs- und Führungsfeld sowie die Aufgaben- und Rollenverteilung werden sich verändern und verschieben. Diese Felder werden neu vermessen und im Zusammenspiel von Mensch und Maschine neu ausgerichtet, indem die Anforderungen an menschlich-persönliche Handlungen und Haltungen steigen. Die Unentbehrlichkeit des Menschen bleibt, aber auf einem Niveau, das uns allen erhebliche Bildungs-, Entwicklungs- und Professionalisierungsanstrengungen abverlangen wird, weil KI immer weiter in »unser« Feld hineinrückt. Augenhöhe mit KI gibt es also nicht per »evolutionärer Freikarte«, sondern wir müssen uns der KI immer wieder neu stellen (Schmid 2024).

20.2.2 Überhöhung von KI vs. seelische Qualität

Die seelische Dimension von Fragen und Herausforderungen in Organisationen, bei Veränderungen und Neupositionierung von Teams oder ganzen Bereichen durch Wachstum oder Krise dürfen nicht dem Hype und der Euphorie für Technik und Technologie und insbesondere KI zum Opfer fallen. Dafür steht die Profession von Beratung mit einem Menschenbild und der Orientierung an humanem Wirtschaften (Schmid 2012).

Viele Professionals kennen solche Phänomene aus Workshops, in welchen viel zu viel Technik eingesetzt wird. Das lenkt vom Wesentlichen ab und lässt Menschen nicht in einen wesentlichen Dialog finden. Dabei suchen Menschen möglicherweise in der Situation genau das: sich wesentlich persönlich zu begegnen. Es geht um die *Kunst der passenden Balance zwischen Technologie und KI-Interventionen einerseits und professionellem Handwerk und der Haltung andererseits.* Und es geht darum, zu differenzieren und in professionelle Interventionen integrativ, das heißt zueinander passend, zu übersetzen.

Der Überhöhung von KI steht gerade bei komplexen sozialen Themen die Haltung einer Differenzierungskompetenz als Führungsverantwortliche und Berater:innen gegenüber, nämlich genau zu unterscheiden: Wann brauche ich mehr von jenem, wann brauche ich mehr von diesem. Diese »Integrationsverantwortung« (Schmid 2015) liegt sehr deutlich bei uns. Daher gilt die Botschaft, den Fokus kontextangemessen auf das Wesentliche und auf den wesentlichen Dialog durch Begegnung zu legen, dort, wo Menschen genau dieses suchen, und gleichzeitig andere Kontexte durch KI anzureichern und der KI zu überlassen.

20.2.3 Erfahrungslernen, Sharing und »Open Educational Resources«

20.2.3.1 Lernressourcen

Für Perspektivenvielfalt und Interdisziplinarität ist neben dem Lernen im Dialog mit Lernpartner:innen der Zugang zu unterschiedlichen Wissens- und Lernressourcen entscheidend. Die größten Hebel und Chancen in Verbindung mit KI liegen in der *Zugänglichkeit vorhandenen Wissens*, in »Open Educational Resources«, also frei nutzbaren und frei zugänglichen Lehr- und Lernmaterialien, und der *Philosophie von Open Source* (wie der isb campus, der diese Philosophie verkörpert)[77]. Es liegen so unglaublich viele kluge Konzepte, Artikel und Texte in Bibliotheken und Archiven. Texte, die jahrzehntealt sind und immer noch einen sehr hohen Gehalt haben und in der Substanz zeitgemäß sind, die aber selten ohne Weiteres

77 Open-Source-Onlinebibliothek für Teilnehmende an isb-Weiterbildungen: https://www.isb-w.eu/campus/de/ [15.12.2025].

gelesen werden. Wir haben hier über KI große und vielfältige Möglichkeiten, einen komplett anderen, leichtgängigen Zugang zu diesem Wissen zu bieten und anzunehmen.

20.2.3.2 Erfahrungslernen und Sharing

Diese Entwicklungen stellen enorme Chancen für Lernen, für Lernkultur, für eine Austauschkultur und für das Nutzbarmachen von Wissen dar. Es braucht nach wie vor integrativ-durchdachte didaktische Formen in der Bildungsarbeit, in der Personalentwicklung, im Zugänglichmachen von Wissen, denn Wissen ist nicht gleich Kompetenz. Ich kann wissen, was eine gute Auftragsklärung ist. Ob ich die mir bekannten Schritte anwenden kann mit einem komplexen Auftraggebersystem, ist eine andere Frage. Aber ich habe die Möglichkeit, mir mittels KI Wissen darüber anzueignen oder zur Verfügung stellen zu lassen.

Lernen durch Überlieferungen ist ein hohes (Lern-)Kulturgut und eine der wesentlichen Botschaften im KI-Zeitalter (Göhlich, Wulf u. Zirfas 2014). Diese Chancen, den Zugang zu Wissen und damit den Lernprozess, gilt es zu kombinieren mit Raum und Zeit für die *Reifung von Menschen und Persönlichkeiten in professionellen Rollen und in Führungs- und Beratungsaufgaben*. Auch und insbesondere beim Umgang mit KI braucht es einen Raum, miteinander, voneinander zu lernen, weil alles völlig neu ist – für uns alle. Es ist ein komplett experimenteller Ansatz des Arbeitens und Lernens mithilfe von KI, und für diesen brauchen wir umso mehr den Raum, voneinander und miteinander zu lernen. Gruppen von Mitarbeitenden und Führungsverantwortlichen bringen sehr unterschiedliche Erfahrungen, Reifegrade und Voraussetzungen mit, wie zu vielen anderen Entwicklungen und in Gruppen anderer Gesellschaftsbereiche auch. Es macht somit umso mehr Sinn, Vernetzungs-, Sharing- und eben Lernräume anzubieten, da wir alle Lernende sind und bleiben.

Praxisbeispiel aus der Weiterbildungsarbeit

Wie kann Menschen mit weniger Beratungserfahrung, die vielleicht eine größere Affinität zu Technologie mitbringen, ein Lernweg angeboten werden, der Zeit und Raum für die o.g. Reifung möglich macht? Umgekehrt gilt dies gleichermaßen: Wie können beratungserfahrene Professionals über Formen des Lernens und eine Lernkultur Zugang zur KI-Nutzung finden, den sie bislang noch nicht entwickelt haben? Hier schließt sich der Kreis, denn auch dafür können wir gute didaktische Formen für die Weiterbildungsarbeit entwickeln!

20.2.3.3 Integration ist Trumpf

Integration ist Trumpf (Schmid 2002). Auch hier gilt: Wir sind gefordert, die Auseinandersetzung, zum Beispiel mit dem Thema Change und Kulturanalyse, und die Kombination mit KI-Tools zu professionalisieren. Die KI-Tools selbst werden sich rasant verändern. Der Umgang damit wird bleiben. Das einzelne Tool ist austauschbar. Es gibt viele Beispiele von Moden und Wellen, die kommen und gehen, und von jenen, die bleiben. Künstliche Intelligenz ist kein Phänomen, das wieder vergeht. Der professionelle Umgang, unsere Haltung dazu, sie sind das Entscheidende. Und werden ebenso bleiben.

20.2.4 Unterscheidung von Design- und Regiekompetenz

Wie kann differenziert werden, worin uns KI unterstützen kann und worin (noch) nicht oder worin vielleicht weniger? Eine der wesentlichen Unterscheidungen für das Coaching- und Beratungsmetier ist die zwischen Design- und Regiekompetenz[78] im Zusammenspiel mit KI.

20.2.4.1 Designkompetenz

Eine Ebene, auf der KI heute Berater:innen eine wesentliche Unterstützung sein kann, ist das Schreiben von »Drehbüchern«, das heißt der *Entwicklung von Format- und Interventionsideen* für Beratung, Training sowie für Organisationsentwicklungs- und Transformationsprozesse inklusive der *Berücksichtigung all der dramaturgischen Überlegungen für das beraterische Vorgehen,* beispielsweise:

- Welche verschiedenen Akteur:innen in unterschiedlichen Workshop- und Beratungsformaten beziehe ich zu unterschiedlichen Zeitpunkten ein?
- Wie »designe« ich das Format konkret?
- Wie konfiguriere ich aus mehreren Formaten einen Ablauf?

Wir nennen dies die Ebene der Designkompetenz. Die Antwortqualität, die von den Sprachmodellen der KI geliefert wird, ist an vielen Stellen atemberaubend und tiefgehend, und KI kann für mich auf der Designebene eine assistierende Inspiration und Hilfe sein.

Praxisbeispiel für die Arbeit mit der KI-Assistenz

Ein gewachsenes und erfolgreiches Unternehmen wird vom Gründer geführt, der auch Experte für sein Fach und sein Feld ist. Der tatsächliche tägliche Betrieb des Unternehmens wird von zwei erfahrenen Kräften geleitet, mit denen der Gründer langjährig verbunden ist. Nun ist der Sohn nach langer Weigerung bereit, das Unternehmen zu übernehmen. Er ist bislang weder fachlich im Tätigkeitsfeld des Unternehmens ausgebildet, noch kennt er das Unternehmen und hat ein Bild, warum es so erfolgreich ist. Da er aber vom ersten Tag an als Mitgeschäftsführer eingesetzt werden soll, fühlt er sich aufgerufen, vieles neu und anders als der Vater zu machen, notfalls gegen dessen Vorstellungen und jene der beiden bewährten Kräfte. Dies sorgt bei allen für Irritationen. Der Vater wird unsicher, ob der Sohn der geeignete Nachfolger ist.

---

78 Design- und Regiekompetenz sind Begrifflichkeiten im Kontext der am isb verwendeten Theatermetapher (Schmid u. Wengel 2001).

Die KI-Assistenz kann zu folgenden Fragen befragt werden, und die Antworten und Inspirationen auf der Designebene sind beeindruckend differenziert und tiefgehend: Wie beschreibt die KI die offenen Fragen, und wie können diese angegangen werden? Welche Schritte beim Vorgehen und welche Perspektiven auf den Transformationsprozess skizziert die KI?

20.2.5 Regiekompetenz

Der Designkompetenz gegenüber steht die Regiekompetenz, also die *Kompetenz der Umsetzung auf der Grundlage eines Designs von realen Themen mit realen Menschen in anspruchsvollen Organisationssettings zu tatsächlich tiefliegenden Themen hinter den Themen.* Regiekompetenz bezieht sich auf die biografisch und professionell-kulturell geprägte, persönliche Urteilsfähigkeit und Virtuosität der Arbeit mit Menschen in der direkten persönlichen, einzigartigen Begegnung der Beratung und Begleitung von Menschen in anspruchsvollen Organisationskontexten. Ziel ist dabei, sowohl Menschen als auch Systeme zu unterstützen, deren Reifegrad auf ein höheres Niveau zu entwickeln und somit »Personen- und Systemqualifizierung« zu verbinden (Schmid 2021, S. 121).

Unter widrigen, krisenhaften Bedingungen oder in Kontexten mit vielen Akteur:innen in einem umfassenden Organisationsentwicklungsprozess kann dies enorm anspruchsvoll sein.

Praxisbeispiel

Ich kann gute Ideen haben, wie ich mit einem Führungsteam arbeiten kann, welches in einer existenziellen Krisensituation der Organisation manövrieren muss und dabei selbst in eine Krisendynamik gerät. Ob mir die Umsetzung meiner beraterischen Intervention und meines Designs gelingt, liegt wesentlich an meiner Regiekompetenz: Wie bereite ich diesen Vorstandstermin oder diese Strategieklausur vor? Was ist dabei meine Rolle, was die Rolle der anderen? Wie nehme ich ganz real meine Regie dahingehend wahr, wie die Veranstaltung, wie das Format verläuft, wie wir in einen wesentlichen Austausch und das Verfolgen der Ziele kommen, wie wir in die Verantwortung der Umsetzung dessen, was besprochen ist, gehen und uns vereinbaren? All diese Themen bleiben (heute noch) bei uns (Menschen).

Und: Es braucht eben beides, Design- und Regiekompetenz! Nur auf der Ebene der Designkompetenz (mithilfe von KI) zu verbleiben oder besser zu werden, ist intellektuell interessant, schafft aber keine Transfer- und Multiplikationskompetenz und damit Regiekompetenz, weder für Berater:innen oder Führungsverantwortliche selbst, noch für das System und die, die weitergehend »enabled« werden sollen. Dies sind insbesondere Professionals als Multiplikator:innen, die wiederum andere in ihren Rollen und Verantwortungen qualifizieren und entwickeln und damit die Systemkompetenz erhöhen!

20.2.5.1 Menschliche Verantwortung und emotionale Intelligenz

Die KI fordert uns heraus und stellt neue Herausforderungen an unsere Verantwortung, an verantwortliches Handeln und eben an emotionale, intuitive und moralische Intelligenz. Es genügt nicht, auf der Designebene mithilfe einer KI-Assistenz kompetenter zu werden, sondern Regiekompetenz wird gebraucht, um Transfer und Multiplikation in die Unternehmenswelt hinein zu leisten.

Natürlich stellt sich heute und künftig eine Reihe von Fragen. Rollen und Professionalisierungswege werden sich dramatisch verändern und tun dies bereits heute. Wo lernen angehende Coaches und Berater:innen das »Handwerk und Fundament«, um Ergebnisse und Unterstützung aus KI und GPTs[79] verstehen und beurteilen zu können? Wie müssen vor diesem Hintergrund zukunftsfähiges Lernen in Schulen und Hochschulen und in unserem Professionsfeld Weiterbildungsangebote konfiguriert werden? Wo findet die »Grundausbildung« zu Grundverständnissen der Profession statt? Wo die Meisterklasse und Virtuosität? Wo ist persönliche Entwicklung, Entwicklung in der Gruppe sowie im sozialen Miteinander und im Dialog sinnvoll und wertvoll möglich? Und wo können insbesondere intuitive Arbeits- und Lernformen mit Supervision sowie KI-Prototypen-Anwendungen und -Erfahrungen integriert werden? Dies ist die didaktische Herausforderung der nächsten Zeit im Feld der Weiterbildung zu Beratung und Organisationsentwicklung und damit eine Veränderung für den Lernbetrieb.

20.2.5.2 Mensch und KI im Zusammenspiel

Es ist interessant, wie sich beide Seiten, Mensch und KI, im Zusammenspiel ergänzen. Dabei ist zunächst die Verbesserung von Pragmatik, also handlungssteuerndes Verstehen, vorrangig. Mit Kund:innen im Beratungskontrakt wird oft viel Energie bei der Klärung von Handwerks- oder Kulturfragen in Diskussionen um Missverständnisse und unklaren Übereinstimmungen von Bedeutungen, Kategorien und Begriffen verbraucht. Was meint welche Seite, wenn beispielsweise von »Leitbild«, »Veränderungskompetenz« oder »Führungsverständnis« gesprochen wird? Was ist gemeint, und was ist das Ziel?

Auch hier kann KI für beide Seiten im Rahmen der Auftragsklärung und als Parallelprozess eine enorme Hilfe bei der Selbstklärung und dem Verständnisabgleich als Beiträge zu einer Gemeinschaftswirklichkeit ganz im Sinne der Handlungssteuerung, Kernprägnanz (»Randschärfe und Kernprägnanz«; Schmid 2021, S. 113) und eines Austauschs auf besserem Niveau sein.

Das Zusammenspiel aller im Dreieck Kund:innen, Berater:innen und KI muss entwickelt, User- und Dialogkompetenz, auch mit der KI, müssen erhöht werden (Schmid 2024):

---

79 GPT, »Generative Pre-trained Transformer« (generativer vortrainierter Transformer [großes Sprachmodell]).

> »Wie in jeder produktiven Beziehung müssen die Partner voneinander lernen, so reifen beide Seiten. Die Anbieter lernen, wie isbGPT trainiert und ausgerichtet werden muss, sodass der Bot optimal auf die Nutzer eingehen kann. Die Nutzer:innen lernen, realistische Erwartungen hinsichtlich dessen zu haben, was abgefragt werden kann. Leider kann isbGPT weder hellsehen noch nicht gestellte Fragen erraten oder notwendige Hinterfragungen ahnen. Die Nutzer:innen sollten also in der Verantwortung bleiben und verstehen, was ihnen die KI zwar erleichtern, aber nicht abnehmen kann. Wie im richtigen Leben muss gute Assistenz verstanden, gewürdigt und kompetent genutzt werden.«

So wird es zur professionellen Auseinandersetzung und eigenen professionellen Profilbildung, für uns selbst und uns als Profession zu klären und zu schärfen, was KI kann (im Managen großer Datenmengen ist sie uns überlegen) und worüber Maschinen nicht verfügen (intuitiv, moral-, wert- und motivgesteuert und verantwortungsorientiert zu handeln).

In unserer eigenen Organisation[80] experimentieren wir seit Beginn der Öffnung der großen KI-Sprachmodelle, der sogenannten Large Language Models (LLM), zu unser aller Nutzung, indem wir eigene KI-Assistenzsysteme als GPTs auf der Grundlage eigener Daten erstellen.

20.2.6 Coaches und KI: Prototyping und Profilbildung

20.2.6.1 Kultur des Prototyping

Um das Potenzial dieses Zusammenspiels von Mensch und Maschine zu erkunden, zu heben und zu nutzen, brauchen wir eine Haltung gegenüber Prototypen, eine Kultur des Prototyping[81]. In einem Interview erklärt ChatGPT-Produktchef Nicholas Turley (Fuest 2024), die Rechenleistung und die entwickelten und angebotenen Modelle seien nicht mehr der Engpass. Beides wird uns zur Verfügung sein und sich rasant verändern. Es wird vielmehr darum gehen, den eigenen Use Case zu entwickeln: Wofür genau will ich die KI nutzen?

Was heißt das an einer Hochschule, was in meinem Unternehmen und für mich im Bereich Personal- und Organisationsentwicklung oder als Berater:in, Coach und Unternehmer:in? Was ist das Modell, vielleicht sogar das Geschäftsmodell, das sich disruptiv verändert oder neu entwickelt werden kann und muss? Oder ist es »nur« eine Arbeitserleichterung, eine Lernhilfe, eine Selbststeuerungshilfe, die für mich oder uns als Bereich und als Unternehmen sinnvoll ist? Die Herausforderung der nächsten Jahre ist diese Adaptionsleistung der KI.

80 Das isb ist ein systemisches Weiterbildungsinstitut im deutschsprachigen Raum im Bereich Organisationen, Unternehmen und Executive Education. Es qualifiziert seit 1984 Führungs- und Fachkräfte bezüglich der Steuerung von Organisationen in Change- und Transformationsprozessen in den Bereichen systemische Beratung und Leadership, Coaching und Teamentwicklung sowie Personal-, Organisations- und Kulturentwicklung (https://www.isb-w.eu/de/entwickeln/KI_am_isb.php [15.12.2025]).

81 Gemäß dem Motto: experimentieren, lernen, scheitern, weiterlernen …

Einerseits: KI-Prototypen im Feld von Beratung und Organisationsentwicklung können wie bereits beschrieben helfen, Design- und Interventionsideen zu entwickeln und sich selbst, aber auch das Kundensystem systematisch an die Nutzung von KI-Lösungen heranzuführen und damit das professionelle Handeln, die Interventionsstrategie, deren Umsetzung sowie die Klärung der anstehenden Fragen anzureichern. Auch in der Weiterbildung von Berater:innen, Coaches und Organisationsentwickler:innen integrieren wir KI mehr und mehr didaktisch in diesen Lern- und Entwicklungsraum. KI wird damit Teil des professionellen Repertoires.

20.2.6.2 Prototyping als Katalysator

Anderseits bietet KI die Chance, Prototyping als Vehikel und Katalysator zur Erhöhung der Changeability in und von Organisationen zu nutzen. (Diesen Gedanken verdanke ich meinem Kollegen und isb-Lehrtrainer Alexander Pauly.) KI-Prototypen in diesem Sinne helfen Menschen und Organisationen, Lernräume für Problemlösungen unterschiedlicher Art zu gestalten, indem man sich beispielsweise bewusst in einen »Experimentierraum« zurückzieht, um für ein Problem in der Organisation mithilfe von KI ein »Minimum Viable Product« (MVP) zu kreieren und dies in der Organisation zu verankern. Dies schafft eine Kultur des Prototyping und ermöglicht Inseln des Lernens und der Organisationsentwicklung (Schmid 2014). Agile Produktentwicklung hat dies vorgelebt.

KI bietet hier Kleinstbühnen, um in jedem denkbaren Bereich durch generative Sprachmodelle Lösungen, GPTs, zu bauen und damit in die Arbeitsrealität der Organisation zu übertragen. Damit wird KI in Form der uns zugänglichen Modelle zum Transformationsbooster im Kleinen, weil wir hiermit sehr schnell und sehr lernreich Veränderung »live üben« können. Das ist ganz im Sinne der »systemischen Schleife« mit Reflexion und Feedback im Prozess sowie in Handling und Integration großer Datenmengen, die uns bei der Entscheidungsfindung und Steuerung helfen können. Dieser KI- und Kulturmix wirkt zudem als Katalysator für unternehmerischen Geist und unternehmerisches Denken als Engpass in Organisationen und ermöglicht es Mitarbeitenden und Führungsverantwortlichen, ermutigend, experimentell, iterativ, erprobend und an den passenden Stellen mit viel Partizipation voranzugehen.

20.2.6.3 Gelingensfaktoren für das Nutzen von KI

Was sind aus meiner Erfahrung die wichtigen Fragen und Gelingensfaktoren für das Nutzen von KI und KI-Lösungen als spezifisch konfigurierte Sprachmodelle in der Arbeitswelt und für den Bereich Coaching? Identifizieren lassen sich Qualität, Verlässlichkeit/Reliabilität sowie Vertrauen gegenüber der KI-Instanz und damit der Organisation, die die KI konfiguriert hat.

Nehmen wir als Beispiel die KI-Lösungen des isb. Hier ist entscheidend, ob die Funktionalität und Qualität der Antworten wie auch deren Verlässlichkeit die Nutzer:innen überzeugt. Kann ich mich als Nutzer:in darauf verlassen, dass tatsächlich verlässliche, qualitativ hochwertige Antworten ausgegeben werden? Und vertraue ich der hinter der Lösung stehenden Organisation mit ihren Haltungen und Werten? Diese Dimension wird im Spannungsfeld mit der atemberaubenden technologischen Entwicklung immer wesentlicher, obwohl sie momentan noch nicht so stark im Fokus steht.

20.2.6.4 KI-Profilbildung von Professionals

Die zweite Dimension, die von großer Bedeutung sein wird, ist die KI-Profilbildung von uns als Professionals. Also eine Zuspitzung von KI auf die eigene Branche, auf die Philosophie, auf den eigenen Stil: KI als »AI-Companion«, als Begleiterin, als Partner zu sehen, den ich einfach (immer) dabeihabe. Es gibt dann in unserer Branche zukünftig Beratende, die auf KI verzichten, und andere, die KI permanent als Sparringspartnerin vor der Interaktion, während der Interaktion, vielleicht auch nach der Interaktion mit Kund:innen dabeihaben. Unternehmensinterne, Führungsverantwortliche, Manager:innen, Organisationsentwickler:innen und Organisationsverantwortliche brauchen ebenfalls diese Entwicklungs- und Innovationskompetenz für den eigenen persönlichen genauso wie den organisationsbezogenen »Profil Use Case«[82] und um diesen strategisch zu entwickeln und ins Unternehmen zu integrieren.

Meine These lautet: Der Mentalitätsshift bezogen auf KI liegt in der Ressourcenintegration und -nutzung als integrale Teile des eigenen Profils und Leistungsangebots (»Was habe ich zu bieten, was ist mein Wert?«), in allen Rollen, als Organisationsinterne oder als externe Selbstständige und Unternehmer:innen. Dazu gehört vieles, eben auch KI als sich rasant entwickelnde Ressource und damit als Teil des eigenen Portfolios. Das heißt häufiger, als uns bisweilen genehm ist, dass wir die eigene Komfortzone verlassen müssen für eine (eigene) Zukunftsfähigkeit und den eigenen Qualitätsanspruch und dass wir uns die zu uns passenden Unterscheidungskriterien als USP[83] zu eigen machen. Und es bedeutet einen Mentalitätsshift als Doppelbewegung: bei uns als Professionals und aufseiten unserer Kund:innen!

20.3 Unterscheidung von Lernebenen und Entwicklung von Lernkultur

20.3.1 Lernebenen

Mit dem Blick auf den Weiterbildungskontext von Beratung, Coaching, Transformation und Organisationsentwicklung unterscheide ich *drei Lernebenen*:

82 Profil, wie die Organisation und ihre einzelnen Mitglieder KI nutzen und integrieren möchten.
83 »Unique selling proposition«, Alleinstellungsmerkmal und Verkaufsargument.

1) *Ebene der Anwendung der beraterischen Modelle:* Beispielsweise Modelle zu Verantwortung, zu Interventionsebenen oder Organisationsentwicklungslösungen in der Beratungspraxis. Die typische Frage der Teilnehmenden an die Lehrenden, neben dem reinen Input zu den Modellen, lautet: »Erzähl mal, wie machst du das draußen, wie arbeitest du damit?« Die angesprochenen Lehrenden berichten dann prototypisch von ihren Praxisanwendungsbeispielen und deren Didaktik. Schon heute kann die Ergänzungsfrage lauten: Wie kann KI in der Gestaltung der Intervention und der zugehörenden Didaktik hilfreich sein?
2) *Ebene der Nutzung von KI selbst:* Hier sollte vielleicht eher von Handreichungen, Orientierungen oder Leitfäden gesprochen werden, die Berater:innen in die Lage versetzen, KI klug zu nutzen und zu befragen, sodass wertvolle und hilfreiche Impulse für die Arbeit in Organisationen entstehen.
3) *Ebene, welche die Ebenen 1 und 2 verbindet:* Gemeint ist eine Didaktik (hier also Lernformen und -formate, die »Inszenierung von Lernprozessen«; Arnold u. Schüßler 1998, S. 61) in den Weiterbildungscurricula für hochwertiges Lernen auf persönlich-professioneller Ebene, die sowohl eine intensive Reifung der Urteilsfähigkeit, Professionalität, Regiekompetenz und Fähigkeit zu beispielsweise professioneller Interventionsarchitektur (Fragen: Wie?, Wann?, Mit wem?, In welchem Format und Setting? Auf welchen Ebenen? Mit welchen Fokussen?) und vieles mehr unterstützt. Eine Didaktik, die zudem die Nutzung von Assistenzsystemen wie KI und insbesondere sprachbasierten GPT in den Qualifizierungs- und Professionalisierungsprozess integriert und mit der man die eigenen, reflektierten Erfahrungen machen kann.

Beispiel aus der Weiterbildungspraxis[84]

Wie man sich solche Weiterentwicklungen vorstellt, kann am Beispiel einer Neuvariante des sogenannten Beratermarktes mithilfe von KI skizziert werden:

Nach einer Ortsbegehung im Plenum nehmen sich die Teilnehmenden in Einzelarbeit 20 Minuten Zeit, um ihr Verständnis der Situation und der möglichen und notwendigen Entwicklungen bei der Fallbringerin zu skizzieren. Die einen können dieses Verständnis aus ihrer persönlichen Erfahrung sowie ihrer Kompetenz als Berater:innen schöpfen und versuchen daraus ein Beratungsangebot an die Fallgeber:in abzuleiten.

Die anderen können dasselbe tun, sich aber mithilfe von KI Vorschläge machen lassen. Hier können sie überlegen, wie sie von diesen Vorschlägen profitieren können und wie die empfohlenen Deutungen und Vorgehensweisen, die aus dem KI-vermittelten Erfahrungsschatz zu ihrer Person, ihrem Vorgehen und zum aktuellen Setting passen. Dadurch lernen sie den Dialog mit einem großen Wissenshintergrund, den die KI anbietet. Gleichzeitig müssen sie sich kritisch damit auseinandersetzen, wie sie mit den Vorschlägen der KI persönlich umgehen, wie alles zu ihrem Stil und zur

84 Diese Skizze sowie die weiteren Didaktik- und Lernkulturüberlegungen entstanden im Dialog mit dem Gründer des isb, Bernd Schmid.

intuitiven Wahrnehmung der Kund:in passt. Wie sie damit umgehen, tragen sie in ihrer Untergruppe vor, die ihnen dazu Feedback gibt. Dieses Feedback bezieht sich einerseits auf ihr Verständnis der Fragestellung möglicher Lösungen und des beraterischen Vorgehens und andererseits auf ihre Kompetenz als Berater:in, mit KI und dem durch diese bereitgestellten Wissen zu interagieren.

Das didaktische Problem der Gruppe besteht in den unterschiedlichen Kompetenzen der Teilnehmenden in den verschiedenen Feldern. Die einen sind relativ erfahren im Umgang mit Organisationsentwicklungs- und Wirtschafts-Know-how, aber Anfänger:innen bezogen auf die inhaltlichen Fragestellungen und Vorgehensweisen bei Beratung und Supervision. Die anderen sind dort vielleicht relativ erfahren bezüglich Beratung und Organisationsentwicklung, aber unbeholfen im Umgang mit KI. Dies kann zum einen an technischem Wissen und der Fertigkeit liegen, mit KI zu interagieren, zum anderen an persönlichen Einstellungen zu KI-Entwicklungen: Erleben sie KI als Konkurrenz, die sie zu ersetzen droht, haben sie ein ganz anderes Problem, als wenn sie KI als Wissensfilter und -konzentrat ansehen, das ihnen hilft, eine materielle Grundlage für ihre ganz eigene Vorgehensweise zu finden, die zu Situationen sowie den anwesenden Menschen passen.

20.3.2 Lernkulturentwicklung im Kontext von KI

Dieses Lernen dient also nicht nur der persönlichen Kompetenzsteigerung der Teilnehmenden und der Lernkulturentwicklung. Vielmehr können Teilnehmende es in ihren Organisationen mit wenigen Umformungen multiplizieren. (Anders als im obigen Fallbeispiel geht es dort nicht um die Vorbereitung von Beratung, sondern um die Vorbereitung von Kooperationsprozessen.) Im Sinne der Entwicklung der Lernkultur gehört hierzu auch die Reflexion und Prüfung des eigenen Verhältnisses als Individuum oder als Bereich, etwa Organisationsentwicklung/Personalentwicklung oder Inhouse-Consulting und Transformationsberatung, gegenüber Innovation.

Eine eigene Programmatik steht hier der Seite des internen und externen Marktes und seiner Bedarfe gegenüber, die an die Bereiche gerichtet und dort (mehr oder weniger aktiv) bedient und versorgt werden (»Programm- vs. Marktorientierung«; Schmid 2021, S. 123). Dadurch wird eine neue Konfiguration ihrer Beiträge zur Organisations- und Kulturentwicklung und damit zu Identität und Wichtigkeit im Umfeld gefördert.

Wie kann Lernkultur nachhaltig gepflegt, wie können die Anpassungsentwicklungen geleistet und in der Organisation stabil und dynamisch gehalten werden? Um diese Ziele zu erreichen, muss viel programmatische Arbeit geleistet und müssen die Mächtigen in Organisationen überzeugt werden. Wir alle als Verantwortungstragende und als Bildungsanbieter im Speziellen sind gefordert, eine hochkomplexe und trotzdem nicht ressourcenraubende Lernkultur zu entwickeln und damit die Wirksamkeit von Lernkultur für die Lösung der primären Aufgaben der Organisation wesentlich zu erhöhen.

20.4 Und (wie) weiter?

»Into the Great Wide Open«
Tom Petty[85]

Die »Gefahr« eines Kapitels in einem gedruckten Buch zum Thema KI und Lernen ist, dass manches bei Erscheinen schon bald überholt wirkt. Aber: Dies trifft nur auf einen Teil der Materie zu. Die technologischen Möglichkeiten werden sich rasant und in höchstem Tempo erweitern, unsere Anwendungschancen und Use Cases ebenso. Was bleiben wird, sind die wesentlichen Hintergrundfragen: unser Verhältnis zu Innovation, unsere Rollen mit und ohne Technologie und KI, das Selbstbild unseres professionellen Wirkens und der Wirkung im jeweiligen beruflichen Kontext, in dem wir arbeiten. Und ebenso das Verhältnis und Zusammenspiel von Mensch und Maschine: »Human in the Loop!«

Literatur

Arnold, R. u. I. Schüßler (1998): Wandel der Lernkulturen. Ideen und Bausteine für ein lebendiges Lernen. Darmstadt (Wissenschaftliche Buchgesellschaft).

Fuest, B. (2024): Ich glaube wirklich, dass Deutschland erfolgreich mitspielt. *Welt am Sonntag.* 16.10.2024 [Interview mit ChatGPT-Produktchef Nicholas Turley]. Verfügbar unter https://www.welt.de/themenspecial/kuenstliche-intelligenz/article254041524/ChatGPT-Produktchef-Ich-glaube-wirklich-dass-Deutschland-erfolgreich-mitspielt.html [15.12.2025].

Göhlich, M., C. Wulf u. J. Zirfas (Hrsg.) (2014): Pädagogische Theorien des Lernens. Weinheim (Beltz), 2. Aufl.

Koska, C., J. Prugger, S. Jörg u. M. Reder (2024): Die Verlagerung von Vertrauen vom Menschen zur Maschine: Eine Erweiterung des zwischenmenschlichen Vertrauensparadigmas im Kontext Künstlicher Intelligenz. *Zeitschrift für Praktische Philosophie* 11 (1): 343–366.

Schmid, B. (2002): Coaching im Bereich von Organisationen – Integration ist Trumpf. *Coaching-Magazin* 12: 27–31.

Schmid, B. (2004): Systemisches Coaching. Konzepte und Vorgehensweisen in der Persönlichkeitsberatung. Bergisch Gladbach (EHP).

Schmid, B. (2012): Orientierungspunkte für humanes Wirtschaften. *Wirtschaftsmagazin perspektive:blau.* Verfügbar unter http://perspektive-blau.de/artikel/1206b/1206b.htm [15.12.2025].

Schmid, B. (2014) (Hrsg.): Systemische Organisationsentwicklung. Change und Organisationskultur gemeinsam gestalten. Stuttgart (Schäffer-Poeschel).

Schmid, B. (2015): Integrationsfähigkeit [Kolumne]. *Konfliktdynamik* 4: 343.

Schmid, B. (2021): Gemeinsam Wirklichkeiten gestalten. isb Handbuch. Hamburg (Tredition).

85 Titel seines Albums aus dem Jahr 1991.

Schmid, B. (2024): Wird der menschliche Coach durch KI entbehrlich? Urteilsvermögen, Verantwortung und KI. *Coaching-Magazin Online*. 11.04.2024. Verfügbar unter https://www.coaching-magazin.de/kontrovers/wird-der-menschliche-coach-durch-ki-entbehrlich [15.12.2025].

Schmid, B. u. K. Wengel (2001): Die Theatermetapher. Perspektiven für Coaching, Personal- und Organisationsentwicklung. *profile – Internationale Zeitschrift für Veränderung, Lernen, Dialog* 1: 81–90.

21 Alles Coaching ist Bridging

Wolfgang Krahé & Heinz-Jürgen Weigt

»Jedes Coaching ist dann erfolgreich, wenn es Energie befreit oder steuert.«

21.1 Coaching ist die Befreiung von Lebensenergie

Schon Freud und Jung haben begriffen, dass alle seelischen Prozesse letztendlich von der zugrunde liegenden Energie abhängig sind.

Wir Autoren haben in unserer Arbeit als Coaches erfahren, dass, völlig unabhängig von der Methode, das Schicksal jedes Coachings von der Frage abhängt, ob die angewendete Methode geeignet ist, blockierte Lebensenergie im Klienten zu befreien, ihm Tore und auch Perspektiven zu eröffnen, die es ihm erlauben, neue, intensive Quellen von Lebenskraft zu erschließen.

In gewisser Weise ist es so, dass man jede Psychotherapie- bzw. Coachingmethode danach einschätzen kann, welchen Zugang sie wählt, um genau jenen Aspekt, der dem Gründer einer Schule gerade wesentlich erschien, energetisch günstig zu beeinflussen:

- Die *Verhaltenstherapie* könnte man so verstehen, dass sie versucht, dysfunktionale Lernprozesse zu unterbrechen und so die Bindung von Lebensenergie im jeweiligen Symptom zu befreien.
- Die *systemischen Therapeuten* haben begriffen, dass alle Elemente eines Systems eine hohe energetische Interdependenz aufweisen. Insofern ist es naheliegend, durch Veränderung von Systemelementen diese Prozesse zu beeinflussen, was zur Veränderung weiterer Systemanteile führen kann.
- Die *Logotherapie* versucht, energetische Prozesse dadurch zu befreien, dass sie die Narrative verändert und so der Lebensenergie ermöglicht, ihren Weg entlang veränderter symbolischer Prozesse neu zu finden.

Es wäre ein Leichtes, diese energetischen Prozesse bei jedem Coaching- und Psychotherapieverfahren zu beschreiben. Man käme zu dem folgenden Ergebnis, dem dieser Beitrag gewidmet ist: Das Wichtigste an Psychotherapie und Coaching sind keineswegs die Inhalte, eben weil diese nur dazu dienen, das eigentliche Entwicklungselement, die Energie, zu blockieren oder zu befördern.

Im vorliegenden Beitrag wollen wir versuchen, unsere persönlichen Erkenntnisprozesse in Bezug auf die Bedeutung der Energie im Einzelnen darzustellen und damit nachvollziehbar zu machen, was wir unter »Bridging« verstehen.

21.2 Der Energiebegriff in den Grundlagen der Psychologie

Schon im Psychologiestudium haben wir alle nicht nur von Freud und Jung gehört. Fast jeder Student hatte Wilhelm Reichs »Die Funktion des Orgasmus« (Reich 1942) gelesen, und kaum jemand war nicht von der humanistischen Psychologie und der Bioenergetik Alexander Lowens (Lowen 1975) fasziniert. Carl Rogers und sein Personzentrierter Ansatz (Rogers 1961) standen ganz oben im Interesse ebenso wie Encoutergruppen zum Beispiel nach Bill Schutz (Schutz 1973) und George Bach (1970). Für viele war das Buch von Arthur Janov über den Urschrei eine Offenbarung (Janov 1970), und Daniel Casriel löste den Schrei als einer der ersten von seinem primären Inhalt, erkannte, dass Schreien selbst eine Brücke zur eigenen Lebendigkeit sein kann, das heißt in die eigene Lebensenergie. Entsprechend hieß sein wichtigstes Buch »A scream away from happiness« (Casriel 1972).

Diese und viele andere Einflüsse legten nahe, dass seelische Probleme, damit sind nicht nur die Krankheiten und Störungen gemeint, viel mit den Fragen zu tun haben: Wie sehr verfüge ich über ein Wissen über meine Energie, und wie gut und leicht steht mir diese zur Verfügung, respektive wie sehr klemmt sie in meinem Innern, ist gehemmt durch Scham und Schuld?

Gerade die Encoutergruppen, aber auch die Sexualtherapie fügten die Erkenntnis hinzu, dass buchstäblich jedes interaktive Geschehen direkt von der Frage abhängt, wie reibungslos oder gestört der energetische Austausch zwischen den Interaktionspartnern ist. Schon Martin Buber hatte in seinem dialogischen Prinzip (Buber 1923) vorweggenommen, wie sehr wir uns selbst im anderen finden, was unabdingbar voraussetzt, dass zwischen unseren Partnern und uns eine signifikante *Resonanz* stattfindet.

Des Weiteren fand in der damaligen Zeit ein zunehmender Prozess des Erkennens statt, dass auch der energetische Umgang der Menschen mit der Welt, in der sie leben, von größter Bedeutung ist. In gewisser Weise war dies die Geburtsstunde der Ökologie und – das ist für Coaching viel wichtiger – die Geburtsstunde *systemischen Denkens.*

Im systemischen Denken begreifen wir, dass es nicht nur auf mich allein, auch nicht nur auf meinen Partner und mich ankommt, sondern dass wir in einem *Kontext* leben. Diesen Kontext beeinflussen wir mit unserer Energie, und andererseits ist dieser ungeheuer mächtig und in der Lage, unsere Identität, zumindest unsere Fantasie von unserer Identität, massiv zu beeinflussen.

21.3 Lebensenergie bewusst werden lassen

Am Anfang unserer Zusammenarbeit dachten wir oft über die Frage nach, was denn die wirklich wichtigen Prozesse zwischen Menschen seien, auch darüber, was gute Führungskräfte ausmachen könnte, was nötig sei, damit ein Unternehmen, eine Beziehung oder auch ein Individuum erfolgreich ist. Unsere Überlegungen zu den energetischen Aspekten verdichteten wir in unserem ersten Buch (Krahé u. Weigt 2004) »Wie geht es Dir?«, in dem vor allem zwei Fokusse für unser heutiges Thema relevant sind:

- Zum einen hängt viel davon ab, wie weit jemand in der Lage ist, wirklich *präsent* zu sein. Wir haben im genannten Buch das *Präsenzdreieck* beschrieben. Hier geht es darum, wie die aus unserer Sicht grundlegenden Energien – Narzissmus, Sexualität und Aggression – miteinander im Gleichgewicht stehen. Dieses Gleichgewicht entscheidet darüber, wie wir uns zu uns selbst und zu anderen positionieren, also in *Resonanz* gehen. Im Kern ist genau diese Präsenz entscheidend für das zweite Thema bzw. die zweite Frage:
- Inwieweit sind Menschen, die einander begegnen, tatsächlich miteinander in *Resonanz* verbunden? Uns ist damals schon offenbar geworden, dass es eine Fülle von Bedingungen gibt, die darüber entscheiden, ob das Aufeinandertreffen zweier Menschen tatsächlich eine Begegnung ist, also eine intensive gemeinsame Schwingung stattfindet, oder aber schlimmstenfalls keinerlei emotionale Berührung stattfindet. Dann findet keine Begegnung statt, das Aufeinandertreffen bleibt also leer, bestenfalls wird Information ausgetauscht.

Eines Tages haben wir erkannt, wie wichtig es ist, unterschiedliche Aspekte von Lebensenergie voneinander zu unterscheiden, weil diese Energie über unterschiedliche Brücken fließt. Psychotherapie und Coaching wurden plötzlich besser als Maßnahmen verständlich, diese energetischen Brücken zu unterstützen. Dafür haben wir den Begriff *Bridging* geprägt:

»Bridging bedeutet, Menschen zu helfen,
den Bezug zu ihrer Lebenskraft zu erkennen,
zu entwickeln und zu stärken.«

21.4 Drei Brücken zur Lebensenergie

Dabei sind drei sogenannte Brücken von unmittelbarer Bedeutung:

- Bridging 1 – die *Brücke zum eigenen Selbst*
- Bridging 2 – die *Brücke zum Du*
- Bridging 3 – die *Brücke zum übergeordneten Kontext:* z.B. zur Familie, Firma, zum Staat oder auch zu Gott und zum Universum.

Wer wenig emotionalen Bezug zu sich selbst hat, was bei vielen, gerade intelligenten und leistungsstarken Menschen der Fall ist, kann nicht in einer Weise authentisch kommunizieren, die für das Gegenüber als Resonanz erlebbar wird. Lassen Sie uns das an einem konkreten Fall im Bridging-Kontext erkennen:

Praxisbeispiel

Vor Kurzem noch traf ich (W. K.) einen Menschen, der vordergründig als Finanzberater sehr reich geworden ist, stolz darauf, perfekte Leistung abzuliefern und gnadenlos gegenüber sich selbst und jedem anderen, wenn dieser auch nur einmal versagt. Genauso unbarmherzig war er von seinem brutalen Vater erzogen worden.

Weil seine höchste Sehnsucht war, von diesem Vater anerkannt und geliebt zu werden, lernte er, sein komplettes Selbst zu ignorieren, sein ganzes Leben dem Ziel zu widmen, einmal Vaters Wertschätzung zu erfahren. Genauso blieb er als Vater: Aus Pflichtgefühl tat er alles für seine Kinder wie für seinen Vater, holte sie mitten in der Nacht überall ab, verlangte nichts von ihnen, war jedoch gekränkt, dass sie nichts für ihn taten.

Seine Frau durfte alles, entwickelte eine Kaufsucht und zog sich emotional von ihm zurück, da er sich ihr zwar zuwandte, sie aber nie das Gefühl hatte, mit ihm in Resonanz zu sein. Seine Brücke zum eigenen Selbst ist buchstäblich schon in früher Kindheit abgebrochen worden. Stattdessen wurde er zum Erfüllungsgehilfen der Ansprüche anderer, identifizierte sich mit deren Unbarmherzigkeit und wandte diese gegenüber seinen Mitarbeitern an. Inzwischen ist er resigniert, gleichzeitig auch stolz darauf, dass er niemanden mehr braucht, und arbeitet als Einmannbetrieb – sieben Tage die Woche, jederzeit erreichbar.

Bridging 1 als Coaching oder Psychotherapie bedeutet in diesem Praxisbeispiel, den Menschen dabei zu begleiten, den Bezug zu sich selbst wiederzufinden bzw. völlig neu zu entwickeln. Ein Mindestmaß an Bezug zu sich selbst ist unbedingte Voraussetzung für jede Begegnung, ebenso ein gewisses Maß an Fähigkeit zur Empathie.

Im Praxisbeispiel wird deutlich, wie sehr dieser Mensch die Sehnsucht danach hat zu lieben. Er tut alles für seine Frau und die Kinder, aber leider steht ihm keine Empathie zur Verfügung, sodass er ihnen nicht begegnen kann, was diese wiederum frustriert und dazu veranlasst, sich abzuwenden. Er ist und bleibt der vom Vater geknechtete Sohn, der seinen Schmerz dadurch vermeidet, dass er sich mit Vaters Ansprüchen identifiziert und den Sinn seines Lebens darin sieht zu versuchen, diese zu erfüllen.

Bridging 2 als Coaching oder Psychotherapie bedeutet, den Klienten dabei zu begleiten, seine Empathie für sein Gegenüber zu stärken, gleichzeitig sich nicht in der Empathie zu verlieren. Dieses »Sich-in-der-Empathie-Verlieren« ist ein häufiges Problem, wenn sich jemand so sehr mit den Ansprüchen anderer identifiziert und diese anderen so gut versteht, dass er sich selbst dabei vergisst. Wenn ein solcher Mensch die Brücke zum Du betritt, also eine Begegnung versucht, fehlt ihm die Brücke zum eigenen Selbst, wodurch Resonanz unmöglich wird. In seiner Vorstellung existiert er nur für den anderen. Er ist buchstäblich selbstlos und daher als Gegenüber für den anderen nicht erlebbar. Resonanz auf Augenhöhe, damit eine reale Begegnung, kann in diesem Fall nicht stattfinden. Trotz seiner Sehnsucht und seinem ernsthaften Bemühen, bleibt ein solcher Mensch einsam.

Irgendwann begreifen wir, dass es jenseits des Du einen größeren Zusammenhang gibt, in dem unser Leben stattfindet. Wir entwickeln Beziehungen zu Systemen wie zu unserer Familie, unserer Peergroup oder unserer Schule. Wir treten zu diesen größeren Systemen mit aller uns möglichen Energie in Resonanz, müssen gleichzeitig gegenüber deren Anforderungen Resilienz entwickeln und ein eigenes Standing.

Bridging 3 bedeutet, unsere Klienten dabei zu begleiten, sich des größeren Systems bewusst zu werden. Dazu müssen sie ihre diesbezüglichen Ambivalenzen und Ängste anschauen. Dies ist die Grundlage dafür, jene Resilienz und persönliche Position zu entwickeln, die es ihnen erlaubt, möglichst angstfrei in ihrem persönlichen Kontext zu leben. Dabei ist notwendig, einen Ausgleich zu schaffen zwischen den eigenen Bedürfnissen und dem ebenfalls wichtigen Beitrag zum Gelingen des Ganzen.

21.4.1 Die innere Flöte

Mithilfe des Modells der drei Brücken haben wir verstanden, dass es in jedem Fall von Bedeutung ist, auf welcher energetischen Ebene das Anliegen eines Klienten hauptsächlich verortet ist. Oft ist nur eine Brücke besonders beeinträchtigt, manchmal alle drei.

So lag es nahe, in einem nächsten Schritt zu ergründen, welche existenziellen Ebenen den Störungen des Energieflusses zugrunde liegen könnten. Als Facharzt für psychosomatische Medizin war es für mich (W. K.) eine große Bereicherung, im Rahmen von Atemtherapie, Meditation und Yoga das *System der Chakren* kennenzulernen:

Bei den Chakren handelt es sich um eine aus dem Buddhismus und Hinduismus bekannte Vorstellung eines feinstofflichen Organs, das sich wie ein lichtes Rohr, wie eine »innere Flöte«[86], vom Beckenboden bis zum Scheitel erstreckt und durch das die Lebensenergie, die am Beckenboden eintritt, nach oben bis zum Scheitel fließt, um den Körper dort zu verlassen. Auf diesem Weg passiert die Lebensenergie sieben Tore oder Chakren, an denen sie jeweils in spezifischer Form verwandelt wird.

21.4.2 Esoterik und innere Bilder

Es ist uns sehr wichtig zu betonen, dass Bridging kein esoterisches Verfahren ist, obwohl es sich einer ähnlichen Bildsprache bedient. Die Lehre von den Chakren ist für uns ein über die Jahre bewährtes und zutiefst sinnvolles Narrativ, das uns hilft,

86 Häufiger Begriff in der Yogaliteratur.

die energetische Verfasstheit im Menschen auf einem tiefen Niveau zu verstehen, insbesondere Störungen präzise zu erkennen und so sehr effektive Hilfestellungen zu entwickeln.

Um es nochmals zu wiederholen: Weder wissen noch behaupten wir, dass es die innere Flöte gibt. Gleichwohl ist sie Teil einer Bildersprache, die es uns enorm erleichtert, Blockaden im Energiefluss unserer Klienten zu verstehen und einzuordnen.

21.4.3 Das Modell der sieben Chakren

Im Folgenden werden wir die einzelnen Chakren vom Beckenboden ausgehend bis zum Scheitel beschreiben und versuchen, eine erste Vorstellung davon zu vermitteln, welche Relevanz sie für Psychotherapie und Coaching haben und welche spezielle Unterstützung mit diesem Modell hilfreich sein könnte:

21.4.3.1 Basischakra

Es liegt am Beckenboden, jener Muskulatur, die die meisten von uns von der Geburtshilfe kennen und deren Trainingszustand darüber mitentscheidet, wie reibungslos oder problematisch eine Geburt abläuft. Entsprechend gibt es in der Geburtshilfe sogenannte Kegelübungen, bei denen der Beckenboden rhythmisch angespannt und entspannt und so nicht nur gestärkt, sondern auch ins Bewusstsein gehoben wird.

Auf der Beckenbodenmuskulatur balancieren wir die Bauchorgane. Hier entscheidet sich, wie gut wir im Gleichgewicht sind, und ganz besonders, wie gut und sicher wir auf unseren Beinen stehen. Entsprechend ist hier das Gefühl verortet, dass wir »mit beiden Beinen fest im Leben stehen« oder nicht. In der Umgangssprache sagen wir, jemand hat »den Boden unter den Füßen verloren«, ist haltlos, verloren in einem Leben, über das er die Kontrolle verloren hat. Auf der anderen Seite kennen wir alle Personen, die wir als bodenständig erleben, Menschen, die »wie der Fels in der Brandung« sind. Existenzielle Überforderung oder Bedrohung kann uns gerade dieses Gefühl, sicher im Leben zu stehen, rauben.

Kommt ein Patient mit *Angstzuständen* in die Praxis, sind diese oft darauf zurückzuführen, dass es Situationen gibt, in denen er vom Boden nicht die nötige Stabilität bekommt und entsprechend Angst hat, zu stürzen oder zusammenzubrechen. Der Psychoanalytiker Stavros Menzos attestiert Angsterkrankten blasse innere Objekte (Menzos 1995, S. 50 f.), die dabei versagen, seine innere Anspannung zu beruhigen. Genau das ist es aber, was wir in der Angst brauchen: Fast jeder, der Angstzustände hat, sehnt sich nach der Präsenz eines starken äußeren Helfers, sei es der Partner, ein Freund, Coach oder Psychotherapeut. In gewisser Weise besteht dessen Funktion darin, den fehlenden inneren Halt mit der Stärke des Helfers zu kompensieren. Im Krankenhaus ist es eindrucksvoll, wenn Panikpatienten eingeliefert werden, völlig außer sich und verzweifelt und sich dann auf der Stelle beruhigen, wenn der Arzt in Kontakt mit ihnen tritt und ihnen versichert, sie seien nicht in Gefahr.

Bezogen auf Coaching und Psychotherapie lässt sich festhalten, dass Angstpatienten ganz häufig eine Störung im Bereich des Basischakra haben. Es lohnt sich also, deren aktuelle Lebenssituation auf Belastungen hin zu untersuchen, die ihnen »den Boden unter den Füßen weggerissen haben«. Das muss kein Trauma sein. Auch eine Beförderung kann zum Beispiel das eigene Selbstbild so stark verunsichern, dass heftigste Ängste und Panikzustände auftreten. Coaching bedeutet hier die Begleitung bei dem Prozess, die eigenen tatsächlichen realen Möglichkeiten zu erkennen und mit ihnen Frieden zu schließen, was dazu führt, dass der Boden, auf dem die Betreffenden gehen, wieder deutlich sicherer wird.

Praxisbeispiel

Ein Banker sagte einmal: »Ich habe verstanden, dass meine bisherige Krise darauf beruht, dass ich versäumt habe, mein Unternehmen auf stabile Grundlagen zu stellen. Entsprechend werde ich jetzt dafür sorgen, dass mein Business auf einem Fundament aufbaut, welches aus der Jahresproduktion an Beton von Nordrhein-Westfalen gegossen wurde.«

Um auf das Energiekonzept zurückzukommen, erscheint es so, als trete durch innere oder äußere Bedrohung oder Erregung ein hohes Maß an Energie auf, die von der Struktur des Klienten nicht beruhigt werden kann. Subjektiv erscheint das als Gefährdung der Stabilität im Dasein. Diese Stabilität ist im Basischakra verortet.

21.4.3.2 Sexualchakra

Dieses Chakra liegt ein wenig oberhalb des Basischakra, bei Frauen auf dem Niveau der Gebärmutter, bei Männern soll es Bezug zur Prostata haben. Es gibt kaum einen Lebensbereich, in dem Menschen verletzlicher sind als im Bereich ihrer Sexualität. Ein Großteil unserer Klienten ist in diesem Bereich zumindest unsicher. Viele haben hier heftige Ängste, was darauf hinweist, dass das Sexualchakra in intensivem Austausch mit dem Basischakra steht. Der enormen Bedeutung der Sexualität entsprechend, ist es extrem wichtig, dass sich ein Coach bzw. Psychotherapeut in der Lage sieht, diese Themen zuzulassen und offen zu besprechen. Ob ein Klient über seine Sexualität reden kann, hängt vor allem von der Frage ab, ob der Coach dazu in der Lage ist:

*»Nur was der Coach tragen kann,
erschließt sich einer sinnvollen Bearbeitung.«*

Sehr wichtig ist es zu verstehen, dass das Sexualchakra keineswegs nur die Sexualität verkörpert. Genau hier ist auch ein energetischer Quell für Kreativität und Lebensfreude. Wir alle kennen die ekstatischen Werke mancher Künstler, die in ihrer Schönheit meist auch eine erotische Komponente haben. Gleichzeitig ist es so, dass Blockaden im Bereich des Sexualchakra häufig Ursache von Depressionen sind, besonders solcher Depressionen, die mit Schuldgefühlen und Insuffizienzgedanken einhergehen.

Gutes Coaching bzw. gute Psychotherapie bedeutet bei Blockaden in diesem Bereich stets, die Ermutigung über die damit einhergehenden Themen zu sprechen. Sehr hilfreich ist auch, wenn der Helfer in der Lage ist, eine gewährende und unterstützende Haltung einzunehmen. Viele Menschen, fast alle Paare, sind mit ihrer Sexualität völlig allein. Entsprechend erlösend kann es sein zu erfahren, dass die diesbezüglichen Konflikte und Störungen keineswegs außergewöhnlich sind. Du bist nicht allein mit Deinen Problemen, sondern mit ganz vielen Menschen auf dem gleichen Weg. Gerade hier ist auch ein ausgesprochen kraftvolles Feld für die Gruppentherapie respektive die Selbsterfahrung.

Nicht umsonst bezog sich Freuds Libidobegriff auf Sexualität. Zusammen mit Breuer hatte er schon früh festgestellt, dass fehlgeleitete sexuelle Energie eine der wesentlichen Ursachen der Hysterie ist, einer damals häufigen Erkrankung durch die Tabuisierung der Sexualität. Nach dem Zeitalter der Hysterie kam das Zeitalter des Narzissmus (Spiegel Kultur 1979), bei dem in gewisser Weise erneut fehlgeleitete sexuelle Energie in das eigene Selbst investiert wurde. Die Welt wird zum Erfüllungsgehilfen der eigenen Bedürfnisse. Die dadurch häufig erlebte existenzielle Einsamkeit ist nur dadurch zu überwinden, dass ein Verbundensein mit anderen unmittelbar erlebbar wird. Ein solches Erlebnis kann auch die Arbeitsbeziehung zwischen Klient und Coach oder Psychotherapeut sein. Der Moment dieser Erkenntnis – ich sehe dich –, gehört zu den berührenden Erfahrungen im Coaching bzw. auch in der Psychotherapie. In diesem Moment verlässt der Klient oder auch der Coach seine narzisstische Schale, wodurch erstmals wirkliche energetische Resonanz möglich wird. Unter anderem Gertrude Blanck hat diesen Moment in ihrem Buch (Blanck a. Blanck 1974, p. 120 ff.) sehr berührend geschildert.

21.4.3.3 Solarplexuschakra

Dieses Chakra liegt tief im Bauchraum zwischen Brustbein und Nabel. Anatomisch handelt es sich um ein dichtes, vegetatives Nervengeflecht, das die Arterien im Bauchraum umgibt. Vom Boxen wissen wir, dass jemand zu Boden geht, wenn man ihn dorthin trifft. In der Umgangssprache kennen wir das »gute Bauchgefühl«, das uns als innere Stimme in vielen Situationen eine sichere Orientierung ermöglicht.

Wir kennen aber auch die »Wut im Bauch«: Die gibt es wirklich … Wenn wir in bestimmten Meditationen durch tiefe Atmung und stimulierende Musik das Bauchchakra fokussieren, kommt es bei vielen Menschen zu heftigen Wutausbrüchen. Teilweise über Jahrzehnte gespeicherter Ärger und Hass drängen ins Bewusstsein. Man hat das Bedürfnis, zu schreien und Wut körperlich auszuagieren.

Eine Fülle von psychosomatischen Erkrankungen hat im Bauchraum ihren Sitz. Beispiele sind Magengeschwüre, Überproduktion von Magensäure und die unterschiedlichsten Verdauungsstörungen. Für alle gibt es klare somatische Ursachen, und dennoch ist es auch wahr, dass diese Krankheiten affektiv mitbedingt sind: Manche Menschen fühlen sich wirklich »sauer«, andere können bestimmte Kränkungen einfach »nicht verdauen«.

Gerade bei derartigen Problemen erweist sich personzentriertes Vorgehen als ausgesprochen heilsam und unterstützend, weil der Klient dadurch in die Lage versetzt wird, all das auszusprechen, was er immer zurückgehalten hat. Das ist oft mit vielen Scham- und Schuldgefühlen verbunden. Dabei ist es wichtig, dem Klienten zu signalisieren, dass er all diese Dinge sagen kann, ohne befürchten zu müssen, von seinem Therapeuten oder Coach verstoßen zu werden.

Im Bereich dieses Chakra liegt bei vielen Klienten auch die weit verbreitete Angst, die Offenbarung der eigenen Wahrheit führe zur Zerstörung ihrer Beziehungen. Gerade hier stellen sie ihren Coach oder Therapeuten auf die Probe, und es ist eine sehr heilsame Erfahrung, wenn dieser in der Lage ist, seinen Klienten zu ertragen bzw. anzunehmen. Dies lindert die tief verwurzelte Angst, in Wirklichkeit unerträglich zu sein. Besonders diese fantasierte Unerträglichkeit ist eine der wichtigen Quellen der Entwicklung eines falschen Selbst: So wie ich bin, kann mich keiner akzeptieren – also muss ich versuchen, jemand anders zu sein. Oft funktioniert das ganz gut, sodass die eigene Identität in Vergessenheit gerät.

Zu den wichtigsten Aspekten aller wirksamen Psychotherapien gehört es, dem Klienten zu helfen, die Erinnerung an sein *wahres Selbst* wiederzufinden. Ganz viele Menschen spüren diese tiefste Identität als ein Gefühl, das durch das Fließen der Energie im Solarplexuschakra oft erstmals möglich wird.

Die Bedeutung der Chakren baut aufeinander auf: Das Basischakra bildet das Fundament der Person, die sich meist ihrer selbst auf dieser Ebene nur unvollständig bewusst ist. Das Sexualchakra steuert Triebenergie und Vitalität bei, und aus beiden zusammen verdichtet sich im Solarplexus die erlebte Identität. Hier gibt es das Gefühl: *Es gibt mich, und ich bin da.* Dieses erlebte »Ich bin da« setzt jenes Fließen voraus, von dem wir gerade gesprochen haben. Viele meist frühe biografische Erfahrungen verhindern dieses Fließen. Die eigene Identität wird verleugnet, gefürchtet und versteckt. Tritt sie ins Bewusstsein, erklärt dies die häufig explosionsartigen Entladungen von Klienten, wenn sie die Brücke zum Solarplexus, oft seit Jahrzehnten, zum ersten Mal öffnen können.

21.4.3.4 Herzchakra

Der geschilderte Prozess der Identitätsfindung ist insofern wichtig, als unsere mehr oder weniger differenzierte Identität im Herzchakra, das hinter dem Brustbein in der Herzgegend liegt, all das verdichtet, was wir an Beziehung, Liebe und Verbindung spüren können. Im Herzchakra spüren wir unsere Gefühle von Liebe, Sehnsucht und Sentimentalität ebenso wie Trauer, Enttäuschung und Schmerz.

Vermutlich gibt es kaum einen Menschen, der diese Gefühle nicht als Gefühle seines Herzens begreifen kann. In der Umgangssprache gibt es all jene Formulierungen wie: »Ich liebe aus ganzem Herzen.« »Ich bin aus tiefstem Herzen glücklich.« »Mein Herz ist schwer, und ich bin traurig.« »Gestorben an gebrochenem Herzen.« Die Liste solcher Ausdrücke ist endlos.

Es ist für Coaches und Psychotherapeuten von größter Bedeutung zu wissen, dass praktisch jeder Klient, der sich an sie wendet, das deshalb tut, weil er »etwas auf dem Herzen hat«. Nur wenn dieses Anliegen Raum hat und verstanden wird, ist der Klient in der Lage, ein wirklich tragfähiges Arbeitsbündnis aufzubauen. Ohne ein solches Arbeitsbündnis, das im Klienten emotional verankert ist, sind Coachingprozesse und auch Psychotherapien in der Regel von vornherein zum Scheitern verurteilt. Diese Herz-zu-Herz-Resonanz ist die Grundlage dafür, dass Klienten sich einlassen können. Dazu gehört eine emotionale Verbindung zum Therapeuten bzw. Coach, die umso glaubwürdiger ist, je deutlicher der Klient spürt, dass es nichts Menschliches gibt, das ihrem Begleiter fremd ist. Dabei handelt es sich nicht um eine therapeutische Haltung, es ist vielmehr ein Ausdruck der menschlichen Reife des Coaches bzw. des Therapeuten. Es gibt indigene Stämme in Nordamerika, die ihren Heiler, den Schamanen, definieren als eine Person, die alle weltlichen Leiden durchlitten hat und überlebte.

Hier kann nicht deutlich genug betont werden, dass die Qualität eines Coachings direkt von der Intensität der Selbsterfahrung des Coachs abhängt. Niemand kann einem anderen eine Bewusstheit vermitteln, zu der er selbst keinen Zugang hat.

Das Fließen der Energie im Herzchakra wird von vielen Klienten als ausgesprochen heilend erlebt. Verdrängtes, Vermiedenes und Schambesetztes kommt ins Bewusstsein. Gerade liebende Gefühle, aber auch Schmerz und Kränkung beginnen zu fließen. Auch hier ist es wichtig zu erwähnen, dass das Herzchakra auf den unteren Chakren aufbaut, seine unmittelbare Energie aus dem Mut zur eigenen Identität im Bauch schöpft.

21.4.3.5 Kehlchakra

Das Kehlchakra liegt im Bereich des Kehlkopfs. Es hat für jeden Menschen eine schicksalhafte Bedeutung, inwieweit wir die Herzgefühle *ausdrücken* können oder eben nicht. Erst was ausgesprochen wird, wird wirklich zur Realität und hat Konsequenzen im Außen. Dieses Thema ist das Wesentliche am Kehlchakra. Unsere Stimme hat die Bedeutung, unsere Identität der Welt zu vermitteln. Ich benutze meine Stimme, um mich mitzuteilen. Meine Stimme kann im Basischakra gut fundiert sein und auf diese Art raumgreifend und überzeugend sein. Vielleicht bin ich aber stattdessen kleinlaut, und meine Stimme ist nur ein leises Säuseln oder Flüstern, weil ich nicht wage, zu dem zu stehen, was ich sagen möchte. Mit meiner Stimme erzeuge ich Verbindung und Resonanz im Gegenüber. Gelingt mir dies nicht, werde ich überhört.

Coaches und Therapeuten achten sorgfältig darauf, wie der Klient mit seiner Stimme umgeht. Wirkt er vorsichtig, ängstlich oder unsicher? Gibt er sich Mühe, sich verständlich zu machen? Oder nuschelt er und, wenn ja, warum? Nutzt er seine Stimme, um Dominanz zu erreichen? Wie für die anderen Chakren spielt die Atmung auch für die Stimme eine gewaltige Rolle. Es macht oft einen großen Unterschied, wenn man die Klienten bittet, ein paar Mal tief in den Bauch zu atmen und dann zu versuchen, der eigenen Stimme mehr Ausdruck zu verleihen. Vielen Menschen ist ihre Stimme kaum bewusst, und es ist eindrucksvoll, was passiert, wenn sie sich erstmals selbst hören. Das kann beim Stimmtraining geschehen, ganz besonders aber auch bei einer dynamischen Meditation. Sehr befreiend ist für viele entsprechend Gesangsunterricht.

Bezogen auf den Fluss der Energie kann man hier sagen, dass die Stimme die unmittelbarste Form ist, wie das Individuum mit seinem realen Gegenüber in Kontakt tritt. Nur wer seiner Stimme Energie gibt, hat gute Chancen, gehört und beachtet zu werden.

21.4.3.6 Stirnchakra

Dieses Chakra liegt in der Mitte zwischen den Augenbrauen. Diese Gegend spüren viele Menschen, wenn sie sich mit ihren Perspektiven und ihren Lebensvisionen beschäftigen. Manchmal haben depressive Klienten regelrecht das Gefühl, an dieser Stelle verstopft zu sein. Das Ende depressiver Krisen kündigt sich häufig dadurch an, dass betroffene Klienten wieder eine positive Vision entwickeln – die Vision eines beruflichen Neubeginns, einer neuen Partnerschaft etc. Auch ein Perspektivenwechsel kündigt bisweilen einen echten Durchbruch an.

Praxisbeispiel

Ein junger Geschäftsmann fühlte sich durch die Vielzahl der Anforderungen, die an ihn gestellt waren, enorm unter Druck. Er wähnte sich ständig am Rande eines Burnout und sehnte sich nach einem ganz leichten Leben, wohl wissend, dass ein solches ihn zutiefst langweilen würde. Irgendwann sagte er: »Schon immer habe ich mich über Anforderungen fürchterlich aufgeregt. Ich habe geschimpft und geklagt und dem Leben energischen Widerstand entgegengesetzt. Eigentlich ist es so, dass die Anforderungen in meinem Unternehmen ganz normal sind, und ich will jetzt versuchen, mich all dem hinzugeben, ohne Widerstand zu leisten.«

Der Mann hatte begriffen, dass es gerade dieser *Widerstand* war, der so viel Energie verbraucht hat. Dies war für ihn eine Schlüsselerkenntnis. Er begann, seine Arbeit anzunehmen, sie in seinem Tempo und mit guter Selbstfürsorge zu erledigen. Schließlich konnte er sagen, wie viel Freude es ihm bereite, seinen Beruf auszuüben, was manchmal eben auch bedeute, sich anzustrengen ... Er hatte die Perspektive gewechselt, sich aus dem, wie Gunther Schmidt es nennen würde, »Problemnetzwerk« befreit, sodass seine Energie nunmehr in einer positiven Vision frei fließen konnte.

Osho (2001, p. 9; Übers. d. Verf.), ein indischer Weiser, sagte einmal: »Es ist nicht mein Hammer, der dich verletzt, es ist dein Widerstand.«

21.4.3.7 Scheitelchakra

Dieses Chakra ist das Areal oben auf dem Schädel, an dem im Bild der inneren Flöte die Lebensenergie, die an der Basis eingetreten und durch alle Chakren nach oben geflossen ist, den Körper wieder verlässt. Diese Erfahrung tritt zum Beispiel auf, wenn eine problematische Lebensphase durchlebt wurde und zu guter Letzt Sinn ergibt. In dieser Situation fühlen fast alle Menschen, auch dem Spirituellen völlig abgeneigte, ein tiefes Verbundensein mit etwas Größerem, Dankbarkeit und oft auch Rührung. Eine wie auch immer begründete Sinnhaftigkeit des Lebens wird erkannt, was bei jenen, die das erleben, praktisch immer deren Lebensnarrative zutiefst verändert: »Ich beginne zu erahnen, warum dies oder jenes gerade mir widerfahren ist. Jetzt verstehe ich, was ich lernen sollte, vielleicht auch, warum ich überhaupt da bin.« Das im Laufe meines Lebens angesammelte Wissen wandelt sich hin zum Begreifen. Die Absurdität alter Opferideen wird sichtbar, und ich kann sie loslassen. Unser Lebensroman wird als Ganzes erkennbar, und wir sehen den Sinn.

Voraussetzung dafür ist immer die Bereitschaft, der Realität unseres Lebens ins Auge zu blicken: Wenn ich zum Beispiel verstehe, dass eine Beziehung, die mir so viel bedeutet hat, wirklich beendet ist; wenn ich aufhöre, gegen eine Trauer zu revoltieren, mich ihr endlich hingebe und loslasse, kann ich mein Leben fortsetzen und den anderen in Liebe gehen lassen. Das Gleiche geschieht beim Sterben. Das wird umso leichter sein, je demütiger und angstfreier ich dem Tod ins Auge blicke, ohne Widerstand zu leisten, und begreife, dass genau dieser Moment der richtige ist, um meinen Lebensroman abzuschließen.

Solche und viele andere Erkenntnisse führen bei fast allen Menschen, auch bei überzeugten Atheisten, zu spirituellen Erlebnissen, die oft mit einem Flow-Gefühl im Bereich des Scheitelchakra einhergehen. In Gruppen ist es oft eindrucksvoll mitzuerleben, dass plötzlich Stille eintritt, die niemand beenden will, weil alle verbunden sind.

In unserem Buch »Mein erschöpftes Ich« (Krahé u. Weigt 2013) schildern wir ausführlich, wie die Lebensenergie auf den drei Brücken zum Ich, zum Du und zum Ganzen entlang der Chakren fließt und welche spezifischen Interventionsmöglichkeiten im Falle einer Blockade hilfreich sein können.

21.5 Burn-out als Energiegeschehen

Bei vielen Menschen kann man sehen, dass ein gefühlter Burn-out keineswegs immer seine Ursache darin hat, dass die Lebensenergie weg ist. Das Problem ist eher, dass jemand den Bezug zu seiner eigenen Lebensenergie verloren hat, also zu sich selbst, zu seinem Partner, zu seinem Beruf und sozialen Kontext, und in die erlebte Erschöpfung flieht, um wesentliche Lebensentscheidungen zu vermeiden.

Oft befinden sich solche Klienten an *Lebensschwellen* (Krahé u. Weigt 2019): Sie begreifen, dass das Alte nicht mehr funktioniert. Das neue Leben, welches sich zumindest in der Fantasie schon andeutet, erscheint unerträglich. Manchmal geht der Versuch der Vermeidung tatsächlich bis in den Bereich der Todessehnsucht. Ohne Hilfe werden Menschen in solchen Situationen tatsächlich häufig suizidal. Die meisten sprechen das nicht aus, es sei denn, der Coach oder Therapeut fragt danach. Solche Klienten sind oft völlig ratlos, wissen nicht vor und zurück.

Hier hat der Coach dann die Funktion des Schwellenhelfers – die Situation des Klienten angstfrei begreifen, präsent sein, ohne die Führung übernehmen zu wollen. Die therapeutische Beziehung kann dann den Boden bilden, in der Chakrensprache: das Basischakra sein, von dem aus der Klient den Sprung in sein neues Leben wagen kann.

Coaching bedeutet in diesem Fall, den Klienten dabei zu begleiten, eine autonomere und akzeptierende Haltung zu sich selbst aufzubauen. Das Ziel ist, dass er zu seiner eigenen, wahren Identität findet. Genau das wird ihn dazu befähigen, unmittelbarer mit Partnern, Freunden und Kollegen in Beziehung zu treten. Endlich kann er mutiger aufbrechen hin zu Zielen, die wirklich die seinen sind und nicht nur der Versuch der Wunscherfüllung für die Ansprüche der anderen.

21.6 Einzel- und Gruppenarbeit

Die seelische Gesundheit hängt stark davon ab, dass die wesentlichen Bereiche der Lebensenergie frei fließen können. Das *Einzelsetting* reicht in Coaching und Psychotherapie allein oft nicht aus. In diesem Setting kann man die Prozesse ansprechen, man kann sie oft auch ins Bewusstsein heben. Man kann Klienten ermutigen, Dinge anders zu sehen, ihre Perspektive zu wechseln. Schwieriger ist es für Klienten im Einzelsetting, einen direkten Bezug zu den zugrunde liegenden energetischen Prozessen herzustellen und diese unmittelbar zu erleben. Selbst bei Körpertherapien gibt es den limitierenden Faktor der endlichen Zeit der einzelnen Sitzungen. Hinzu kommt, dass Klienten ihren eigenen Energien oft starke Scham- und Schuldgefühle entgegenbringen.

Tiefere emotionale Prozesse wie auch intensivere Übungen sind im normalen Coachingsetting nicht unterzubringen. Das ist meistens auch gar nicht erforderlich, wenn *Einzelcoaching mit Gruppenarbeit kombiniert* wird. In der Dyade findet nur *eine* Beziehung statt, in der Regel im Sinne einer Übertragungsbeziehung. In der Gruppe gibt es so viele Übertragungen wie Teilnehmer und entsprechend viele Identifikationsmöglichkeiten. Hier erfahren Klienten unmittelbar evident, dass andere Mitglieder Probleme wie sie haben. Yalom nennt die Erkenntnis von der Universalität des Leidens eine der großen Hilfestellungen für Menschen mit psychischen Problemen.

Aus diesem Grund haben wir, in vielen Fällen als Ergänzung zur Einzelarbeit, die *Bridging-Gruppenseminare* (Krahé u. Weigt 2025) entwickelt, die wir nunmehr seit 16 Jahren durchführen und ständig weiterentwickeln. Hier ist es die Gruppe, die existenziell trägt und in der es möglich ist, sich in einem geschützten Raum auf seine energetischen Prozesse einzulassen. Ein wichtiges Mittel hierzu sind dynamische Atemmeditationen. Sie helfen den Teilnehmern, zunächst ein Bewusstsein für ihre Chakren zu entwickeln und schließlich zu wagen, ihre Energien auf allen Ebenen fließen zu lassen. Zu den großen Erlebnissen gehört es, zu spüren, wie sehr es die Teilnehmer stärkt, die eigene Lebendigkeit zuzulassen, zu wagen, sich damit zuzumuten. Die Befürchtung, dass alle Beziehungen zerbrechen, alle mich verlassen, wenn ich authentisch bin, wird zumindest in der Situation der Bridging-Gruppe widerlegt.

Diese zum Teil für die Klienten äußerst intensiven Erlebnisse können dann in der folgenden Einzelarbeit für den weiteren Entwicklungsprozess genutzt werden.

Gerade neu ausgebildete Coaches berichten, dass die Arbeit und Selbsterfahrung in Gruppen sie persönlich stärker gefördert hat als das Erlernen neuer Tools.

21.7 Zusammenfassung

Kommen wir zum Schluss auf den Titel unseres Beitrags zurück: Wir verstehen Bridging so, dass das Gemeinsame aller Schulen und Verfahren darin besteht, Klienten zu helfen, für blockierte Energien eine Brücke zu bauen. So können Klienten neue energetische Quellen in sich erschließen, die es ihnen schließlich ermöglichen, jene Probleme zu lösen, welche sie ins Coaching oder in die Psychotherapie geführt haben. Wir glauben, dass praktisch alle Coaches im Laufe ihrer Entwicklung verstehen, dass das, was sie bewirken, Veränderungen in der Ökologie der Lebensenergie ihrer Klienten sowie im eigenen Selbst auslöst.

Abschließend wollen wir eine Klientin zu Wort kommen lassen, die als Erlebende besser beschreibt, als wir es je könnten, was Bridging für sie bedeutet und wie es ihr Leben verändert und bereichert hat:

> »[…] so gerne würde ich euch persönlich berichten, wie ihr, eure Liebe, euer Mitgefühl und eure umfassende Erfahrung, in der Begleitung von Bridging-Gruppen meine damalige Welt aus den Fugen gehoben habt und welch transformativer Prozess aus dem damaligen Bridging-1-Seminar resultierte […] wie ich im wahrsten Sinne durch das Dunkle ins Licht getreten bin […] ein wahrlich befreiender, heilender, wenngleich auch sehr schmerzhafter Weg […] ich werde euch hierfür ein Leben lang in Dankbarkeit und Liebe verbunden bleiben […] ich könnte jetzt nicht glücklicher sein […]«

Literatur

Bach, G. R. (1970): From the first to the hundredth marathon. A report to Fred Stoller. *Comparative Group Studies* 1 (4): 341–347.

Blanck, G. a. R. Blanck (1974): Ego psychology. Theory and practice. New York (Columbia University Press) [dt. (1978): Angewandte Ich-Psychologie. Stuttgart (Klett-Cotta)].

Buber, M. (1923): Ich und Du. Leipzig (Insel).

Casriel, D. (1972): A scream away from happiness. New York (Grosset & Dunlap) [dt. (1972): Die Wiederentdeckung des Gefühls. Schreitherapie und Gruppendynamik. München/Gütersloh/Wien (Bertelsmann)].

Freud, S. (1920): Jenseits des Lustprinzips. Wien (Internationaler Psychologischer Verlag).

Janov, A. (1970): The Primal Scream. Primal therapy – the cure for neurosis. New York (Dell).

Jung, C. G. (1957): Die Dynamik des Unbewussten. Zürich (Rascher).

Krahé, W. u. H.-J. Weigt (2004): Wie geht es Dir? Die heilsame Kraft der Begegnung. Magdeburg (Klotz).

Krahé, W. u. H.-J. Weigt (2013): Mein erschöpftes Ich. Burnout – Energieblockaden lösen und die Lebenskraft wiederfinden. Bielefeld (Kamphausen).

Krahé, W. u. H.-J. Weigt (2019): Lebensschwellen. Wie Sie Umbrüche in Ihrem Leben erkennen, meistern und daran wachsen. Bielefeld (Fischer & Gann).

Krahé, W. u. H.-J. Weigt (2025): Bridging. Seminare für mehr Lebensenergie. Königswinter. Verfügbar unter: https://www.bridge-into-life.de/wp-content/uploads/2024/10/Bridge_into_Life_Bridging_Flyer_2025.pdf [17.04.2025].

Lowen, A. (1975): Bioenergetik. Therapie der Seele durch Arbeit mit dem Körper. München (Kösel).

Mentzos, S. (1995): Angst und Innere Objekte. Berlin (Psychosozial).

Osho (2001): Awareness. The key to living in balance. New York (St. Martin's Griffin).

Reich, W. (1942): Die Funktion des Orgasmus. Das Sexualökonomische Problem der Biologie. Wien (Verlag für Sexualpolitik).

Rogers, C. R. (1961): On becoming a person. A therapist's view of psychotherapy. Boston (Houghton Mifflin) [dt. (2024): Entwicklung der Persönlichkeit. Psychotherapie aus der Sicht eines Therapeuten. Stuttgart (Klett-Cotta), 24. Aufl.].

Schutz, W. C. (1973): Elements of encounter. New York (Wiley) [dt. (1977): Encounter. Hamburg (Isko Press)].

Spiegel Kultur (1979): Narzißmus. Antlitz der Epoche. *Der Spiegel* 32, 05.08.1979. Verfügbar unter: https://www.spiegel.de/kultur/narzissmus-antlitz-der-epoche-a-d93d6e84-0002-0001-0000-000040349012 [17.04.2025].

22 Synergie von Verstand und Intuition – Schlüssel zu klugen Entscheidungen und erfüllendem Leben

Solveig Wehking

In westlichen Gesellschaften wird die Intuition oft unterschätzt, da kognitive Strategien und Entscheidungen als Schlüssel zum Erfolg gelten. Unser Berufsleben ist geprägt von zahlenbasierten Informationen wie Benchmarks und Leistungskennzahlen (KPIs), die uns Sicherheit vorgaukeln. Intuition, ein spontanes (Bauch-)Gefühl, entsteht jedoch situativ und unabhängig von analytischem Denken.

Angesichts der Informationsflut und zunehmenden Komplexität unserer Realität fällt es oft schwer, das Wesentliche zu erkennen. Fragen wie »Was zählt wirklich für mich?« und »Wie möchte ich leben?« sind zentral für ein gelingendes Leben und lassen sich nicht rein analytisch beantworten. Um stimmige Antworten zu finden, genügt es nicht, Bedürfnisse und Werte nur kognitiv zu durchdenken; wir müssen diese Fragen unter Einbeziehung unseres intuitiven Wissens beantworten. Denn nach Ryba hat »das bewusste Ich als oberste Kontrollinstanz von Denken, Planen und Handeln« (Ryba 2018, S. 17) weniger Einfluss, als wir glauben.

Dieses Kapitel fokussiert auf die Bedeutung intuitiven Wissens im Coaching. Aktuelle neurowissenschaftliche Erkenntnisse belegen, dass unbewusste Prozesse entscheidend sind, um die nachhaltigen Veränderungen zu bewirken, die im Coaching angestrebt werden (ebd.). Dementsprechend formuliert Storch (2005, S. 53), »[…] dass die Fähigkeit, gute Entscheidungen für ein zufrieden stellendes Leben zu treffen, mit Emotionen und mit Körperempfindungen zu tun hat«.

In Abschnitt 22.4.4 wird dementsprechend eine neue haptische Interventionsmethode beschrieben. In Abschnitt 22.5 wird die stärkere Nutzung des auditiven Sinns durch Musik vorgeschlagen.

22.1 Intuition und Körperempfindungen als wichtiger Teil der Entscheidungsfindung und des Coachingprozesses

António Damasio hat mit seinen Forschungen die Bedeutung von Emotionen und deren Wahrnehmung im Körper für rationales Verhalten belegt: Gefühle und körperliche Begleiterscheinungen sind demnach unentbehrlich für rationale Entscheidungen und ermöglichen diese erst (zit. nach Storch, Krause u. Weber 2002, S. 58). Ohne unbewusste Bewertungsprozesse sind wir nicht in der Lage, Entscheidungen zu treffen. Diese Prozesse greifen auf unser *Erfahrungsgedächtnis* zurück, in dem all unsere positiven und negativen Lebenserfahrungen gespeichert werden (ebd., S. 60): »Das emotionale Erfahrungsgedächtnis bewertet alles, was der Körper tut, nach den positiven und negativen Konsequenzen dieses Tuns und speichert diese Bewertungen ab.« Ein direkter Zugang zum Erfahrungsgedächtnis ist nicht möglich, da das Unbewusste nur indirekt über nonverbale Kommunikation, Verhalten oder körperliche Manifestation erschlossen werden kann (Roth in Ryba 2018, o. S.).

Für wichtige Entscheidungen benötigen wir Zugang zu unseren Emotionen und Körperempfindungen, da sie uns helfen, gespeicherte Erfahrungen zu aktivieren (Storch 2005, S. 53). Diese Erfahrungen bilden die Grundlage unserer Intuition. Das Vorbewusste, weitgehend identisch mit dem Langzeitgedächtnis, kann durch Erinnerung aktiviert werden (Roth in Ryba 2018, S. 109). »Intuition manifestiert sich durch innere Bilder, Dialoge, Körperreaktionen und emotionales Erleben« (Hänsel, zit. nach Ryba 2018, S. 134). Im Coaching zeigt sich Intuition oft als Gefühl der Klarheit. Intuitives Problemlösen verläuft nicht linear, sondern parallel und ohne Detailerleben (Hänsel, zit. nach Ryba 2018, S. 134). Es reicht nicht aus, nur auf die Kraft des Wortes und des Gesprächs zu vertrauen, da unbewusste Prozesse durch Sprache nicht erreichbar sind (Roth, zit. nach Ryba 2018, o. S.). Dies hat Konsequenzen für das Coaching, denn sprachlich ausgerichtete Methoden stoßen an ihre Grenzen.

Um Entscheidungen für ein gelingendes Leben zu treffen, müssen Intuition und analytisches Denken übereinstimmen. Das Erfahrungsgedächtnis hat dabei das erste und letzte Wort, da unsere Handlungen im Lichte unserer bewussten und unbewussten Lebenserfahrungen plausibel und gerechtfertigt erscheinen müssen. Wenn es keine Übereinstimmung gibt, werden wir psychisch krank (Roth, zit. nach Storch, Krause u. Weber 2022, S. 35 f.).

22.2 Der hypnosystemische Ansatz als integrative und praxisbewährte Herangehensweise im Coaching

Das hypnosystemische Metamodell von Gunther Schmidt integriert Erkenntnisse aus der modernen Neurobiologie sowie der Priming- und Embodimentforschung und verbindet lösungsorientierte Ansätze mit systemisch-konstruktivistischen Methoden. In Psychotherapie und Coaching hat sich dieser Ansatz als sehr effektiv bewährt (Schmidt 2024, S. 363). Durch die Einbeziehung der Intuition als Ressource sowie unwillkürlicher Reaktionen und Körperempfindungen ermöglicht der Ansatz den Zugang zu unbewussten Prozessen.

22.2.1 Prämissen des hypnosystemischen Ansatzes

Die Prämissen des hypnosystemischen Modells von Schmidt können in diesem Rahmen lediglich sehr gerafft dargelegt werden (ebd., S. 362 ff.):

- *Lösungsorientierung:* Das Modell und die Arbeit in der Praxis fokussieren auf die Entwicklung von Lösungen und vorhandene Ressourcen.
- *systemisch-konstruktivistische Sichtweise:* Menschen sind Teil vieler unterschiedlicher Systeme wie z. B. Familie oder Arbeitsumfeld.

»Allerdings zeigen die Ergebnisse der modernen Hirnforschung, dass die Kontext-Wechselwirkungen nicht ›Ursache‹ des individuellen Erlebens sind, sondern dass die Art, wie ein Kontext erlebt wird, von der autonomen (autopoietischen), hauptsächlich unwillkürlichen Verarbeitung dieser Kontexte abhängt« (ebd., S. 365).

- *unwillkürliche Prozesse:* Im hypnosystemischen Ansatz spielt das Unbewusste, das Schmidt als »Unwillkürliches« bezeichnet, eine zentrale Rolle. Es geht darum, diese unbewussten Prozesse zu aktivieren und nutzbar zu machen. Oftmals erleben Menschen eine Diskrepanz zwischen ihren bewussten Zielen und Wünschen einerseits und den tatsächlichen, unwillkürlichen Reaktionen ihres Körpers oder Geistes andererseits. Diese Unterschiede zu erkennen und zu nutzen ist ein wesentlicher Bestandteil der Therapie.
- *Erlebnisrepertoire:* Jeder Mensch verfügt über ein Repertoire an Erfahrungen und Ressourcen, das aktiviert werden kann. Das Erlebnisrepertoire ist eine wertvolle Quelle für Veränderung und Wachstum. In einer persönlichen E-Mail erklärt Gunther Schmidt, dass auch fiktionale Inhalte unter bestimmten Voraussetzungen Teil des Erlebnisrepertoires werden können:

»Ja, ich gehe ganz klar davon aus, dass auch z. B. durch intensiv erlebte Film- oder Buch-Rezeption zum Teil einer Erlebnis-Netzwerk-Bildung werden können. Ob sie genau so intensiv wirken können wie sogenannte ›tatsächlich selbst erlebte‹ Prozesse, wird, soweit mir bekannt, unterschiedlich gesehen. Da das Gehirn letztlich, wie Ergebnisse der Gehirnforschung zeigen, offenbar keinen entscheidenden Unterschied macht zwischen Imaginiertem und ›echtem‹ Erleben, sondern beides je nach Grad der Assoziations-Intensität umsetzt, können also auch solche Film- oder Buch-Rezeptionen zum Teil einer Erlebnis-Netzwerk-Bildung werden. Der entscheidende Aspekt scheint eher zu sein, wie intensiv sich jemand damit assoziieren/identifizieren kann.«[87]

- *Körper und Geist:* Der Körper und seine Empfindungen sind eng mit psychischen Prozessen verbunden. Die Einbeziehung körperlicher Erfahrungen ist daher wesentlicher Bestandteil des Ansatzes.
- *Ressourcenaktivierung:* Es wird davon ausgegangen, dass jeder Mensch über die notwendigen Ressourcen verfügt, um seine Probleme zu lösen.

87 Aus der persönlichen Korrespondenz der Autorin mit Gunther Schmidt, von diesem zur Veröffentlichung freigegeben.

- *interaktive Prozesse:* Veränderungen entstehen durch interaktive Prozesse zwischen Coach und zu coachender Person. Die Beziehung und Kommunikation sind entscheidend für den Erfolg.
- *Wertschätzung bisheriger Lösungsversuche:* Der hypnosystemische Ansatz würdigt die bisherigen (als gescheitert wahrgenommenen) Lösungsversuche der zu coachenden Person als wertvolle Ressourcen und Lernmöglichkeiten. Dieser wertschätzende Umgang mit selbst als problematisch wahrgenommenen Reaktionen stärkt die Selbstwirksamkeit und fördert die Beziehung zwischen Coach und Coachee.

Diese Prämissen bilden die Grundlage für Schmidts hypnosystemischen Ansatz, der im Coaching vielseitig einsetzbar ist. Im Folgenden wird die Dynamik und Selbstorganisation psychischer Systeme skizziert, um zu verstehen, wie Individuen ihre Ressourcen aktivieren und für gewünschte Veränderungen nutzen können.

Ein gezielter Trigger kann bereits ausreichen, um ein neuronales Netzwerk zu aktivieren – dies gilt sowohl für negativ als auch positiv besetzte neuronale Muster. Trigger aktivieren unwillkürliche Reaktionen, die auf unbewussten Prozessen basieren und somit außerhalb der bewussten Kontrolle ablaufen. Im hypnosystemischen Ansatz wird das »Unwillkürliche«, das sich außerhalb bewusster Kontrolle abspielt, als Schlüssel zu versteckten Ressourcen und Lösungsmöglichkeiten angesehen.

22.2.2 Systemisch-konstruktivistische Grundannahmen und Irritationen als Veränderungschancen

Aus der Perspektive der Systemtheorie ist der Mensch in zahlreiche soziale Systeme eingebettet. Das psychische System fungiert als sinnverarbeitendes Bewusstsein. Der Körper gehört zum biologischen System. Diese beiden Systeme operieren getrennt voneinander, sind aber strukturell gekoppelt.

Dabei spielen körperliche Prozesse (das biologische System) im hypnosystemischen Ansatz eine zentrale Rolle, da sie die stärksten Attraktoren in einem *Erlebnisnetzwerk* sind: Sie können besonders schnell willentlich verändert und zur Erlebensveränderung genutzt werden. Zu einem Erlebnisnetzwerk gehören unter anderem Atmung, Mimik, Gestik, Beschreibung, Bewertung, Verhalten, Kommunikation und Metaphern.

Das psychische System produziert das Netzwerk seiner Elemente, nämlich seine Gedanken, aus sich selbst heraus. Es ist autonom (Luhmann 1995, S. 55 ff.). Das bedeutet, dass Erleben situationsabhängig in der Gegenwart im Bewusstsein entsteht. Eine Veränderung (im Erleben oder Handeln) kann durch Irritation von außen initiiert, aber niemals determiniert werden. Menschen lassen sich nicht manipulieren, sondern ihr Handeln und Erleben ist ein vielschichtiger Prozess.

Erleben entsteht selbstkonstruiert[88] in jedem Moment neu. Ob also eine Irritation von außen oder eine Veränderung im System eines einzelnen Menschen etwas bewirkt, »entscheidet« die Person selbst und nicht ihr Coach oder Berater:in.

Um Veränderungen herbeiführen zu können, ist es entscheidend, die individuellen Ressourcen zu erkennen und zu aktivieren. Der hypnosystemische Ansatz unterstützt diesen Prozess, indem er auf die Stärken und Potenziale der zu coachenden Person fokussiert. Coaches unterstützen diese Aktivierung bewusster und unbewusster Prozesse als Ressourcen zur Lösungsfindung.

22.3 Wahrnehmung von Bedürfnissen und die Grenzen sprachbasierter Interventionen im Coaching

Da Grundbedürfnisse und ihre Erfüllung oder Nicht-Erfüllung einen wesentlichen Einfluss auf die Identität eines Menschen haben, ist es entscheidend, sie bewusst zu erkennen und wahrzunehmen. Grundbedürfnisse wie Sicherheit, Zugehörigkeit, Anerkennung und Autonomie beeinflussen maßgeblich unser Verhalten und unsere Entscheidungen. Der Grad der Befriedigung dieser Bedürfnisse wirkt sich direkt auf unsere Lebenszufriedenheit aus (Maslow 1943; Erikson 1968; Rogers 1951).

Oft ist es alles andere als einfach, die eigenen Bedürfnisse wahrzunehmen und zu erkennen, was man »wirklich« möchte. Tief verankerte Wertvorstellungen und kulturelle Prägungen können dazu beitragen, eigene Bedürfnisse, die mit diesen im Widerspruch stehen, zu verdrängen. Auch das Ausbalancieren eigener widersprüchlicher Bedürfnisse wie Autonomie versus Bindung oder Sicherheit versus Neugier setzt voraus, sich diese inneren Widersprüche bewusst zu machen.

Im Coaching ist es daher oft wichtig, diese Bedürfnisse im ersten Schritt wahrzunehmen, um Lösungen zu finden, wie sie im Leben stärker als bislang berücksichtigt werden können. Oft verbergen sich diese Bedürfnisse hinter vordergründigen Anliegen; Storch, Krause und Weber (2022, S. 99) formulieren es wie folgt: »Meistens steht das unbewusste Bedürfnis im Gegensatz zum bewussten Motiv, sodass ein Motivkonflikt entsteht.« Rein sprachbasierte Methoden im Coaching stoßen an ihre Grenzen, da sie den Zugang zu Motivkonflikten und unbewussten Bedürfnissen nur eingeschränkt ermöglichen.

88 »Wissen ist keine Abbildung der Realität, sondern eine Konstruktion des denkenden Subjekts, das seine Erfahrungen und Interaktionen mit der Umwelt interpretiert und strukturiert« (von Glasersfeld 1996, S. 22).

22.4 Das innere Team als praxisbewährtes Modell zur Selbstklärung

Das Modell des inneren Teams von Friedemann Schulz von Thun (1998) ist ein bewährtes Instrument im Coaching, um sich mit den eigenen inneren Stimmen und Anteilen bewusst auseinanderzusetzen. Jeder Mensch hat unterschiedliche innere Stimmen oder Persönlichkeitsanteile in sich, die widersprüchliche Bedürfnisse, Werte, Wünsche oder Erfahrungen repräsentieren und die sich in ambivalenten Gefühlen zeigen können. Die bewusste Auseinandersetzung mit dieser inneren Vielfalt und Komplexität hilft dabei, eigene Ambivalenzen und Konflikte besser zu verstehen und zu lösen. Dies fördert das Verständnis, dass die verschiedenen Anteile in uns unterschiedliche Ziele verfolgen können.

Die Auseinandersetzung mit dem inneren Team fördert die Selbstreflexion und ermöglicht es, innere Dialoge zu strukturieren und zu klären. Durch die Beschäftigung mit den verschiedenen Teammitgliedern lässt sich herausfinden, welche Stimmen in bestimmten Situationen dominieren und welche möglicherweise unterdrückt werden. »Die innere Dynamik im Seelenleben des Menschen entspricht in weiten Teilen der Dynamik, wie sie sich in Gruppen und Teams ereignet« (ebd., Pos. 874). Ziel des Modells ist es, durch die sprachliche Auseinandersetzung mit dem eigenen inneren Team bewusster Entscheidungen treffen und authentischer handeln zu können, indem verschiedene Aspekte der eigenen Persönlichkeit integriert werden.

Im Rahmen dieses Aufsatzes muss diese knappe einführende Skizzierung ausreichen, um zwei Aspekte des inneren Teams kritisch zu reflektieren:

22.4.1 Kritik an der sprachfokussierten Herangehensweise

Obwohl Schulz von Thun auch Visualisierungen verwendet, erfolgt der Prozess der Selbstklärung vor allem sprachlich, gestützt durch gezeichnete Figuren oder Symbole. Dies bringt gewisse *Einschränkungen* mit sich: *Unbewusste Anteile, Bedürfnisse und Wünsche* lassen sich oft nur schwer in Worte fassen oder zeichnen. Daher besteht die Gefahr, wesentliche, aber unbewusste Aspekte des Selbst zu *übersehen* oder *unzureichend zu berücksichtigen*.

Die ausgeprägte Sprachorientierung des Konzepts des inneren Teams setzt zudem voraus, dass die inneren Anteile und Bedürfnisse durch den Verstand abrufbar sind. Doch gerade in Situationen, in denen starke Emotionen im Spiel sind, kann die *Sprache an ihre Grenzen stoßen*, da sie die Intensität und Vieldeutigkeit von Gefühlen nicht immer adäquat ausdrücken kann. Dies kann zu einer oberflächlicheren Analyse führen, die die Vielschichtigkeit unserer inneren Prozesse nicht vollständig abbildet. Darüber hinaus kann die sprachfokussierte Reflexion dazu führen, dass wir unsere inneren Dialoge rationalisieren und dabei die emotionalen Nuancen und die Tiefe unserer Gefühle vernachlässigen.

Die *Namensgebung der inneren Anteile* kann zudem *Stereotypisierungen* enthalten, wie beispielsweise »Opa Humpel-Griesgram« oder »Tante Klatsch und Tratsch« oder »Dr. Altklug« (Schulz von Thun 1998, Pos. 256). Diese Namen können eine scheinbare Übereinstimmung oder ein scheinbares Verständnis zwischen Coach und Coachee etablieren, ohne die tatsächliche Bedeutung und Tiefe der inneren Anteile zu hinterfragen. Stereotype bergen grundsätzlich die Gefahr der Vereinfachung. Daher erscheint es diskussionswürdig, ob es tatsächlich förderlich ist, den vielschichtigen inneren Anteilen stereotype Namen zuzuweisen.

22.4.2 Kritik am hierarchischen Führungsverständnis

Das »Oberhaupt« im inneren Team, wie Schulz von Thun es beschreibt – das an dieser Stelle nur in aller Kürze erklärt werden kann –, übernimmt eine entscheidende Funktion bei der Integration der teils widersprüchlichen Meinungen der Teammitglieder. Es agiert im Spannungsfeld von Kooperation und Kontrolle (Schulz von Thun 1998, Pos. 881 ff.). Diese Vorstellung eines Chefs oder einer Chefin des inneren Teams entspricht eher klassischen, hierarchischen Modellen, bei denen die Führung entweder unterstützend und kooperativ oder dominierend agiert.

Die Idee einer agilen Teamführung »ohne Oberhaupt« könnte für die Arbeit mit dem inneren Team einige Vorteile erbringen. Ich halte sie für besonders geeignet bei zu coachenden Personen, die hierarchischen Strukturen und Dominanz kritisch sehen und erleben.

Denn je nachdem, mit welcher Team- und Führungsidee man sein eigenes inneres Team in den Blick nimmt, ergeben sich unterschiedliche Lösungswege für Konflikte und innere Spannungen. Auch Entscheidungen werden von den imaginierten Organisationsstrukturen und deren inhärenten Führungsprinzipien beeinflusst. Das moderne *leistungsorientierte Paradigma* ersetzt in Organisationen beispielsweise Moral als Maßstab für Entscheidungen durch Effektivität (Laloux 2024, Pos. 782). Es macht also einen Unterschied, ob man hierarchisch organisierte, demokratisch agierende oder agile Systeme ohne formelle Hierarchie annimmt, um lediglich einige Organisationsformen zu nennen.

Agile Systeme sind weniger strukturiert und flexibler als holokratische Systeme, die eine klare, aber dynamische Struktur haben. Dementsprechend werden in holokratischen Systemen Teamentscheidungen entlang formalisierter Prozesse getroffen (Laloux 2024, Pos. 3168 ff.).

22.4.3 Idee eines agilen inneren Teams

In diesem Kapitel konzentriere ich mich daher auf die flexibleren agilen Systeme, um ihre Grundprinzipien (Schwaber u. Sutherland 2020, S. 3 ff.) auf das Konzept des inneren Teams anzuwenden. Die Idee eines agilen inneren Teams kann meines Erachtens nach insbesondere für Personen im Coaching, die hierarchische Strukturen ablehnen, eine alternative Herangehensweise an ihr inneres Team ermöglichen. Folgende Eigenschaften kennzeichnen agile innere Teams:

- *iteratives und inkrementelles Vorgehen:* Entscheidungen und Prozesse im inneren Team werden nicht als endgültige Lösungen betrachtet, sondern als schrittweise Entwicklungen, die regelmäßig überprüft und angepasst werden können. Daraus ergibt sich eine große Flexibilität in der Entwicklung der eigenen Persönlichkeit. Es gibt kein »Oberhaupt« mehr, sondern je nach Situation oder Kontext kann ein anderes Teammitglied Ziel und Richtung vorgeben. Im Team werden Lösungen diskutiert, und am Ende wird eine Entscheidung getroffen, die alle mittragen können.
- *Transparenz und Offenheit:* Alle inneren Anteile teilen ihre Bedürfnisse, Sorgen und Perspektiven offen. Auch negativ bewertete Anteile werden eingeladen, sich zu zeigen. Sie werden (im Sinne des hypnosystemischen Ansatzes) wertgeschätzt und in die Diskussion einbezogen. Ziel ist es, die innere Zusammenarbeit zu stärken und Konflikte oder Spannungen gemeinsam zu lösen, ohne dass ein Oberhaupt eingreift und entscheidet.
- *Flexibilität und Anpassungsfähigkeit:* Agile Selbstführung beinhaltet, flexibel auf neue innere Dynamiken oder Veränderungen in der Lebenssituation zu reagieren, anstatt an alten Strukturen oder Überzeugungen festzuhalten. Es geht nicht darum, Stammspieler:innen oder Kapitän:innen im Team zu identifizieren, sondern kontext- und situationsabhängig eine Lösung zu finden.

Zusammenfassend lässt sich sagen, dass das Modell des inneren Teams zwar wertvolle Einblicke in unsere inneren Prozesse bieten kann, jedoch durch seine sprachbasierte Natur in der Tiefe und Breite der Analyse eingeschränkt ist.

22.4.4 Erweiterung des Konzepts des inneren Teams um eine haptisch-gestalterische Methode – »Touch-Methode«

Um unbewusste Anteile und emotionale Tiefen stärker als nur durch die ergänzende Visualisierung von Gesichtern und Figuren einbeziehen und um der inneren Dynamik je nach Kontext angemessener Rechnung zu tragen, wird hier vorgeschlagen, den Ansatz um nichtsprachliche Interventionen zu erweitern.

Eine Möglichkeit, unbewusste emotionale Anteile tiefer zu erfassen und innere Teamdynamiken zu erkunden, ist eine Herangehensweise, die ohne Sprache auskommt und der zu coachenden Person Gestaltungsmittel ohne Vorgaben zur Verfügung stellt: Coachees gestalten intuitiv Figuren, geleitet von taktilen und sensorischen Wünschen. Die Arbeit mit z.B. Kunstfell und weiteren Materialien sowie dem Fokus auf das Gesichtsfeld der eigenen Fellfigur als Repräsentanz des inneren Teams ermöglicht es, innere Stimmen und Bedürfnisse jenseits sprachlicher Artikulation auszudrücken. Diese nichtverbale Methode kann unbewusste emotionale Aspekte zugänglich machen und eine ganzheitlichere Selbstwahrnehmung fördern.

> »Kein anderer Sinn hat so unmittelbar mit der dreidimensionalen Welt zu tun [...]. Das heißt, kein anderer Sinn ist Fühlen und Tun gleichzeitig. Diese Aktion/Reaktion, wie sie charakteristisch für die haptische Wahrnehmung ist, trennt diese von allen anderen Formen der Sinneswahrnehmung, welche dagegen abstrakt erscheinen« (Bloomer a. Moore, zit. nach Bernstein et al. 2003, S. 187).

Die sprachliche Beschreibung des eigenen Erlebens ist jederzeit entlang der Bedürfnisse der Coachees möglich.

Durch Verfügbarmachen von Material in unterschiedlichen Farben und Qualitäten und mithilfe der Vorgabe einer einfachen Grundform sowie einiger Beispielfiguren durch Coaches können Coachees relevante Anteile des eigenen inneren Teams gleichzeitig erspüren und Gestalt werden lassen – *Fühlen und Tun gleichzeitig.*

Die Hand kann Eigenschaften wie Temperatur, Dichte, Volumen oder Elastizität des verwendeten Materials erfassen und sich vom Unbewussten leiten lassen, um in Erinnerung an eine bestimmte Situation die Innenwelt Gestalt werden zu lassen. Wer mehr Unterstützung benötigt, erhält einen Baukasten mit vorgefertigten Einzelteilen, um die eigene Vorstellung »gestützt« umsetzen zu können. Intuitiver ist allerdings ein freies, eigenes Gestalten mit den zur Verfügung gestellten Materialien. Coaches können bei der Fertigstellung helfen, ohne den Auswahlprozess der Grundfigur oder die Form, Farbe und Mund des Gesichts zu beeinflussen.

In einer taktilen Intervention liegen bislang *ungenutzte Chancen*:

- *Intuition und Gestaltung*: Die haptische Erweiterung der Methode des inneren Teams ermöglicht es, innere Anteile sichtbar und greifbar zu machen, ohne dass zunächst eine bewusste Reflexion oder sprachliche Benennung erforderlich ist. Die intuitive Herangehensweise öffnet den Zugang zu verborgenen, oft unbewussten Aspekten des Selbst. Die emotionale Verbindung zu etwas Selbstgeschaffenem ist intensiver als zu vorgefertigten Figuren.
- *Gestaltung und Distanzierung*: Die Erstellung von Figuren aus Materialien wie weichem oder kratzigen Kunstfell, sehr festen oder stahlähnlichen Materialien ermöglicht eine Distanzierung von eigenen inneren Anteilen. Die Verwendung von weichem und flexiblem Kunstfell kann eine humorvolle Auseinandersetzung mit negativ bewerteten inneren Aspekten fördern und deren Akzeptanz und funktionale Klärung erleichtern. Die spielerische und greifbare Natur der Fellfiguren reduziert die emotionale Belastung, die oft

mit der Auseinandersetzung mit dem inneren Team verbunden ist. Die Konzentration auf Mimik und flexible Gestaltung ermöglicht eine taktile und visuelle Erkundung dieser inneren Anteile, wodurch sie neu erfahren und integriert werden können. Dies lässt sich auch neurophysiologisch begründen: Taktile Stimulation wirkt auf Tast- und Druckrezeptoren und führt zu einer ZNS-Entspannung; Angst und Stress werden abgebaut und ein Zustand entspannter Aufmerksamkeit entsteht (Field 2003, S. 30 f.). Im gemeinsamen Tun von Coach und Coachee kann so zugleich eine vertrauensvolle Coachingatmosphäre aufgebaut werden.

- *emotionale Tiefe durch weniger Klischees:* Haptisches Gestalten kann das innere Team anschaulich und ohne Stereotypisierung darstellen, da es nicht auf Sprache angewiesen ist. Zudem ist eine Namensgebung möglich, aber nicht notwendig. Im Laufe des Coachingprozesses kann mit jeder einzelnen Figur an den zugrunde liegenden Emotionen gearbeitet und in die Tiefe gegangen werden. Je nach Situation und Herausforderung lassen sich die Figuren auch für Aufstellungen nutzen.

Abbildungen 22.1 und 22.2 zeigen konkrete Beispiele intuitiv gestalteter Mitglieder eines inneren Teams.

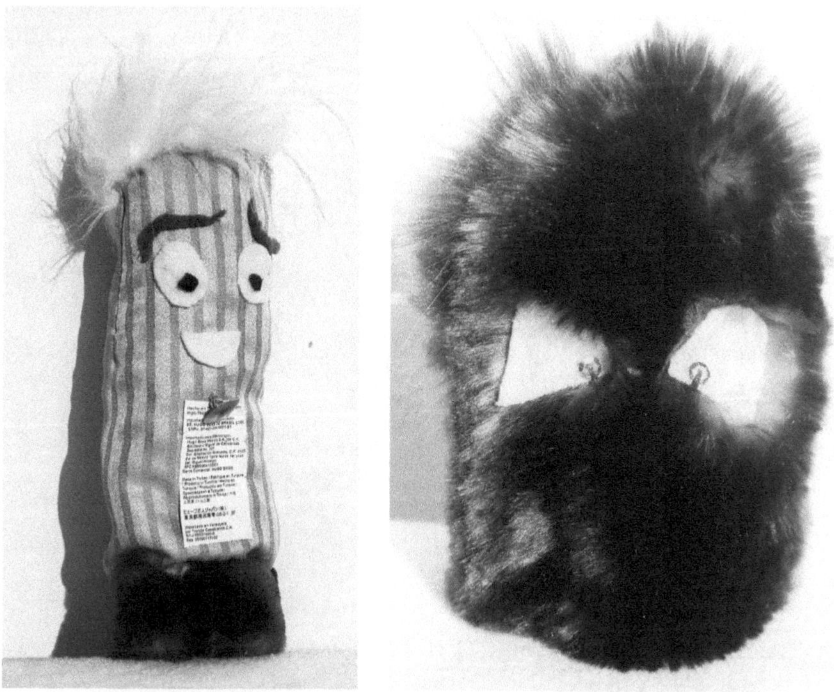

Abb. 22.1: *Beispiele kreativ gestalteter Figuren aus einfachen Grundformen: intuitive Materialwahl und intuitive Gestaltung der Gesichtszüge. Material: Kunstfell, Filz, Stoff, Pailletten + Knöpfe*

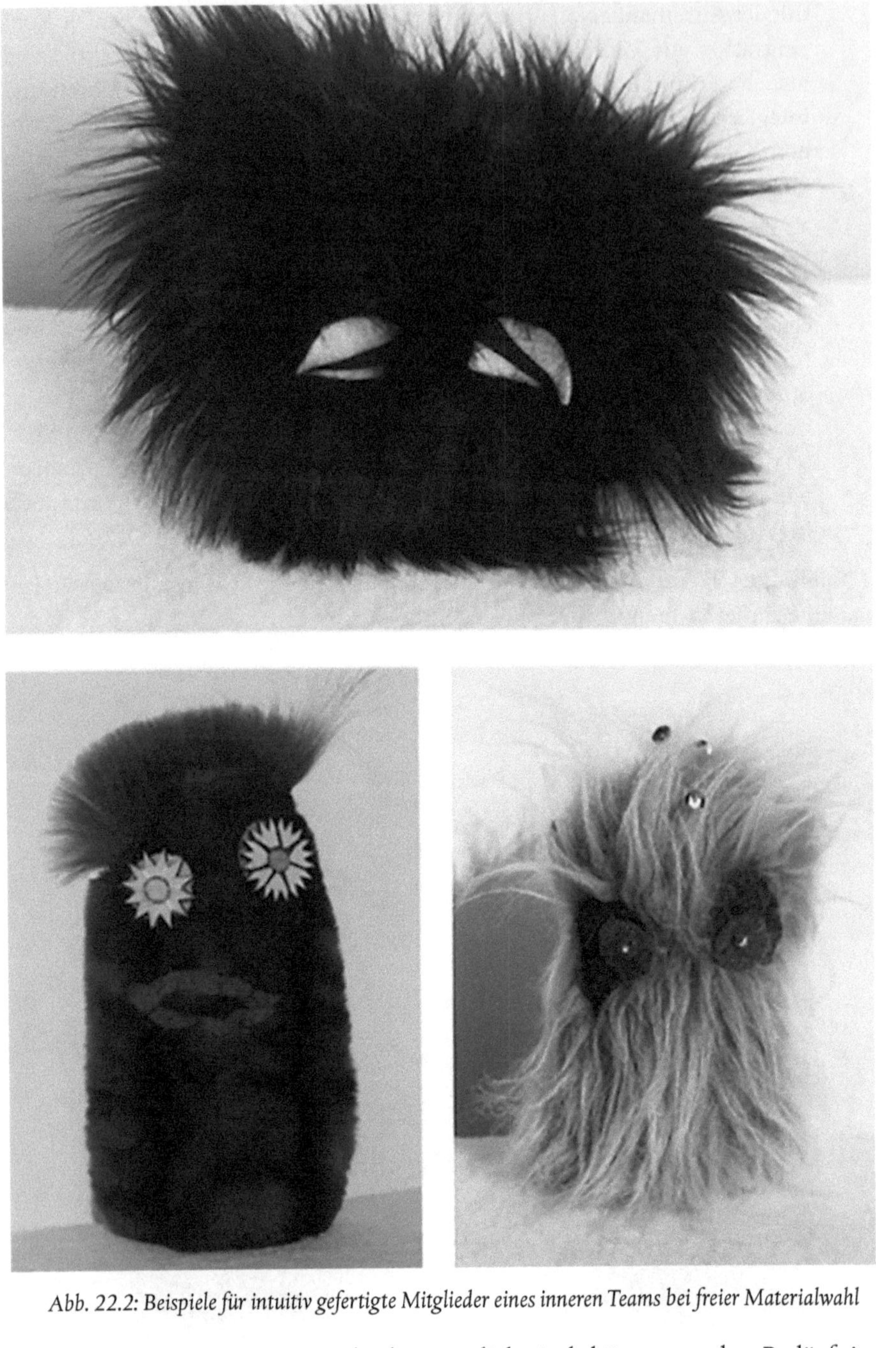

Abb. 22.2: Beispiele für intuitiv gefertigte Mitglieder eines inneren Teams bei freier Materialwahl

Ob haptische Interventionsmethoden nützlich sind, hängt von den Bedürfnissen und bevorzugten Sinneskanälen der zu coachenden Person ab. Zudem gibt es geschlechtsspezifische Unterschiede. Im Zusammenhang mit dem Forschungsprojekt »Discover Markets« der Fraunhofer-Gesellschaft betonte die ehemalige Geschäftsführende Gesellschafterin des Reha-Zentrums Lübben, Korbflechten, Seidenmalerei und kreatives Gestalten seien als ergotherapeutische Maßnahmen für Männer oft nicht das Richtige.[89] Diese Bemerkung entspricht dem Befund, dass »es in fast allen Untersuchungen über die Berührung geschlechtsspezifische Unterschiede gibt« (ebd., S. 40).

22.5 Erweiterte Embodimentinterventionen durch Musik – »Tune-Methode«

Da körperliches Erleben, wie in Abschnitt 22.1 bereits erwähnt, so zentral für Veränderungsprozesse ist, könnte es sich lohnen, bewährte Interventionen auch durch den gezielten Einsatz von Musik zu erweitern. Eine Besonderheit von Musik ist, dass sie ungewöhnlich viele Areale des Gehirns gleichzeitig stimuliert (Kölsch 2020, S. 38): »Diese Prozesse beschäftigen praktisch das gesamte Gehirn – Musik kann die Aktivität in jeder Struktur des Gehirns beeinflussen.« Musik erzeugt zudem oft einen unmittelbaren Bewegungsimpuls (Levitin 2009, S. 211): »Hat ein Song einen guten Groove, dann entführt er uns in eine Klangwelt, die wir nicht mehr verlassen möchten.«

Die aus dem Bewegungsimpuls sich ergebenden Bewegungen sind meist unbewusst oder vorbewusst und nicht durch den Verstand gesteuert, da die Reaktion auf den Groove im Kleinhirn und nicht in den Frontallappen gesteuert wird (ebd., S. 242). Sobald sich der Verstand als bewertende Instanz einschaltet, verändert sich die Qualität dieses Erlebens. Vertraute Lieblingssongs der zu coachenden Person sind daher besonders geeignet, da sie das Belohnungssystem und emotionsbezogene Hirnregionen stärker aktivieren als unbekannte Musik (Pereira et al. 2011). Dies legt nahe, dass bei vertrauter Musik die emotionale Verarbeitung gegenüber der kognitiven Kontrolle stärker in den Vordergrund tritt.

22.5.1 Einsatzmöglichkeiten von Musik im Coaching

Da Musik wirkungsvoll Gefühle und neuronale Prozesse auslösen kann, beleuchtet dieser Abschnitt, wie Musik und Bewegung beim Coaching genutzt werden können, um ein individuelles Embodiment zu entwickeln, körperliche Entspannung oder die Verbindung zwischen Coach und Coachee zu fördern oder als Priming zur Aktivierung neuronaler Netzwerke:

89 Die ehemalige Geschäftsführerin erwähnte dies in einem Gespräch während der Projektlaufzeit des Forschungsprojekts »Discover Markets« (2010–2013). Infos zu diesem sind verfügbar unter: https://www.iao.fraunhofer.de/de/forschung/forschungsbereiche/responsible-research-and-innovation/discover-market.html [01.03.2026].

- *Entwicklung eines wirksamen Embodiments:* Positiv wahrgenommene Musik aktiviert neuronale Netzwerke, die mit angenehmen Erinnerungen und Gefühlen verknüpft sind. Sie kann in Verbindung mit dem individuellen Bewegungsimpuls Teil eines Embodiments werden, das die gewünschte Änderung unterstützt. Dieser »musikindizierte« somatische Marker (vgl. zu somatischen Markern die Abschnitte 15.3.2.2 ff.) ist einfach abzurufen und lässt sich nachhaltig verankern.

»Wenn man zu viel darüber nachdenkt, steht uns der präfrontale Kortex mit seinen Vernunftsmechanismen im Weg. Wenn du dich durch deine Bewegungen mit der Musik verbindest, die du liebst, gelangst du wieder wie ein Kind zu einer intuitiven Interaktion mit dem Rhythmus« (Christensen 2024, S. 259).

- *Förderung körperlicher Entspannung:* Das Eintauchen in den Groove eines Songs und das Wahrnehmen rhythmischer Elemente oder Melodien kann tiefe körperliche Entspannung fördern. Je nach musikalischer Struktur des Songs kann auch das bewusste Erleben von Pausen und deren Wirkung, wie das Entstehen von Ruhe oder Spannung, zur Regulierung des inneren Erlebens beitragen.
- *Stärkung der Verbindung zwischen Coach und Coachee:* Das gemeinsame Erleben und rhythmische Mitgehen – beispielsweise durch Klatschen, Fingerschnipsen oder das Wippen des Kopfes – kann die nonverbale Kommunikation zwischen Coach und Coachee stärken und eine vertrauensvolle Verbindung fördern. Diese geteilte Erfahrung erzeugt Resonanz und schafft Gefühle von Synchronizität und Zugehörigkeit.
- *Priming:* Ähnlich wie im Sport lassen sich Lieblingssongs[90] oder Short-Tracks aus der Musikdatenbank (siehe unten) für Priming verwenden (Storch, Krause u. Weber, S. 271): »Durch Priming werden im Gehirn unbewusst neuronale Netze aktiviert. Auf diese Weise besteht eine einfache Einflussmöglichkeit auf das menschliche Verhalten.«

22.5.2 Musikalische Short-Tracks-Datenbank als Erweiterung von Bilddatenbanken

Ähnlich wie Maja Storch gezielt Bilder einsetzt, um eigene Ziele und Ressourcen intuitiv und emotional zugänglich zu machen (Kap. 15), können meines Erachtens dafür auch kurze Musik-Tracks verwendet werden. Durch das Hören und intuitive Auswählen von circa halbminütigen Motiven aus z. B. einer Short-Tracks-Musik-

90 »Welche Arten von Klängen, Rhythmen und musikalischen Strukturen man schön findet, beruht im Allgemeinen ebenfalls auf positiven Erfahrungen, die man mit Musik im Laufe des Lebens gemacht hat. Das Hören eines Liedes, das man mag, ähnelt in vielerlei Hinsicht anderen angenehmen Sinneserfahrungen […]« (Levitin 2009, S. 309).

datenbank könnten Coachees Zugang zu tieferliegenden Gefühlen und inneren Impulsen erhalten. Dass Harmonien, Melodie und Tonhöhe unterschiedliche Emotionen auslösen, ist unbestritten (Levitin 2009, S. 20f.):

> »Bestimmte Abfolgen von Tönen erzeugen Ruhe, andere Erregung [...]. Die neurologische Grundlage hierfür erwerben wir in erster Linie durch Erfahrung [...]. Die persönliche Eigenart der Charaktere in ›Peter und der Wolf‹ wird durch die Klangfarbe der verschiedenen Instrumente ausgedrückt. Jeder Charakter hat sein Leitmotiv.«

Um diese Methode umzusetzen, bedarf es spezifischer musikalischer Short-Tracks, die im Rahmen des Embodimentprozesses gezielt positive Gefühle auslösen. So könnte z. B. eine positiv wirkende Gesangsmelodie ohne Wörter, nur mit Scatlauten – also gesungenen Silben, Tönen oder Klängen – verwendet werden. Dadurch bleibt der Verstand außen vor, und es entstehen keine Spannungen durch die Bedeutung von Wörtern. *Scatgesang* erlaubt es, mit der Stimme zu experimentieren, die Melodie frei zu gestalten und spielerisch mit Tönen umzugehen. Die menschliche Stimme vermittelt – im Vergleich zu Instrumenten – Emotionen am direktesten und leicht verständlich (ebd., S. 240):

> »Durch das Hören von Musik wurde eine Kaskade von Gehirnregionen in einer bestimmten Reihenfolge aktiviert: zu Beginn der auditorische Cortex [...]. Und schließlich ein Netzwerk aus Regionen [...], das mit Erregung, Lustempfindungen, der Übermittlung von Opioiden und der Produktion von Dopamin assoziiert ist [...].«

Insbesondere Personen im Coaching, für die der auditive Sinn der wichtigste Sinn ist, könnten davon profitieren.

22.6 Ausgewählte Aspekte der Methoden von Schulz von Thun, Storch und Schmidt und ihre Berücksichtigung in praxisbewährten Coachingansätzen

Tabelle 22.1 zeigt, inwieweit ausgewählte Coachingaspekte, deren Bedeutung durch neurowissenschaftliche Erkenntnisse bestätigt wurde – wie etwa die Einbeziehung des Unbewussten und weitere in den vorangegangenen Abschnitten thematisierte Aspekte –, in praxiserprobten Interventionen und Ansätzen berücksichtigt werden. Sie vergleicht die Integration dieser Aspekte in die Methoden von Schulz von Thun, Maja Storch und Gunther Schmidt.

Aspekt	F. Schulz von Thun (inneres Team)	M. Storch, F. Krause und J. Weber (Embodiment)	G. Schmidt (Hypnosystemik)
Einsatz von Sprache	Sprache steht im Mittelpunkt; wird mit Zeichnungen und Symbolen der inneren Anteile von Coachees kombiniert	kombiniert Sprache und Körperempfindungen (somatische Marker)[91]	nutzt Sprache und nonverbale sowie unbewusste Kommunikationsformen
Einbeziehung des Unbewussten	wenig Fokus auf das Unbewusste; Schwerpunkte sind bewusste Reflexion und sprachliche Benennung	starker Fokus auf das Unbewusste: Wahrnehmung und Vertrauen in unbewusste Signale	integriert das Unbewusste durch hypnotherapeutische Techniken, systemische Ansätze und lösungsorientierte Methoden
Umgang mit Hierarchie	Betonung der Rolle eines »Oberhaupts« zur Koordination der inneren Anteile	Fokus auf Selbstwirksamkeit und körperliche Erfahrung ohne hierarchische Ordnung	Hierarchie spielt keine Rolle: Betonung der Autonomie und Selbstorganisation des Einzelnen
Wertschätzung bisheriger Lösungsversuche	bisherige Lösungsversuche werden wertgeschätzt, Fokus aber auf bewusste Reflexion und Neuausrichtung	Wertschätzung bisheriger Lösungsversuche als Ausgangspunkt für Entwicklung von Embodiments	hochgradige Wertschätzung bisheriger Lösungsversuche als Ressourcen und Ausgangspunkt der Veränderung
Einbeziehung von Emotionen	durch sprachliche Reflexionen und Zeichnungen	starke Integration durch Einbeziehung körperlicher Erfahrungen	Emotionen und Verstand als gleichwertige Komponenten; Fokus auf ganzheitliche Integration
Einbeziehung von Haptik	keine	nicht gezielt genutzt	nicht gezielt genutzt

Tab. 22.1: Werden ausgewählte, relevante Aspekte der Methoden von Schulz von Thun, Storch und Schmidt ins Coaching einbezogen und, wenn ja, wie stark?

22.7 Fazit

In den etablierten Ansätzen von Schulz von Thun, Storch und Co-Autor:innen sowie Schmidt wird der haptische Sinn, der tiefe emotionale Reaktionen auslösen kann, nicht einbezogen. Auch der auditive Sinn wird bei Schulz von Thun und Schmidt nicht (etwa durch den gezielten Einsatz von Musik) genutzt, um eigene Ressourcen und Lösungspotenziale zu aktivieren. Maja Storch bezieht die Erinnerung an Musikstücke in die Entwicklung von Embodiments ggf. ein, ohne das Stück selbst abzuspielen.

Um den haptischen und auditiven Sinn ansprechen zu können, wurden in den Abschnitten 22.4 und 22.5 entsprechende Interventionen vorgestellt. Als Bezeichnung schlage ich »Touch-&-Tune-Methode« vor, um auszudrücken, dass es sich um zwei separate und kombinierbare Ansätze mit jeweils eigener Herangehensweise handelt.

91 Vergleiche zu somatischen Markern die Abschnitte 15.3.2.2 ff.

22.8 Plädoyer für kreative Ansätze im Coaching

Coaching zielt darauf ab, gewünschte Veränderungsprozesse nachhaltig anzustoßen und so zu gestalten, dass sie im Alltag langfristig wirksam sind. Die Bedeutung von Gefühlen und unbewussten Bedürfnissen und Wünschen ist dabei unbestritten (Storch, Krause u. Weber 2022, S. 86 f.):

> »Inzwischen ist wissenschaftlich klar, dass Gefühle oft mehr als der Verstand an unseren Entscheidungen beteiligt sind, und zwar umso mehr, je wichtiger diese Entscheidungen sind.«

Kreative und künstlerische Ansätze bieten nicht nur einen tiefen Zugang zu unserer Gefühlswelt, sondern ermöglichen Coachees durch ihre aktive Rolle beim haptischen Gestalten und beim Hören von Musik nicht nur das Erleben von tiefgehender Emotionalität, sondern auch von hoher Selbstwirksamkeit. Diese Faktoren können wichtig sein, um Veränderungsprozesse nachhaltig anzustoßen. Es gibt viele Wege, die eigene Kreativität zu entdecken, und es lohnt sich, den passenden Weg für sich selbst zu finden, denn gemäß Carson gilt (2010, p. 9; Übers. d. Verf.):

> »Es ist die Art, wie wir diese Strukturen (unsere neuronalen Aktivierungsmuster) aktivieren, und die Art, wie wir Verbindungen zwischen diesen Strukturen herstellen, die unsere Fähigkeit, kreativ zu denken, zu beeinflussen scheinen.«

Menschen, die für kreative Ausdrucksformen empfänglich sind, können durch den aktiven Umgang einen Flow-Zustand erleben, der von intrinsischer Motivation geprägt ist – weit entfernt vom Leistungsdruck des Alltags.

> »Bei der intrinsischen Regulation handelt die Person frei und autonom, erlebt Freude am Tun und ein hohes Interesse […]. Das Verhalten ist in sich selbst (autos) das Ziel (telos)« (Blickhan 2021, S. 163).

Um in einen Flow-Zustand zu gelangen, ist es notwendig, sich mit den eigenen Leistungsansprüchen und inneren Antreibern auseinanderzusetzen (Wildt u. Schiele 2021, S. 199):

> »Es geht also auch hier nicht darum, Werke zu schaffen oder etwas möglichst perfekt und vollständig abzuliefern. Das erleben wir leider oft bei den Burn-On-Patient*innen, die anfangs in der Kunsttherapie und Musiktherapie Maßstäbe setzen wollen, wo es doch eigentlich darum geht, Zugänge zum Unbewussten und Unaussprechlichen zu suchen und zu finden.«

Das Ausprobieren und Entwickeln kreativer Interventionen oder Methoden, die Coachees eine aktive Rolle zuweisen, bietet viele Chancen, die Selbstwirksamkeit zu stärken und eigene Ressourcen zu entdecken. Dies scheint mir besonders wichtig zu sein, da die Digitalisierung von Alltag und Beruf zu einer Verengung auf den visuellen Sinn führt. Zudem fördert die Entwicklung und der massenhafte Einsatz von künstlicher Intelligenz eine Pseudokreativität auf Knopfdruck.

Das Thema »KI und Kreativität« ist ein weitreichendes und hochrelevantes Feld, das an dieser Stelle nur angedeutet werden kann. Es lässt sich nicht bestreiten, dass eine entsprechend trainierte KI Teile aus dem über Jahrhunderte gewachsenen Fundus menschlicher Ideen, Gedanken und Analysen neu kombinieren und damit eine Form von kreativem Output produzieren kann, was hier als *Pseudokreativität* bezeichnet wird. Denn zentral ist meines Erachtens die Erkenntnis: Der Kern menschlicher Kreativität ist stets eine Auseinandersetzung, eine Begegnung mit sich selbst: Dabei können die eigenen Emotionen in all ihren Facetten, der individuelle Erfahrungsschatz und das Unbewusste in den kreativen Prozess einfließen. Im Zuge der inneren Reflexion entsteht eine eigene Bedeutung, die sich in einer bestimmten kreativen Umsetzung zeigt.

Eine KI hingegen kann sich nicht selbst begegnen; sie rekombiniert lediglich nach vorgegebenen Algorithmen bereits Vorhandenes mit beeindruckender Geschwindigkeit und hohem Output. Menschliche Kreativität geht über dieses Rekombinieren hinaus und kann aus einer inneren Motivation heraus Neues erschaffen.

Das Einbeziehen der eigenen Kreativität kann im Coaching neue Perspektiven und tiefe Selbsterkenntnis entstehen lassen, wenn diese Interventionen auf Augenhöhe durchgeführt werden und mit einer Coachinghaltung erfolgen, die bestehende Muster wertschätzt und anerkennt.

Die intuitive Herangehensweise an haptisches Material oder Musik ist besonders geeignet, um Bedürfnissen und Gefühlen Raum zu geben. Getragen von einer *w*ertschätzenden, *e*mpathischen und *k*ongruenten Haltung der coachenden Person, wie sie dem WEK-Ruf nach Zimmermann (Abschn. 2.1) entspricht, werden tiefgreifende Veränderungen möglich. Gleichzeitig sind Wille und Motivation der Coachees entscheidend, damit Veränderungen nachhaltig wirksam werden.

Wer seine inneren Stimmen berühren kann, gewinnt einen Zugang zu sich, den Worte allein nicht öffnen.

Literatur

Bernstein, A., M. Broecker, P. Marz u. L. Robin (2003): Visuell-haptische Schnittstellen in der Automobilentwicklung bei BMW. In: M. Grunwald u. L. Beyer (Hrsg.): Der bewegte Sinn. Ästhetische Erfahrung in der modernen Kunst. Bielefeld (transcript), S. 187–194.

Blickhan, D. (2021): Positive Psychologie und Coaching. Von der Lösungs- zur Wachstumsorientierung. Paderborn (Junfermann).

Cameron, J. (1996): Der Weg des Künstlers. Ein spiritueller Pfad zur Aktivierung unserer Kreativität. München (Droemer).

Carson, S. (2010): Your creative brain. Seven steps to maximize imagination, productivity, and innovation in your life. San Francisco (Harvard Health).

Christensen, J. F. (2024): Der Flow-Kompass. Ein wissenschaftlicher Wegweiser zu mehr Gelassenheit und Glücksmomenten. Berlin (Ullstein).

Erikson, E. H. (1968): Identity. Youth and crisis. New York (Norton) [dt. (1970): Jugend und Krise. Die Psychodynamik im sozialen Wandel. Stuttgart (Klett)].
Field, T. (2003): Streicheleinheiten. Gesundheit und Wohlergehen durch die Kraft der Berührung. München (Droemer Knaur).
Fraunhofer-Institut für Arbeitswirtschaft und Organisation IAO (o.J.): Discover Markets. Innovatives Vorgehensmodell für methodengestützte, bedarfsorientierte Technologieentwicklung. Verfügbar unter: https://www.iao.fraunhofer.de/de/forschung/forschungsbereiche/responsible-research-and-innovation/discover-market.html [01.03.2026].
Glasersfeld, E. von (1996): Radikaler Konstruktivismus. Ideen, Ergebnisse, Probleme. Frankfurt a. M. (Suhrkamp).
Kölsch, S. (2019) Good Vibrations. Die heilende Kraft der Musik. Berlin (Ullstein), 2. Aufl. 2020.
Laloux, F. (2024): Reinventing Organizations. Ein Leitfaden zur Gestaltung sinnstiftender Formen der Zusammenarbeit. [E-Book] München (Vahlen), 2. Aufl.
Levitin, D. J. (2009): Der Musik-Instinkt. Die Wissenschaft einer menschlichen Leidenschaft. Heidelberg (Spektrum).
Luhmann, N. (1984): Soziologische Aufklärung 5. Konstruktivistische Perspektiven. Darmstadt (Westdeutscher Verlag), 2. Aufl. 1990.
Luhmann, N. (1995): Soziologische Aufklärung 6. Die Soziologie und der Mensch. Darmstadt (Westdeutscher Verlag).
Maslow, A. H. (1943): A Theory of Human Motivation. *Psychological Review* 50 (4): 370–396.
Menzen, K.-H. (2004): Grundlagen der Kunsttherapie. München (Reinhardt), 5. Aufl. 2021.
Pereira, C. S., J. Teixeira, P. Figueiredo, J. Xavier, S. L. Castro a. E. Brattico (2011): Music and emotions in the brain: *Familiarity Matters. PLoS* ONE 6 (11), e27241. DOI: 10.1371/journal.pone.0027241.
Rogers, C. R. (1951). Client-centered therapy. Its current practice, implications, and theory. Boston, Mass. (Houghton Mifflin).
Ryba, A. (2018): Die Rolle unbewusster und vorbewusst-intuitiver Prozesse im Coaching. Göttingen (Vandenhoeck & Ruprecht).
Schmidt, G. (2024): Coaching als kooperative Konstruktion von Lösungswirklichkeiten für einzigartige Menschen in einzigartigen Kontexten – Hypnosystemische Coachingkonzepte. In: M. Zimmermann (Hrsg.): Coaching – Zum Wachstum inspirieren. Ein interdisziplinäres, integratives Handbuch. Heidelberg (Carl-Auer), S. 362–394.
Schulz von Thun, F. (1998): Miteinander Reden 3. Das »Innere Team« und situationsgerechte Kommunikation. Kommunikation, Person, Situation. [E-Book] Reinbek (Rowohlt).
Schwaber, K. u. J. Sutherland (2020): The Scrum Guide. The definitive guide to scrum – the rules of the game, 7. Aufl. Verfügbar unter: https://scrumguides.org/docs/scrumguide/v2020/2020-Scrum-Guide-German.pdf [24.04.2025].
Storch, M. (2005): Das Geheimnis kluger Entscheidungen. München (Goldmann).
Storch, M., F. Krause u. J. Weber (2002): Selbstmanagement – ressourcenorientiert. Theoretische Grundlagen und Trainingsmanual für die Arbeit mit dem Zürcher Ressourcen Modell (ZRM). Bern (Hogrefe), 7. Aufl. 2022.
Storch, M. u. W. Tschacher (2016): Embodied communication. Kommunikation beginnt im Körper, nicht im Kopf. Bern (Hogrefe), 2. Aufl. 2022.
Wildt, B. u. T. Schiele (2021): Burn On. Immer kurz vorm Burn Out. Das unerkannte Leiden und was dagegen hilft. München (Droemer Knaur).
Zimmermann, M. (2011): Naturwissenschaftliche Bildung im Kindergarten. Eine integrative Längsschnittstudie zur Kompetenzentwicklung von Erzieherinnen. Berlin (Logos).

23 Regie und Coaching – Ein Perspektivenwechsel

Simon Denda

23.1 Die Regie, die Emotionshändlerin

Welchen Film[92] haben Sie zuletzt im Kino gesehen, der Sie wirklich zum Nachdenken gebracht, zum Lachen animiert oder bei Ihnen sogar eine Gänsehaut ausgelöst hat? Versuchen Sie sich einmal zu erinnern. Was war das Thema des Filmes? War dieses Thema in ihrem persönlichen Leben relevant? Gab es eine Figur, mit der sie sich besonders identifizieren konnten?

Emotionale Reaktionen auf Filme sind kein Zufall. Sie entstehen, weil die Regie, als kreative Leitung zusammen mit anderen Gewerken (Drehbuch, Kamera, Schauspiel, Szenenbild etc.), gezielt Werkzeuge bei der Erstellung des Filmes einsetzt, um die Zuschauer emotional zu erreichen. Dies funktioniert dann besonders gut, wenn der Film als glaubhaft und authentisch wahrgenommen wird. Das *Regiehandwerk* gehört zu den Künsten. Auch wenn die Tätigkeit der Regie in Film-, Theater- und Medienwissenschaft theoretisch betrachtet wird, ist Regie in sich selbst keine wissenschaftliche Disziplin (Roselt 2015, S. 9).

Die Idee dieses Textes ist es, Einblicke in das Regiehandwerk zu ermöglichen und aus dieser Perspektive potenzielle Parallelen sowie Impulse für das Coaching aufzuzeigen – ein Bereich, den ich selbst zum Zeitpunkt des Verfassens dieses Textes mit großer Begeisterung im Rahmen meiner Coachingausbildung erkunde. Dieser Beitrag versteht sich daher nicht als vollständige Abhandlung, sondern vielmehr als Einladung zur Entfaltung möglicher Potenziale.

Was macht die Regie nun genau? Sie ist die kreative Führungskraft bei der Erstellung des Filmes. Sie hat die *Gesamtverantwortung für alle gestalterischen Aspekte bei der Herstellung des Filmes* und steht allen anderen Gewerken vor (Lumet 2006, S. 9 ff.). Zu diesen Gestaltungsmitteln gehören unter anderem die Auswahl der Schauspielenden, der Drehorte, der Kostüme, die Entwicklung der Bildsprache und letztlich die Wahl des Rhythmus' der finalen Bildabfolge in Zusammenarbeit mit den entsprechenden Abteilungen.

92 Für die Definition beziehe ich mich auf Ruge und Swertz (2016, S. 1): »Bei Filmen handelt es sich um eine gespeicherte Folge von Einzelbildern, die mit mindestens 16 Bildern pro Sekunde so wiedergegeben werden, dass in der Wahrnehmung von Menschen der Eindruck einer Darstellung von Bewegungen entsteht.«

Ein wichtiges Gestaltungselement ist die Inszenierung der Schauspielenden, da sie die Figuren im Film verkörpern. Die Regie begleitet die Schauspielenden bei der Erarbeitung der Figuren, um diese glaubhaft im Gesamtkontext der zu erzählende Geschichte darstellen zu können (Lumet 2006, S. 75 ff.). Um dies zu erreichen, stellen Schauspielende den Figuren ihren eigenen emotionalen Haushalt zur Verfügung.

Die Regie fungiert dabei als Prozessbegleitung der Schauspielenden. Sie stellt Fragen, gibt Impulse und schafft dadurch den Rahmen für Entwicklung und Darstellung der zu spielenden Figuren (Travis 2002, p. 23). Hierfür bedient sich die Regie spezifischer Methoden, die auch im Therapie- und Coachingumfeld genutzt werden. Dazu gehören beispielsweise die Systemaufstellung (De Philipp 2019, S. 12), Fragetechniken wie zirkuläres Fragen (Simon u. Rech-Simon 2023, S. 7) sowie Methoden aus der Biografiearbeit (Hertkorn 2009, S. 37).

Dies wirft die Frage auf, inwieweit Rolle und Tätigkeit der Regie und von Coaches vergleichbar sind. Gibt es Parallelen oder sogar Gemeinsamkeiten zwischen Regiehandwerk und Coaching? Macht der Rückgriff auf das gleiche Methodenarsenal die Regie zu einem Coach? Oder nutzen beide dieselben Methoden mit unterschiedlichen Zielsetzungen? Welche Haltung verbindet sie? Um diese Fragen beantworten zu können, muss zunächst die Arbeitsweise der Schauspielenden betrachtet werden.

23.2 Zwei Identitäten, ein Körper – Mit wem arbeitet die Regie eigentlich?

Eine oft genutzte Definition für das Wirken von Schauspielenden stammt von Eric Russell Bentlay. »A verkörpert B, während C zuschaut. Unter A verstehen wir die darbietende Person. B ist ein von A zu unterscheidendes fiktives oder reales Wesen« (Bundesverband Schauspiel 2024). C kann entweder die Zuschauer:in oder die Regie sein. Die Aufgabe eines Schauspielenden ist es also, die fiktionale Figur, welche zu diesem Zeitpunkt lediglich schriftlich, in Form eines Drehbuches[93] vorliegt, für kurze Momente in unsere physische Realität zu holen. Es handelt sich dabei um eine schöpferische Übersetzungsleistung.

Schauspielende stellen der Figur nicht nur ihren Körper, sondern auch ihren emotionalen Haushalt zur Verfügung. Unter dem Begriff Emotionen bündeln sich die Bereiche Gefühle (z. B. Freude, Trauer), körperliche Reaktionen (z. B.: Lachen, Weinen) und Denkprozesse (z. B.: Vergleichen, Interpretieren, Entscheiden) (Hüls-

93 Das *Drehbuch* ist ein Arbeitstext, der die Vision eines Filmes in allen relevanten Details beschreibt und sämtliche Dialoge enthält (Deutsche Filmakademie 2025).

hoff 2006, S. 12 ff.). Das Ziel dahinter ist ein *glaubhaftes Schauspiel*[94], das sich auf den Ansatz des psychologischen Realismus (Wendt u. Müller 2024, S. 1) stützt.

23.2.1 Zwei Ansätze für glaubhaftes Schauspiel

Glaubhaftes Schauspiel kann über zwei grundlegende Schauspielansätze erreicht werden (Burgoyne, Poulin a. Rearden 1999, p. 158):

- von innen nach außen oder
- von außen nach innen

Für den Prozess *von innen nach außen* sei exemplarisch das »Method Acting« (Wermelskirch 2001, S. 8) genannt. Es basiert auf der Lehre von Konstantin Sergejewitsch Stanislawski, die Lee Strasberg zum heute bekannten Ansatz des Method Acting weiterentwickelt hat (Batson 2006, p. 89). Stanislawski vertrat zu Beginn der 1930er-Jahre als erster Schauspiellehrer den Standpunkt, Schauspiel sei nur dann glaubhaft, wenn es eine *emotionale Wahrheit* hat.

Dieser Zustand wird nach Stanislawski erreicht, wenn der Schauspielende sich auf persönliche Erinnerungen und Erfahrungen stützt und diese mit der Figur verbindet, um eine wahrhaftige emotionale Reaktion im eigenen Körper innerhalb einer Szene hervorzurufen (Stegemann 2011, S. 87). Stanislawski bezieht sich dabei auf das Werk »Psychologie der Gefühle« des französischen Psychologen Théodule Ribot (2023; Orig.: *La Psychologie des Sentiments*, 1896). In diesem stellt Ribot fest, »dass Menschen Emotionen und physische Empfindungen mit dem Ereignis speichern, das jene Gefühle ausgelöst hat« (Ribot 1896/2023, zit. nach Batson 2006, p. 42; Übers. d. Verf.). Ribot prägt den Begriff *affektives Gedächtnis*, um zu beschreiben, wie unser Gehirn ständig alte Schmerzen, Ängste, Freuden und Leidenschaften erneut aufgreift und wiederherstellt, sobald wir im Hier und Jetzt ähnliche Ereignisse erleben« (ebd.). Daher rührt die Bezeichnung »von innen nach außen«. Die Emotion wird also mithilfe des affektiven Gedächtnisses der Schauspielenden (innen) erzeugt und der Figur im Moment der Darstellung zur Verfügung gestellt (außen).

Im Gegensatz dazu kann eine Emotion auch *von außen nach innen* erzeugt werden, also über die Physis (z. B.: Körperhaltung, Bewegung, Gesichtsausdrücke) der Schauspielenden und ihr konsequentes Im-Hier-und-Jetzt-Sein. Ein Lehrer dieser Techniken ist der Namensgeber der *Sanford-Meisner-Technik* (Meisner u. Longwell 2016, S. 36 ff.). Würde man hier eine Parallele zum Coaching und Embodiment ziehen, dann ist dieser Ansatz vergleichbar mit der *Bidirektionalität*, welche die Wechselwirkung von Psyche und Körper beschreibt (Liepelt, Dolk a. Prinz 2012).

94 In diesem Beitrag wird der Begriff »glaubhaftes Schauspiel« im Sinne einer echten erfahrenen Emotion durch die Schauspielenden im Moment des Schauspiels verstanden, die Betrachtende als Emotion der Figur wahrnehmen können.

> »Demnach kann eine bestimmte Körperhaltung, Mimik oder Gestik beispielsweise zu einem depressiven Gefühl führen, ohne dass diesem dazu passende Gedanken vorausgegangen sind« (Zimmermann u. Rubbel 2024, S. 4).

Aus meiner eigenen Berufspraxis weiß ich, dass häufig eine Mischung dieser und weiterer Techniken verwendet wird. Ich werde hier das Method Acting nach Batson (2006) betrachten, weil es aus meiner Sicht näher am Thema Coaching ist, da Schauspielende mit ihrer eigenen bewussten emotionalen Erfahrungswelt arbeiten.

23.2.2 Method Acting

Beim Method Acting nutzen Schauspielende ihr affektives (und kognitives) Gedächtnis, so wie auch Coachees ihre eigenen bewussten Erfahrungswerte heranziehen, um Problemstellungen zu bearbeiten. Aus Neurowissenschaften und Psychologie wissen wir, dass eine Erinnerung immer rekonstruktiv ist und Einfluss auf unsere Erfahrung (Sinneseindrücke, Emotionen) im Hier und Jetzt hat (Siegel 2014, S. 130; Jäncke 2013, S. 426). Dabei wirken auch unbewusste und vorbewusste Anteile bei Coachees oder Schauspielenden, die sowohl beim Coaching (Marx 2023, S. 31) als auch in der Regiearbeit als Ressource dienen können.[95]

Sowohl Coachees als auch Schauspielende nutzen also persönliche Erinnerungen beim Coaching oder Erarbeiten einer Figur, während sie mit Coach oder Regie arbeiten. Dabei gibt es einen deutlichen Unterschied zwischen der Arbeit der Regie und der von Coaches:

- Das affektive und kognitive Gedächtnis der Schauspielenden geht die Regie nichts an. Es ist aus Sicht der Regie nur ein Werkzeug der Schauspielenden. Die Tätigkeit der Regie ist nicht auf ein Wirken beim Selbst der Schauspielenden gerichtet. Die Regie stellt insofern keine Fragen und wendet keine Coachingmethoden an, welche die Privatsphäre der Schauspielenden betrifft.
- Ein Coach hingegen nutzt unter anderem dieses Gedächtnis der Coachees, um mit ihnen an ihren Themen zu arbeiten.

In der Regie-Schauspiel-Beziehung kommt es selbstverständlich vor, dass auf einer Metaebene über bestimmte persönliche Erlebnisse gesprochen wird, welche auch die fiktionale Figur betreffen. Dies setzt viel gegenseitiges Vertrauen voraus.

Doch mit wem wendet die Regie die Coachingmethoden an, wenn die kognitiven und affektiven Erinnerungen der Schauspielenden nicht ihr Arbeitsfeld ist? Genau diese Art von Erinnerungen an persönliche Erfahrungen der Coachees sind für Coaches schließlich notwendig, um die Methoden wirksam anwenden zu können bzw. überhaupt ein Arbeitsfeld zu haben.

95 Ich gehe hier nicht weiter darauf ein, da es den Rahmen dieses Textes zu weit fassen würde. Ich lege Ihnen aber das Buch »Truth« von Susan Batson (2014) ans Herz, um diesem Thema aus der Schauspielperspektive näherzukommen.

Das Ziel der Zusammenarbeit zwischen Regie und Schauspielenden ist beim Method Acting darauf gerichtet, dass für die kurzen Momente des Drehs die Persönlichkeit der Schauspielenden zurück- und die Persönlichkeit der Figuren im Körper der Schauspielenden hervortritt. Regie und Schauspielende finden sich also buchstäblich in einer *Dreiecksbeziehung mit der fiktionalen Figur* wieder.

Anders als bei der Zusammenarbeit zwischen Regie und Schauspielenden ist jedoch beim Coaching stets klar, mit wem der Coach arbeitet, nämlich mit dem oder der Coachee. Beim Method Acting können die Grenzen zwischen Schauspielenden und ihrer jeweiligen fiktionalen Figur aber verschwimmen, wie jüngere bildgebende neurowissenschaftliche Studien zum Method Acting zeigen (Brown, Cockett a. Yuan 2019, p. 1). Im Setup einer Studie wurden Schauspielende in einem MRT-Hirnscan untersucht, während sie in ihrer Rolle (Figur) waren. Wie dabei festgestellt wurde, waren »im Zustand der Figur« Hirnareale, die für das eigene Ich der Schauspielenden zuständig sind, nicht aktiv.

> »Im Vergleich zum Reagieren als man selbst führte das Reagieren in einer Rolle zu einer globalen Verringerung der Gehirnaktivität und insbesondere zu einer Deaktivierung des kortikalen Mittelliniennetzwerks des Frontallappens, einschließlich des dorsomedialen und ventromedialen präfrontalen Kortex. Das Darstellen einer Rolle durch Schauspielerei scheint also ein deaktivierungsgesteuerter Prozess zu sein, der möglicherweise einen ›Verlust des Selbst‹ darstellt« (ebd.; Übers. d. Verf.).

Diese Beobachtung legt nahe, dass die Regie nicht nur mit den Schauspielenden, sondern auch noch mit ihrer jeweiligen Figur direkt arbeitet: zwei Identitäten in einem Körper. Ob dabei nicht jeweils doch Anteile der Figur oder der Person der Schauspielenden gleichzeitig präsent sind, muss sicherlich noch weiter untersucht werden. Aus der Untersuchung lässt sich aber ableiten, dass es sehr schwer sein dürfte, »in der Figur zu sein« und sich gleichzeitig selbst von außen zu beobachten, ob deren Darstellung ausreichend ist, um die Geschichte bestmöglich zu erzählen.

Daher ist die Regie als Prozessbegleitung, aber auch als Kompass und Spiegel für die Schauspielenden essenziell, um den Übersetzungsprozess (Drehbuchfigur hin zur existierenden Figur/Person) zielgerichtet und effektiv zu steuern.

Hieraus ergibt sich wieder eine Parallele zum Coaching. Diese Prozessbegleitungsaufgabe als eventueller Spiegel, Fragensteller, Perspektivenhändler haben auch Coaches, während sie ihre Coachees dabei unterstützen, ihre gesteckten Ziele zu erreichen (Steinke 2019, S. 53). In meiner Arbeit als Regisseur achte ich zudem darauf, dass ich zwischen der Figur und den Schauspielenden in der Ansprache deutlich trenne, da ich mit der Figur eventuell anders spreche als mit dem oder der Schauspielenden. Ich habe schließlich zwei unterschiedliche Personen vor mir. Im Abschnitt 23.3.3 erkläre ich dies ausführlicher.

Wie wendet die Regie nun Coachingmethoden in ihrer Zusammenarbeit mit Schauspielenden während des Übersetzungsprozesses an? Ich konzentriere mich im weiteren Verlauf des Beitrags auf die *Figurenentwicklung*, deren Ziel es ist, die

Figur mit all ihren Fehlern und Blockaden, wie sie zu Beginn der darstellerischen Arbeit an einem Film vorliegt, zu erarbeiten.

23.3 Der Übersetzungsprozess – Anwendung der Methoden in der Regiearbeit

Wie wird der Schauspieler zur fiktionalen Figur? Und welche Rolle spielt die Regie dabei?[96] Welche Unterschiede gibt es in der Anwendung der Methoden zwischen Regie und Coaching? Und welche Rolle spielt die eigene Haltung dabei?

Ein essenzieller Bestandteil der Coachingarbeit ist die Haltung und das Menschenbild der Coaches (Steinke 2019, S. 53). Auf der Basis dieses Menschenbildes und der Individualität der Coachees werden die Methoden ausgewählt, mit denen Coaches arbeiten. Dabei können die Methoden nur im Zusammenspiel mit der Haltung der Coaches ihre volle Wirkung entfalten. Dies trifft auch auf die Regiearbeit zu. Die Regie bedient sich dabei an für die Theater- und Filmarbeit etablierten psychologischen Modellen einer Figur. Eines dieser Modelle stammt von Susan Batson. Die Autorin beschreibt die Psyche bzw. die Anteile innerhalb der Figur mit den Begriffen »Public Persona«, »Need« und »Tragic Flaw« (Batson 2006, p. 31). Batson steht in der Tradition von Stanislawski und dem Method Acting. Da das psychologische Figurenbild die Basis für die Arbeit mit der Figur und somit auch die Anwendung der Methoden ist, betrachten wir es zuerst.

23.3.1 Die psychische Landkarte der Figur: »Public Persona«, »Need« und »Tragic Flaw«

Um den Übersetzungsprozess möglichst effektiv zu gestalten, benötigen Regie und Schauspielende eine gemeinsame Sprache sowie Modelle, wie die Psyche der Figur kartografiert wird (Krützen 2004, S. 25 ff.; McKee 2001, S. 402 ff.). Batson (2014, S. 278) kartografiert die Psyche der fiktionalen Figur mit drei Begriffen:

- *Public Persona:* »die Rolle, die man in der Öffentlichkeit spielt, oder die Maske, die man sich auferlegt hat«.
- *Need:* »das Ur-Bedürfnis, wie es ein kleines Kind empfindet: absolut, heftig und spontan. Ein Bedürfnis, das in unserem Unterbewusstsein (sic!) verankert ist und uns unser Leben lang antreibt«.

96 Alle Schauspielenden und Regieführenden konzipieren diesen Prozess individuell. Die Darstellung hier dient den Zielen dieses Beitrags und dem damit verbundenen Themenkomplex. Sie hat also keinen Anspruch auf Vollständigkeit oder alleinige Wahrheit. Ganz im Sinne von »Whatever works«.

- *Tragic Flaw* (wörtl.: tragischer Mangel): »destruktives Abwehrverhalten, das wir uns angeeignet haben und das in Erscheinung tritt, sobald wir uns entblößt und ausgeliefert fühlen«.

Aus dem Tragic Flaw können negative Glaubenssätze der Figur entstehen, die wiederum deren Verhalten beeinflussen. Der Tragic Flaw ist eine Folge des unerfüllten Need, aus dem sich seinerseits die Public Persona bildet. In der Bezeichnung Tragic Flaw steckt bereits eine Bewertung und der indirekte Wunsch, diesen Flaw zu überwinden. Ich hebe dies hervor, da ein Film oder eine Geschichte sich dadurch auszeichnet, dass sich Anfang und Ende einer Erzählung immer irgendwie unterscheiden (Müller 2017, S. 27). Die Erarbeitung der Figur bezieht sich daher immer auf deren Zustand zu Beginn des Filmes.

Der Tragic Flaw ist vergleichbar mit den Begriffen »Übertragung« und »Wiederholungszwang« (Freud 1946, S. 126 ff.) aus der Psychoanalyse und beschreibt in diesem Sinne die Reinszenierung von Erfahrungen aus der frühen Biografie sowie die Übertragung von Wünschen, Erfahrungen und Erwartungen auf Menschen im Umfeld der Figur.

23.3.2 Biografische Arbeit

Das Drehbuch ist die Grundlage des Übersetzungsprozesses. Es liefert explizite Beschreibungen aller auftretenden Figuren sowie der Situationen, in denen diese Figuren aufeinandertreffen und sich zueinander verhalten (McKee 2001, S. 10 ff.; Field 2007, S. 31 ff.). Beim Lesen des Drehbuches halten die Schauspielenden zunächst die physischen Fakten der Figuren fest. Was wird bereits im Drehbuch über die Figur gesagt: Erscheinungsbild, körperliche Merkmale, bewusste Ziele, soziales Netzwerk, bekannte biografische Wegpunkte etc.

Diese Methode der Aneignung einer Figur ist vergleichbar mit der Biografiearbeit im Coaching, bei der Coachees zum Beispiel anhand eines Zeitstrahls über wesentliche Ereignisse ihrer Biografie berichten. Dabei kann der Fokus unter anderem auf die Emotionen oder Ressourcen bei Wendepunkten gelegt werden (Basler 2022, S. 27).

Es gibt aber einen Unterschied in der Zielsetzung dieser Methode zwischen Coach und Regie: Während Coaches durch gezielte Fragetechniken Coachees *zur Selbstreflexion anregen*, unterstützt die Regie die Schauspielenden durch kontextbezogene Informationen dabei, den *inneren Zustand der Figur für sich zu erschließen*. Mit anderen Worten: Regie und Schauspielende suchen nach Verhaltensmustern der jeweiligen Figur, die ihren Ursprung im Unbewussten und Vorbewussten der Figur haben. Für die Schauspielenden sind die unbewussten Muster der Figur damit bekannt und zumindest kognitiv reproduzierbar.

Dieses *Verstehen* ist aber durch die Selbstreflexion und den Erfahrungshorizont der Schauspielenden sowie der Regie begrenzt. Daher ist es wichtig, in das

Gefühlsleben der Figur einzutauchen, indem die Schauspielenden die Emotionen ihrer jeweiligen Figur selbst durchleben, wodurch wiederum der vorbewusste und unbewusste Anteil der Schauspielenden und deren affektives Gedächtnis zum Tragen kommen.

Der Schauspielende muss sich die Figur also *erfühlen*. Dies funktioniert im Method Acting durch das *Entwickeln eines affektiven Gedächtnisses der Figur* und durch dessen Verbindung mit dem affektiven Gedächtnis des Schauspielenden. Im Method Acting wird dies »Sense memory« (Batson 2006, p. 84) und »Personalization« (ebd., S. 93) genannt. Dabei suchen Schauspielende in ihrer Biografie nach Situationen und Personen, die bei ihnen ein ähnliches Gefühl ausgelöst haben, wie es die Figur im Film erleben wird. Hier geht es nicht um das rationale Verstehen, sondern um das tatsächliche Fühlen der Situation. Die Regie ist hierbei nicht anwesend, da es um die privaten Erinnerungen der Schauspielenden geht.

Bei all dem ist es zwingend notwendig, die Figur und ihr Verhalten nicht zu beurteilen. Andernfalls laufen Schauspielende Gefahr, gewissermaßen die Bewertung und nicht den Zustand der Figur zu »spielen«. Coaches dürfen ihre Coachees ebenfalls nicht bewerten, sondern sollten möglichst deren jeweilige Realität akzeptieren, begleiten und der Person aufmerksam zugewandt sein, ganz im Sinne des WEK-Rufes aus Wertschätzung, Empathie und Kongruenz nach Carl Rogers (Zimmermann 2024, S. 9).

Regie und Coaching haben hier also nahezu dieselbe Haltung. Denn die Regie muss sich ebenfalls auf die individuelle Realität der Figur einlassen und empathisch mit ihr sein, ohne diese zu bewerten.

Ab diesem Zeitpunkt im Übersetzungsprozess treten die Persönlichkeitsanteile der Schauspielenden zurück, und die Persönlichkeitsanteile der Figur übernehmen nach und nach. So nehme ich es aus der Regieperspektive subjektiv zumindest wahr.

23.3.3 Figureninterview

Beim Figureninterview handelt es sich um eine Gesprächssituation, in der eine breite Mischung aus zirkulären, hypothetischen, paradoxen und offenen Fragen gestellt wird. Dabei geht es sowohl um die *Suche nach emotionalen Anknüpfungspunkten* zwischen den Schauspielenden und ihrer jeweiligen Figur als auch um die Verfeinerung oder Intensivierung dieser Verbindung (Batson 2006, p. 170). Wichtig ist, dass die Schauspielenden hier als die entsprechende Figur auftreten und nicht als Darstellende. Die Regie kann entscheiden, ob sie an dieser Stelle als universelle Instanz, als eine andere Figur aus dem Drehbuch, als kritisches Über-Ich nach Freud (Travis 2021) oder als ein Teil des inneren Teams (Schulz von Thun 2013, S. 21) auftritt. Diese Entscheidung hat Einfluss auf die Fragen, welche im Interview gestellt werden.

Je nachdem, wen die Figur als Gesprächspartner:in gegenüber hat, verändert sich ihr Verhalten. Die Regie behält dabei immer eine prozesssteuernde Funktion und vertritt lediglich die Meinung und Auffassung der gewählten Instanz als »Anspielpartner« für die Figur, ohne selbst zum Beispiel zum Über-Ich nach Freud zu werden. Den Schauspielenden steht es natürlich frei, wieder in das eigene Ich zu wechseln, wenn es Dinge auf der Metaebene zu klären gibt.

Ein weiterer Aspekt ist die *Positionierung der Figuren im Raum*. Schauspielende und Regie können sich zum Beispiel gegenübersitzen. Jegliche Position ist möglich. Dabei ist aber zu beachten, dass die Positionierung im Raum Auswirkungen darauf hat, wie die Figur das Gespräch erlebt.

Im nächsten Schritt ist zu klären, an welchem Aspekt der Figur im Interview gearbeitet werden soll. In diesem Beispiel steht die Erarbeitung des Need (Batson 2014, S. 34) im Vordergrund.

Zu Beginn des Gesprächs werden durch *Fragen der Regie* erst einmal Fakten geklärt. Typische Fragen sind:

- Magst du dich einmal vorstellen?
- Welchen Beruf übst du aus?
- Wie sieht deine Wohnung aus?
- Wie riecht deine Wohnung?
- Wie ist die Temperatur in deiner Wohnung?

Diese Fragen sollen ein *Figurengedächtnis erzeugen*. Hilfreich ist es, auch Fragen zu Sinneseindrücken zu stellen, was im Coachingkontext seine Entsprechung zum Beispiel im VAKOG[97] findet (Mohl 2006, S. 241). An dieser Stelle vermischen sich die Erinnerungen der Schauspielenden aus deren Recherche und deren eigenen Leben mit der Figur.

Wichtig ist, dass die Antworten spontan entstehen. Die Regie achtet bei den Antworten besonders auf die Körpersprache der Schauspielenden, ihren Gesichtsausdruck, ihre Intonation, um die ausgelöste Emotion zu erfassen. Anhand dieser Reaktion entscheidet sie, welche weiteren Fragen sie stellt. Gerade am Anfang des Interviews brauchen die Schauspielenden in der Regel etwas Zeit, um sich warmzuspielen. Durch entsprechende Fragen kann steuernd eingegriffen werden, wenn bei den spontanen Antworten nicht die richtigen Figuren oder Ereignisse auftauchen:

- Warum verheimlichst du mir deine Schwester?
- Du hast dich schon lange nicht mehr bei deinen Eltern gemeldet. Woran liegt das?
- Gibt es einen Grund, warum du so häufig zu spät zur Arbeit kommst?

---

97 Akronym aus den Anfangsbuchstaben von *v*isuell, *a*uditiv, *k*inästhetisch, *o*lfaktorisch und *g*ustatorisch.

Diese Steuerungsfragen werden besonders dann eingesetzt, wenn die Konstruktion der Erinnerung dem Ziel zuwiderläuft, das die Regie erreichen möchte. In einem entsprechenden Beispiel wäre plötzlich ein Geschwisterkind in der Geschichte aufgetaucht, das in der eigentlich zu erzählenden Geschichte keinen Platz hat.

23.3.3.1 Den Need der Figur ausarbeiten

Die Abfolge der Fragen ergeben sich aus der im Drehbuch angelegten Figur. Oftmals entstehen hier neue Zusammenhänge oder Personen aus der Vergangenheit der Figur, die für deren emotionale Konstruktion wichtig sein können. Die Regie muss sich hier immer der Möglichkeit bewusst sein, dass Schauspieler:innen unbewusst reale Personen oder Erfahrungswerte aus ihrem eigenen Leben mit einbauen. Daher ist mit solchen Änderungen immer sensibel umzugehen und das Ziel der Methodenanwendung im Auge zu behalten – hier die Ausarbeitung des Need der Figur.

Es geht an dieser Stelle nicht um das Bedürfnis selbst, sondern um die Situation, in der es deutlich ausgeprägt und fühlbar war. Die Regie ist auf der Suche nach dem Ereignis, welches das Need genährt oder vielleicht sogar entstehen lassen hat. Mit anderen Worten: Die Regie ist auf der Suche nach den Bausteinen des Problems in der Lebensgeschichte der Figur.

Hier kommt ein weiterer grundlegender Unterschied zum Coaching zum Tragen. Die Regie sucht mit dieser Methode das Problem und versucht es zu manifestieren oder zu verstärken. Ziel ist es, das jeweilige Need für die Schauspielenden deutlich fühlbar zu machen. Dies funktioniert dann am besten, wenn es möglichst existenziell ist. Hingegen werden im Coaching Fragetechniken dazu genutzt, eine andere, eine lösungsorientierte Perspektive auf das Problem oder gescheiterte Lösungsversuche zu bekommen, um es zu überwinden oder existenzielle Bedürfnisse zu befriedigen. Die Regie ist dagegen allein an der *Problemfokussierung* interessiert.

Deshalb konzentrieren sich die Fragen der Regie im weiteren Verlauf des Figureninterviews auch darauf, die Situation des Need der Figur herauszuarbeiten. Hier kommen typischerweise sehr konkreten Fragen zum Einsatz (Batson 2006, p. 66) wie:

- Was, glaubst du, ist dein Need? Was treibt dich an?
- Gibt es ein Need aus deiner Kindheit?
- Gibt es einen konkreten Moment in deiner Vergangenheit, an dem du das Need ganz intensiv gespürt hast? Wann war das?
- Beschreibe den Ort, an dem du das Need gespürt hast.
- War es dort kalt oder warm?
- Warst du müde oder wach?
- Wie hat der Ort gerochen?
- Welche Person hat das Gefühl dieses Need bei dir ausgelöst?
- Wie sah die Person aus? Wie roch sie?
- Hast du dich der Person unterlegen gefühlt?

- Warum, glaubst du, hat die Person dein Need erfüllt bzw. nicht erfüllt?
- Wie hat es sich angefühlt, dass die Person dein Need nicht erfüllt hat?
- Hast du vielleicht eine Mitverantwortung oder Schuld daran, dass dein Need nicht erfüllt wird oder wurde?

Zur Beantwortung der Fragen suchen die Schauspielenden nach jeweils eigenen Anknüpfungspunkten in ihrer Biografie. Es geht hier nicht um das rationale Finden, sondern um das Fühlen solch einer Situation. Dabei kann es passieren, dass *innere Widerstände der Figuren auch bei den Schauspielenden* aufkommen. Diese Widerstände versuchen beide Seiten, Regie und Schauspielende, zu erkennen und zu nutzen. Die Figur hat wahrscheinlich andere Grenzen im Erleben ihrer Wut, Scham oder ihres Ekels als die jeweiligen Schauspielenden.

Es wird jetzt wortwörtlich ins Problem hineingesprungen. Es kann einvernehmlich über die Grenze der Schauspielenden gegangen werden, sofern beide Seiten das Gefühl haben, dass dies für die Figur notwendig ist. Je nach verkörperter Instanz der Regie können hier Fragen gestellt werden, welche die Glaubenssätze der Figur offenlegen, die Selbstentwertungsspiralen der Figur reproduzieren oder Schutzmechanismen der Figur auslösen.

23.3.3.2 Den Tragic Flaw und damit die Public Persona der Figur aufdecken

An dieser Stelle des Gesprächs wird häufig der Tragic Flaw aufgedeckt. Dies ist der unterbewusste Schutzmechanismus, der sich aus dem nicht erfüllten Need entwickelt hat und der Figur in ihrer Realität immer wieder Probleme bereitet. Gleichzeitig bildet sich daraus auch die Public Persona der Figur, auf die in der Folge bei der Methode Systemaufstellung noch einzugehen ist.

In der Gesprächsführung ist es für die Regie unerlässlich, sich vollkommen auf die Person gegenüber einzulassen und ihr volle Aufmerksamkeit zu geben. Die Sinne der Regie müssen hier sehr empfindlich sein, denn bei einem Figureninterview entstehen *Momente, in denen die Figuren die Emotionen der Schauspielenden übernehmen*. Dazu muss die Regie, ganz im Sinne des Embodiment (vgl. Abschn. 14.3; Rubbel 2024, S. 315) auf die eigene Körperwahrnehmung und die Resonanz darin achten, um diese Momente nicht zu verpassen. Das affektive Gedächtnis der Schauspielenden kann hier getriggert werden. Dies geschieht spontan und oftmals auf der unterbewussten Ebene. Tritt solch ein Moment bei einer bestimmten Fragestellung ein, lohnt es sich, in dieses Themengebiet weiter einzusteigen. Diese Momente helfen den Schauspielenden, *emotionale Anknüpfungspunkte an ihre jeweiligen Figuren* zu finden, die später beim Dreh wieder aufgerufen werden können.

Die Regie hat bei diesen Methoden eine besondere Verantwortung den Schauspielenden gegenüber, denn dieser Prozess ist inhaltlich sehr nahe am psychodynamischen Coaching. Bei diesem geht es vereinfacht darum, Coachees unbewusste Anteile oder Muster, welche die Wahrnehmung der Realität verzerren, durch deren Selbstreflexion bewusst werden zu lassen (Wurst et al. 2024, S. 284 ff.).

Ganz wichtig: Der Regie sind die persönlichen Momente des Schauspielenden nicht bekannt, die er für die Figurenarbeit heranzieht. Sie gehen die Regie auch nichts an, da hier keine therapeutische Arbeit geleistet wird. Allerdings muss die Regie mit den entstehenden Emotionen der jeweiligen Schauspielenden umgehen und sie manchmal abfangen oder moderieren können, indem sie die Schauspielenden emphatisch und zugewandt begleitet, ähnlich dem bereits genannten WEK-Ruf aus Wertschätzung, Empathie und Kongruenz nach Carl Rogers (vgl. Abschn. 2.1; Zimmermann 2024, S. 9). Ich werde später noch gesondert auf diese Verantwortung und die Gefahren dieser Technik eingehen.

Mit dem Figureninterview werden hauptsächlich intrapsychische Prozesse der Figur betrachtet. Die Regie verfolgt dabei eine Problemfokussierung, wohingegen ein Coach lösungsorientiert arbeitet. Die Problemfokussierung steht auch bei der Systemaufstellung im folgenden Abschnitt im Vordergrund.

23.3.4 Systemaufstellung

Zur Erarbeitung der interpersonellen Beziehungen der Figur kann die Methode der Systemaufstellung herangezogen werden. Diese zielt darauf ab, Beziehungen der Hauptfigur zu Figuren aus ihrem Umfeld sprichwörtlich erfahrbar zu machen. Sie wird in der filmischen Arbeit sowohl beim Schreiben von Drehbüchern als auch im Probenprozess angewandt (Hoflener 2001). Auch hier ist es jeweils das Ziel, die Probleme der Figur in ihrem sozialen Netzwerk sichtbar zu machen und sie in diesem Fall sogar zu verstärken. Voraussetzung ist, dass alle Schauspielenden des Ensembles die biografische Arbeit an ihrer Figur schon gemacht haben. Im Gegensatz zum Coaching, bei dem die Protagonist:innen des Systems durch Repräsentant:innen meist auf einem Brett aufgestellt werden, dem Systembrett (De Philipp 2019, S. 12), ist es in der Schauspielprobe ausdrücklich erwünscht, dass sich die Figuren als Menschen physisch nah sind.

Zunächst wird definiert, wer das System aufstellt. Da wir in diesem Beispiel die Public Persona (Batson 2006, p. 278) erforschen wollen, macht es Sinn, dass unsere Hauptfigur das System aufstellt. Diese definiert dazu die Fläche, auf der sich ihre Beziehungen abspielen. Sie definiert eine Stelle in diesem System, an der sie selbst steht, liegt, hockt etc. Dorthin platziert sie sich, und von dort aus stellt sie alle anderen Figuren des Systems auf. Die Regie hält sich bis zu diesem Punkt zurück. Sie beobachtet einfach.

Ist die Hauptfigur der Meinung, sie habe alle relevanten Figuren aufgestellt, fragt die Regie nach, ob sich die Hauptfigur sicher ist. Oftmals fallen der Hauptfigur noch Details auf, die nicht stimmen. Ab diesem Punkt gibt, abhängig vom Erkenntnisziel, es unzählige Varianten, wie die Systemaufstellung weitergeführt werden kann.

In diesem Beispiel suchen wir nach der Public Persona der Hauptfigur. Dazu kann die Regie die Hauptfigur danach fragen, wie sie die einzelnen Figuren in ihrem System sieht. Diese soll erklären, warum sie alle genau so aufgestellt hat. Danach kann die Regie die anderen Figuren befragen, ob diese das Gefühl haben, richtig zu stehen. Sicherlich werden sich einige Figuren anders positionieren.

Auf jede verändernde Bewegung muss die Regie immer die Frage nach dem Warum stellen. Im weiteren Verlauf soll jede Figur beschreiben, wie sie unsere Hauptfigur aus ihrer aktuellen Position heraus wahrnimmt und einschätzt. Gezielte Fragen der Regie können die Aussagen hierbei steuern.

Auch hier sucht die Regie zusammen mit den Schauspielenden nach dem maximalen Spannungsfeld zwischen den Figuren. Sie suchen nach dem Problem, um es zu verstärken. Durch die Aussagen aller Figuren formt sich die Public Persona der Hauptfigur. Falsche Annahmen oder Ungereimtheiten können damit schnell aufgedeckt werden.

Die Methode der Systemaufstellung hilft im Kontext des Method Acting dabei, die interpersonellen Beziehungen der Figuren zu verdeutlichen, und kann als Ankerpunkt für den Drehtag verwendet werden, um die Beziehung für die Schauspielenden schnell greifbar zu machen.

23.4 Chancen und Risiken des Method Acting und der Regiearbeit

Die genannten Methoden dienen im Rahmen des Method Acting zur *kognitiven und affektiven Entwicklung der Figur, um diese in die physische Realität zu holen*. Dabei stellen die Schauspielenden ihre Persönlichkeitsanteile mit all ihren Ausprägungen der Figur zur Verfügung, erweitern oder blenden sie aus mit dem Ziel, für kurze Momente zur Figur zu werden. Dieser Prozess, mitsamt der eigentlichen Drehzeit, in denen die Schauspielenden als Figur existieren, zieht sich über mehrere Wochen bis zu Monaten hin.

Was passiert aber, wenn der Dreh beendet ist und die jeweilige Figur, deren Identität sich in den Schauspielenden manifestiert hat, nicht mehr gehen möchte? Kann die Figur, deren Realität die Schauspielenden immer wieder geteilt haben, wie eine Jacke abgestreift werden? Macht das Method Acting diesen Ablöseprozess deutlich schwieriger?

Aus meiner eigenen Arbeitserfahrung weiß ich, dass bei den Schauspielenden Rückkopplungseffekte mit der Figur entstehen können. Besonders beim Method Acting kann die Grenze zwischen Figur und Schauspielenden verschwimmen. Dies wird als »boundry bluring« bezeichnet (Burgoyne, Poulin a. Rearden 1999, p. 161): Identitätsanteile der Figur *verwischen* dabei mit denen der Schauspielenden. Ist die Figur von der Persönlichkeit des Schauspielenden inhaltlich weiter weg, tritt dieser Effekt weniger gehäuft und deutlich schwächer auf. Bei Figuren, die nah an den eigenen Erlebnissen der Schauspielenden sind, kann das Spiel mit der Figur sich jedoch negativ auf die psychische Verfassung der Schauspielenden auswirken und sogar deren Wesen ändern (ebd., p. 162). Mark C. Seton (2006, p. 2) nutzt hierfür den Begriff *postdramatisches Stresssyndrom*, angelehnt an posttraumatisches Stresssyndrom.

Deshalb steht Method Acting in der Kritik, da es immer aus persönlichen Erfahrungen und Erinnerungen der Schauspielenden schöpft (Hänßler 2014). Mit der Alba-Emoting-Technik ist inzwischen ein Tool entwickelt worden, das herangezogen werden kann, sobald Schauspielende nicht mehr aus einer Emotion zurückfinden oder Probleme haben, Identitätsanteile ihrer Figur abzulegen (»Step-out«; Bloch 2015, p. 29).

In dem Bewusstsein, dass Figurenarbeit psychische Auswirkungen auf Schauspielende haben kann, hat die Regie die Aufgabe, einen psychisch und emotional sicheren Raum für die Schauspielenden zu schaffen. Nur dann ist diese intensive Arbeit an der Figur und das Erzeugen echter Emotionen ohne ein Gefühl von emotionalem Missbrauch möglich. Die Regie muss sich bewusst sein, dass an dieser Stelle besondere Feinfühligkeit vonnöten ist, weil ihre Arbeit das Risiko eines Machtmissbrauchs birgt.

Schauspielende wollen ihre Aufgabe erfüllen und in den meisten Fällen der Regie gefallen, weshalb sie eigene Grenzen möglicherweise bewusst oder unbewusst übergehen. Dies kann sich sehr negativ auf ihre psychische Verfassung auswirken (Robb 2017, p. 234). Die Regie muss stets berücksichtigen, dass das Ziel der Anwendung dieser Methoden *nicht* ist, die Figur oder die Schauspielenden zu coachen oder zu therapieren. Ziel ist es vielmehr, eine authentische Figur zu bauen mit dem Potenzial, durch die Ereignisse, die ihr im Film widerfahren, wahrhaft etwas über sich selbst zu lernen und sich persönlich weiterzuentwickeln. Dieses Potenzial der Figur ist die Grundvoraussetzung für die Herstellung eines sehenswerten Films, was das übergeordnete Ziel der Regie und aller Beteiligten ist.

Die bereits genannten Rückkopplungseffekte zwischen Figur und Schauspielenden sind keineswegs ausschließlich negativ. In der Verkörperung einer Figur liegt vielmehr auch ein Entwicklungspotenzial für Schauspielende. Eine Rolle einzunehmen bedeutet im wörtlichen Sinne einen körperlich erfahrbaren Perspektivenwechsel. Darin eröffnet sich die Möglichkeit, eigene Hemmnisse, Blockaden oder festgefahrene Sichtweisen zu hinterfragen und bislang ungenutzte Potenziale zu entfalten (Burgoyne, Poulin a. Rearden, 1999, p. 164).

Das Psychodrama (von Ameln, Gerstmann u. Kramer 2004, S. 10) macht sich diesen Effekt zunutze, indem Coachees ihre Lebensereignisse in Gruppen nachspielen. Das Spielen und Ausprobieren verschiedener Rollen hat nachweislich positive Effekte auf die Empathieentwicklung von Kindern (Goldstein 2024, p. 171) und Erwachsenen (Burgoyne, Poulin a. Rearden 1999, p. 166).

Festzuhalten ist: Regie und Coach bedienen sich zwar teilweise des gleichen Methodenkoffers und weisen eine ähnliche Haltung auf, sie tun dies jedoch mit vollkommen unterschiedlicher Zielsetzung:

- Mit ihrem klaren Fokus auf die Problemstellung der Figur hat die Regietätigkeit in ihrem Handwerk zwar Schnittmengen mit dem Coaching, beschränkt sich in Methodik und Wirkung jedoch auf einen Ausschnitt dessen, was im Coaching betrachtet wird. Direkte Wirkungen auf Persönlichkeit und Leben der Schauspielenden sind allenfalls Nebenprodukt der Regiearbeit.
- Im Coaching hingegen geht es darum, Coachees in ihrer persönlichen Entwicklung durch wirksame Interventionen gezielt zu unterstützen.

Was ist nun aber mit Ihnen, den Zuschauer:innen, die den fertigen Film betrachten? Der Beitrag begann schließlich mit Ihrer Perspektive und Ihren Emotionen. Unabhängig von den direkten Auswirkungen auf die am Herstellungsprozess beteiligten Akteur:innen hat der Film auch einen Effekt auf die Zuschauenden.

Ein Film oder eine Geschichte zeichnet sich, wie bereits erwähnt, dadurch aus, dass sich Anfang und Ende einer Erzählung immer irgendwie unterscheiden. Es findet eine Veränderung der Hauptfigur statt. Darin steckt eine große Parallele zum Coaching, bei dem es ebenfalls um Veränderungsprozesse geht (Müller 2017, S. 27): Am Anfang steht die Figur mit all ihren persönlichen Problemstellungen. Im Verlauf des Filmes, welcher ihr Leben und ihre Realität darstellt, lernt die Figur etwas über ihr Need, was sie häufig zu einem Perspektivenwechsel und letztendlich zu einer Ressourcenaktivierung führt.

Der Film zeigt also eine Art durch das Leben inspirierten Coachingprozess der Figur, der durch die Regie wohlorchestriert ist. Die Zuschauer:innen fühlen beim Betrachten des Filmes mit den Figuren mit (Schick 2021, S. 421) und können dadurch emotionale Erleichterung oder gar einen Perspektivenwechsel auf eine persönliche Problemstellung erreichen. Haben sie das selbst vielleicht schon erlebt? So gibt es Bücher, wie das von Philipp Hartmann (2022, S. 9), die Filme für verschiedene Lebenslagen und persönliche Krisen empfehlen. Der Klappentext trifft sogar die Aussage: »Mit diesem Buch kommt Erste Hilfe für die Seele.«

Sind die Regie als Autorin des Filmes und Coaches also doch irgendwie miteinander verwandt? Was meinen Sie?

Literatur

Ameln, F. von, R. Gerstmann u. J. Kramer (2004): Psychodrama. Berlin Heidelberg (Springer).

Basler, P. (2022): Biografiearbeit im Führungskräfte-Coaching. Die Bedeutung der eigenen Lebensgeschichte für die Rolle als Führungskraft. *Coaching Magazin* 3: 27–31.

Batson, S. (2006): Truth – personas, needs, and flaws in the art of building actors and creating characters. New York (Rugged Land) [dt. (2014): Truth. Wahrhaftigkeit im Schauspiel. Ein Lehrbuch. Berlin (Alexander)].

Bloch, S. (2015): Alba emoting. A scientific method for emotional induction. Santiago/Chile (Eigen).

Brown, S., P. Cockett a. Y. Yuan (2019): The neuroscience of Romeo and Juliet. An fMRI Study of Acting. *Royal Society open science* 6 (3), 181908. Verfügbar unter: https://royalsocietypublishing.org/rsos/article/6/3/181908/94917/The-neuroscience-of-Romeo-and-Juliet-an-fMRI-study [16.12.2025].

Bundesverband Schauspiel (o.J.): Grundkunde zu unserem Schauspielberuf. Verfügbar unter: https://www.bffs.de/grundkunde-zu-unserem-schauspielberuf/ [16.12.2025].

Burgoyne, S., K. Poulin a. A. Rearden (1999): The impact of acting on student actors. Boundary blurring, growth, and emotional distress. *Theatre Topics* 1999 (2): 157–179.

De Philipp, W. (2019): Systemaufstellung im Einzelsetting. Heidelberg (Carl-Auer), 4. Aufl.

Deutsche Filmakademie e. V. (o.J.): Drehbuch [Video, Lehrmaterial, PDF-Download]. Verfügbar unter: https://www.vierundzwanzig.de/de/filmbildung/drehbuch/ [22.12.2025].

Field, S. (2007): Das Drehbuch. Die Grundlagen des Drehbuchschreibens. Berlin (Autorenhaus).

Freud, S. (1946): Erinnern, Wiederholen und Durcharbeiten. In ders.: Gesammelte Werke: Bd. 10. Werke aus den Jahren 1913–1917. Frankfurt am Main (Fischer), 8. Aufl. 1991, S. 126–136.

Goldstein, T. R. (2024): Why theatre education matters. Understanding the cognitive, social, and emotional benefits. New York (Teachers College Press).

Hänßler, B. (2014): Die Seele auf der Bühne. *Psychologie Heute* 41 (9): 76–81.

Hartmann, P. (2022): 50 Filme für egal was kommt. München (DTV).

Hertkorn, M. (2009): Biografieanalytisches Coaching. Reflexionsprozesse bereits vor dem eigentlichen Coaching. *Coaching Magazin* 1: 37–40.

Hoflener, J. C. (2001): Systemische Strukturaufstellung in der Theaterpraxis. *Praxis der Systemaufstellung* 1: 59–61.

Hülshoff, T. (2006): Emotionen. Stuttgart (UTB).

Jäncke, L. (2013): Lehrbuch Kognitive Neurowissenschaft. Bern (Hogrefe), 4. Aufl. 2024.

Krützen, M. (2004): Dramaturgie des Films. Wie Hollywood erzählt. Frankfurt a. M. (Fischer).

Liepelt, R., T. Dolk a. W. Prinz (2012): Bidirectional semantic interference between action and speech. *Psychological Research* 76 (4): 446–455.

Lumet, S. (2006): Filme machen. Berlin (Autorenhaus).

Marx, S. (2023): Wie man das Unbewusste im Coaching erreicht. Teil 1. *Coaching Magazin* 1: 31–35.

McKee, R. (2001): Story. Die Prinzipien des Drehbuchschreibens. Berlin (Alexander).

Meisner, S. u. D. Longwell (2016): Schauspielen. Die Sanford-Meisner-Technik. Berlin (Alexander).

Mohl, A. (2006): Der große Zauberlehrling. Das NLP Arbeitsbuch für Lernende und Anwender. Paderborn (Junfermann).

Müller, M. (2017): Einführung in narrative Methoden der Organisationsberatung. Heidelberg (Carl-Auer).

Ribot, T. (2023): Psychologie der Gefühle. Unveränderter Nachdruck der Originalausgabe von 1903. Frankfurt a. M. (Outlook).

Robb, A. E. (2017): Exploring psychological wellbeing in actors. A qualitative study of professionals and students. Adelaide, Australien (The University of Adelaide).

Roselt, J. (Hrsg.) (2015): Regie im Theater. Regietheorien: Geschichte – Theorie – Praxis. Berlin (Alexander).

Rubbel, L. F. (2024): Coaching und Embodiment. Körper und Geist in Verbindung. In: M. Zimmermann (Hrsg.): Coaching – zum Wachstum inspirieren. Ein interdisziplinäres, integratives Handbuch. Heidelberg (Carl-Auer), S. 351–361.

Ruge, W. B. u. C. Swertz (2016): Film. Wien (Universität Wien).
Schick, T. (2021): Psychologie des Films. Kognition, Emotion, Empathie. In: B. Groß u. T. Morsch (Hrsg.): Handbuch Filmtheorie. Wiesbaden (Springer), S. 421–440.
Schulz von Thun, F. (2013): Miteinander reden 3. Das Innere Team und situationsgerechte Kommunikation. Kommunikation, Person, Situation. Hamburg (Rowohlt).
Seton, M. C. (2006): Post-dramatic stress. Negotiating vulnerability for performance. Proceedings of the 2006 Conference of the Australasian Association for Drama, Theatre and Performance Studies. Verfügbar unter: http://hdl.handle.net/2123/2518 [31.03.2025]
Siegel, D. (2014): Das achtsame Gehirn. Freiamt im Schwarzwald (Arbor), 4. Aufl.
Simon, F. B. u. C. Rech-Simon (2023): Zirkuläres Fragen. Systemische Therapie in Fallbeispielen. Ein Lernbuch. Heidelberg (Carl-Auer), 15. Aufl.
Stegemann, B. (2011): Stanislawski Reader. Die Arbeit des Schauspielers an sich selbst und der Rolle. Leipzig (Henschel).
Steinke, I. (2019): Die Rollen des Coachs. In: Deutscher Bundesverband Coaching (DBVC) (Hrsg.): Leitlinien und Empfehlungen für die Entwicklung von Coaching als Profession, 5. Aufl., S. 52–56. Verfügbar unter: https://www.dbvc.de/_Resources/Persistent/9/7/c/5/97c54d38f378d6ea9b05bb367b8202e844ec82a8/DBVC%20Coaching%20Kompendium%202019.pdf [18.11.2025].
Travis, M. W. (2002): Directing feature films. The creative collaboration between director, writers, and actors. Studio City, Calif. (Michael Wiese Productions).
Travis, M. W. (2021): What is the interrogation process? [Video] 14.12.2021. Verfügbar unter: https://www.youtube.com/watch?v=7LC0RIwmr5A [19.12.2025].
Wendt, A. N. u. J. Müller (2024): Erzählgenre aus der Literatur. Der Ursprung des psychologischen Romans. Phänomenologische Anmerkungen zur Literaturpsychologie. *Cultura & Psyché* 5 (3): 41–57.
Wermelskirch, W. (2001): Lee Strasberg, Schauspielen und das Training des Schauspielers. Berlin (Alexander).
Wurst, A., J. Perliner, L. Derwahl u. T. Kretschmar (2024): Psychodynamisches Business-Coaching. Einblicke in unbewusste Prozesse für interessierte Coaches. In: M. Zimmermann (Hrsg.): Coaching – zum Wachstum inspirieren. Ein interdisziplinäres, integratives Handbuch. Heidelberg (Carl-Auer), S. 284–305.
Zimmermann, M. (Hrsg.) (2024): Coaching – zum Wachstum inspirieren. Ein interdisziplinäres, integratives Handbuch. Heidelberg (Carl-Auer).
Zimmermann, M. u. L. F. Rubbel (2024): Der Embodiment Ansatz. (Unveröffentl. Manuskript für Ausbildungsteilnehmer).

Über die Autorinnen und Autoren

Volkmar Aderhold, Dr. med.; Arzt für Psychiatrie, Psychotherapie und Psychotherapeutische Medizin, Lehrender für Systemische Therapie und Beratung (DGSF), arbeitete seit 1982 in der Psychiatrie. 10 Jahre Oberarzt in der Klinik für Psychiatrie und Psychotherapie des Universitätsklinikums Hamburg Eppendorf. Bis zur Berentung Mitarbeiter des Instituts für Sozialpsychiatrie an der Universität Greifswald und Gastwissenschaftler der Charité. Aktuell freiberuflich: Qualifizierungsmaßnahmen zum »offenen Dialog«, Vorträge und Beratung psychiatrischer Organisationen bei der Strukturentwicklung. Publikationen zu verschiedenen Themen.

Kontakt: v.aderhold@gmx.de

Hans-Jürgen Balz, Dr. phil., Dipl.-Psych.; emeritierter Professor für Psychologie an der Evangelischen Hochschule Rheinland-Westfalen-Lippe in Bochum, Lehrender Coach und Supervisor (SG; DGSF), Senior Coach (DBVC), langjähriger Trainer im Institut für lösungsfokussierte Kommunikation (ILK) Bielefeld, freiberuflicher Supervisor und Coach; Publikationen zu Teamarbeit, Coaching, Inklusion und Selbstführung.

Kontakt: balz@loesungsfokussiert.de

Daniela Blickhan, Dr. phil., Dipl.-Psych.; M. Sc. Applied Positive Psychology, seit mehr als 30 Jahren Trainerin und Coach, akkreditierte Lehrtrainerin (DACH-PP, DVNLP) und Lehrcoach (DCV, DACH-PP, DVNLP). 1991 Gründung und seitdem Leitung des Inntal Instituts; Autorin zahlreicher Bücher zur positiven Psychologie. Seit 2013 erste Vorsitzende des deutschsprachigen Dachverbands für Positive Psychologie (DACH-PP e. V.).

Kontakt: mail@inntal-institut.de; info@positive-psychologie-coaching.de

Simon Denda, Dipl. Spielfilm- und Werberegisseur (HFF München); B. Eng. Audiovisuelle Medien (HdM Stuttgart), interdisziplinärer Coach (DBVC und IOBC), Dozent an der Hochschule für Musik Karlsruhe und an der Hochschule der Medien Stuttgart, Preisträger Student Academy Award (Academy of Motion Picture Arts and Science), beruflicher Trainer und stellv. Standortleiter am SRH Beruflichen Trainingszentrum Karlsruhe).

Kontakt: info@simondenda.com

Ilona Holtschmidt, M. A.; Professional Coach, Coachingpraxis im Gesundheits-, Bildungs- und Hochschulbereich, Arbeits- und Organisationspsychologin, integrative Coachingausbildung bei RAUEN-Coaching, Zusatzqualifikation QM an Hochschulen/Hochschulentwicklung, Lehrbeauftragte Hochschulen, Berufspädagogin, Erwachsenenbildnerin, Lerncoach; Projektleiterin diverser Forschungsprojekte, langjähriges Mitglied als Professional Coach im DBVC, Leitung des Fachausschusses Forschung DBVC.

Kontakt: holtschmidt@holtschmidt-coaching.de

Helmut Jansen, Dr. theol.; Pastoralreferent, Organisationsberater, Systemischer Coach und Supervisor (DGSv); Gründer von LAUF-RAT und Entwickler systemischer Materialien und Visualisierungen.

Kontakt: info@lauf-rat.de

Ulrike Kahmann, Dipl.-Kffr.; Trainerin des Fachverbands Gewaltfreie Kommunikation, lizenzierte Mediatorin, akkreditierte Trainerin für das Team Management System (TMS©); Vorstandsmitglied des Fachverbands Gewaltfreie Kommunikation e. V., selbstständige Trainerin für Gewaltfreie Kommunikation, Mediatorin und Coach mit Fokus auf mittelständische Unternehmen und Kindertagesstätten.

Kontakt: ulrike.kahmann@kahmann-kollegen.de

Valentin Kannicht, B. A. Sonderpädagogik, M. A. Soziale Arbeit; ATVD-zertifizierter Lehrer der F.M. Alexandertechnik. Ganzheitliches Coaching in eigener Praxis: Einzelcoachings, Gruppenworkshops, Vorträge, Fortbildungen. Entwicklung eines eigenen (Online-)Coachingansatzes (»Körperkompass-Coaching«). Redaktionsmitglied im Forum Erziehungshilfen der Internationalen Gesellschaft für Erzieherische Hilfen, Autor verschiedener Fachartikel. Dozent an der Ev. Hochschule Dresden zu den Themen Embodiment, Selbstsorge und Beziehungsgestaltung.

Kontakt: valentin@kannicht.net

Elli Kobela, Inhaberin und Leitung des ILOPP – Institut für Logotherapie und Praktische Philosophie Karlsruhe/Trier (akkreditiertes Weiterbildungsinstitut des DGLE-Berufsverbands), lizenzierte Lehr-Logotherapeutin (DGLE®) und Sinnzentrierte Coach in eigener Praxis, logotherapeutische Supervisorin und Lehrsupervisorin für den DGLE-Berufsverband, Vorstandsmitglied der Deutschen Gesellschaft für Logotherapie und Existenzanalyse e. V., Gründerin der Demenz-Initiative Karlsruhe (zweifacher Träger des Bundesmodellprogramms Lokale Allianz für Menschen mit Demenz).

Kontakt: elli.kobela@ilopp.de

Wolfgang Krahé, Dr. med., Dipl.-Psych.; Facharzt für psychosomatische Medizin und Nervenheilkunde, Doppelapprobation als ärztlicher und psychologischer Psychotherapeut, Supervisor DGSv, Trainer für Gruppen- und Organisationsentwicklung DAGG, DGGO, Senior Coach (DBVC, BDP), Autor, Mitbegründer der Bridge into Life PartG.

Kontakt: wkrahé@bridge-into-life.de

Claus E. Krüger, Dr. med. († 01.03.2025); Internist, Psychoanalytiker, Senior Coach (DBVC, IOBC), Sprecher des DBVC-Präsidiums, Co-Leitung im Sachverständigenrat. Langjährige Erfahrung in leitenden Positionen in Medizin und Psychosomatik.

Gabriele Luka, Volljuristin, Professional Coach (DBVC, IOBC), Mediatorin, Trainerin. Langjährige Erfahrung in leitenden Positionen in den Bereichen Recht, Compliance und Governmental Affairs in internationalen Unternehmen der Automobilindustrie.

Kontakt: info@luka-consulting.com

Eva Bettina Messer, Ass. Jur., LL. M. (C. J.), NYU; Senior Coach (DBVC, IOBC), Mitglied im Sachverständigenrat des DBVC, Systemische Coach und Beraterin in Organisationen (isb Wiesloch), Weiterbildungen in systemischer Transaktionsanalyse (Bernd Schmid) und hypnosystemischen Methoden in Coaching und Supervision (Gunther Schmidt). Zertifizierte Mediatorin und Mediationsausbilderin (adribo), Supervisorin für Mediator:innen und Jurist:innen, Mitglied Deutsche Stiftung Mediation. Trainerin für Kommunikation, Konfliktmanagement und Personalführung, 20 Jahre Lehrbeauftrage an der Goethe-Universität Frankfurt a. M. zu Kommunikations- und Beratungskompetenz für Jurist:innen.

Kontakt: mail@messer-sonnenberg.de, svr@dbvc.com

Stefanie Normann, M. A. European Communication Science (Universität von Amsterdam); Systemischer Coach (DBVC), zertifizierte Trainerin für die Erwachsenenbildung. Führungspositionen in Marketing und Bildungsbranche, seit 2018 selbstständig unter anderem als Coach und Prozessbegleiterin, Trainerin, Moderatorin und Dozentin im Bereich Business Coaching und Kommunikation.

Kontakt: gutentag@normann-c.com

Sabine Rettinger, M. A; Philosophin, Sprach- und Kulturwissenschaftlerin, Akademische Rätin an der Pädagogischen Hochschule Karlsruhe, Gründerin und Co-Leitung des ILOPP – Institut für Logotherapie und Praktische Philosophie Karlsruhe/Trier (akkreditiertes Weiterbildungsinstitut des DGLE-Berufsverbands), lizenzierte Lehr-Logotherapeutin (DGLE®) und Sinnzentrierte Coach in eigener Praxis, logotherapeutische Supervisorin und Lehrsupervisorin für den DGLE-Berufsverband, 1. Vorsitzende der Deutschen Gesellschaft für Logotherapie und Existenzanalyse (DGLE) e.V., Geschäftsführende Vorständin der Deutschen Gesellschaft für Beratung (DGfB)

Kontakt: sabine.rettinger@ilopp.de

Stefanie Rödel, Prof. Dr., ist Professorin für Coaching und Supervision an der IU Internationale Hochschule. Ihre Schwerpunkte liegen in Arbeits- und Organisationspsychologie und Beratungswissenschaften. In Forschung und Lehre engagiert sie sich insbesondere für die Professionalisierung von Beratung. Sie ist zudem Inhaberin der Dr. Rödel Consulting mit den Schwerpunkten Organisationsberatung und Business Coaching. Hier hat sie sich auf Leadership Excellence und Zusammenarbeit in der Digital Economy spezialisiert.

Kontakt: roedel@dr-roedel-consulting.com

Dietmar Steinbach, Dipl.-Ing.; Professional Coach (IOBC und DBVC), Personzentrierter Coach (GwG). Selbstständiger Business Coach, aktiv im Vorstand der International Organization for Business Coaching (IOBC). Vorstand der Deutschen Focusing Gesellschaft (DFG). War 30 Jahre in der Industrie auf Geschäftsführungsebene mit internationaler Verantwortung tätig. Die Ausrichtung seiner Coachingtätigkeit basiert auf dem Personzentrierten Ansatz und dem Coaching mithilfe von Körpersignalen (Focusing). Seine Schwerpunkte liegen unter anderem auf Entscheidungsfindung und dem Aufbau emotionaler Kompetenz.

Kontakt: info@steinbachandfriends.de

Maja Storch, Dr. phil, Dipl.-Psych.; Psychoanalytikerin. Senior Consultant des Instituts für Selbstmanagement und Motivation Zürich (ISMZ), einem Spin-off der Universität Zürich. Zusammen mit Frank Krause hat sie das Zürcher Ressourcen Modell (ZRM) entwickelt, ein wissenschaftlich fundiertes Selbstmanagementtraining. Ihre Arbeitsschwerpunkte sind Motivation, Persönlichkeitsentwicklung, Selbstmanagement, Ressourcenaktivierung, Training und Coaching. Sie ist Kirchenmusikerin und Organistin und leistet in ihrer Kirchengemeinde regelmäßig Orgeldienst. Zahlreiche wissenschaftliche und populärwissenschaftliche Publikationen. Herausgeberin der ZRM-Bibliothek.

Kontakt: maja.storch@ismz.ch

Marc Trojahn, B. Sc., M. A.; 2022 bis 2024 wissenschaftliche Hilfskraft an der Professur für Erwachsenenbildung/Weiterbildung am Institut für Erziehungswissenschaft der Universität Mainz. Arbeits- und Forschungsschwerpunkte sind Kompetenzentwicklung sowie gesellschaftliche und ökonomische globale Trends und deren Auswirkung auf die Erwachsenen- und Weiterbildung im Kontext von lebenslangem Lernen.

Kontakt: marc.trojahn@outlook.de

Thorsten Veith, M. A., Diplom; Studium der Sozialwissenschaften (Universität Heidelberg und IEP SciencePo Paris). Langjährige Leitung des isb (https://isb-w.eu/de/), Lehrtrainer am isb, Berater von Profit- und Non-Profit-Organisationen und

Lehrbeauftragter an Hochschulen. Senior Coach (DBVC und IOBC). Erfahren und leidenschaftlich als Bildungsmanager und Führungskraft. Vorträge und Publikationen zu systemischer Beratung, »gesunde Systeme«, Kompetenzportfolio sowie Strategie, Leadership und Lernkultur. Forschung am Institut für Medizinische Psychologie des Universitätsklinikums Heidelberg zu »Gesundheit & Führung«. Initiator von nodium.ai (https://nodium.ai), einer KI-gestützten und kulturzentrierten Matching-Plattform als Marktplatz, auf dem sich Organisationen und Berater:innen für Projekte finden.

Kontakt: veith@isb-w.eu

Anke Vermeulen, Dipl.-phil. (Romanistik – interkultureller wirtschaftswissenschaftlicher Studiengang mit den Schwerpunkten Marketing und Kommunikationswissenschaften an der Universität Mannheim); Systemisch-humanistische Karrierecoach nach Schulz von Thun, Systemische Personal-, Business- und Teamcoach (Bundesverband für Qualität in der Systemischen Arbeit, QSA, und European Coaching Association, ECA), Mitglied der ECA als Management Executive Coach. Lehrcoach und Lehrtrainerin, Lehre an der Coaching Akademie Berlin für Karrierecoaching und Positionierung als Coach, an den Hochschulen Medical School Berlin und Hamburg sowie an der Health and Medical Universität für Positionierung als Coach. Aufbau der eigenen Marketingagentur Neonred. Langjährige Erfahrung im Bereich Einzelcoaching, Teamentwicklung, Trainings und systemische Businessberatung.

Kontakt: mail@anke-vermeulen.com

Julia Weber, Dr. phil., Psychologin, Dipl.-Päd.; Geschäftsführerin und Inhaberin des Instituts für Selbstmanagement und Motivation Zürich (ISMZ); Sie ist zertifizierte ZRM®-Trainerin, ZRM-Ausbildungstrainerin und hauptverantwortlich für die wissenschaftlichen ZRM-Studien am ISMZ. Arbeitsschwerpunkte sind Motivation und Willenskraft, Persönlichkeitsentwicklung, Selbstmanagement, Gefühlswahrnehmung und -steuerung. Zahlreiche wissenschaftliche und populärwissenschaftliche Publikationen.

Kontakt: julia.weber@ismz.ch

Solveig Wehking, Dipl.-Medienberaterin (TU Berlin) und Verlagskauffrau; zertifizierte Interdisziplinäre Coach (DBVC, IOBC), zertifizierte Systemische Business Coach sowie Businesstrainerin, Coach und Change Management Consultant (ISO 17024). 30 Jahre Berufserfahrung in Unternehmen, Organisationen, Agenturen, einem Start-up sowie bei Helmholtz Munich und der Fraunhofer-Gesellschaft. Dort Mitarbeit an den Forschungsprojekten Discover Gender und Discover Markets. Langjährige Lehrbeauftragte an der LMU München. Entwicklerin der Touch & Tune Methode, einer haptisch-intuitiven Erweiterung der Arbeit mit dem Inneren Team. Aktive Musikerin.

Kontakt: sove@posteo.de

Heinz-Jürgen Weigt, Dipl.-Ing.; Senior Coach (DBVC), Autor und Mitgründer von Bridge into Life PartG. Jahrzehntelange Arbeit mit Wolfgang Krahé an der Schnittstelle von Medizin, Psychologie und Management. 20 Jahre Persönlichkeitsentwicklungsseminare und Coaching mit einem integrativen Bridging-Modell.

Kontakt: weigt@bridge-into-life.de

Henrik Weitzel, M. A.; seit 2022 wissenschaftlicher Mitarbeiter an der Professur Erwachsenenbildung/Weiterbildung am Institut für Erziehungswissenschaft der Universität Mainz. Arbeits- und Forschungsschwerpunkte in der Erwachsenen- und Weiterbildung, insbesondere Beratung und Digitalisierung im Kontext von lebenslangem Lernen. Erforscht die Auswirkungen von KI auf Beratung.

Kontakt: heweitze@uni-mainz.de

Über die Herausgeberinnen

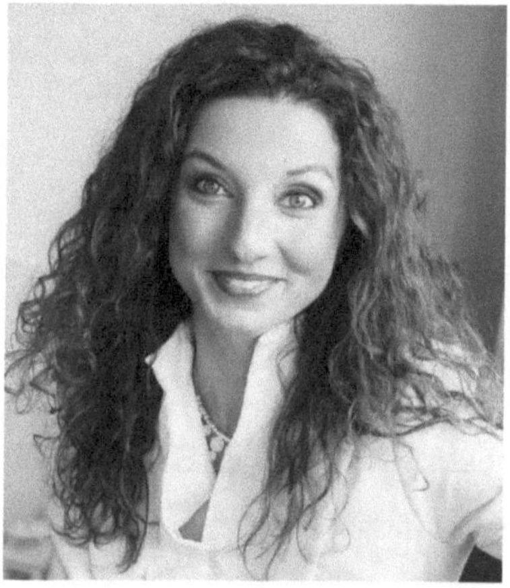

Monika Zimmermann, Prof. Dr., Dipl.-Erziehungswissenschaftlerin; Pädagogin; Professorin an der Internationalen Berufsakademie, Studiengang Soziale Arbeit & Management, Soziale Arbeit & Coaching; Personal und Business Coach; Systemische Beraterin/Therapeutin (Internationale Gesellschaft für systemische Therapie, igst); Senior Coach, Sachverständige, Gutachterin und Mitglied im Fachausschuss Forschung im DBVC; Educational Provider for Business Coaching und Scientific Coaching Expert der IOBC; Lehrcoach und zertifizierter Coaching-Weiterbildungsanbieter (DBVC und IOBC); Gründerin und Inhaberin des Zentrums für interdisziplinäres Coaching; Mitglied des wissenschaftlichen Beirats der Oskar-Patzelt-Stiftung (»Großer Preis des Mittelstands«).

Kontakt: mz@coaching-zentrum-zimmermann.de

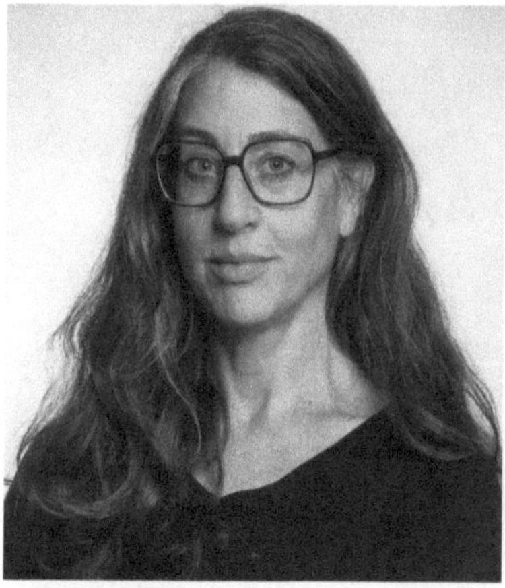

Robert Schittko

Janine Wunder, Dipl.-Betriebswirtin (BA), Fachrichtung Versicherung; Dipl.-Kulturwirtin (Univ.), Vertiefung Südostasien; Systemisch-interdisziplinäre Personal und Business Coach (DBVC und IOBC); Businessmoderatorin und Facilitator; Secretary General und Leiterin des Office der International Organization for Business Coaching (IOBC e. V.); Dozentin für Coaching und Management (u. a. Internationale Berufsakademie/iba, food akademie). Langjährige Führungs- und Projektmanagementerfahrung in der Kultur- und Kreativwirtschaft, insbesondere mit Unternehmen und Agenturen aus den Bereichen Kunst, Design, Marke und Innovation; Aufbau von Teams, Organisationsentwicklung, Awards, Kommunikation/Marketing.

Kontakt: hello@janinewunder.de

FSC
www.fsc.org
MIX
Papier | Fördert gute Waldnutzung
FSC® C083411

Kolibri 360 GmbH
Ferdinand-Jühlke-Straße 7
99095 Erfurt, Deutschland
produktsicherheit@kolibri360.de

Druck:
CPI Druckdienstleistungen GmbH
im Auftrag der
Kolibri 360 GmbH
Ferdinand-Jühlke-Str. 7
99095 Erfurt